流式细胞术
临床应用案例精选

主　审　王　前　尹芝南

主　编　郑　磊

副主编　欧阳涓　柯培锋

人民卫生出版社

·北 京·

图书在版编目（CIP）数据

流式细胞术临床应用案例精选 / 郑磊主编 . -- 北京 ：人民卫生出版社，2025. 6. -- ISBN 978-7-117-38079-9

I. Q2-33

中国国家版本馆 CIP 数据核字第 2025GU8790 号

人卫智网	**www.ipmph.com**	医学教育、学术、考试、健康，购书智慧智能综合服务平台
人卫官网	**www.pmph.com**	人卫官方资讯发布平台

流式细胞术临床应用案例精选

Liushi Xibaoshu Linchuang Yingyong Anli Jingxuan

主　　编：郑　磊

出版发行：人民卫生出版社（中继线 010-59780011）

地　　址：北京市朝阳区潘家园南里 19 号

邮　　编：100021

E - mail：pmph @ pmph.com

购书热线：010-59787592　010-59787584　010-65264830

印　　刷：中煤（北京）印务有限公司

经　　销：新华书店

开　　本：850×1168　1/16　　印张：24　　插页：4

字　　数：694 千字

版　　次：2025 年 6 月第 1 版

印　　次：2025 年 8 月第 1 次印刷

标准书号：ISBN 978-7-117-38079-9

定　　价：179.00 元

打击盗版举报电话：010-59787491　E-mail：WQ @ pmph.com

质量问题联系电话：010-59787234　E-mail：zhiliang @ pmph.com

数字融合服务电话：4001118166　E-mail：zengzhi @ pmph.com

编　者（以姓氏笔画为序）

王　玮　南方医科大学南方医院

王　莹　复旦大学附属儿科医院

王　琼　中山大学附属第一医院

王亚哲　北京大学人民医院

王红霞　南方医科大学南方医院

王慧君　中国医学科学院血液学研究所

毛　霞　华中科技大学同济医学院附属同济医院

尹　薇　武汉儿童医院

石亚玲　广州医科大学附属市八医院

付笑迎　深圳市儿童医院

朱　冰　广州医科大学附属妇女儿童医疗中心

朱明清　苏州大学附属第一医院

池沛冬　中山大学肿瘤防治中心

肖　平　南方科技大学附属佛山医院（佛山市第一人民医院）

吴士及　华中科技大学同济医学院附属同济医院

汪　峰　华中科技大学同济医学院附属同济医院

张　涛　武汉大学中南医院

张明霞　深圳市第三人民医院

陈炜烨　广州中医药大学第二附属医院（广东省中医院）

陈耀铭　中山大学附属第一医院

欧阳涓　中山大学附属第一医院

罗　静　山西医科大学第二医院

岳保红　郑州大学第一附属医院

周茂华　广州医科大学附属番禺中心医院

郑　磊　南方医科大学南方医院

赵明奇　广州医科大学附属妇女儿童医疗中心

柯培锋　广州中医药大学第二附属医院（广东省中医院）

袁小庚　郑州金域临床检验中心有限公司

倪万茂　浙江省人民医院

涂晓欣　广州中医药大学第二附属医院（广东省中医院）

龚　英　南方医科大学南方医院

梁恩瑜　广州中医药大学第二附属医院（广东省中医院）

褚　帅　南方医科大学南方医院

熊　艳　武汉大学中南医院

戴　兰　苏州大学附属第一医院

编写秘书　龚　英

内容提要

  《流式细胞术临床应用案例精选》详细阐述了流式细胞术的基本原理、技术方法及临床应用等相关知识,详细介绍了临床流式细胞术质量控制在检测前、检测中、检测后相对应的策略,系统地阐述流式细胞术在临床各类疾病诊断和疗效监测中的应用。本专著包括三篇,第一篇,介绍了流式细胞术的基本概念、流式仪器的基本结构及工作原理、常见的临床流式细胞检测项目、临床流式细胞术质量控制等,为全面掌握临床流式细胞术的广泛应用奠定了理论基础;第二篇以"经典病例＋临床问题＋诊断思路"的书写模式,详细阐述了临床流式细胞术在血液疾病的诊断和疾病进展的应用价值;第三篇,进一步采用特有的撰写模式,结合最新的临床流式细胞术应用指南和专家共识,阐述了临床流式细胞术在免疫缺陷病、感染性疾病、实体肿瘤诊疗、移植免疫、风湿免疫、生殖免疫等系统性疾病中的应用,为各类疾病的精准诊断提供了范例。本专著面向的读者为医学研究生、科研人员和临床医师、检验医(技)师,具有很强的实践指导作用。

主编简介

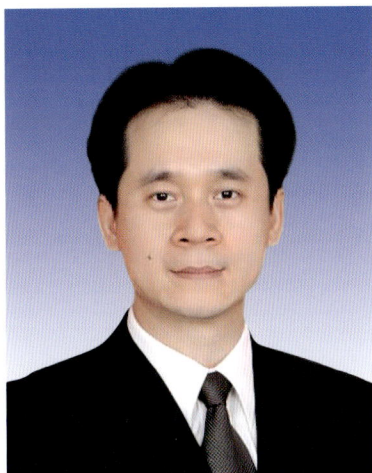

郑　磊

　　二级教授,博士,博士生导师,南方医科大学南方医院副院长兼检验医学科主任、广东省单细胞与细胞外囊泡重点实验室主任,广东省重大疾病快速诊断生物传感技术工程研究中心主任。国家杰出青年基金获得者,广东省医学领军人才,珠江学者特聘教授,南粤优秀教师,第六届"羊城好医生"。国际细胞外囊泡学会(ISEV)教育委员会执行主席,世界华人检验与病理医师协会副会长,中华医学会检验医学分会常务委员,中国医师协会检验医师分会常务委员,中国研究型医院学会细胞外囊泡研究与应用专业委员会(CSEV)副主任委员,广东省医师协会检验医师分会主任委员,广东省精准医学应用学会细胞外囊泡分会主任委员,广东省高等教育医学技术教育指导委员会副主任委员。同时担任 *Interdisciplinary Medicine* 主编,*Journal of Extracellular Vesicles* 副主编,《中华检验医学杂志》副总编辑等学术职务。

　　主要研究方向为肿瘤液体活检新技术研究、血栓与止血实验诊断、智慧检验临床与教育研究等。主持了国家杰出青年科学基金项目、国家重点研发计划课题、国家自然科学基金重点项目等国家级科研项目十余项;在 *Science Advances*、*Nature Communications*、*Advanced Materials*、*Advanced Science*、*Journal of Extracellular Vesicles*、*Angew Chem Int Ed*、*Materials Today*、*ACS Nano*、*ATVB* 等知名期刊上发表 SCI 论文 60 余篇;主编 / 副主编教材及专著 8 部;申请国家发明专利 15 项,获得广东省科技进步奖一等奖 1 项,教学成果一等奖 2 项等。

副主编简介

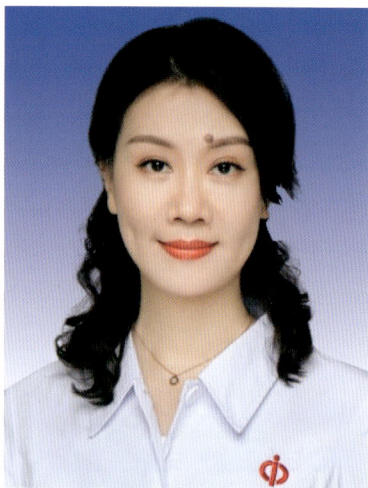

欧阳涓

主任技师,博士,硕士生导师,中山大学附属第一医院医学检验科副主任。美国 MD 安德森癌症中心血液病理部任访学副教授。中国抗癌协会血液肿瘤专业委员会、中国临床流式联盟副主任委员,中国中西医结合学会检验医学专业委员会流式细胞分析诊断专家委员会副主任委员,中国生物工程学会细胞分析专业委员会常务委员,中国老年保健医学研究会肿瘤防治分会血液肿瘤实验诊断专业委员会常务委员,广东省医学会检验医学分会血液学组副组长,广东省精准医学应用学会精准健康管理分会副主任委员。

长期从事血液病的实验诊断及研究,并负责流式细胞免疫分型工作;负责搭建血液系统疾病 MICM 综合诊断平台。近年来主持国家自然科学基金、广东省自然科学基金、国家大学生创新项目基金及横向科研基金 6 项,参与编写流式细胞学、分子诊断学、指标诊断学专著 6 部;发表 SCI 论文 20 余篇,其中以第一 / 通讯作者发表 SCI 论文 10 余篇。

副主编简介

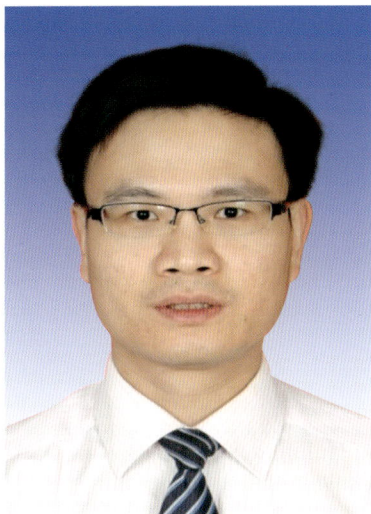

柯培锋

主任技师,硕士生导师,广东省中医院总院检验科主任。广东省中医院青年拔尖人才,广东省医学会检验医学分会青年委员会副主任委员,中华中医药学会检验医学分会青年委员会副主任委员,中国合格评定国家认可委员会(CNAS)医学实验室认可主任评审员。

《中华检验医学杂志》审稿专家,《国际检验医学杂志》编委、特邀审稿专家,《现代检验医学杂志》审稿专家。以第一作者或通讯作者发表论文60余篇,其中SCI收录9篇。主持各级课题研究8项,参与各级课题研究10余项,牵头制定标准1项,研制标准物质1项,获广东省科技进步奖二等奖2项,广州市科技进步奖三等奖1项,广州中医药大学科技进步奖一等奖1项。

序 一

流式细胞术是20世纪70年代发展起来的细胞学分析技术，是能够对单细胞或亚细胞结构进行快速测定的新型分析技术和分选技术。该检测技术因具有分析速度快、结果准确、稳定性好，以及能同时进行多参数、多维度分析等优点，得以在多学科中广泛应用。检验医学科是较早使用流式细胞术进行疾病诊断的科室。伴随着流式细胞仪及检测技术的发展，流式细胞术能够精准监测临床众多疾病发生发展过程中相关细胞亚群、亚细胞结构、可溶性分子及细胞因子等动态变化，为临床疾病的诊疗提供支持和依据。

南方医科大学南方医院郑磊教授是一位具有临床医学系统教育和实践背景、同时兼具检验医学工作经验的复合型医学领军人才。在他的带领下，广东省医学会检验医师分会大力推进检验医师队伍建设，并在参与和服务临床疾病诊疗过程中加强了检验与临床的结合。由郑磊教授主编的《流式细胞术临床应用案例精选》充分体现了检验与临床相结合的实用特点。本书第一篇着重介绍了流式细胞术在临床检验中的质量控制，质量控制是临床实验室工作的核心内容，是保证检验结果准确的前提。流式细胞术的开展应执行严格的质量标准，以求为临床提供准确可靠的检测报告。第二篇和第三篇，创新性地采用"经典病例＋临床问题＋诊断思路"模式，详细地论述流式细胞术在血液系统疾病、免疫缺陷疾病、感染性疾病、实体肿瘤疾病、移植免疫、风湿免疫疾病、生殖医学等领域中最新的实践应用和相关技术发展，紧密结合临床问题，拓展相关联的知识点，着重培养检验医(技)师及临床科室工作者对流式细胞术相关理论和技术的掌握及应用，有利于检验医师在实际诊疗工作中与临床医师良好沟通，并逐步形成临床疾病诊断思维模式。同时，也为临床科室拓展流式细胞术在不同疾病诊疗中广泛应用起到示范作用。

本书是一本非常实用的临床流式细胞术专著，既可作为初学者的入门教材，依据典型案例中流式细胞仪操作和结果判定指南开展相应工作；亦可以为临床医生提供疾病鉴别诊断的诊疗思路，拓展应用领域。可以预期，本专著的出版将受到广大读者的欢迎。

南方医科大学珠江医院二级教授、主任医师、博士生导师
国家教学名师、国务院政府特殊津贴获得者
中华医学会检验医学分会第七、八届副主任委员
中国医师协会检验医师分会第二、三届副会长
2025年5月10日于广州

序 二

　　流式细胞术,因其具有结果重复性好、检测速度快、测量维度多、采集数据量大、数据分析全面、检测方法灵活等特点,已经成为生命科学研究、临床医学检验等学科不可或缺的技术之一。流式细胞仪是免疫学研究中常用的仪器,能够用于检测免疫细胞的表面分子、细胞内容物、细胞周期等指标,是基础研究中必不可少的检测仪器。临床疾病的流式细胞术诊断都是基于大量前期基础研究的总结和转化,近年来随着光谱流式、质谱流式、拉曼流式等流式仪器的发展,进一步推动了流式细胞术在生命科学研究领域的应用。

　　郑磊教授主编的《流式细胞术临床应用案例精选》创新性地采用"经典病例+临床问题+诊断思路"的模式,将临床各类常见的疾病与流式细胞术检测项目相关联,阐述了流式细胞术在临床各类疾病中开设项目的检测原理、最新进展及应用,为流式细胞术初学者、临床一线工作者提供指引和参考。本书具有如下特点:①内容丰富。全书以流式细胞术在临床检测中质量控制为开篇,重视检测结果的准确性。随后本书详细介绍了流式细胞术在临床各类系统性疾病的检测等内容。②图文结合。全书逻辑性强,层次分明,内容深入浅出,对流式细胞术实验原理的讲述简明扼要,操作步骤详细,文字通俗易懂。全书以200余幅插图,详尽展示了各项目实验原理与实验结果、相关的分析方法,且用于资料数据分析的图释简洁清晰。③实用性强。本书全面地阐述了临床各疾病流式细胞术应用过程中可能出现的问题,如各类细胞标本的制备和要求、如何解读流式细胞术检测结果与临床疾病动态变化等。

　　相信本书的出版,能够帮助临床医师、检验医师对流式细胞术有更全面、更深入的了解。

暨南大学生物医学转化研究院教授、研究员、博士生导师
国家杰出青年基金获得者
科技部重大科学研究计划首席科学家
广东省免疫学会理事长
中国细胞生物学会免疫细胞分会理事长
中国免疫学会常务理事
2025 年 5 月 15 日于广州

前 言

《流式细胞术临床应用案例精选》在临床与检验多位专家的共同努力下，历时近三年的辛勤编写，终于面世了！

流式细胞术是采用流式细胞仪对处于高速、呈直线流动状态中的单细胞或单颗粒性物质进行逐个多参数多变量定性、定量分析或分选的一种多维度的检测技术。流式细胞术的概念于20世纪70年代被提出，经过半个多世纪的发展，已成为现代生命医学科学研究和临床医学检验不可或缺的重要技术。

本书按照临床典型案例的实验诊断思维模式进行编写，结合了新的诊断标准、专家共识以及前沿研究成果，全面系统地介绍了流式细胞术的基本原理、质量控制以及在临床各类疾病中的应用。在检验科临床流式细胞室工作的检验医（技）师，采用流式细胞术检测、诊断、病情监测的各科室临床医生以及从事基础医学研究的科研人员等是本书面向的主要读者群体。

本书共分为三篇。第一篇主要介绍流式细胞术的原理与技术新进展，临床流式细胞术实验室质量管理的概况。该篇以知识点介绍的模式进行编写，既可以供学生自学参考，也可由老师以讲座形式穿插于不同培训阶段实施，以期培养检验医（技）师对流式细胞术技术原理和质量控制的全面综合掌握。第二篇以血液系统疾病的流式细胞术实验室诊断为主线，从系列常见血液病的临床病例入手，以"经典病例＋临床问题＋诊断思路"为模式，结合相关知识点，强调流式细胞术检验项目的临床意义和应用策略，以期通过完整病历和真实患者的整体概念，让读者养成对常见血液系统疾病实验诊断的良好临床思维。第三篇为流式细胞术在血液病以外的临床各类疾病诊断与检测中的应用，亦是通过临床病例入手，结合相关临床问题和知识点，详细论述在不同种类疾病诊疗中应用的流式细胞术检验项目，结合最新的疾病诊断指南，为常见病、多发病的临床诊疗提供有力的支持。

临床流式细胞术能够通过检测外周血淋巴细胞亚群绝对计数和精细分型等指标，直接反映人体细胞免疫的整体水平，为临床各类疾病的精准诊疗提供指导，符合我国《"健康中国2030"规划纲要》的发展要求。

本书编者来自全国21所高等院校及其附属医院，均是我国医学检验和临床医学界的知名专家，具有丰富的教学、科研和临床工作经验，他们严谨治学、辛勤敬业的工作态度是编好本书的重要保证。衷心感谢各位编者的大力支持与精诚合作，使本书得以如期问世。

由于编写模式完全不同于以往传统专著，难度较大且时间仓促，再加上编者水平有限，疏漏之处在所难免。敬请读者和专家不吝赐教，提出宝贵意见，以便后续再版时完善。

郑 磊

2025年5月于广州

目 录

第一篇

流式细胞术及临床应用概述

第一章

流式细胞术简介

第一节　流式细胞术概述

一、概念

流式细胞术（flow cytometry，FCM）一词起源于 20 世纪 70 年代，是指利用流式细胞仪通过检测散射光信号及荧光信号，对液体环境下的单个细胞或颗粒进行快速、多参数的分析或分选的技术。

该技术的主要原理为：将特定荧光标记在待测的靶细胞（颗粒）上，并使单个细胞或颗粒在液体环境中进行定向移动，使逐个、快速经过特定激光束的照射。由于细胞和生物颗粒具有不同的结构、形态特性而发生不同的光散射，以及已预先标记的荧光受激发后发射荧光，这些特定光信号与靶细胞的特性及结合到待测物质的荧光强度成比例，因此可快速对大量细胞或生物颗粒进行多参数测定，从而对特定细胞或生物颗粒进行分析或分离。可测量的细胞参数多样，常见可包括：细胞或颗粒的固有性质，如大小（直径、表面积和体积）及颗粒度；生物学特性，如膜电位、完整性和活力；以及 DNA、RNA、细胞因子、表面抗原、核抗原、酶、蛋白质的鉴定及数量等。

因此，流式细胞术是结合了流体力学、激光技术、荧光标记技术和计算机分析技术等学科分析手段的综合性分析技术。随着其分析技术和方法的开发和完善，FCM 可生成大量有效信息，通过对这些信息综合分析可用于细胞功能分析、疾病诊断、治疗监测、细胞检测、微生物检测等，广泛应用于生物医学领域的临床及科学研究中。

二、技术特点

（一）单细胞分析

流式细胞术最具特色的方法学特点是基于单个细胞或单个颗粒进行分析，从而可以获得关于细胞群或颗粒群整体的相关信息。

（二）分析速度快

流式细胞术可每秒对数百甚至数千的细胞（或颗粒）进行测定，可在短时间内对大量细胞进行数据采集和分析，实现快速检测的同时能减少每次测量因细胞数少而引起的误差，使其重复性和准确性得到了充分保障。

（三）特异性高

流式细胞术测定蛋白质成分时以抗原抗体之间的特异性结合反应为基础，使用的抗体为荧光标记的靶抗原特异性抗体，并且在实际测定过程中，可使用与特异性抗体相同性质的同型对照抗体为阴性对照，确保了方法学上的特异可靠。

（四）灵敏度高

流式细胞术具有分辨率好、灵敏度高的特点。每个细胞上只需带有 1 000~3 000 个荧光分子即可通过流式细胞术检出,且两个细胞之间 5% 的差异也可以被流式细胞术所区分。另一方面流式细胞术可通过增大对靶细胞获取的数量,从而增加对稀有细胞的识别能力,具有显微镜人工镜检技术无法比拟的优势。

(五) 多参数测量

流式细胞术可采集分析细胞或颗粒的结构形态特性及标记荧光两类信号,其中细胞颗粒的形态结构可包括大小、颗粒度等,可分别通过测量前向散射光(forward scatter,FSC)和侧向散射光(side scatter,SSC)来反映分析细胞或颗粒的固有特性。而荧光信号目前可同时收集多达 60 种不同的荧光信号,这就意味着理论上可同时检测细胞或颗粒的数十种参数,包括细胞表面抗原、细胞因子、细胞膜电位、核酸等物质,可提供大量检测信息以达到分析目的,这也为精确设门提供了技术条件,实现特异性高的特点。

(六) 可分选细胞

流式细胞术可对复杂样本中的目的细胞进行鉴定、分类和分离获取,利用多参数信息,可同时对一种或多种细胞进行超高速分选纯化,纯度高,可达 99% 以上,回收率 >90%,活性可 >90%。分选后的细胞能直接用于培养、核酸提取、PCR 等,是一种有效的分离纯化技术。

第二节　流式细胞术的检测对象

流式细胞术本质上是借助荧光在单细胞或颗粒水平上进行定性或者定量分析的技术。流式细胞术具有灵敏度高、特异性好、能多参数分析的特点,是因为荧光探针多样,且可通过多种结合方式标记到特定物质上,使流式细胞术可以同时检测多种物质从而达到分析靶细胞的目的,特别是在分析和识别复杂细胞、稀有细胞上有重要的应用价值。根据不同的检测对象,可分为以下几种。

一、细胞表面分子检测

细胞表面分子是流式细胞术最常见的检测对象之一。由于不同的细胞其膜表面上表达了不同蛋白,利用抗原抗体特异性反应的原理,使标记了特定荧光的抗体与靶分子结合,从而对特定细胞进行定性和定量分析。表面分子的流式细胞术检测可应用于各种细胞,包括外周血、骨髓、细胞穿刺、灌洗液、实体组织等来源的细胞、悬浮或贴壁培养的细胞系等,在临床及科研上均被广泛应用。

二、细胞内分子检测

关键生物过程大部分都发生在细胞内,因此可对细胞内的特定蛋白/分子进行流式检测从而分析细胞的特性和活动。与细胞表面分子检测的不同在于,细胞内分子检测需要先将待测细胞进行固定和破膜处理,才能使特异性抗体进入细胞内与靶蛋白/分子结合,从而进行下一步检测和分析。细胞内分子的流式细胞术检测有助于细胞生物学的机制探究。常见的细胞内检测物质包括细胞因子、趋化因子、核蛋白和转录因子等。值得注意的是,核蛋白和转录因子通常位于核内,因此它们的检测需要使用效果更强的破膜剂,以同时作用胞膜和核膜,使抗体能顺利进入细胞核内与靶蛋白/分子结合。

有一种细胞内检测的流式细胞术称为磷酸化流式细胞术(Phosflow),是将磷酸化抗体免疫识别与流式细胞术相结合的技术,用于检测细胞内磷酸化活动。磷酸化流式细胞术与细胞内分子染色同理,需将细胞固定和破膜。当某蛋白在特定氨基酸上被磷酸化时,标记了荧光的特异性抗体能够跨过细胞膜并与之结合,因此使用磷酸化流式细胞术可检测细胞的磷酸化活动,为研究人员了解细胞生物活性的变化提供了良好的工具。与另一常用的 Western blotting 技术相比，Phosflow 检测时间较短、所需样本较少，可实现单细胞水平上多参数分析，在疾病机制研究、药物筛选、药效分析等研究领域已得到越来越广泛的使用。

三、核酸检测

流式细胞术可检测细胞核酸，对细胞的生命及活动进行分析和监测，原理是特定荧光探针与细胞核内的 DNA/RNA 结合，通过检测荧光表达的有无和强弱，评价细胞周期、增殖及凋亡等。

检测 DNA 时，常用的核酸染料有碘化丙啶（propidium iodide，PI）、4,6- 二脒基 -2- 苯基吲哚（4,6-diamidino-2-phenylindole，DAPI）、Hoechst 染色剂等。这些 DNA 核酸染料具有与 DNA 结合的能力，荧光探针与双链 DNA 结合后，经特定波长激光照射后产生荧光，其荧光强度和双链 DNA 的含量成正比。各种核酸染料具有不同的特性，因此根据检测目的选择不同的核酸染料。例如，Hoechst33342 具有高细胞渗透性和低细胞毒性，可降低对活细胞群的影响，一般用于细胞活体染色。PI、7-AAD 等 DNA 染料具有不能通过完整细胞膜的特点，在死细胞膜通透性增大的情况下，PI、7-AAD 等在细胞不经破膜处理时即可进入细胞与 DNA 结合，从而标记死细胞。此外，PI 还可定量评估样本 DNA 含量，是分析细胞周期常用的核酸探针。

5- 溴脱氧尿嘧啶核苷（5-bromo-2-deoxyuridine，BrdU）或 5- 乙炔基 -2- 脱氧尿嘧啶核苷（5-ethynyl-2-deoxyuridine，EdU）等示踪染料也常用于 DNA 的标记，它们是常见的胸腺嘧啶核苷类似物。其标记原理是将胸腺嘧啶核苷类似物添加在细胞培养体系中，在细胞增殖过程中，胸腺嘧啶核苷类似物代替胸腺嘧啶参与到细胞的 DNA 合成中。利用带荧光的抗 BrdU 单克隆抗体或能与 Edu 发生共价反应的荧光探针，则可以检测细胞的增殖能力。

流式细胞术也可检测 RNA。常见的 RNA 荧光染料如吖啶橙、噻唑橙、派洛宁等，它们利用 RNA 荧光染料可与 RNA 结合的特性如通过结合网织红细胞中的 RNA，从而测定网织红细胞在成熟红细胞中的比例。

需要注意的是，部分核酸可同时结合 DNA 和 RNA。PI、7-AAD 等荧光探针在检测 DNA 的实验中需要进行酶消化处理，以避免 RNA 干扰。吖啶橙可与细胞中 DNA 和 RNA 结合量存在差别，可发出不同颜色的荧光，与 DNA 结合量少发绿色荧光，与 RNA 结合量多发橘黄色或橘红色荧光，在检测时注意荧光通道的选择。

四、可溶性物质检测

流式细胞术是基于液体环境下的单个细胞或颗粒进行检测的技术，对于溶液中的可溶性物质，可利用带有荧光标记且包被了特定捕获抗体的微球捕获溶液中的待测物，再加入待测物的荧光检测抗体，形成了"三明治"夹心复合物，借助流式细胞仪即可对溶液中的待测物质含量进行分析，此为流式微球检测技术（cytometric bead array，CBA）。CBA 能检测包括血清、血浆、唾液、体腔灌洗液、细胞培养液上清等各种液相样本中的可溶性物质，包括细胞因子、炎症因子、趋化因子、凋亡相关蛋白分析等。

CBA 是结合了 ELISA 和流式细胞术优点的液相蛋白检测技术。与 ELISA 相比，CBA 具有 FCM 的高灵敏度的特点，能更有效地检出溶液中的微量待测物，且能对单个样本中的多种待测物同时进行检测分析，因此对样本需求量更少，操作时间和检测时间更短，得到更多有效信息。

五、荧光条码检测

随着技术的发展和荧光素的开发，目前出现了一种新兴的流式细胞术——荧光细胞条码技术（fluorescent cell barcoding，FCB）。该技术利用 N- 羟基琥珀酰亚胺（N-hydroxysuccinimide，NHS）能与氨基酸反应的特点，将带有荧光探针的 NHS 对细胞进行标记，这就相当于将一个类似商品条形码的特征赋予了被标记细胞,为标记细胞所独有,因此称为荧光细胞条码。通过 FCB 技术,可以将带有不同"条码"的多种细胞进行混合和染色,并整体作为单个样品进行检测。分析时,根据荧光条码发出的不同荧光即可对样本中不同类别的细胞分类分析。这样可以显著减少抗体的用量,同时提高了数据的采集速度和稳定性,很大程度上减少了试验中不同样本之间染色差异的影响。FCB 不仅用于悬浮细胞,也用于黏附细胞系的标记染色。

另一种名为荧光遗传条形码的技术(fluorescent genetic barcoding,FGB),其原理是利用逆转录病毒将特定的荧光蛋白转导至稳定的细胞系,从而追踪细胞在体内的活动。如已有研究使用逆转录荧光条码标记了 NK 细胞从而追踪在巨细胞病毒感染后小鼠体内的反应。

流式细胞术的检测对象多样,在实际运用中,FCM 可以同时检测多种不同的对象以达到分析目的,如在临床常用的血液病免疫分型检查中可同时检测细胞表面 CD 分子和细胞内分子(如胞质轻链、Ki67 等),以对血液病细胞更仔细地甄别和分析;如在细胞凋亡分析中通过早期凋亡相关的磷脂结合蛋白探针和核酸探针判断细胞处于正常、凋亡早期或晚期的状态。

以上主要以细胞为例阐述了流式细胞术的检测对象。然而,流式细胞术的检测对象不仅仅局限于上述范围,其还可以针对除细胞外更微小的颗粒进行检测分析,如可在海洋生物学和细菌领域中辅助分析微生物的种类、数量和活性等;运用灵敏度更高的流式细胞仪,可检测和分选外泌体及其他亚微米颗粒。

正是因为流式细胞术具有在单细胞水平上进行多参数分析的能力,检测物质多样,搭配灵活,使之成为临床和科研上不可替代的检测技术。流式细胞术也受到越来越多的关注且应用越来越广泛,相信在不久的将来,随着更多样的荧光探针和更精密的流式细胞仪被开发,FCM 在临床和科研上运用的潜力将得到更大的发掘。

(涂晓欣　柯培锋)

—— 参考文献 ————————————

1. Sonal M Manohar, Prachi Shah, Anusree Nair. Flow cytometry: principles, applications and recent advances. Bioanalysis, 2021, 13 (3): 181-198.

2. 吴长有. 流式细胞术的基础和临床应用. 北京: 人民卫生出版社, 2014.

3. Y Kim, J H Jett, E J Larson, et al. Bacterial fingerprinting by flow cytometry: bacterial species discrimination. Cytometry, 1999, 36 (4): 324-332.

4. 吴丽娟. 流式细胞术的临床应用. 北京: 人民卫生出版社, 2020.

5. Grassmann S, Pachmayr LO, Leube J, et al. Distinct surface expression of activating receptor ly49h drives differential expansion of NK cell clones upon murine cytomegalovirus infection. Immunity, 2019, 50 (6): 1391-1400.

第二章

流式细胞仪

第一节　流式细胞仪概述

一、发展简史

流式细胞仪的发明和发展,并非一两个人的杰作,而是基础技术逐渐地累积,是集体智慧的结晶。因此,与其讨论谁是第一个发明者,倒不如仔细回顾奠定流式细胞仪的基础技术以及流式细胞仪本身的发展。

流式细胞仪主要涉及两大类基础技术:流体聚焦和静电偏转。前者是分析型和分选型流式细胞仪均不可或缺的,而后者则仅为分选型流式细胞仪所需。

流体聚焦技术可追溯到 1953 年,Crosland Taylor 在 "Coulter 原理" 的基础上,利用鞘液流包裹红细胞形成层流,使得计数更连贯和更精确,奠定了流体聚焦的基础。

静电偏转技术,衍生自 1965 年 Richard Sweet 发明的喷墨印刷技术。同年,Mack Fulwyler 将该原理应用于人和小鼠红细胞混合物的分选和小鼠淋巴瘤细胞的分选,即通过 Coulter 孔检测细胞体积,将液流断裂成包裹单细胞的液滴并加上电荷,通过静电偏转板实现分选。1967 年 Marvin Van Dilla 和 Mack Fulwyler 进一步将其完善。正是有了这些基础技术的积累,流式才得以稳稳起步,技术日渐成熟。

1968 年,Wolfgang Göhde 设计了基于荧光的流式细胞仪 ICP Ⅱ,并于 1969 年商业化。1972 年,Leonard Herzenberg 设计出了基于荧光的流式细胞分选仪,首次提出了 FACS(fluorescence activated cell sorter)这个专用名词,并将其应用于免疫学领域。这里需要说明的是,从 20 世纪 80 年代到 21 世纪初,大家仍习惯称流式细胞仪为 FACS,实际上这个名词应该只特指分选型流式细胞仪,而非分析型的仪器,并且这个缩写是 Becton Dickinson 公司注册的商标,故不能用于其他品牌的仪器。

随后,Herzenberg 与 Milstein 开发的杂交瘤技术使得抗体的生产变得更为简单,为流式细胞仪的检测提供了更多指标,从而极大地推动了流式细胞仪的商业化和扩大了其应用场景。

1977 年,flow cytometry(流式细胞术)这个名词首次出现在日本学者 Hoshino T 的文献中。1978 年在佛罗里达州彭萨科拉举行的美国工程基金会会议上,该技术被正式命名为 "流式细胞术"。自此之后,流式相关文献逐年增加,近几年均维持在 12 000~15 000 篇 / 年,成为各类研究不可缺少的技术之一。

在众多流式专家和各商业公司的积极参与下,近几十年流式细胞技术得到了快速发展,流式细胞仪的配置从单激光到多激光,检测通道数量从单荧光通道到数十通道,检测标记从荧光素到重金属,检测方法从滤光片到光谱解析,记录的信号从物理参数到荧光强度再到图像信号,应用场景从分析到分选,仪器体积也越来越小,分析和分选速度越来越快,种类越来越多,参与的公司和人员越来越多,发展速度也越来越快。所有的这些进步,都让科研人员和临床一线工作者,看到了流式细胞术的光彩日渐灿烂,那朵花已经慢慢绽放出更美的色彩。

二、基本构造和工作原理

分析型流式细胞仪是一个由液流系统、光学系统、电子系统和软件系统组成的精密仪器,各部分既相互独立又相互联系,形成一个有机整体。

液流系统由进样针、流动室、液流管路、液流驱动装置、鞘液供应装置、废液收集装置等组成。进样针通常由金属制成,起着吸取样本的作用。流动室一般由石英制成,是细胞聚焦并被激光照射激发的场所,因此是流式细胞仪非常核心的组件。流动室的制造工艺十分精细,目前能够生产出高质量流动室的厂家寥寥无几。液流驱动装置根据动力来源不同,分为加压泵、注射泵、蠕动泵等,其作用主要是驱动鞘液桶中的鞘液流动,并包裹样本通过进样针进入流动室,最后通过液流管路排放到废液桶中。此外,液流系统还包括流速感应器、压力感应器、鞘液液面感应器、废液液面感应器、液路气泡感应器等,用于整个系统的自动监测。

光学系统由光源、透镜、滤光片、光电转换元件、遮光板、针孔等组成。光源可发出特定波长的激发光。流式细胞仪最初使用的是氙气灯和汞灯,这些弧光灯功率高、亮度强、覆盖光谱范围广、成本低,在初期的 DNA 检测中非常有用,但是能量损耗过大,无法实现高灵敏度检测,因此激光光源异军突起。低功率的激光光源即可实现相干、恒定、单色、集中的高强度偏振光。激光器通常可以分为气态激光器、液态激光器和固态激光器。气态激光器是流式细胞仪最早使用的激光器,波长覆盖351~1 092nm,但体积大、价格贵、对电源供应和冷却要求较高,随着固态激光器的问世,气态激光器基本上已被淘汰(除氩激光器和氦氖激光器外)。液态激光器是为了弥补气态激光器无法发射的波长而出现的,在 20 世纪 80 年代比较受欢迎,但随着固态激光器的全覆盖,液态激光器也退出了历史舞台。目前固态激光器已经能够覆盖 320~1 064nm 的波长范围,可分为紫外、近紫外、紫、蓝、绿、绿黄、橙、红、红外等 9 种类型,深紫外 280nm 波段的固态激光器也在研究中。虽然最近几年也有学者在研究发光二极管(LED)光源,但是和弧光灯类似,LED 发出的光不纯、功率低且容易与荧光素发射光谱重叠,故未来的前景不甚乐观。

透镜根据其部署的位置可分为两类,一类是设置在激光器到流动室检测点之间的透镜,目的是使激光能够进一步汇聚成 5~200μm 的光斑,照射在流动室的检测点,这一步对于信号的灵敏度至关重要;另一类是设置在流动室检测点到滤光片之间的透镜,具备高数值孔径(numerical aperture,NA,反映光信号接收的灵敏度)的特性,通过高折射率光学凝胶紧贴流动室,收集检测点细胞或颗粒发出的光,进而通过针孔进入滤光片。

滤光片,是传统流式细胞仪必备的光信号收集终端组件,而质谱流式和光谱流式则不需要。最常见的是干涉滤光片,主要由长通(允许某波长以上的光通过)、短通(允许某波长以下的光通过)、带通(允许某一范围内的光通过)三大类组成,还有比较少见的陷波滤光片(notch filter,选择性阻挡狭窄波段的光)。滤光片通常与分光镜或波分复用器(wavelength division multiplexing,WDM)等组合使用,形成线性或环形排列,起到良好的光谱拆分效果。分光镜是一个反射入射光线、但允许一部分光线通过且不影响其光谱组成的镜子,通常被放置在侧向散射光检测器和荧光检测器之间,给前者传递 10%的信号,剩余的 90% 反射给后者;WDM 是替代分光镜的新式装置,能够在不同频率的光分配上实现更好的控制。

电子系统,主要由光电检测器和电路组成。光电探测器,是一种将光信号转换成电信号的元件,起着连接光学系统和电子系统的桥梁作用。流式细胞仪中常用的光电探测器有光电二极管(PD)、雪崩光电二极管(APD)、光电倍增器(PMT)和硅光电倍增器(SiPM),它们之间有着不同的特点和不同的工作模式。电路负责将电信号数字化,从而能够被计算机存储,其中包括每个脉冲的高度、面积和持续时间等数值。

软件系统,是安装在连接流式细胞仪的计算机上的专用软件,可从流式细胞仪的电路中获取数字化后的信号,将其存储到软件专用数据库,或者直接按照国际流式学会规定的格式写入 FCS 文件。软件系统具有调节获取的信号强度和信号之间的补偿、设门分析、统计、监控流式细胞仪性能和状态等功能,有些软件加入了更智能的自动日常维护程序、自动关机维护、自动质量控制等程序。

分选型流式细胞仪,除了具备分析型流式细胞仪的所有组件之外,还具备分选模块。根据分选模块的原理不同,可分为静电分选、流体开关分选和低压气动分选。

静电分选是当前绝大部分流式分选仪采用的原理。在这些分选仪中,细胞悬液被 50~150μm 的喷嘴振荡成含单细胞的液滴,并以每秒几米的速度向下注入空气中,仪器对用户感兴趣的靶细胞加上电荷,从而使得该液滴能够在静电场中偏转一定方向,顺利进入指定的收集容器中。

流体开关分选通常是在一个封闭的系统中,将含有感兴趣细胞的部分流体通过瞬时开关的方式将其分离出去。该方法比静电分选要温和,并且不存在气溶胶污染,但是分选速度慢,而且一次只能分选一种细胞。

低压气动分选更适用于脂肪细胞、胚胎细胞等特殊细胞的分选,因为传统分选仪的压力容易导致这些目标细胞的损伤,而气动分选则可利用 4~5psi 的低压空气将感兴趣的细胞完整地分出来。

第二节　流式细胞仪的分类

一、按用途分类

流式细胞仪按照应用的场景可分成分析型流式细胞仪和分选型流式细胞仪。

分析型流式细胞仪,价格相对便宜,占据了目前市场上流式细胞仪的大多数,只能对细胞或颗粒的特征进行检测和分析,检测完的样本会排入废液桶被舍弃。

分选型流式细胞仪,又称流式分选仪,价格相对昂贵,基本上用于科研,它在分析型流式细胞仪的基础上增加了分选模块,并且进行了更多液路上的优化,可以将感兴趣的单细胞分选纯化出来,从而进行下游实验或单细胞培养,能够实现更为精准的研究。

二、按工作原理分类

按照流式细胞仪的工作原理,流式细胞仪可分成以下几大类:

1. 荧光流式细胞仪　又称经典流式细胞仪、传统流式细胞仪,由液流系统、光学系统、电子系统和软件系统等部分组成,如为分选型流式细胞仪,还会搭配分选模块。这类仪器的特征在于需要通过多种光源、透镜、滤光片、光电转换元件、针孔等,实现对特定波长光信号的采集和转换,达到准确检测目标分子的目的。详细原理请参见前述第二章第一节第二部分。

2. 光谱流式细胞仪　光谱流式细胞仪与传统流式细胞仪的结构差异主要在于光路,前者采用了阵列式的检测器,能够检测整个可见光光谱范围内的所有发射光。在信号解析上,其根据已存储在识别库中的荧光素发射光谱特征,将对应的荧光素信号从全光谱中拆分出来,从而实现对信号的准确检测,规避了困扰传统流式细胞仪的荧光渗漏问题。不同荧光素之间,即使发射峰相同,只要其发射光的波形不同,光谱流式细胞仪也可以将它们区分开。因此,光谱流式细胞仪可实现更多荧光素的同时检测,例如 2020 年 Sahir F 等人实施过 43 色免疫细胞的方案。然而,由于荧光渗漏的存在,该方案在传统流式细胞仪中难以实现。除此之外,光谱流式细胞仪还可以利用光谱拆分排除自发荧光信号。但是,目前对于光谱流式细胞仪的灵敏度和准确性,学术界仍保留有一定的争议,故在正式实验前,一般习惯于同时与传统流式细胞仪比对,或者事后用传统流式细胞仪进一步验证差异指标。

3. 质谱流式细胞仪　质谱流式细胞仪和传统流式细胞仪的结构相差甚大。首先质谱流式细胞仪使用的抗体并非荧光素标记抗体,而是重金属同位素标记抗体;其次,它没有传统流式细胞仪的液流组件,而是将被标记的细胞等离子化,通过偏转、飞行等步骤实现细胞标记物的检测。

质谱流式细胞仪最大的优势是几乎无补偿实现多参数检测的能力,理论上最多可同时检测135个参数,但由于可用的金属标记相对稀少,目前文献报道最多的参数是48个。第二个优点是由于重金属同位素分子量是明确分开的,所以理论上不存在类似于荧光渗漏的干扰现象,因此不需要补偿。不过在现实中,由于某些金属同位素的纯度不够,或者被氧化,有时候仍可能发生相互干扰。第三个优点是没有自发荧光背景。但是,质谱流式细胞仪最大的缺陷是无法提供物理参数 FSC 和 SSC 的信息。尽管目前有学者采用与细胞大小相关性较好的参数,如小麦胚芽凝集素(WGA)、四氧化锇(OsO4)、VAMP-7 等,但效果如何,仍需大量样本验证。

质谱流式细胞仪的其他不足之处包括:①因细胞被电离而无法分选;②无法进行细胞功能实验和细胞活力检测;③无法通过自发荧光检测浮游植物等;④无法检测荧光蛋白;⑤获取速度慢,最快大约每秒数百到 1 000 个事件。

4. 成像流式细胞仪　成像流式细胞仪的原理和结构总体上与传统流式相差不大,但光学系统做了一些调整,最重要的是在激发点附近增加了图像传感器或高速明场相机,从而可捕捉到细胞图像,实现荧光信号和图像之间的一一对应,解决了传统流式只见信号不见图的痛点,并且可确定荧光信号在细胞中的定位,对于细胞凋亡、自噬、胞吞等科研有相当大的帮助。成像流式细胞仪的缺点是获取速度慢,通常不超过 1 000 个事件 / 秒,且不能分选(个别基于 PMT 间接实现成像的机型除外)。

5. 荧光寿命流式　所谓荧光寿命(lifetime)是指荧光素受到激发到发出荧光的时间间隔,也就是荧光素从激发态回到基态之前所需的时间。即使两个不同的荧光素分子(如 FITC 和 Alexa Fluor488)具有相同的发射峰,但因为其结构不同,荧光寿命也不同,因此可以根据此参数区分开。荧光寿命流式,是解决传统流式荧光渗漏的另一个选择。目前有一款商品化流式细胞仪,但速度仅为 1 500 事件 / 秒,性能仍有待时间去检验。

6. 微流体流式　微流体流式,是利用计算机辅助设计出液路形状,然后在玻璃、硅胶或其他聚合物材料上刻制出的芯片,成本低,用后即抛,可实现与常规流式类似的功能,还能分选出特定的细胞,故被称为“芯片上的实验室”。然而,微流体流式的液流流动速度慢,聚焦困难,目前大多仍用于科学研究,个别实现了商品化,但基本上都是利用其一次性、无污染的特点用于分选。

7. 拉曼流式　虽然目前暂时未见到基于拉曼散射的流式细胞仪,但该原理还是值得介绍一下。当激光照射在某个分子表面时,会出现拉曼散射光,可反映出该分子的结构特征,因此又被称为“拉曼光谱”。目前拉曼流式主要与微流体流式结合,用于无标记检测细胞的代谢特征,也有将靶分子结合到金属纳米微球表面,实现特异性标记检测和增强信号的目的。

(倪万茂)

―――― 参考文献 ――――

1. Moldavan A. Photo-Electric technique for the counting of microscopical cells. Science, 1934, 80 (2069): 188-189.

2. Crosland T. A device for counting small particles suspended in a fluid through a tube. Nature, 1953, 171: 37-38.

3. Fulwyler MJ. Electronic separation of biological cells by volume. Science, 1965, 150 (3698): 910-911.

4. Van Dilla MA, Fulwyler MJ, Boone IU. Volume distribution and separation of normal human leucocytes. Proc Soc Exp Biol Med, 1967, 125 (2): 367-370.

5. Steinkamp JA, Romero A, Van Dilla MA. Multiparameter cell sorting: identification of human leukocytes by acridine

orange fluorescence. Acta Cytol, 1973, 17 (2): 113-117.

6. Herzenberg LA, Sweet RG, Herzenberg LA. Fluorescence activated cell sorting. Sci Am, 1976, 234 (3): 108-115.

7. Hoshino T, Wheeler KT, Nomura K. Differences in brain cell nuclear DNA as determined by flow cytometry. Neurol Med Chir (Tokyo), 1977, 17: 87-93.

8. Telford W, Georges T, Miller C, et al. Deep ultraviolet lasers for flow cytometry. Cytometry A, 2019, 95 (2): 227-233.

9. Holik AS. Encyclopedia of Materials: Science and Technology: Optical Microscopy. Elsevier, 2001, 6458-6463.

10. Sahir F, Mateo JM, Steinhoff M, et al. Development of a 43 color panel for the characterization of conventional and unconventional T-cell subsets, B cells, NK cells, monocytes, dendritic cells, and innate lymphoid cells using spectral flow cytometry. Cytometry A, 2024, 105 (5): 404-410.

11. Rodriguez L, Pekkarinen PT, Lakshmikanth T, et al. Systems-Level immunomonitoring from acute to recovery phase of severe COVID-19. Cell Rep Med, 2020, 1 (5): 100078.

第三章

流式细胞术的基本操作

第一节 荧光素的选择

一、荧光素的特性

1. 荧光发光原理和荧光共振能量转移原理 荧光属于光致发光的一种,当受到光照或外加电场的激发后,荧光物质吸收外界能量使其电子处于激发态,处于激发态的电子跃迁到较高能级后跃迁回基态过程中,一部分能量会以光子的形式发射,即荧光(图 3-1-1A)。简单地说,荧光主要经过吸收、能量传递及光发射三个主要阶段。荧光发射是荧光物质光吸收的逆过程。理想情况下,荧光物质的发射光谱应是其吸收光谱的镜像,但实际情况下由于荧光物质吸收的部分能量会以非荧光方式消散,所以发射光比激发光具有更长的波长和更低的能量。因此,激发光和发射光的波长具有一定的差距,其中最大发射波长与最大吸收波长的差值称之为斯托克斯位移(Stokes shift)(图 3-1-1B)。斯托克斯位移是一个荧光染料分子重要的光物理常数。斯托克斯位移大,不仅可以减少背景激发光对荧光测量的影响,同时可以避免自猝灭现象,有利于增加荧光标记物的灵敏度和检测的可信度。

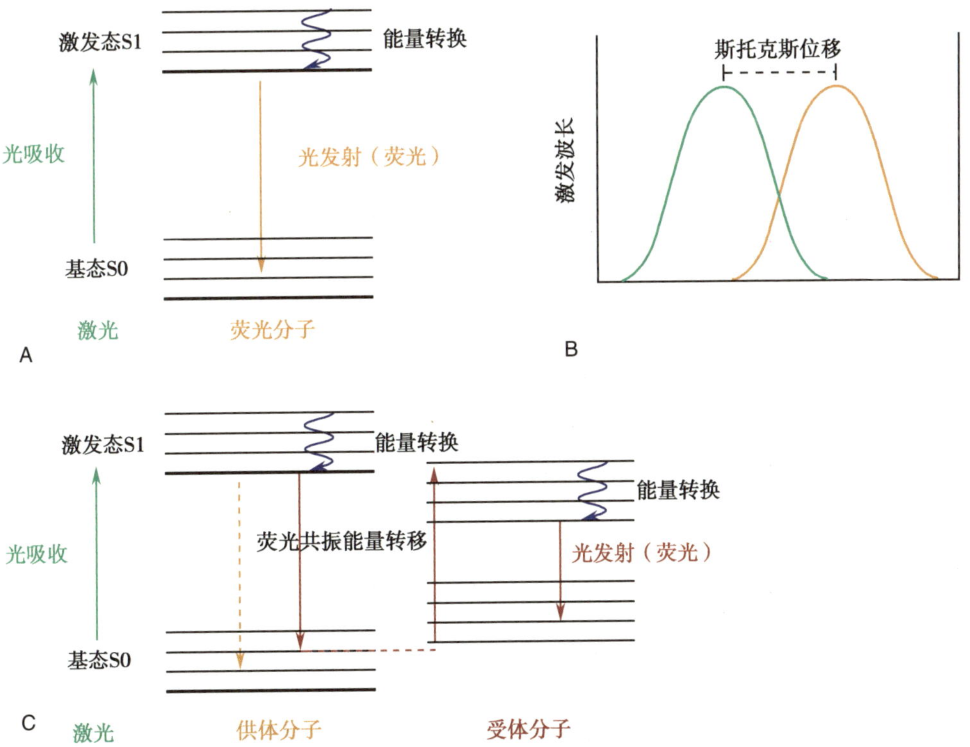

图 3-1-1 荧光发光原理和荧光共振能量转移原理图

为了获得具有更大斯托克斯位移的荧光分子,科学家们利用荧光共振能量转移技术开发了串联染料。荧光共振能量转移是指当一个荧光分子(又称为供体分子)的发射光谱与另一个荧光分子(又称为受体分子)的激发光谱相重叠时,供体分子的发射光能够激发受体分子发出荧光,同时供体分子自身的荧光强度出现衰减的现象(图 3-1-1C)。这种情况下,供体分子的荧光强度比它单独存在时要低得多(光猝灭)而受体分子发射的荧光却大大增强(敏化荧光),即选择性激发供体分子,却能检测到受体分子发射的荧光。荧光共振能量转移技术的出现使得在仅有单一波长激发光时检测两种及以上不同发射波长的荧光染料成为可能。流式领域中常用的串联染料(如 PE-Cy5,APC-Cy7 等)便是利用这种现象得到更大的斯托克斯位移,不仅大大降低了仪器配置成本,还让多通道生物标记领域具有更多染料选择。

2. 常用荧光染料的特性 下面将对常用于流式细胞术的部分荧光素的特性进行简要讲述,除了藻胆蛋白和串联染料,其余染料按照荧光染料发射光的近似颜色对其进行分类。

(1)紫色-蓝色荧光染料:紫色-蓝色荧光染料吸收范围处于紫外线范围内,能够与绿色-黄色、橙色-红色荧光染料区分开。因此,通常与绿色-黄色、橙色-红色荧光染料联合应用于多重荧光标记。常用的细胞核染料 DAPI、Hoechst 33342、Hoechst 33258 都属于这一类。与 DAPI 相比,Hoechst 具有更强的亲脂性,能够更好地透过完整的细胞膜,并且细胞毒性小,常用于活细胞的监测。此外,还有 Cascade Blue™ 乙酰叠氮化物、氨基香豆素衍生物(AMCA、AFC 和 AMC 等)和 Alexa Fluor 350 也属于紫色-蓝色荧光染料。与氨基香豆素衍生物相比,Cascade Blue™ 染料具有高吸收率、高荧光、与蛋白偶联后可抗猝灭,与荧光素的光谱重叠更少。Alexa Fluor™ 350 染料具有水溶性和 pH 不敏感(pH 4~10)。

(2)绿色-黄色荧光染料:最常用的是异硫氰酸荧光素(FITC)。该荧光素具有较高的荧光量子产率、较小的分子量及良好的水溶性等优点,但是它的斯托克斯位移较小、对 pH 高度敏感(最适 pH 为 8.0~9.0)以及会以高速率进行光漂白等缺点。Oregon Green 488 和 Alexa Fluor 488 具有与 FITC 几乎相同的光谱,但更具光稳定性,并且更加不容易猝灭,背景更低。此外,目前还有发射光谱跨越绿色达到黄色光区域的荧光染料,例如 506nm 绿光范围的花菁素荧光染料 Cy2,539nm 绿-黄光范围的 Alexa Fluor 430,黄光范围的 Alexa Fluor 532。

(3)橙色-红色荧光染料:最常用的是罗丹明衍生物,特别是异硫氰酸四甲基罗丹明(TRITC)。罗丹明的其他衍生物包括赖氨酸罗丹明磺酰氯(RB-200-SC)、罗丹明 B 异硫氰酸酯(RBITC)、罗丹明 X 异硫氰酸酯(XRITC)和得克萨斯红(Texas Red)。与 FITC 相比,罗丹明衍生物对 pH 不太敏感,也不易发生光漂白。在可比较的激发条件下,它们的荧光强度一般低于 FITC 衍生物的荧光强度。罗丹明的其他替代物 Alexa568 和 Alexa594 荧光染料具有更优的光稳定性。

(4)藻胆蛋白:藻胆蛋白主要分为藻红蛋白(PE)、藻蓝蛋白(PC)、藻红蓝蛋白(PEC)和别藻蓝蛋白(APC)。藻胆蛋白是天然存在的大分子荧光物质,它们具有非常高的荧光强度,虽然某些藻胆蛋白的荧光相当于 30 个 FITC 或 100 个罗丹明分子的荧光,但实际上,用藻胆蛋白抗体标记的细胞的荧光强度比用 FITC 标记的抗体的荧光强度大 5~10 倍。此外,藻胆蛋白还具有高量子效率、大斯托克斯位移(75~200nm)、非常宽的激发和发射谱带、不易猝灭等优点。因此,正是因为具有大斯托克斯位移和稳定的发射光谱,让藻胆蛋白成为有效的能量供体,常用于与其他荧光分子交联形成串联染料,如 PE-Cy5.5,APC-Cy7 等。

(5)串联荧光染料:串联荧光染料是利用荧光共振能量转移技术合成的荧光染料,由大分子蛋白类染料(供体)和小分子有机染料(受体)化学偶联而成。串联染料具有供体染料的吸收光谱和受体染料的发射光谱,成为与供体染料和受体染料不同的独特荧光染料,因此增加了可被单个激光激发的荧光染料数量。例如,串联染料 PE-Texas Red 中 PE 的激发波长和发射波长分别为 488nm 和 575nm,而 Texas Red 的最大激发波长为 589nm,因此通过将 PE 耦合到 Texas Red,利用 PE 发射光激发 Texas

Red,从而获得激发波长/发射波长为488nm/600nm的PE-Texas Red,实现了利用一个激发光(488nm)检测两个通道的荧光(575nm PE 和 600nm PE-Texas Red)。串联染料非常明亮,具有较大的斯托克斯位移,对于低密度抗原的检测是非常有用的。

　　然而,串联染料最大的问题是非常敏感和容易降解。因为串联染料是基于荧光共振能量转移原理构建的化学偶联物,光照、温度、固定剂和细胞代谢等因素都可能会引起串联染料的解耦和分解,进而得到错误的数据。例如,当同时使用PE(Ex/Em=488nm/575nm)和PE-Cy7(Ex/Em=488nm/785nm)时,若PE-Cy7荧光团降解为PE和Cy7,则其发射光也能在PE通道检测到。正是因为串联染料的稳定性较差,能量转移效率和偶联抗体产生抗体聚合物的情况有批次效应,使得流式荧光补偿变得更加复杂。当选择使用串联染料时,避免光照、减少温度的变化过大以减少其解耦和分解。此外,固定剂(如甲醛)有可能造成串联染料的断裂或造成串联染料的荧光溢漏增加。因此,建议染色后尽快上机检测,或者离心去除固定液后保存于不含固定剂的溶液中,有条件可以使用一些商业化的固定试剂。

　　下面列举一些常用的串联染料的注意事项。PE-Cy5.5、PE-Cy7 均与 FITC、PE、APC 的荧光干扰小,可搭配使用,但 PE-Cy7 的光猝灭性很强,注意避光;PE-Cy5 和 APC 光谱重叠大,两者不适合联用。PerCP-Cy5.5 光量子产率高,适用于检测表达水平较低的蛋白,而 PerCP 的光量子产率较低,适用于检测表达水平较高的蛋白。据文献报道,花青素类串联染料,如 PE-Cy5、PE-Cy7、PerCP-Cy5.5 和 APC-Cy7 都发现与单核细胞/巨噬细胞有非特异性结合,可能是由于与人类高亲和力 Fc 受体 CD64 的结合,导致结果出现假阳性。

二、荧光素的选择

　　随着多色流式细胞仪的出现,荧光染料越来越多,荧光染料的发射光谱并不能完美地与流式细胞仪的检测通道对应,造成其他通道的干扰。由于荧光染料的特性、蛋白表达水平、样本处理条件和本底的自发荧光等差异,荧光染料搭配不合理可能会造成结果混乱,无法进行有效的数据分析而导致实验失败。因此,多色流式方案中的荧光搭配显得十分重要。

　　1. 根据流式细胞仪的配置选择合适的荧光　流式细胞仪能检测多少个荧光是由仪器有几个激发器以及每个激发器对应有几个荧光检测通道决定的。一个激发器可以有多个荧光检测通道,一个荧光检测通道可以检测多种荧光染料,同一个通道检测的染料称之为荧光对等染料。荧光对等染料是不能共用的,也就是说,在同一个检测管中,每个检测通道只能检测其中一种荧光染料,而各个通道之间的荧光素可以随意搭配。例如,在 CytoFLEX 流式细胞仪中,488nm 激光对应的 FITC 通道可以检测 FITC、Alexa Fluor™ 488、CFSE 和 Fluo-3 四种荧光,那么在同一个检测管中只能使用其中一种荧光染料标记的抗体,然后再搭配其他通道的荧光染料,如同为 488nm 激光的 PE 通道(PE),或者 638nm 激光的 APC 通道(APC 或 Alexa Fluor™ 647 等),但是要注意联用的荧光染料之间光谱是否重叠,从而判断需不需要进行荧光补偿。值得注意的是,不同型号的流式细胞仪其荧光通道可能存在较大的差异,而同一个通道检测荧光素的能力也可能不一样,例如 APC 在 CytoFLEX 上用 FL6 通道接收,但 FACSCalibur 是用 FL4 通道接收;Calibur 的 FL3 通道能检测 PE-TexasRed、PE-Cy5、PE-Cy7、PerCP 和 PerCP-Cy5.5,而 FACSAria 的 FL3 通道只能检测 PE-Texas Red、PE-Cy5 和 PerCP。因此,要根据自己实验室所使用的流式细胞仪的配置情况(激发器和滤光片)选择荧光素。

　　掌握流式细胞仪的激发器以及荧光检测通道后,流式细胞术使用人员就要通过激发波长和发射波长选择荧光染料。一般来说,激发波长在激光器波长附近的染料都可以被激发,发射波长在荧光通道限定的波长范围内都可以被检测。荧光通道限定的波长范围通常是由滤光片决定的,后者能够将不同的特定波长范围内的荧光信号引导到不同的探测器。以 CytoFLEX 流式细胞仪带通滤光片(Band pass Filters)为例,如 BP525/40,BP 为带通滤光片的缩写,中心波长为 525nm,通透的宽度为

40nm,表示 505~545nm(525±40/2=nm)的荧光可以通过该荧光通道进行检测。例如,FITC 的激发波长/发射波长为 494nm/520nm,那么可以选择 488nm 激光对应的 BP525/40 荧光通道。因此,选择荧光素前要认真了解自己实验室流式细胞仪的配置。下面以 Beckman CytoFlex LX 流式细胞分析仪为例解释流式细胞仪的配置与荧光素选择的关系。CytoFlex LX 配备了 6 种激发光,一共提供多达 21 色的荧光通道,不同激发光及其对应的荧光通道可选择的部分荧光素详见图 3-1-2。

激光		荧光通道		CytoFLEX 通道名称	荧光对等染料
UV紫外光	375nm		450/45BP	NUV450	BUV395、DAPI
			525/40BP	NUV525	BUV496
			675/30BP	NUV675	Hoescht Red、BUV661
紫激光	405nm		450/45BP	V450-PB450	Pacific Blue™dye、V450、eFluor™ 450、BV421
			525/40BP	V525-KrO	Krome Orange、AmCyan、V500、BV510
			610/20BP	V610	BV605、Qdot® 605
			660/10BP	V660	BV650、Qdot® 655
			763/43BP	V763	BV785、Qdot® 800
蓝激光	488nm		525/40BP	B525-FITC	FITC、Alexa Fluor™ 488、CFSE、Fluo-3
			690/50BP	B690-PC5.5	PC5.5、PC5、PerCP、PerCP-Cy5.5、PI、DRAQ7™
			610/20BP	B610-ECD	ECD、PE-Texas Red®、PE-CF594、PI
黄激光	561nm		610/20BP	Y610-MCherry	MCherry、ECD、PE-CF594
			585/42BP	Y585-PE	PE、DsRed
			675/30BP	Y675-PC5	PC5、mPlum
			710/50BP	Y710-PC5.5	PC5.5、PE-AF680
			763/43BP	Y763-PC7	PC7
红激光	638nm		763/43BP	R763-APCA750	APC、Alexa Fluor™ 647、eFluor™ 660、Cy5
			660/10BP	R660-APC	APC-A700、Alexa Fluor™ 700、Cy5.5
			712/25BP	APC-A700	APC-A750、APC-Cy7、APC-eFluor™ 780
红外激光	808nm		840/20BP	IR840-A790	Alexa Fluor® 790
			885/40BP	IR885	PromoFluor-840、IR 可固定的死活细胞鉴定染料

图 3-1-2　CytoFLEX LX 流式细胞仪

2. 根据抗原的表达水平和荧光素亮度选择合适的荧光素　首先应实验需求列出所有用到的靶抗原,通过文献、网络数据库或者预实验等手段预估这些抗原的表达模式(连续或可变)、表达类型(双峰或者连续)、表达水平(低到高)以及预期的共表达模式。然后,根据抗原表达强弱选择合适的荧光素标记抗体,主要考虑以下几方面因素。

(1)一般来说,如果属于稳定的高表达抗原,可以选择荧光强度较低的荧光素标记抗体;如果属于表达水平多变的抗原,可以选择荧光强度中等的荧光素标记抗体;如果属于低表达或者表达量未知的抗原,可以选择荧光强度高的荧光素标记抗体。

(2)即使低表达的抗原使用了高亮度的荧光素标记抗体,其信号仍然较弱,容易受到其他荧光通道的干扰。为了避免这种情况,流式细胞术使用人员应当选择干扰较小的荧光通道,即荧光光谱与其他共染荧光素光谱重叠少的荧光素。反之,高表达的抗原由于信号较强,容易对其他荧光通道造成干扰,所以选择对其他通道干扰较小的荧光素。例如,如果一个检测管需要同时检测 FITC (Ex/Em＝488nm/525nm)、PE(Ex/Em＝488nm/575nm)、PerCP(Ex/Em＝488nm/678nm)和 APC(Ex/Em＝633nm/660nm)四种荧光素,这四种荧光素的强度为 PE＞APC＞FITC＞PerCP,按照第一条规则,弱抗原原则上选择荧光亮度最大的 PE,但是由于 FITC 和 PE 有部分光谱重叠,所以根据第二条原则选择 APC。

(3)根据抗原共表达的模式合理搭配荧光素。如果两种抗原不会同时表达在一种细胞上(如 CD3 和 CD19),细胞分群十分明显,那么即使荧光染料之间干扰很大,也很容易通过荧光补偿减少干扰,如果两种抗原共表达于同一种细胞上(如 CD5 和 CD7),则选择两种互相干扰较少的荧光素。

(4)胞内抗原的检测需要用到固定破膜剂,才能让荧光标记的抗体进入细胞。基于固定破膜剂有可能造成串联染料的断裂或荧光溢漏增加,建议胞内抗原选择小分子荧光素。

其次,要了解不同荧光染料的荧光亮度。为了比较不同荧光染料的亮度差异,科学家们提出了染色指数(Stain Index)的概念。染色指数是利用阳性区域和阴性区域的平均荧光强度之差除以阴性区域标准差的两倍计算得来的。由于激光波长和效率、检测器范围和分辨率等的差异,同一种荧光染料在不同仪器的染色指数也有差别。在实际应用中,一个实验室流式细胞仪的配置及其相应部件都是相对固定的,所以有条件的实验室可以在仪器使用前测量不同荧光染料在该仪器中的染色指数。总的来说,染色指数与荧光染料的亮度呈正相关,即染色指数越高,荧光染料亮度越高,反之亦然。

3. 根据荧光光谱合理搭配荧光素　随着多参数流式应用越来越广,与之相应的荧光染料也越来越多。由于荧光素的宽发射谱的特点,荧光信号之间出现干扰的概率也越来越大。因此,在选用荧光素组合时尽可能降低荧光素发射光谱的重叠。然而在大多数时候,由于荧光染料的发射光谱重叠,多色流式实验不可避免地发生荧光溢漏,即该染料的荧光信号可以在其他邻近的通道内检测到,从而对邻近通道的信号产生干扰。这个时候就需要从目标探测器减去该通道的荧光以外的其他任何荧光信号,也就是进行荧光补偿。进行流式荧光补偿前需要查看所用荧光素发射光谱之间的重叠程度,以 BD Spectrum Viewer(https://www.bdbiosciences.com/zh-cn/resources/bd-spectrum-viewer)为例(图 3-1-3)。FITC 和 PE 被 488nm 激发光激发后,分别在 BP530/30 和 BP585/42 的检测通道,图上可以看到 BP585/42 荧光通道不仅可以检测 PE 信号,还能检测到 FITC 溢漏的部分信号,而 PE 信号对 BP530/30 荧光通道的干扰较少。此外,如果搭配的荧光素中包含串联染料,要注意荧光溢漏和串联染料不稳定性带来的干扰,进而导致荧光补偿困难(详见第三部分内容)。

三、荧光素选择的注意事项

1. 避免串联染料联合使用带来的假阳性　基于上述对串联染料的介绍,如果选择串联染料,除了要注意受体荧光分子是否与其他荧光染料的激发波长或发射波长的重叠引起的荧光溢漏干扰,还需要注意串联染料的解耦和分解带来的干扰。例如,当同时使用 APC(Ex/Em＝633nm/660nm)和 PE-Cy5(Ex/Em＝565nm/670nm)时,会出现:① PE-Cy5 受体荧光分子 Cy5(Ex/Em＝649nm/670nm)和 APC 激发波长和发射波长相近,Cy5 被 APC 激发光直接激发引起荧光溢漏;② PE-Cy5 解偶联

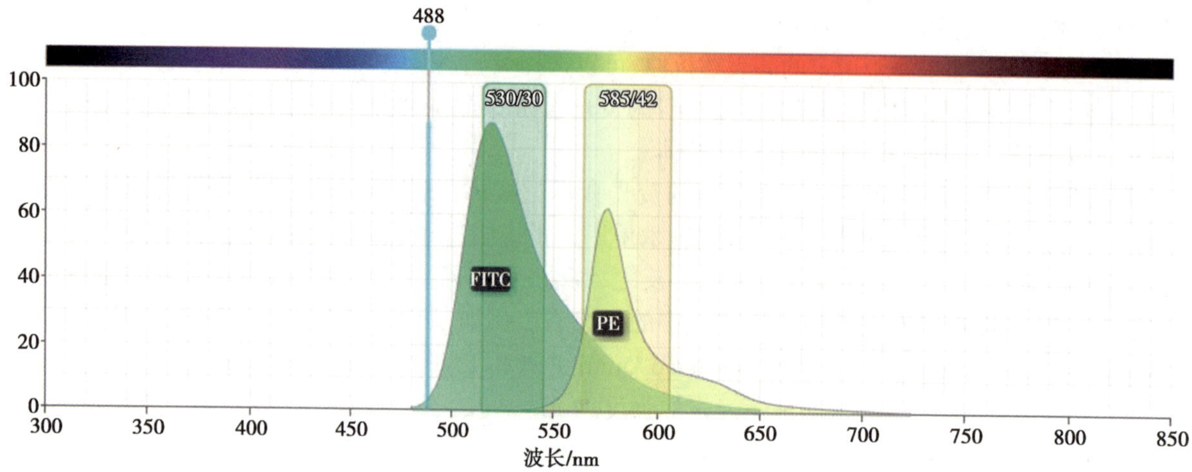

图 3-1-3 FITC 和 PE 的激发光和发射光谱

成 PE 和 Cy5，后者再被 APC 激发光激发引起荧光溢漏；③因为光照、温度、固定剂和细胞代谢等因素使得 PE-Cy5 发射 PE 的荧光信号衰退，能量不足以激发 Cy5，从而造成 PE 通道的干扰，出现 PE 假阳性信号。因此，在使用串联染料时，要避免抗体暴露于光照和高温的环境，选用稳定的可有效预防信号衰退的固定剂，建议染色后尽快上机检测，或者离心去除固定液后保存于不含固定剂的溶液中。

2. **避免样本自发荧光的干扰**　哺乳动物细胞中的自发荧光来自组织和细胞中天然存在的荧光化合物，主要为环状化合物如 NAD（P）H、核黄素类（FAD 和 FMN）和胶原蛋白（collagen）等，以及芳香族氨基酸如色氨酸、酪氨酸和苯丙氨酸等。这些荧光化合物的激发波长主要集中在 355~488nm，发射波长集中于 350~550nm，波长越长（往红光方向移动），自发荧光水平越低。根据自发荧光光谱的特点，组织或细胞产生的自发荧光主要对 FITC 及 PE 荧光通道造成干扰。每种细胞都有不同水平的自发荧光，通常自发荧光随细胞体积增大而增加，对于自发荧光过高的组织或者细胞，可以选择红色激光激发且发射波长较长的荧光染料，如 APC。此外，某些固定剂（如戊二醛）与细胞成分的相互作用后可能会产生荧光物质，据称可以利用还原剂硼氢化钠处理固定细胞，减少戊二醛固定引起背景荧光。

3. **其他影响荧光强度的因素**

（1）荧光的减退：荧光物质经光照及空气的氧化，荧光会逐渐减退。因此，保持恒定的抗体保存条件。

（2）荧光素的浓度：当荧光素浓度过高时，荧光物质会发生熄灭和自吸收现象，从而引起荧光亮度下降。因此，建议进行抗体滴定确定合适的抗体浓度。

（3）温度的影响：荧光物质对温度的影响较为敏感。溶液温度下降时，介质的黏度大，荧光物质与分子的碰撞随之减少，去活化过程也减少，则荧光强度增加。相反，随着温度上升，荧光物质与分子的碰撞频率增加，去活化概率增加，则荧光强度下降。

（4）pH：带有酸性或碱性官能团的荧光物质一般都与溶液 pH 有关，pH 的改变可能会引起荧光强度的改变。例如，FITC 在酸性溶液中荧光强度显著降低。

（5）染色所用的某些试剂对荧光有猝灭作用，例如，某些细胞固定剂可能会减弱荧光的强度。

（6）溶剂的极性：溶剂的极性可能会引起荧光光谱和荧光强度的改变。溶液极性越强，发射波长越长，荧光强度越大。

（梁恩瑜　柯培锋）

第二节　样本准备和处理

一、样本类型

流式细胞术是最常用的细胞分析技术之一,它能够对单个细胞或者其他类型生物微粒(如细胞外囊泡和细菌等)进行快速定量和分选。因此,流式细胞术在免疫学、血液学、细胞生物学和肿瘤学等领域发挥着重要的作用。临床流式的样本包括但不限于:外周血、骨髓穿刺液/骨髓活检物,各类体液(如脑脊液、胸腔积液、腹水)和组织(如淋巴结、脾和肿块等),甚至还包括皮肤、黏膜(内镜活检物)以及石蜡包埋组织的细胞。

对于流式分析而言,分析前样本质量的好坏对最终的检测结果有很大的影响。因此,了解影响样本质量的因素和减少外界条件对样本质量的影响是流式细胞分析的质量控制最重要的一环。

二、影响样本质量的因素

样本的质量是保证结果可重复性和可靠性的重要前提。因此,分析前阶段的标本处理十分重要。目前,影响分析前样本质量的因素包括:样本采集、抗凝剂类型、样本储存或运输时间和温度、样本预处理的方法、样本制备和数据采集之间的时间间隔等。由于样本采集多在临床科室执行,因此未在本章节进行讨论。

1. 抗凝剂类型和样本的保存　通常,抗凝剂的选择取决于实验目的、样本类型、运输和储存要求,在某些情况下,还取决于样本制备方法。每种抗凝剂都有其潜在的优势和局限性。

(1)乙二胺四乙酸(EDTA):EDTA 是流式常用抗凝剂,它具有较强的抗血小板聚集能力,还能防止成熟的髓系细胞贴壁而造成细胞损失,但对细胞活性的保持不如肝素。因此,当流式细胞仪的结果与血液分析仪的结果相关联以计算或比对绝对细胞计数时,EDTA 是首选抗凝剂。采用 EDTA 可以保持大多数细胞表面抗原,尤其是淋巴细胞系抗原。EDTA 抗凝的外周血和骨髓可在室温或者 4℃保存 12~24 小时。由于 EDTA 是二价阳离子的强螯合剂,因此不适用于测定 Ca^{2+} 依赖性的相互作用或与 Ca^{2+} 相关的细胞功能的测定,如细胞凋亡实验或者刺激细胞分泌细胞因子的检测。此外,某些单克隆抗体的表位依赖于 Ca^{2+} 或 Mg^{2+},因此使用 EDTA 可能会对抗体的结合产生负面影响,如 EDTA 抗凝标本的单核细胞 CD11b 的荧光强度下降。

(2)肝素:肝素是细胞免疫表型和细胞功能测定(如胞内细胞因子和细胞信号分子等)的合适抗凝剂。与 EDTA 不同,肝素是通过增强抗凝血酶抑制的活性而发挥抗凝血作用,它能够维持 Ca^{2+} 和 Mg^{2+} 的生理浓度,进而更好地保持细胞活性。采用肝素抗凝可以在 48~72 小时内保持细胞抗原的完整性和细胞功能的稳定性。因此,它适用于放置时间较长、不能及时检测的样本,但不适合血小板的相关检测。对于骨髓穿刺样本,肝素是首选的抗凝剂。研究表明,肝素能最好地保存粒细胞抗原,适合用于粒细胞的分化发育。因此,对于骨髓增生异常综合征(MDS)样本的流式分析,首选肝素。

(3)枸橼酸抗凝剂:枸橼酸葡萄糖(ACD)和枸橼酸钠是维持血小板完整性和功能的抗凝剂,因此适用于血小板功能的检测。基于枸橼酸盐的采集管含有液体抗凝剂,因此不适用于评估绝对细胞计数。尽管 ACD 抗凝血可以在 72 小时内保持稳定,但是不推荐用于骨髓样本,因为如果标本与抗凝剂的比例不正确,可能会因 pH 的变化导致骨髓细胞活力下降。

(4)稳定管:血液稳定管[如,Cyto-Chex®BCT(Streck, Inc.)、TransFix®(Affiniti, LLC)和 CellSave™(Immunivast Corporation)]是利用专用的稳定化合物提供抗凝作用,以延长样本稳定性的时间,且不影响红细胞裂解。以 TransFix® 为例,TransFix® 允许在 4℃条件下运输标本 10~14 天,在温度升高

（25~37℃）和/或细胞密度高条件下运输 5~10 天。TransFix® 加入了可稳定细胞超微结构的物质,能够抑制白血病细胞的变性过程,包括坏死和凋亡。Cyto-Chex 在保持细胞数量方面比较有优势,而 TransFix® 在保持细胞抗原稳定性方面更加有效。

（5）特殊检测所需抗凝剂:有些检测需要根据研究者测量的指标来选择抗凝剂,如血小板的检测。血小板的检测包括血小板的数量、血小板表面糖蛋白、血小板活化和血小板其他功能的检测。如上所述,枸橼酸抗凝剂不影响血小板的活化功能,但由于枸橼酸盐的采血管含有液体抗凝剂,对血液有一定的稀释,因此适用于除血小板计数以外的所有血小板检测。EDTA 具有较强的抗血小板聚集能力,仅限于血小板数量的测定。肝素能够活化血小板,因此仅适合用于血小板糖蛋白的检测。

2. 标本的储存和运输　标本的长时间储存都会导致抗原降解、细胞活力下降、细胞碎片增加、非特异性荧光和细胞自发荧光增加。标本应在收集后立即运送至实验室进行前处理和染色。如果可能,应随附与标本相关的临床或诊断信息。对于某些特定疾病,如淋巴增殖性疾病的标本在室温的保存时间可长达 48 小时,但是对于髓系分化发育的分析则应在 48 小时内完成,而对于高级别淋巴瘤则要求立即进行检测。组织标本(如淋巴结、骨髓活检、细针穿刺和肿块)通常不需要抗凝剂,可以将标本置于少量组织培养液切碎,然后再浸没于足量的该溶液中,以防组织脱水和维持细胞活力,4℃ 条件下最长可以保存 24~48 小时。目前比较常用的组织培养液是由 RPMI 1640 培养基、10% 胎牛血清、1% 谷氨酰胺和适当的抗生素组成。如果组织标本仅保存在 4℃ 无菌的生理盐水或其他类似的等渗溶液中,则要求在 24 小时内进行分析。脑脊液(CSF)标本应在采集后的 30 分钟内进行处理,若需要较长时间的运输,建议添加含血清的培养基或者 TransFix® 以延长细胞活力和减少细胞损失。根据英国血液学标准委员会建议,4℃ 条件下 CSF 在含血清的培养基中最多可以保存 24~48 小时,而在 TransFix® 中则可以延长至 72 小时。其他体液在 4℃ 中最长可以保存 24 小时,但是 TransFix® 在这些体液的应用还未经过临床验证。血小板项目的采血要求使用 19~21 号针头,采血管直立运输,无需冷藏,减少运输过程的颠簸,以降低血小板活化的程度。

在某些特殊情况下,如果流式标本很难达到储存和运输的最佳时限,可以考虑标本固定或者冷冻保存。目前,应用最广泛的固定剂是:多聚甲醛(PFA)、TransFix® 和 Cyto-Chex®。常用固定剂对不同靶抗原和靶细胞的固定能力不同,因此应该根据实验目的选择合适的固定剂。例如,TransFix® 在保存 CD11b、CD19、CD4、CD45、CD66 和 CD86 等抗原优于 Cyto Chex® 和 PFA。相反,在保存 BDCA2 (CD303)、CD25 和 CD3 等抗原的荧光强度上,Cyto Chex® 比 TransFix® 和 PFA 更好。除了细胞内标记的 FOXP3 外,PFA 在保存任何特定群体或标记物的荧光强度方面都没有优势。因此,固定剂的选择取决于研究的目的,然后再根据细胞类型和特定表面或胞内抗原进行优化。还需要注意的是,任何生物活性研究都需要活细胞,因此应优先考虑防止细胞凋亡的固定剂,如 TransFix®。此外,还需要考虑选用的固定剂对后续处理步骤的影响,如染色前用 PFA 固定会影响红细胞的裂解,所以建议先染色再用 PFA 固定。TransFix® 和 Cyto Chex® 无论是运输前或者染色前添加都不会影响红细胞裂解。

超低温冷冻保存能够显著延长细胞的保存时间。一般是分离单个核细胞后,利用含有 10% 冷冻保护剂—二甲基亚砜(DMSO)加 90% 胎牛血清作为冷冻介质,最终冻于低于 -80℃ 的超低温。有研究发现,粒细胞在 -80℃ 冷冻长达两年仍保持了体外活化的反应性。然而,冷冻保存的标本绝对细胞数略有降低,这取决于细胞类型,但与冷冻保存时间无关。与新鲜标本相比,冷冻标本细胞数中变化最大的是数量相对较少的细胞亚群,如 TLR4+ 单核细胞、CD56 强阳的 NK 细胞、终末分化的 CD4+ T 细胞或 Ki-67+ T 细胞。

3. 标本的预处理方法　尽管流式细胞仪可用于分析细胞群,但通常需要先进行浓缩、分离、富集或纯化,特别是靶细胞群非常少的情况下。选择预浓缩或分离技术时必须考虑许多因素。除了产量和纯度外,当富集和纯化的细胞需要进行后续功能研究时,还必须考虑细胞功能的变化。因此,细胞活力和处理时间也是影响分离或富集方法选择的因素。

（1）外周血和骨髓常用的预处理方法：外周血和骨髓常用的预处理方法包括：氯化铵裂解红细胞制备白细胞悬液、密度梯度离心分离单个核细胞、黏附贴壁法纯化淋巴细胞、磁珠法富集和纯化特定细胞群以及通过补体介导的裂解法去除 T 淋巴细胞从而富集 B 或 NK 细胞等。预处理方法各有利弊。红细胞裂解法是流式细胞术中最常用的预处理方法，它利用氯化铵的渗透性裂解红细胞膜，既可用于未染色的血液标本，也可用于已染色的血液标本。红细胞裂解法的优点是简单快速、产量远远高于其他预处理方法、对白细胞干扰少、白细胞活力保存较好。然而，如果标本中存在大量有核红细胞，那么未裂解的有核红细胞可能在光散射的淋巴门中被检测到，干扰淋巴亚群分析。密度梯度分离技术不仅能够去除粒细胞，还能够去除死亡的淋巴细胞，但是细胞产量低也是其无法忽视的劣势。此外，还要注意这些预处理方法不会影响靶细胞的染色或光散射属性。譬如，磁珠分离法使用的抗体是否可能会干扰后续的荧光染色；或者粒细胞在预处理后是否会发生散射特性的改变。细胞预处理后应该在等渗缓冲液中彻底清洗，以确保细胞尽可能无试剂的污染，尤其是使用凝集素对细胞进行染色时。因为凝集素是结合于细胞的糖链结构，可能会受到来自培养基或密度梯度分离液中残余糖的干扰。

（2）血小板的预处理方法：抽血、血液运输和储存等各个环节都会触发血小板活化，为了尽量减少分析前血小板的活化、聚集和非特异性结合，血液采集后应尽快与含牛血清白蛋白（BSA）的生理盐水缓冲液以 1∶5 的比例稀释，然后再进行抗体染色或激动剂刺激，最后才做标本固定。一般来说，除了做体外刺激的血小板活化实验和不能及时处理标本以外，血小板项目都应该是做标记之后再固定。因为标本固定可能会破坏血小板的蛋白质结构，从而增加非特异性染色。其次，为了达到最佳染色效果，调整血小板浓度至 4×10^5 个 /μl，尤其注意血小板数量变化较大的标本（如血小板减少症、骨髓增殖性肿瘤等）。根据要检测的血小板指标，选择不同的缓冲液。常用的缓冲液包括 HEPES、磷酸盐缓冲液、Tyrode 缓冲液和 pH 为 7.4 的 TRIS HCl。缓冲液加入 BSA 可以保持细胞活力并最大化荧光信号。最常用的缓冲液为含有 BSA 的磷酸盐缓冲液，而 Tyrode 缓冲液含有的镁离子和葡萄糖有利于减少血小板的体外活化，也常用来洗涤和重悬血小板。

（3）脑脊液（CSF）的预处理方法：流式检测 CSF 存在的问题：CSF 细胞数通常较少，采样后的细胞会快速消亡，导致细胞进一步减少。有研究提出，当 CSF 细胞数 <10 个 /μl，需要 4℃，200g 离心 15 分钟；当 CSF>10 个 /μl 时，标本可以直接染色和分析。然而，当诊断淋巴增殖性肿瘤的中枢神经系统受累时，即使细胞数 >10 个 /μl，也需要离心富集 CSF 细胞来提高灵敏度。通常情况下，为了尽可能获得更多的细胞数进行流式分析，建议对 CSF 标本进行如下处理：①采集后立即送样处理和 / 或向 CSF 中添加含血清培养基或者 TransFix，减少细胞的快速消亡。研究发现，采样后 30 分钟内，CSF 细胞数量显著减少，单核细胞和粒细胞丢失的速率比淋巴细胞更快。选择性细胞丢失可能导致不同细胞群数量的改变，从而误导临床决策。②尽量减少洗涤和离心步骤，如 CSF 中缺乏游离的免疫球蛋白（Ig），没有必要染色之前清洗 CSF 细胞。③采用吸走上清液而不是倾倒上清液的方式减少人为的细胞丢失。此外，当 CSF 细胞数量少而无法预测流式的效果时，可以利用两步法进行探查。首先，三分之一的标本用 1 管筛选抗体进行分析。当第一次结果不确定时，将剩余三分之二的 CSF 标本和相同的试剂重复一次，通过两次数据分析更多的细胞来提高灵敏度。如果第一步能够确定异常细胞群，可以在第二步进一步做其他免疫表型分析。

三、细胞活力的判断

流式细胞分析的目标是活细胞，流式细胞分选更是如此。高比例的死亡细胞不仅会影响流式的设门，还会因为其非特异性荧光和自发荧光干扰细胞群的荧光判定。流式标本中一般都会有死细胞，尤其是存放过久的标本或者具有高增殖率和 / 或凋亡率特征（如 Burkitt 淋巴瘤或弥漫大 B 细胞淋巴瘤）的标本。因此，建议测定之前或者测定期间估计活细胞的比例。对于未高度退化的标本，可以使用 FSC/SSC 设门帮助初步清除部分死细胞和碎片。然而,对于高度退化的标本和靶细胞群数量低的情况,利用 FSC/SSC 设门去除死细胞的效果较差。这时候可以选用能够结合 DNA 的荧光染料辨别死细胞,如碘化丙啶(PI)和 7-α- 放线菌素 D(7-AAD)等。该类 DNA 染料无法进入具有完整细胞膜的活细胞,所以标本中能够摄取染料,并发出 7-AAD 荧光的细胞被认为是死细胞。譬如,7-AAD 和 FITC、PE 结合的单克隆抗体联用,在排除死细胞的同时可标记两种抗原。这对于在高度退化的标本中排除大量死细胞的干扰是非常有效的。随着固定时间的延长,7-AAD 可能会结合活细胞,导致死细胞和活细胞无法分群。因此,对于固定时间超过 12 小时的标本,检测采用叠氮溴化乙锭(ethidium monoazide bromide,EMA)法测定细胞活力。EMA 光解之后能够与膜受损的细胞中的核酸以共价结合的方式进行标记,因此该方法不会受到固定时间的限制,允许在染色时甚至在更长的固定时间后区分活细胞和死细胞。

(梁恩瑜　柯培锋)

第三节　标 本 制 备

一、血液单个细胞制备

血液是天然的单个细胞分散的细胞悬液,它是流式细胞分析的理想样品。血液中的主要细胞成分为白细胞、红细胞和血小板;其中白细胞主要成分又分为淋巴细胞、单核细胞和粒细胞。

1. 外周血细胞样本制备方法　通常有两种,通过红细胞裂解(使用氯化铵或其他不含固定剂成分溶液)将有核细胞与红细胞分离。在随后的洗涤步骤中,破碎红细胞被去除。白细胞可以在红细胞裂解之前或之后进行抗体染色。该方法适用于外周血免疫细胞、细胞因子、某些基因蛋白和细胞表面标志的检测。此外,可采用淋巴细胞分离液(如 Ficoll-Hypaque)分离出单个核细胞——淋巴细胞、单核细胞、幼稚细胞和肿瘤细胞等,制备程序如下:取肝素抗凝外周血 2ml,用生理盐水将血稀释成 4ml,混匀。

2. 将稀释后的血液沿试管壁徐徐加入 4ml 淋巴细胞分离液的液面之上,勿用力过大,以免造成血液与分离液混合,保持清晰的分层状态。

3. 室温 18~20℃,2 000r/min 离心 30 分钟,离心后可见试管内的血液清楚地分为 4 层,上层为血浆层,中层为分离液层(单个核细胞所处于血浆层和分离液层中间),底层为红细胞层,红细胞层上为粒细胞层。

4. 用吸管将上层与中层之间的淋巴细胞层吸出,收集到另 1 试管中,用生理盐水洗 2 遍,每次均以 1 500r/min 离心 10 分钟,弃上清后即得到高纯度的单个核细胞悬液。

5. 用适当的固定液固定或置低温冰箱保存待用。

二、骨髓单个细胞制备

(一) 制备方法

1. 骨髓样本单个细胞制备与外周血步骤类似;可以用不含固定剂成分的红细胞裂解液裂解红细胞,亦可同样使用密度梯度方法(如 Ficoll-Hypaque)制备单个核细胞悬液。

2. 收集骨髓细胞,加细胞保存液或置低温冰箱备用。

(二) 注意事项

1. 抽骨髓液时,先将注射器针头、针筒、针栓用肝素浸润,抽取时力量适中。

2. 在吸取淋巴细胞层时尽量少吸分离液,量应掌握在 300μl 左右,这样有利于洗去多余的分层液。

3. 红细胞裂解法优于密度梯度离心法,因为它允许细胞保持接近其原生状态。密度梯度离心法主要基于正常淋巴细胞的密度。由于肿瘤细胞不一定与正常淋巴细胞具有相同的密度,密度梯度离心法尽管能够去除红细胞、成熟粒细胞和死亡细胞,但可能导致临界细胞的过度丢失。对于肿瘤细胞含量低的样品,尽量不采用。

三、脱落细胞单个细胞制备

在临床工作中,可以收集到大量自然脱落细胞,这些细胞标本经过简单处理,便可成为较好的单细胞悬液,提供流式细胞术分析。脱落细胞标本主要包括脑脊液、胸腹水、尿液、内镜刷检物等。脱落细胞标本处理主要步骤:标本 1 000~1 500r/min 离心 5~10 分钟,PBS 洗涤 2~3 次后弃上清,加入 5ml PBS 重悬,以 300 目尼龙滤网过滤,离心沉淀去上清;加少许 PBS 混匀细胞,可加细胞保存液保存或低温保存,备用。

四、实体瘤单个细胞制备

(一) 酶处理法

此法是利用酶(主要是胶原酶和蛋白酶)破坏组织间的胶原纤维、弹性纤维等以及水解组织细胞的紧密连接结构的蛋白质和黏多糖物质以将实体组织分散为单个细胞的方法。该方法既可用于普通单层的传代细胞,也适用于致密的组织样本,如上皮、肝、肾等,或含有大量结缔组织的肿瘤,适用于大部分组织样本,酶的种类多,选择空间大。但缺点是操作步骤比较烦琐,消化时间比较长且难控制。不同组织样本所用的酶的种类和浓度、消化时间需要不断摸索和优化。下面介绍组织消化的一般过程:

将组织剪成 1~2mm³ 的小块,用胰蛋白酶或胶原酶消化。胰蛋白酶适用于消化细胞间质较少的软组织,如胚胎、上皮、肝、肾等组织。胶原酶对组织中胶原蛋白类结构消化作用强,它仅对细胞间质有消化作用而对上皮细胞影响不大。用大于组织量 30~50 倍的胰蛋白酶液或胶原酶液在 37℃ 条件下消化组织,需每隔一定时间摇动一次。消化时间的长短依组织类型而定。在消化过程中,如发现组织块已分散而失去块的形状,经摇动即可成为絮状悬液,则取出少量液体在显微镜下观察,可见分散的单个细胞和少量的细胞团,可认为组织已消化充分。

消化完毕后,将细胞悬液通过 100 目孔径尼龙网或不锈钢网滤过,已过滤的细胞悬液经 800~1 000r/min 低速离心 5~10 分钟后,弃上清液,加 PBS,轻轻吹打形成细胞悬液,细胞计数后即可使用。

(二) 机械法

机械法是指利用物理方法(机械法)分散组织,经过滤网过滤获得单细胞悬液。常用于处理部分软组织例如骨髓、胸腺、脾脏、淋巴结等,或富含细胞的肿瘤组织——淋巴肉瘤、视神经母细胞瘤、脑瘤、未分化瘤、髓样瘤以及一些软组织肉瘤等。单纯的机械法就可以获得大量高质量的单个细胞。该方法操作方便,耗时短,且能获得大量的细胞,但易造成组织细胞机械损伤,如细胞碎片和细胞团块,所以常与其他方法配合使用,且对硬组织或纤维组织效果不好。

机械法分散实体组织,用手术剪刀剪碎组织、用锋利的解剖刀剁碎组织或用匀浆器制成组织匀浆,再用细针头抽吸细胞或用 300 目尼龙网过滤;采用网搓法也能获得大量细胞。机械法包括剪碎法、网搓法和研磨法,步骤分别如下:

1. 剪碎法

(1)将组织块放入平皿中,加入少量生理盐水。

(2)用剪刀将组织剪至匀浆状。

(3)加入 10ml 生理盐水。

(4)用吸管吸取组织匀浆,先以 100 目尼龙网过滤到试管中。

(5) 1 000r/min 离心 4~5 分钟,细胞沉淀再用生理盐水洗 3 遍,每次以低速(500~800r/min)短时离心沉淀去除细胞碎片。

(6) 以 300 目尼龙网滤去细胞团块。

(7) 固定液固定或低温保存备用。

2. 网搓法

(1) 将 100 目、300 目尼龙网扎在小烧杯上。

(2) 把剪碎的组织放在网上,以眼科镊子轻轻搓组织块,边搓边加生理盐水冲洗,直到将组织搓完。

(3) 收集细胞悬液,500~800r/min 离心沉淀 2 分钟。

(4) 固定液固定或低温保存备用。

3. 研磨法

(1) 先将组织剪成 1~2mm³ 大小组织块。

(2) 放入组织研磨器中加入 1~2ml 生理盐水。

(3) 转动研棒,研至匀浆。

(4) 加入 10ml 生理盐水,冲洗研磨器。

(5) 收集细胞悬液,并经 300 目尼龙网过滤,500~800r/min 离心 1~2 分钟,再以生理盐水洗 3 遍,离心沉淀。

(6) 固定液固定或低温保存备用。

五、石蜡包埋组织单个细胞制备

外科手术获得的新鲜实体组织,往往已进行石蜡包埋处理。石蜡包埋组织单细胞分散方法的建立,扩大了流式细胞术的应用范围。

1. 把石蜡包埋组织切成 10~50μm 厚的组织片 3~5 片,或用研钵研成 0.5mm 直径大小颗粒状,放入 10ml 的试管中。

2. 加入二甲苯 5~8ml,在室温下脱蜡 1~2 天,视石蜡脱净与否,更换 1~2 次二甲苯,石蜡脱净后,弃去二甲苯。

3. 水化 依次加入 100%、95%、70%、50% 梯度乙醇 5ml,每步为 10 分钟,去乙醇,加入蒸馏水 3~5ml,10 分钟后弃之。

4. 消化 加入 2ml 0.5% 胰蛋白酶(pH 1.5~2.0)消化液,置 37℃恒温水浴中消化 30 分钟,在消化期间,每隔 10 分钟用振荡器振荡 1 次。

5. 消化 30 分钟后,立即加生理盐水终止消化。

6. 经 300 目尼龙网过滤,未消化好的组织可做第二次消化。

7. 收集细胞悬液,离心沉淀 1 500r/min,再以生理盐水洗涤 1~2 次,离心沉淀 500~800r/min,去碎片;固定液固定或低温保存备用。

六、培养细胞单个细胞制备

1. 如果研究对象是体外培养的悬浮细胞,则直接收集细胞于离心管中,离心沉淀,然后用 PBS 重悬,取适量细胞于离心管中,标记相应的荧光素偶联抗体,最后洗去未结合的抗体,用 PBS 重悬细胞于流式管中,就可上样分析。

2. 如果培养的细胞是贴壁细胞,需用胰酶消化细胞,适当时间后用培养基或 PBS 反复吹打,收集待测细胞,离心后标记荧光素偶联抗体即可。

(毛 霞)

第四节 荧 光 标 记

一、细胞表面分子检测

1. 取上样管标记患者编号和所标记的所有抗体名称和荧光素,按标号加入血样(免疫染色通常推荐的细胞数量为免疫分型 1×10^6 个细胞,免疫残留每管加入细胞数约 2×10^6 个)。

2. 按照上样管标记分别加入对应的荧光抗体(一般抗体为 20μl/100μl 血,根据不同的抗体滴度决定所加抗体的体积),室温避光反应 15 分钟。

3. 加入 2ml 溶血剂,避光室温溶血 10~15 分钟,目测血样呈透明的淡红色,1 500r/min 离心 5 分钟,去上清。

4. 加入 2ml PBS 或生理盐水离心留沉淀物,洗涤两次。

5. 加入 300~500μl 的 PBS 或者生理盐水重悬细胞,准备上样。

注意事项:

溶血时,溶血剂和血样的比例为 50:1,当血样体积发生变化时,注意溶血剂体积的变化;如果是先溶血,注意使用的裂红液不含固定成分。

二、细胞内标记物检测

1. 取上样管标记患者编号和所标记的所有抗体名称和荧光素,按标号加入 100μl 血样(免疫染色通常推荐的细胞数量为免疫分型 1×10^6 个细胞,免疫残留每管加入细胞数约 2×10^6 个)。

2. 按照上样管标记分别加入对应的胞膜荧光抗体(一般抗体为 20μl/100μl 血,不同生产厂家不同的抗体加入的体积不固定,主要根据抗体滴定的结果来确定最合适的抗体用量),室温避光反应 10 分钟。

3. 加入破膜剂试剂盒 A 液(主要起固定细胞的作用)100μl 剧烈振荡混匀,避光固定 10 分钟。

4. 加入 PBS,1 500r/min 离心 5 分钟,去上清。

5. 沉淀物首先剧烈振荡混匀,然后小心加入破膜剂试剂盒 B 液(破膜渗透作用)100μl,不得振荡和剧烈摇晃,避光反应 5 分钟。

6. 加入上样管所标记对应的胞内荧光抗体,避光反应 15 分钟。

7. 加入 PBS,1 500r/min 离心 5 分钟,去上清。

8. 重复步骤 7 两次,加入 300~500μl 的 PBS 或者生理盐水,准备上样。

注意事项:染色之前,先分清楚要染的抗原在哪个位置,是在胞膜、胞质还是胞核,然后选择不同的破膜试剂盒。不同的试剂盒操作步骤略有差别,按照试剂盒说明书操作即可。

三、细胞核内标记物检测

胞内蛋白染色,特别是转录因子这类蛋白,选对操作流程和 buffer 体系非常关键。例如,核内蛋白和大部分分泌蛋白要用 Foxp3/Transcription Factor Staining Buffer Set 这类破膜破核试剂盒,下面为核内转录因子染色流程:

1. 按照流式样品要求制备单细胞悬液。

2. 按照流式表面染色方法标记细胞表面抗原;缓冲液洗涤一次,离心完全弃上清;斡旋分散细胞。

3. 每管加 1ml 的 Foxp3 Fixation/permeabilization 工作液固定细胞;室温或 4℃避光孵育 30~60

分钟（小鼠标本最长可以 4℃ 固定 18 小时）。

4. 每管加 2ml 的 1×permeabilization buffer，300~400g 室温离心 5 分钟，弃上清（此步骤重复 2 次）。

5. 每管加 100μl 的 1×permeabilization buffer 重悬细胞。

6. 可选：每管加入 2μl 封闭试剂封闭，室温孵育 15 分钟。

7. 每管加入荧光标记抗体，室温避光孵育 30 分钟。

8. 每管加 2ml 的 1×permeabilization buffer 洗一次，300~400g 室温离心 5 分钟，弃上清（此步骤重复 2 次）。

9. 每管加适量 Flow Cytometry Staining Buffer 重悬细胞，即可上机检测。同型对照依照上述步骤进行。

四、可溶性物质的检测

流式检测可溶性物质目前应用最多的是检测细胞因子。流式微球捕获蛋白定量技术也被称为悬浮点阵技术或液态芯片技术，是基于流式检测平台的液相、高通量、多重蛋白定量技术，是一项快速多重细胞因子定量检测技术。其原理是利用悬液中的微球表面固化标本中溶解的蛋白质，用各种带有差异固有荧光的微球分别包被特异性蛋白捕获抗体，使用时混合多种特异性捕获微球，制成微球悬液，形成液态捕获微球阵列，通过与待测样品溶液中的被测蛋白形成特异性抗原-抗体结合物，再与荧光检测抗体形成"三明治"夹心复合物。反应后的悬液标本经过流式细胞仪检测，识别不同捕获微球的固有荧光信号差异，在流式散点图上形成有序微球阵列，每种编码荧光微球对应一种目的蛋白，同时检测每种微球上结合的检测抗体荧光强度，由于检测抗体的荧光强度与待测蛋白的浓度正相关，使用待测目的蛋白的标准品，经过倍比稀释制备浓度已知的系列标准样品，检测 1 组标准样品测得的荧光强度绘制标准曲线，将待测样品中测得的不同目的蛋白捕获微球的检测荧光强度代入各自的标准品曲线方程，可计算出反应标本中各种蛋白的浓度。

具体检测步骤：

1. 按照试剂盒说明书操作步骤准备标准曲线。

2. 各分析管中加入 50μl 混合的人工微球。

3. 各分析管中加入 50μl 待测细胞培养上清或者血清。

4. 各分析管中加入 50μl 混合的 PE 偶联抗体。

5. 充分混匀，室温静置 3 小时，避光处理。

6. 各分析管中加入 1ml 洗液，离心沉淀，弃上清。

7. 加入 200μl 的 PBS 重悬沉淀，流式上样分析（不同的检测试剂盒方法可能存在差异，检测步骤可根据试剂盒说明书进行调整）。

五、细胞活力检测

目前采用的方法有台盼蓝法、MTT（四唑盐）法和流式法。台盼蓝染色法操作简单，但细胞计数时间不能太长，否则染料会进入活细胞中，影响计数的准确性。MTT 法测定结果虽较为准确，但标本细胞数量不可能达到完全一致，其结果仍有一定的误差。流式法是在流式细胞仪上将细胞一个接一个地通过测量区，根据荧光的强弱检测细胞的活力。该法测量速度快，检测的细胞数量多，结果准确。

流式细胞术检测细胞活力主要包括细胞周期和凋亡。PI（碘化丙啶）法是经典的周期检测方法。PI 为插入性核酸荧光染料，能选择性地嵌入核酸 DNA 和 RNA 双链螺旋的碱基之间，其结合的量与 DNA 的含量成正比，用流式细胞仪进行分析，就可以得到细胞周期各个阶段的 DNA 分布状态，从而计算出各个期的百分含量。细胞制备成单细胞悬液后 PBS 重悬细胞 1 000r/min 常温离心 5 分钟,去除上清;加入 75% 酒精重悬固定细胞,放入 4℃冰箱中固定过夜;1 000r/min 常温离心 5 分钟,去除上清,加入 PBS 洗 3 次,加入 PI 染色液,37℃染色 30 分钟后可过滤上流式细胞仪检测。

细胞凋亡的早期就有细胞膜表面破损发生。破损时凋亡细胞表面的磷脂酰丝氨酸(PS)可以从细胞内膜翻转至细胞的外膜。该过程发生在 DNA 片段化之前,因而检测 PS 的表达,能反映早期凋亡。Annexin V 是 Ca^{2+} 依赖的磷脂结合蛋白,对 PS 有很高的亲和性,并且可以与暴露于细胞外的 PS 相结合。利用这一原理,可以将 Annexin V 标记荧光来识别早期的细胞凋亡。通常利用 Annexin V-FITC 和碘化丙啶(PI)来区分凋亡和坏死细胞。PI 的膜通透性很差,因而只能标记坏死的细胞。常规检测步骤如下:准备好的单细胞悬液加入 binding buffer 重悬细胞,1 000r/min 常温离心 5 分钟,去除上清,重复该步骤一次;再次加入 binding buffer 重悬细胞,每个样本加入 5μl 的 Annexin V 和 PI 染色液,轻轻混匀后室温避光孵育 15 分钟;1 000r/min 常温离心 5 分钟,去除上清,加入 50μl 的 PBS 重悬细胞,立刻上流式细胞仪检测(检测步骤可根据试剂盒说明书进行调整)。

六、精子 DNA 碎片化检测

用酸处理后,DNA 受损精子的核染色质存在单链,而 DNA 未受损精子的核染色质能保持完整的双链结构,荧光阳离子染料吖啶橙(AO)与单链 DNA 结合后,经 488nm 激光激发,发出红色荧光,而与双链 DNA 结合经 488nm 激光激发后,发出绿色荧光,根据流式细胞仪捕捉的红色和绿色荧光数目,计算出红色荧光数与红、绿色总荧光数目的比值,即为精子 DNA 碎片率(DFI)。

精液样本预处理严格按"精子核完整性染色试剂盒"说明书进行。即取 10μl 待测精液样本加入 100μl 试剂 A(样本缓冲液)中,再加入 200μl 试剂 B(酸溶液)后立即于混匀仪上混匀,30 秒后迅速加入 600μl 试剂 C(预先由试剂 C1 和 C2 混合而成,AO 染色液)染色 5 分钟后,将标本上流式细胞仪检测(488nm 激发光),至少捕获 5 000 个精子。测定后,分别用漂白剂、进样管清洁剂和除菌的双蒸水彻底清除残留于流式细胞仪中的细胞残片和荧光染料。

(毛 霞)

第五节　数据采集与分析

流式细胞术(Flow Cytometry,FCM)是一种利用流式细胞仪对单细胞悬液进行快速检测的技术,在功能水平上对单细胞或其他生物粒子进行定量分析和分选。

检测原理是在仪器液流系统的作用下将流体样品内的细胞单个通过仪器的光学系统,由不同激发光源对细胞及其荧光进行激发,经激光照射后,细胞发射出散射光,同时被荧光标记的细胞发射出荧光。

传统的流式细胞仪是利用一组滤光片和反光片的作用,将前向散射光(Forward Scatter,FSC)和侧向散射光(Side Scatter,SSC)以及染色细胞发射的荧光分成既定的波长并分配通道。荧光会被过滤,以使各传感器仅检测特定波长的荧光,这些传感器称为光电倍增管(Photo Multiplier Tube,PMT)。PMT 会将光子能量转换成电信号,即电压。这些电信号放大后再经过数据化处理输入电脑,成为可供后期分析的数据格式。

全光谱流式细胞仪的原理则不同,是使用棱镜或光栅等色散光学装置来分离收集光,再通过检测器阵列来检测每一个颗粒的全光谱信号,通过光谱解析或其他的最新解析算法进行数据分析。

一、电压及阈值设定

1. 电压设定　流式细胞仪中每个通道信号的强度可通过调节 PMT 电压来改变,这是因为荧光标记的细胞在穿过激光光路会产生电压脉冲,电压脉冲的大小也取决于 PMT 管的电压,通过增加 PMT 管的电压,可以制造更强的电流,从而产生放大增益和放大信号的效果,从 PMT 输出的电信号需要经过放大后才能输入仪器分析。

流式细胞仪中一般备有两类放大模式,一类是线性放大(lin),其输出信号与输入信号成线性关系,在检测细胞 DNA、RNA 含量,总蛋白含量时使用,因为这些指标细胞之间的差异变化不大,线性显示可以满足要求;另一类是对数放大(log),其输出信号和输入信号之间成对数关系,一般在检测细胞膜表面抗原时使用,由于细胞膜表面抗原的分布有时相差几十倍,甚至上万倍,如用线性放大,无法在一张图上清晰地将细胞阳性群和阴性群同时显示出来,因此荧光通道通常选用对数放大测量。

对于大多数仪器来说,电压参数是必须在上机预览样本的时候才能调节的,一旦采集记录数据,电压就无法再更改,除非重新上样。另外,PMT 电压的大小还会不同程度地影响荧光通道之间的补偿,影响数据结果前后的一致性,因此,PMT 电压的调节非常重要。

那么,如何进行电压设定呢?

首先,需要进行 FSC 和 SSC 散射光的电压调节,确保检测的目标群显示在二维图中心(图 3-5-1A),电压过低(图 3-5-1B)显示不出目标细胞无法设门,过高(图 3-5-1C)又会使部分细胞超出显示范围,都不合适;一般 FSC 采用 lin 的模式,有时较小的细胞,FSC 也采用 log 模式,比如红细胞或血小板(图 3-5-1D);SSC 根据需要选择 lin 或 log 模式。其次是调整各个荧光通道的电压,确保阴性细胞群完全显示出,同时阳性群不会溢出最大显示范围(图 3-5-1E)。

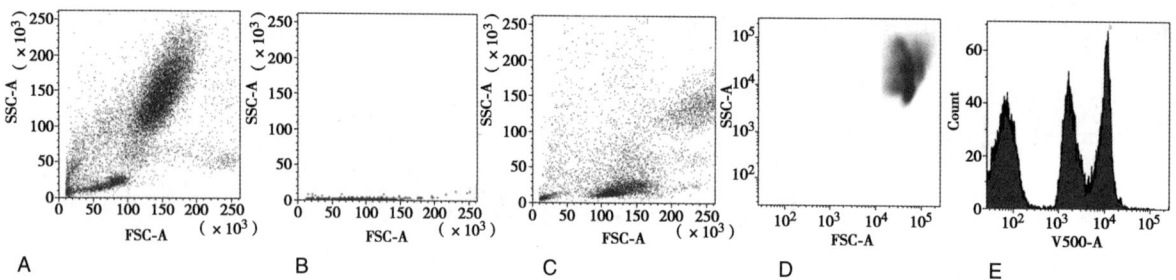

图 3-5-1　不同通道电压的设定对细胞分群的影响

对于目前绝大多数的流式细胞仪,质控时微球(beads)会给出各通道的电压值,建议除 FSC 和 SSC 需根据目标细胞进行较大调整外,其余各通道电压只需在质控 beads 确定的电压上进行微调即可。除空白对照外,建议采用单染的标本进行微调,每个单染标记尽量选择表达强度较强的抗体,比如 CD8 在淋巴细胞表达较强,适宜用作单染;若缺乏荧光素标记的 CD8,也可以选择 CD3 或 CD45。同时,无论采用何种流式细胞仪,建议在初始电压条件确定后,选择与质控 beads 电压进行链接,以保证每日 beads 检测后,电压随仪器质控的调整而进行相应变化,这样做是为了保证不同时间不同仪器状态下结果的稳定性和可比性。另外一个保证机器电压前后恒定的方法是,当确定初始电压条件后,选择这个电压条件再次检测质控 beads,并记录每个通道的荧光强度(Mean Fluorescence Intensity,MFI),每天上机检测前,都需要根据每个通道固定的 MFI,调整 PMT 值,作为新试验的电压条件。

需要指出,有些流式细胞仪不需要手动调整荧光通道电压,比如全光谱流式细胞仪,但 FSC 和

SSC还是要进行调节,而且一般均采用lin的模式。如果有些重要数据在电压没有调整合适之前已经进行了获取,部分数据可以通过Flowjo等流式细胞术分析软件进行适当调整。

2. 阈值(Threshold)设定　阈值就是排除信号的一个大小范围,合理调节阈值会有效排除多余的信号,减少无用的数据量。通常选择FSC作为阈值设定,这是因为,FSC代表细胞的大小,如果FSC阈值较低,FSC/SSC二维点图左下角会有较多碎片信号(图3-5-2A),信噪比低,当把FSC阈值调高后,就减少了碎片信号(图3-5-2B),降低了上机时每秒的粒子数,同时大大降低了数据的存储空间。需要注意,阈值也不能过大,过大的阈值可能会排除掉部分甚至全部目标细胞群体信号(图3-5-2C)。恰当地设置阈值,能有效去除杂信号和不感兴趣的群体,提高信噪比。

另外,也可以针对荧光通道设定阈值,比如采用ProCount造血干细胞计数试剂盒进行绝对计数时,通常使用FL1通道(标记nucleic acid dye,NAD,是一种活细胞染料)设定阈值,目的是尽可能减少死细胞。

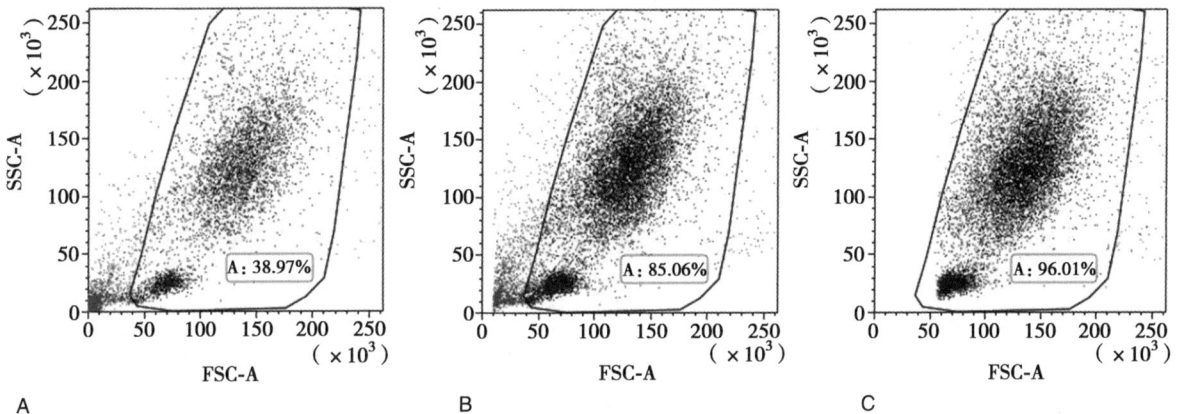

图3-5-2　对FSC设定不同阈值后的细胞分群
A. FSC阈值较低,混入大量碎片;B. 合适的FSC阈值;C. FSC阈值过高,可能会丢失目标细胞群

二、补偿调节

1. 荧光补偿的原因　所有的荧光染料都同时具有激发和发射光谱。激发光谱是增加荧光染料能量的光波长范围,可使荧光染料发射另一波长范围的光,即发射光谱。在流式细胞仪中,带通滤光片用于选择适宜范围的激发和发射波长。但是,当发射光谱重叠时,会检测到来自一种以上荧光染料发射的荧光。

如图3-5-3所示,FITC发射的荧光由530nm的滤片选择后送入探测器中;而PE发射的荧光由575nm滤光片选择,此时有部分FITC荧光会出现在PE探测器中,这部分荧光就叫荧光渗漏,修正荧光渗漏的过程就是荧光补偿。

2. 荧光补偿的意义　正确的荧光补偿对于流式分析来说至关重要,如果荧光补偿没有调节好,会严重影响检测结果。荧光补偿不足,会导致细胞分群不明显,甚至将实际不表达的抗原误以为弱阳性或阳性;荧光补偿过度,可能导致实际较强表达的细胞看起来仅有微弱的抗原表达,或得到假阴性结果。

3. 荧光补偿的调节　进行荧光补偿调节前,需要把握以下几点:

(1)无论采用什么方法进行荧光补偿,均需要准备阴性空白管。

(2)需要单种荧光素标记的单克隆抗体分别进行单色荧光染色,最好是选择同时具有阳性和阴性细胞群的单染管,需要几色分析就需要制备几个补偿对照管。

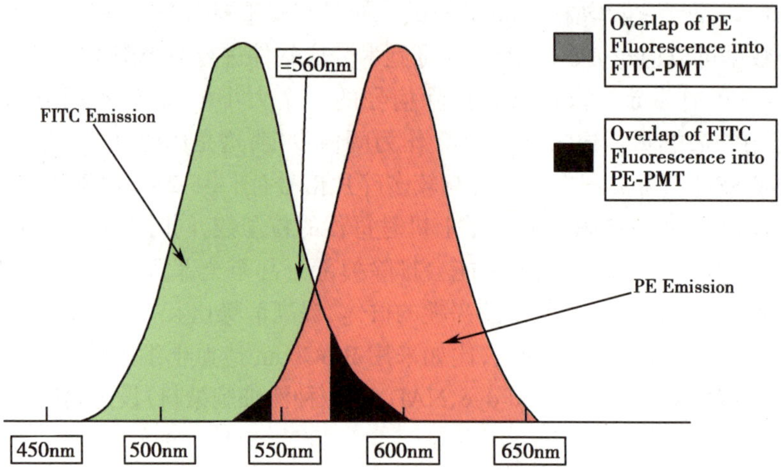

图 3-5-3　FITC 和 PE 的发射光光谱重叠
FITC：异硫氰酸荧光素；PE：藻红蛋白

（3）荧光补偿前，需要首先确定各通道电压；一旦荧光补偿确定，不可再随意调整电压值。如果仪器出现故障或质控有变化，建议在新电压条件下重新调节补偿。

（4）开始补偿前，将原补偿全部归零。

（5）用来调节补偿的抗体必须与实验用的抗体荧光素一样（例如不能用 PE-Cy5 调节 PerCP 的补偿）。

（6）可以使用通用抗体来调节各个通道的荧光补偿，并尽量选择表达强度高的抗体，比如均使用 CD8（在某些淋巴细胞群体上强表达），多数情况下这是一种完美的方法，因为通过更强的荧光信号可最大程度显示补偿结果；也可以选择 CD3、CD4、CD45 等表达规律较恒定的抗体。另外，也可以使用待检抗体进行补偿调节，但需保证至少有抗原表达阳性。

（7）补偿调节可采用实际细胞或商业微球 beads。

（8）荧光补偿的调节可以选择手动，高于 4 色的荧光组合标记建议采用自动补偿。

4. 荧光补偿的方法　荧光补偿的方法包括手动补偿和自动补偿。

（1）手动补偿的方法有两种：①采用商业微球 beads 手动调节补偿：目前市售的补偿调节 beads 不少，比如 BD™ CompBeads。它是专用于流式细胞仪多色分析的荧光补偿微球，克服了多色流式分析时补偿难调、耗费待测样本的缺点。它本身不携带任何荧光，需要与客户自己的特异性荧光抗体孵育结合。操作简单、灵敏度高、一致性好，使补偿调节更轻松更准确，适用于多色分析和复合荧光素（如 PE-Cy7、APC-Cy7 等）标记，而且不受流式仪器限制。具体染色流程与应用实际细胞相似，手动调节补偿的原理与步骤也相同。②采用实际细胞手动调节补偿：可以选择淋巴细胞，也可以选择待测细胞，至少保证有表达阳性的细胞群。下面以 CD8-FITC/CD4-PE 双染为例，介绍手动调节 FITC 与 PE 通道荧光补偿的具体步骤：

1）荧光标记：选择正常外周血标本，分别标记空白对照、CD8-FITC 单染、CD4-PE 单染和 CD8-FITC/CD4-PE 双染。

2）调整 PMT 电压：所有补偿均重置，调为无补偿状态。分别上机空白对照、CD8-FITC 单染和 CD4-PE 单染，调整确定 FSC、SSC、FITC 和 PE 的通道电压。

3）按照确定好的电压条件，CD8-FITC 单染管上样后，可见 FITC 通道的荧光渗漏到 PE 通道（图 3-5-4A），UR 区域出现假阳性细胞；用 FL2 减去 50.3% FL1 进行调节后，使 LL 和 LR 门内 Y 轴的平均荧光强度基本一致（图 3-5-4B）。

4）CD4-PE 单染管上样后，同样的方法，用 FL1 减去 0.8% FL2 进行调节，使 UL 和 LL 门内 X 轴的平均荧光强度基本一致(图 3-5-4C)。

5)最终双染管上样,运用校正后的 FITC 和 PE 之间的补偿条件进行调节,获取数据,得到最终结果(图 3-5-4D)。

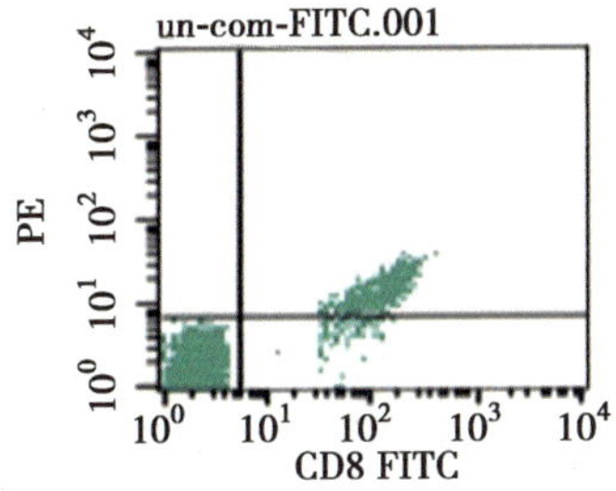

File: un-com-FITC.001
X Parameter: CD8 FITC（Log）
Y Parameter: PE（Log）

Quad	Events	X Mean	Y Mean
UL	3	2.78	6.99
UR	1 235	125.14	14.71
LL	3 247	2.37	2.09
LR	216	59.63	4.79

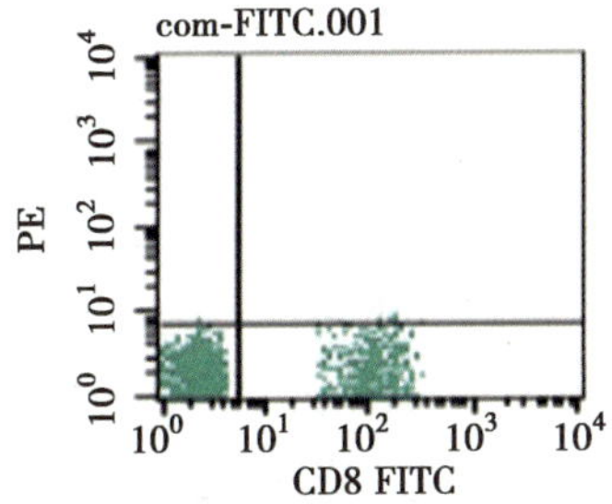

File: com-FITC.001
X Parameter: CD8 FITC（Log）
Y Parameter: PE（Log）

Quad	Events	X Mean	Y Mean
UL	2	1.64	7.37
UR	19	139.95	8.26
LL	3 174	2.36	1.94
LR	1 471	116.70	1.95

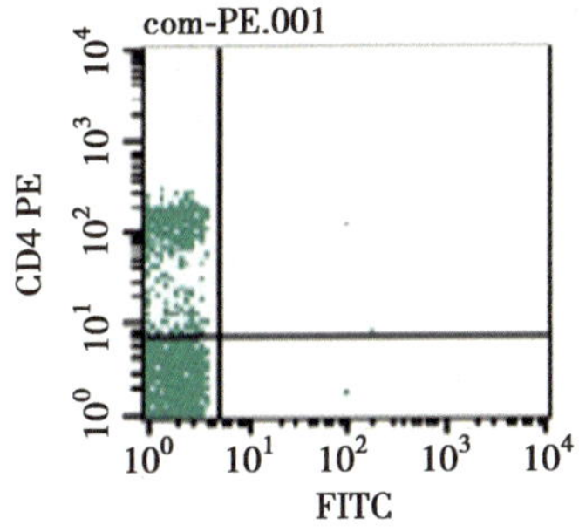

File: com-PE.001
X Parameter: FITC（Log）
Y Parameter: CD4 PE（Log）

Quad	Events	X Mean	Y Mean
UL	1 405	2.00	100.43
UR	3	106.03	60.98
LL	3 336	2.06	2.85
LR	5	811.18	2.04

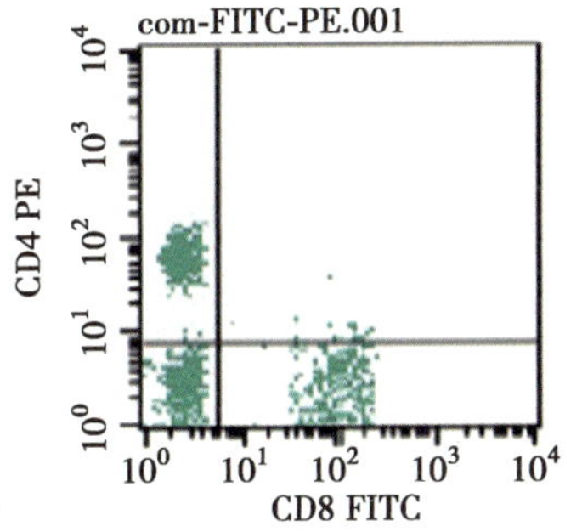

File: com-FITC-PE.001
X Parameter: CD8 FITC（Log）
Y Parameter: CD4 PE（Log）

Quad	Events	X Mean	Y Mean
UL	1 186	2.67	59.55
UR	60	95.30	12.29
LL	1 114	2.69	2.79
LR	989	111.88	2.77

图 3-5-4　CD8-FITC 和 CD4-PE 单染调节补偿

(2)自动调节补偿:目前,高于 6~10 色荧光抗体组合是临床和科研应用的主流,当存在高于 4 色荧光抗体时,上述的手动调节补偿变得非常烦琐,因为每个单染荧光素通道都要与其他各通道进行补偿调节,与自身荧光素通道也有补偿值,此时建议采用流式细胞仪的自动补偿进行调节。每个公司的上机软件不同,自动补偿的步骤有细微差异,具体不再描述。总体来说,原则不变,需要准备空白对照,涉及的每个通道的单染管以及利用所有抗体组合的细胞染色进行补偿验证。此外,强大的软件分析功能,也可以支撑仪器操作人员对确定补偿后获取的数据,再次进行补偿微调。

对于全光谱流式细胞仪,因为由激光激发的荧光染料的整个发射光谱都会被检测,荧光补偿跟上述调节的原理不同。理论上是基本不需要调节荧光补偿,但前提必须做好单染阳性对照管,而且选择同一荧光素时,尽量采用表达强度很强的单克隆抗体。实际工作中发现仍然存在荧光补偿,需要进行微调;如果获取后需要较大的荧光补偿值,提示原解析条件不合适,建议重新做单染阳性管对照并重新解析。

三、设门

设门是一种数据分析方法,是分析的首要窗口,几乎所有实验都会进行设门。设门是根据 Time、光散射(FSC 和 SSC)和 / 或荧光参数中的某个或某些特征,排除分析中不需要的细胞碎片或团块,选择出感兴趣的目标亚群,从而独立于整个细胞群来分析或分选该亚群。设门的前提是,门内的细胞代表所有感兴趣的目标细胞,尽量减少其他细胞污染。大多数流式细胞分析仪软件能够在散点图、直方图或密度图等上绘制门,从而实现轻松设门。

对于细胞成分单一的标本(如细胞系),设门比较简单。但对于成分复杂的标本(如骨髓)而言,准确的设门并不简单,需要具备一定的经验和知识。

1. 门的类型 门的类型有很多种,一般分析软件包括线性门(在单参数峰图上应用)、矩形门 / 十字门 / 椭圆门 / 不规则多边形门等(在双参数图上应用)。不规则多边形门可随抗原表达的多样性而自由灵活地改变,比规则的矩形门和椭圆门更常用,尤其是在血液系统疾病的抗原表达分析中。十字门分为固定的十字门与可调节的十字门,前者多用于二维图中有明确分界线的细胞分群,比如 CD3[+] T 细胞中 CD4 和 CD8 的分布(图 3-5-5A);有些抗原表达不适宜用统一的标准进行限制,这种更适宜选择可调节的十字门,比如 CD20[+] B 细胞中 Kappa 和 Lambda 的表达(图 3-5-5B)。

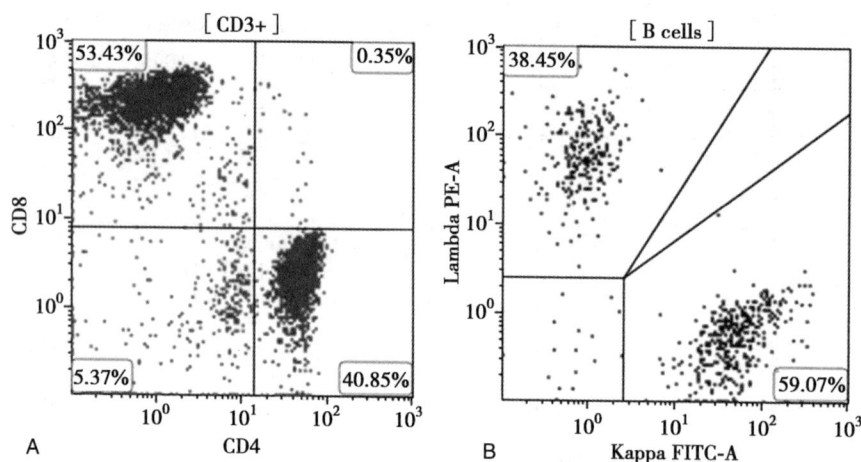

图 3-5-5 十字门的应用

2. 设门逻辑

(1)优化设门策略:为了尽可能排除干扰、减少非特异影响、保证接下来分析结果的准确性和可信性,首先需要选择最优化的设门策略,包括选择液流稳定期间获取的细胞;排除气泡、细胞堵塞等影响;去除碎片、去除死细胞、去除双连体或去粘连细胞等。

1)TIME/ 荧光参数图:需要选定获取时液流稳定的区间(图 3-5-6A),后面三张图的数据都不符合要求,图 3-5-6B 随时间延长 CD45-PO 荧光明显下降,提示样本跑空;图 3-5-6C 中间一段全部为空,可能是混入了气泡;图 3-5-6D 前面没有获取到 CD45-PO 的荧光信号或非常弱,提示上样时出现了短暂堵塞,这几种情况均需重新上样获取。

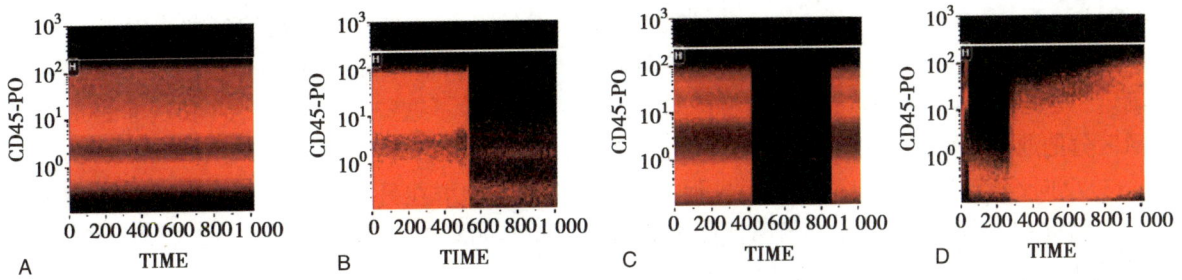

图 3-5-6　不同 TIME/ 荧光参数图的提示意义

2）FSC/SSC 二维散点图：当调整 FSC 电压使所有要分析的细胞群都在点图可视范围内时，通常同时设定 FSC 的阈值，大部分的细胞碎片、气泡和激光噪声的干扰全都属于 FSC 低的区域（图 3-5-7A 红色），需要排除在分析区域之外（图 3-5-7A 中 P1 为有核细胞）。

3）去除粘连体：粘连体不能用于分析或分选，因为他们无法确定每个荧光标记的真实状态，影响检测结果的准确性。流式参数包括 A、H、W。H 是电脉冲信号的高度（H，height），代表脉冲信号的峰值，W 是脉冲信号的宽度（W，width），指细胞通过激光检测区域的时间，H 和 W 是直接检测出来的，A 指的电脉冲信号的面积（A，area），是经过仪器设置计算处理的。由于 A 是通过 W 和 H 的数值计算出来的，在仪器上分辨率会更高。在流式细胞仪器收集样品时，建议选择这三个信号中的两个，用来分析数据时去除粘连体，排除干扰，粘连的细胞通过检测区域的时间更长，脉冲面积也更大。如图 3-5-7B 所示，使用 FSC-A 和 FSC-H 来去除粘连体，对角线位置上的是单细胞（2 倍体和 4 倍体通过激光检测口时，H 和 A 是成正比增大的，两者之间应该是呈 45° 角分布；而粘连体通过时，H 不变，A 增大），红色虚线框内面积更大的是粘连体。若用 FSC-A 或者 FSC-H 与 FSC-W 组合来去除粘连体时，粘连体通过 FSC-W 较小的一群细胞来分析（图 3-5-7C）。去除粘连体的门控，可以减少一些假双阳性情况；还有一些特殊的数据分析实验，如周期分析，去除粘连体的门控是必需的，可以减少双细胞的干扰。

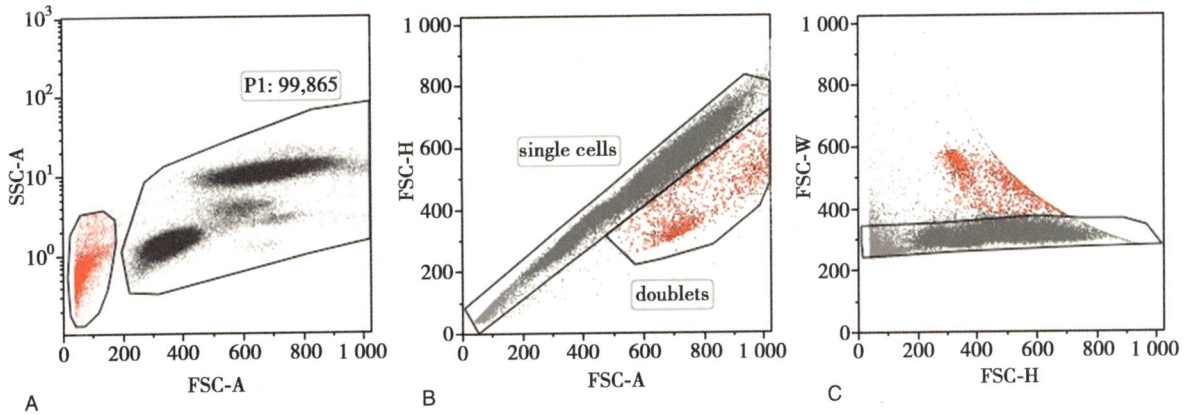

图 3-5-7　去碎片及去粘连设门

（2）排除门：排除门是 "Not" 门，指的是目的细胞不表达的参数。常用的排除门包括死细胞排除门和 Lineage 排除门。

1）死细胞排除门：死细胞会有很强的自发荧光，造成本底信号增加，模糊阴阳分群边界甚至与阳性群重叠，同时还可能与抗体发生非特异性结合造成假阳性。通过 Propidium Iodide（PI）或 7-AAD 等检测细胞活率的标志物染细胞，可以区分活细胞与死细胞。PI 和 7-AAD 阳性表达的为死细胞，阴性表达的才是活细胞。因此对活细胞设门时，必须选择 PI 或 7-AAD 阴性表达的细胞。

2) Lineage 排除门：多个 Lineage 系别抗原是用来标记一种或多种细胞群的多种指标集合，通常可以用同一种荧光素标记。比如在分析人的树突状细胞(Dendritic Cells,DC)时一般用 Lin⁻HLA-DR⁺来确定，其中的 Lin 就包含 T、B、NK、单核的指标，这样就排除了这些会表达 HLA-DR 的非 DC 细胞。死活区分的通道也可以和 Lineage 用同一个，干扰可以一起排除。

(3)反向设门：反向设门可以用于显示在某一图上的细胞群在另一图上的位置(设门后软件会对门内细胞标记上颜色，在其他的图中此团细胞均显示相同的颜色)，它可用来辅助调节门的形状和大小，使设门更准确，也可用来观察门内细胞其他散射光和荧光信号信息。在血液系统疾病中会经常用到，比如，当 CD45/SSC 图中很难圈定单核细胞和粒细胞位置时(图 3-5-8 中 P1)，可以根据抗原表达情况进行设门，然后再反向到 CD45/SSC 图上。

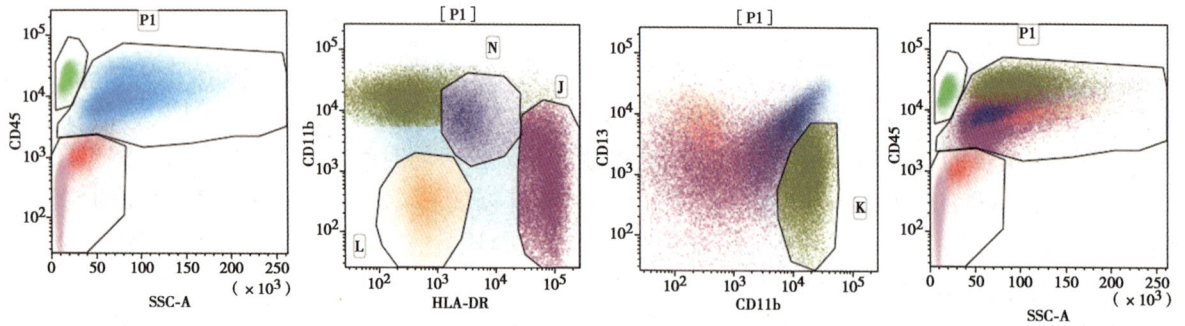

图 3-5-8　根据抗原表达情况在 CD45/SSC 图上反向设门

(4)包含门和层级设门：包含门是相对于排除门而言，是正向选择，大多时候分析者使用包含门，设定第一层门后，显示第一层门，再根据抗原表达选择第二层门、第三层门，甚至第 N 层门。例如检测 T 细胞亚群时，需要先对 FSC low/SSC low 的细胞群进行设门，然后分析设门后细胞的 CD3 抗原表达情况，选择 CD3⁺SSC low 的细胞作为 T 细胞亚群，接着继续设门分析 CD4⁺CD8⁺ 细胞亚群(图 3-5-9)。

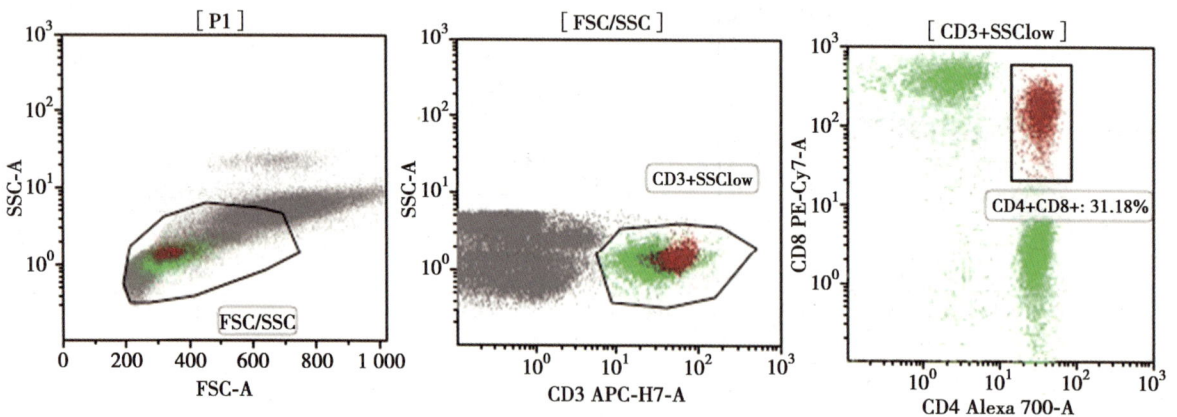

图 3-5-9　包含门和层级设门

(5)多重逻辑设门：在流式数据分析时，有些软件可以通过选择 And、Or 或 Not 等逻辑关系词，编写不同门的逻辑关系，这种被称作多重逻辑设门。

(6)设门应用举例：下面以血液系统疾病分析中常用的几种设门方法为例进行说明。

1)散射光 FSC/SSC 设门：散射光通道反映粒子的大小、颗粒、形状等信息，可辅助排除碎片和噪声干扰，还可将 FSC 和 SSC 大小相似的细胞划为一个门。在正常骨髓或外周血中，淋巴细胞与有核红细胞 FSC 和 SSC 均较小,两群细胞(图 3-5-10A 粉色和绿色细胞)难以分开,经常划为一个区域,单核细胞的 FSC 和 SSC 较淋巴细胞稍大,多数可以分开,但往往有重叠。髓细胞的 SSC 和 FSC 均较大,形成一群细胞。这种设门区分血细胞亚群是粗略不精确的,但经常用于淋巴细胞的第一步设门。

2)CD45/SSC 设门:这是目前血液系统疾病表型分析中最常用的设门方法,CD45 是白细胞的共同抗原,只表达在白细胞上,而成熟的红细胞和血小板为阴性。CD45 的表达水平在不同系列细胞及同系列细胞的不同发育阶段均不同。淋巴细胞、单核细胞、粒细胞及幼稚细胞 CD45 表达的量不同,表现为 CD45 荧光强度不同。淋巴细胞最强,单核细胞次之,粒细胞比单核细胞弱。幼稚细胞比成熟细胞弱。结合 SSC,通过 CD45/SSC 二维点图(图 3-5-10B)可将骨髓细胞分为淋巴细胞(绿色)、单核细胞(棕色)、粒细胞(蓝色)、有核红细胞(粉色)、嗜酸细胞(粉紫色)及幼稚细胞群(红色)。FSC/SSC 设门难以将幼稚细胞与正常淋巴细胞和有核红细胞分开,利用 CD45/SSC 设门,其突出特点在于可将幼稚细胞与成熟细胞区分开,因此能够做到精确地对幼稚细胞进行免疫表型分析,使分型的准确性大大提高。也因此 CD45/SSC 设门的分析方法应用广泛。

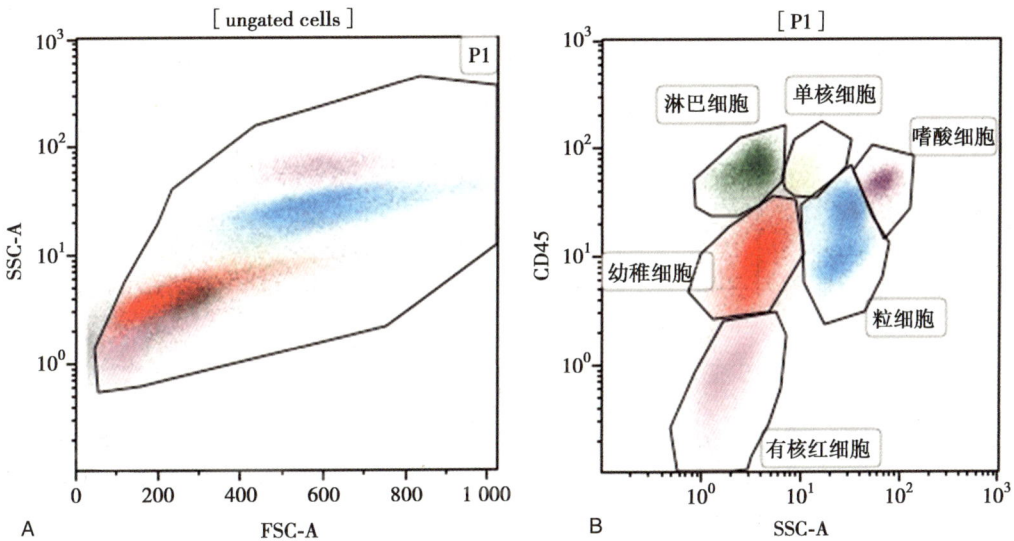

图 3-5-10 FSC/SSC 和 CD45/SSC 设门

3)CD19/SSC 和 CD19/CD45 设门:对正常 B 细胞的分化发育进行分析时,通常使用 CD19/SSC^low 和 CD19/CD45 双重设门(图 3-5-11A),这种设门也常用于急性 B 淋巴细胞白血病治疗后残留检测。这是因为正常 B 细胞和幼稚 B 细胞的特点是 SSC 较小,几乎全程表达 CD19,从幼稚到成熟的发育阶段,CD45 的表达由弱变强。但是需要注意,目前免疫治疗逐渐被应用于临床,比如(嵌合人工受体改造的 T 细胞)CAR-T 细胞治疗后,可能会导致 CD19 表达缺失,这时再使用 CD19 作为第一步设门抗原,极有可能漏掉不表达 CD19 的幼稚 B 细胞。因此需要同时使用其他抗原设门来评估 B 细胞。

CD19/SSC 也可以用于 B 细胞淋巴瘤的设门(图 3-5-11B),设门后再观察抗原表达情况,尤其是对表面免疫球蛋白轻链的分析,轻链限制性是判定 B 细胞克隆性非常特异的指标,但容易混入非特异。国外的学者认为 CD20 设门更好,因为在某些 B 系淋巴瘤中 CD20 的表达强度可能发生变化,比正常增强或减少,此时可以观察 CD20 表达异常的细胞中轻链的表达情况,以确定该群细胞是否为轻链限制性的表达,以确定其克隆性。因此,CD20/SSC 和 / 或 CD20/FSC 也可以作为 B 细胞淋巴瘤设门。

图 3-5-11　CD19/SSC 和 CD45/CD19 双设门分析 B 细胞

4）胞质 CD3（cCD3）/SSC 和 CD45/cCD3、CD7/SSC 和 CD45/CD7 设门：常用于分析 T 细胞，可用于急性 T 淋巴细胞白血病和 T 细胞淋巴瘤。T 细胞分化发育的全程几乎均表达 cCD3 和 CD7，且 SSC 偏小。建议 cCD3 和 CD7 两种设门方法相结合（图 3-5-12），防止因为某个设门抗原缺失或减弱后，导致 T 细胞识别不全而产生假阴性结果。

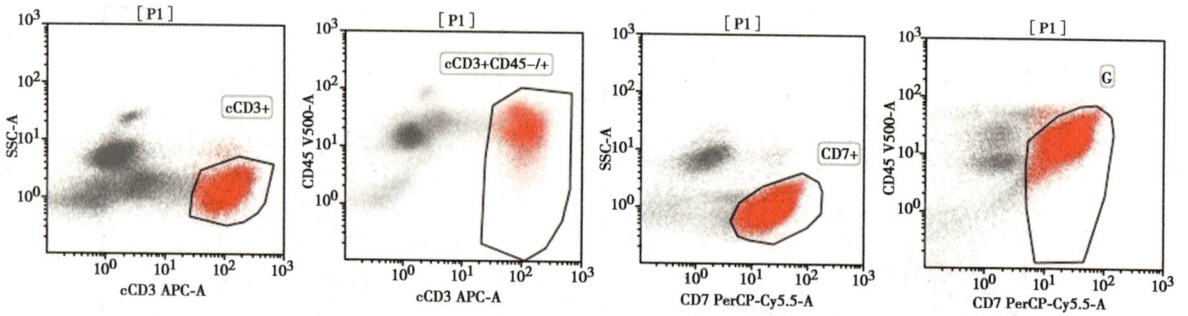

图 3-5-12　cCD3/SSC、CD45/cCD3 和 CD7/SSC、CD45/CD7 双设门分析 T 细胞

5）CD38/CD138 和 / 或 CD45/CD38 设门：主要用于分析浆细胞，适用于浆细胞肿瘤治疗前后的评估。CD38 在多种细胞上都有表达，比如淋巴细胞、幼稚 B 细胞、幼稚髓细胞和单核细胞，但浆细胞表达强度较强，尤其是正常浆细胞，通过 CD45/CD38 设门比较容易区分；当浆细胞异常时，CD38 表达强度会不同程度减弱，这时仅通过 CD45/CD38 有时不容易进行分群（图 3-15-13）。

CD38/CD138 设门分析浆细胞较特异，但 CD138 和 / 或 CD38 表达强度减弱时也要注意。在评估胞质单克隆免疫球蛋白轻链表达时，最好选择层级设门，尤其是当正常和异常浆细胞同时存在时，可以在 CD38/CD138 初步设门后，根据抗原表达再次设门，设门后分别评估胞质轻链的克隆性（图 3-15-13）。这样做的好处是，在正常浆细胞数量较高而异常浆细胞比例较低时，能够精确分辨出异常单克隆浆细胞。

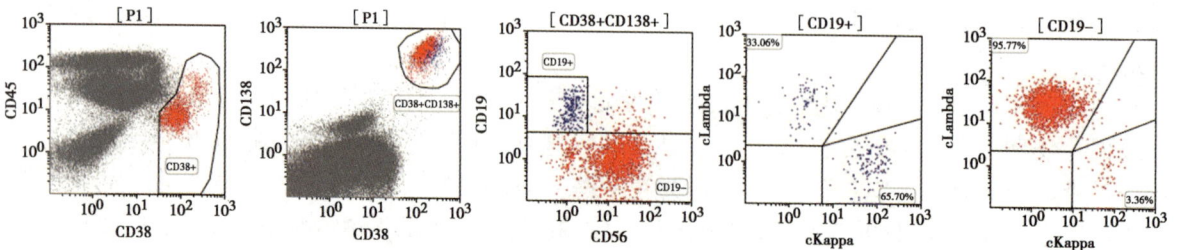

图 3-5-13　CD45/CD38 及 CD38/CD138 设门分析浆细胞和抗原表达多重设门分析胞质轻链

6) CD45/SSC（或 FSC/SSC）和 CD34（和/或 CD117）/SSC 设门：主要用于分析幼稚髓细胞的表达，对于幼稚髓细胞比例不太高的骨髓增生异常综合征或治疗后急性髓细胞性白血病患者，需要先根据 CD45/SSC（或 FSC/SSC）进行初设门，然后再根据 CD34/SSC 和/或 CD117/SSC、CD34/CD117 等多种设门方式，观察幼稚细胞的表型变化（图 3-15-14）。

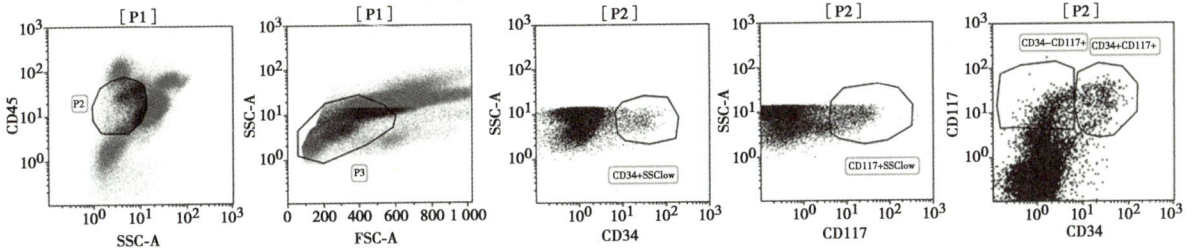

图 3-5-14　幼稚髓细胞的设门分析

四、分析图

流式数据通过列表排队（List mode）的方式进行储存，可以是后缀".fcs"、".lmd"或".mqd"等多种形式，数据的显示除可以通过流式细胞仪常规配套软件外，还可以借助专门分析软件如 Kaluza、Flowjo、FCS Express、infinicyt 等或高维数据的云端分析系统 Cytobank 进行分析。常规软件中最常见的是单参数直方图、双参数散点图、密度图、等高线图等（图 3-5-15）。

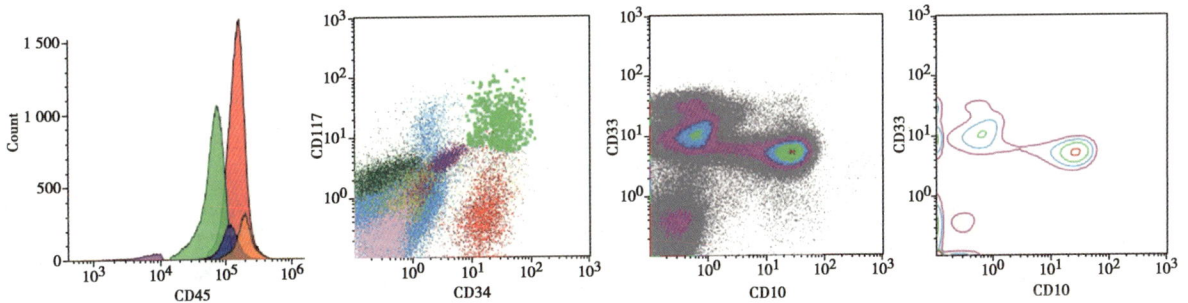

图 3-5-15　常见的单参数直方图与双参数散点图、密度图和等高线图

单参数分析是对单个荧光或散射光进行分析，常用直方图，图中 x 轴代表荧光信号（或散射光）强度，以通道（channel）数表示；y 轴代表该通道内具有相同光信号特性细胞出现的频度，一般为相对细胞数。直方图其实就是细胞携带某一种荧光标记抗原数量的一张图，荧光强度高代表该群细胞携带结合该种荧光抗体的抗原多。直方图通常用于表示荧光强度，或在数据叠加分析时用于判断差异。

双参数图相较于直方图，可以任意选择两个参数进行显示，也是采取坐标轴的方式，x 轴表示一个通道的值，y 轴表示另一个通道的值。坐标轴可以选择光散射参数 FSC/SSC，观测细胞大小和颗粒程度；也可以是光散射/荧光参数，比如 CD45/SSC 常用于细胞分群；还可以是荧光/荧光参数，观测单荧光或双荧光抗原表达的细胞群。

流式散点图中每一点代表一个细胞，该点所对应的横坐标值就是该点所代表细胞的 x 轴通道的值，所对应的纵坐标值就是该点所代表细胞的 y 轴通道的值。与直方图相比，散点图能够更加直观地发现细胞群体中这两个通道值之间的相互关系，从而更易于细胞进行分群、分类以及确定细胞群之间的比例关系等，更加直观和常用。

流式等高线图与散点图相似，所不同的是，它借助地理等高线图表示细胞的密集程度，环线代表细胞密度相同的区域，环线聚集越多的地方表示此区域细胞密度变化越快，细胞最稀疏的地方还是用散点表示，环线的中央区域代表细胞聚集的中心。等高线图的优点在于，它较能直观地体现细胞群的集中点，等密度环线的中央区域代表一个细胞群的集中点，一般代表一个细胞群。故而等高线图常用于展示不易被散点图发现的细胞群体。

流式密度图可以形象理解为"天气预报"，颜色代表细胞密度，密度图可以显示细胞群体的整体密度分布，了解细胞聚集程度。

总之，散点图显示的是细胞数量，密度图和等高线图展示的是数据集中在哪里。对于稀少的事件，可以利用等高线图的轮廓来展示。

除单参数直方图、双参数二维图外，还有三维图，引入一个 Z 轴，Z 轴的荧光强度以热力颜色的方式进行展示，但这种展示方式，除非细胞群分得很清晰，不然往往容易造成一定的困扰，常规并不太推荐使用。

随着仪器和科学技术手段的自动化和高通量的进步，数据收集和获取已经不再是难事。而流式细胞仪的多色实验，可在单细胞水平上同时检测很多个不同参数，这使得数据点之间的关系也更加复杂，使用常规流式细胞术分析方法对高维数据进行分析十分烦琐，会消耗大量时间。现在有更好的高维数据的展示方式，经过一些算法分析之后进行降维展示，比如像 t-SNE（t-Distributed Stochastic Neighbor Embedding）、PCA（Principal component analysis）、UMAP（Uniform Manifold Approximation and Projection）等（图 3-5-16），可以将高维多参数同时展现在一张图里，利用图表等方式将数据直观地可视化呈现。

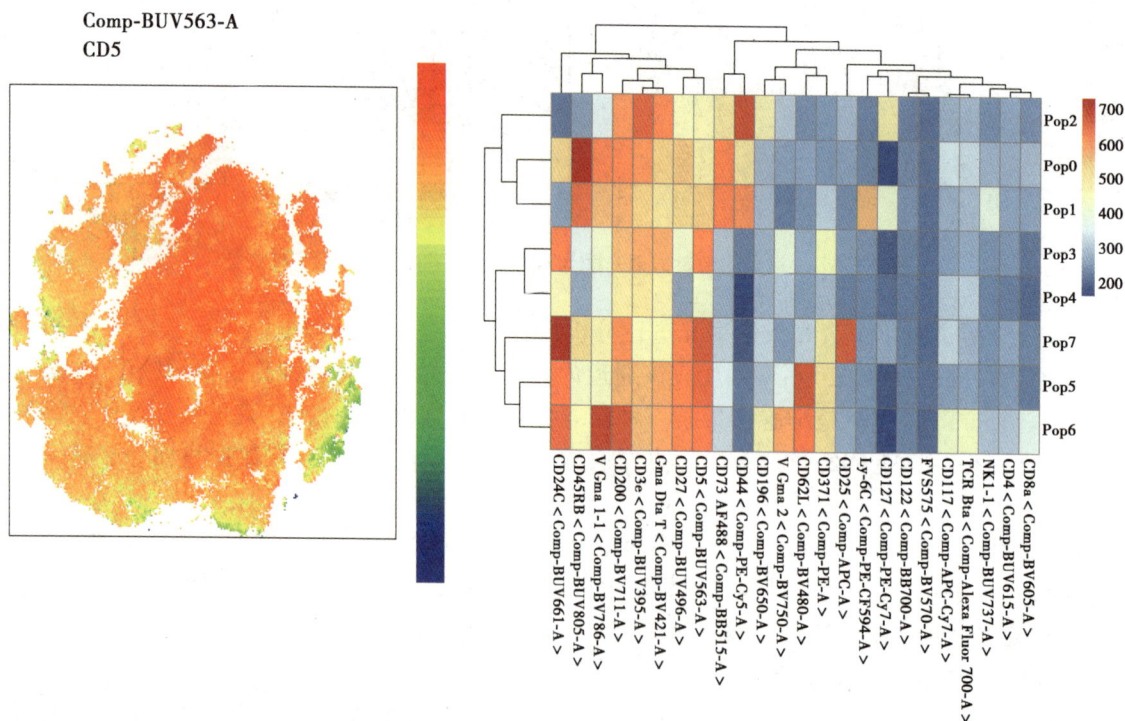

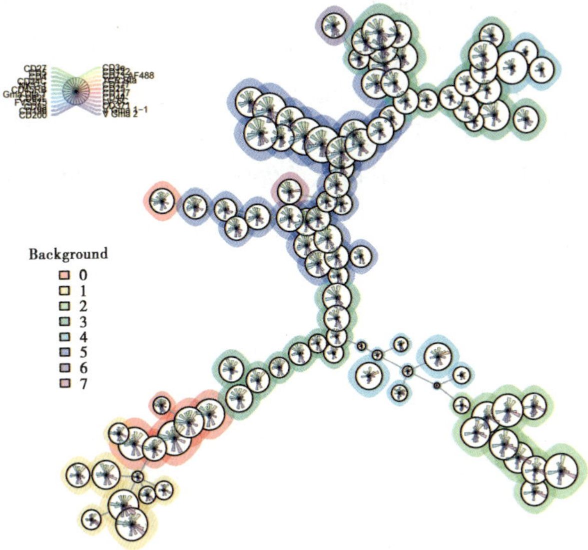

图 3-5-16 FlowSOM 分析热图、t-SNE 图和拓扑图

（王亚哲）

第六节　仪器使用方法

目前流式细胞仪的厂家和类型很多，不同厂家不同型号的仪器使用方法不尽相同，严格按照厂家说明书推荐即可，在此不针对某种仪器做详细说明，只概述通用方法及注意事项。

一、开机与自检

开机之前要先检查流式细胞仪的鞘液桶、废液桶、开关机液等，保证液体充足，废液桶排空。

建议连接稳压电源，除最基本的稳定电压功能外，还具有过压、欠压、缺相、短路过载保护等最基本的保护功能。

先打开稳压电源，开启流式细胞仪总电源，再打开电脑软件进行联机。有些仪器自动联机，有些需要启动液流，然后机器自检，等待激光预热。排除流动室内和过滤器的气泡，机器待用。

二、仪器校准与质控

流式细胞仪整个工作过程中处于最佳状态，是保证定量检测准确性和检测精度的前提。为了保证结果准确、可靠、具有可比性，保证对低频细胞的分辨率，在每日使用前均应对仪器进行校准，使仪器达到标准化。使用标准样品调整仪器的变异系数在最小范围，分辨率在最好状态，能避免在测量过程中由于仪器条件变化而引起检测误差。

目前仪器的校准一般都是采用配套的商品化质量控制微球（Quanlity Control beads），在自动校准软件下首先按照批号下载该批号 beads 的基本信息，按照软件提示首先进行 baseline 设置；通过运行质控微球，可以为流式仪器操作人员提供仪器线性、探测器效率、光学背景、Coefficient of Variation（CV）、电子噪声等仪器性能参数评估，自动调整激光延迟和面积因子。然后每天开机后都必须运行

beads 与前一天进行比较,系统会根据设定要求自动识别质控 beads 的数值是否符合要求,包括 PMT 电压的变化、CV 等,从而给出报告是否通过。只有 QC 顺利通过,才允许进行接下来的实验。注意: 如果新装机、仪器设置发生改变或更换不同批次 CST beads,都需要重新定义基线设置。最终,系统会给出同一批号 beads 检测下所有的质控数据,并绘制出变化图。

需要说明的是,仪器校准给出的 PMT 电压每日均不同,只要在可接受范围内,可以继续实验。但是,为了保证实验的结果前后具有可比性,其电压条件应随仪器质控 PMT 电压变化而相应变化,这就需要在建立了实验设备条件后与质控电压建立链接,前面的电压设定中已有叙述。

三、数据捕获

首先创建实验,包括实验存储文件夹、实验名称日期等基本信息,建立待检测的荧光素标记的抗体组合、仪器设备条件中最重要的是通道参数中的电压、阈值和补偿,另外,上机时也要建立一个获取模板,用于观察不同散点图上的细胞分布,差别较大的补偿可以在线调整,也可以大致判断细胞表达抗原是否异常,全部设定完成后,点击上机获取。获取前必须注意,为防止仪器堵塞,待检测样本加入 250μl 磷酸盐缓冲液 PBS 后,尽量用 200~300 目过滤网进行过滤。上机获取的速度分为低速 Low、中速 Medium 和高速 High 三种,可根据细胞浓度进行调整,一般建议上机获取时速率为每秒钟 6 000 个细胞左右,尽量不超过每秒钟 10 000 个细胞,太高的上样速率在通过流动室时无法保证单细胞悬液状态,可能会影响检测结果的准确性。

获取参数中需要选择对哪个门内的细胞进行存储,确定当什么条件满足时终止获取。通过调节 FSC 的阈值去掉一部分细胞碎片,根据 FSC/SSC 大致圈出有核细胞,但储存时建议储存所有阈值之上的细胞和碎片,不能只要人为设定的有核细胞。再有,对某群细胞设门后,也不能只获取设门后的细胞,这样做容易导致细胞亚群丢失,而且获取后结果不能弥补。因此,建议终止条件可以选择设定好的门,并确定门内细胞总数;但储存时一定要获取所有细胞,有些细胞亚群含量较低时,建议增加获取的细胞数。

四、仪器维护与保养

流式细胞仪的日常维护与保养非常重要,尤其是对于使用频率非常高的单位,规范的维护保养,能够保证流式细胞仪处于良好的工作状态、确保结果的真实可靠性,而且能够大大降低仪器出现故障的频率并延长使用寿命。

首先,需要注意,流式细胞仪需要干燥、通风、干净且恒温的环境,温度尽量控制在 25℃以下,过高的温度会导致激光发射器提前老化。

每日维护包括:

1. 添加鞘液、清洗液、关机液,并清空废液桶。

2. 开机后排除气泡,包括流动室和液路系统中的过滤器。

3. 所用溶液都要进行过滤处理,样本在上机前也要过滤,以免时间久了出现沉淀物而堵塞上样针,进而影响流动室。

4. 每日关机前用 BD 的 clean 液原液反复冲洗 10~15 分钟,再用去离子水高速冲洗 10~15 分钟;根据仪器使用情况,使用较多可适当延长冲洗时间。

5. 每 1~2 天可进行一次流动室清洗,可根据需要选择在校准之前或是实验结束后。可选用 BD 的 clean 液原液,每次冲洗三遍。注意:部分仪器连接部分有密封橡胶圈,因此建议清洗液原液洗完后,不要让清洗液在管路中滞留的时间超过 5 分钟,以免腐蚀橡胶圈。清洗完后尽快开始上样,或者用蒸馏水高速冲洗 5 分钟,保证密封圈不受损坏。

6. 擦拭进样针,防止盐结晶累积。

每月维护主要包括长清洗,保持液体管路清洁。具体步骤:将鞘液换成清洗液,倒空废液桶,过滤器短接,选择长清洗,分别上样 Clean 管和去离子水,按照要求提示执行即可。如果流式细胞仪使用频率过高,建议长清洗时间缩至 1~2 周。

定期维护:包括请工程师更换过滤器、密封圈等消耗品。

五、仪器关机

无论是否有关机清洗步骤,实验结束后,严格按照每日维护进行冲洗:用 BD 的 clean 液原液高速冲洗 10~15 分钟,再用去离子水高速冲洗 10~15 分钟;根据仪器使用情况,使用较多可适当延长冲洗时间。

按照每日维护清洗流动室。

有些流式细胞仪设有关机冲洗步骤,冲洗完毕需要关闭液流系统,运行该程序可将所有管路中的鞘液排出,并用清洗液和关机液清洗这些管道。此操作将避免液体管道由于盐的结晶而堵塞。

有些流式细胞仪有固定的关机程序,根据提示进行清洗并关闭。

根据软件提示关闭流式细胞仪总电源,退出软件,关闭计算机,最后关闭稳压电源。

(王亚哲)

—— 参考文献 ——

1. Mullins JM. Overview of fluorochromes. Methods Mol Biol, 1999, 115: 97-105.

2. Bajar BT, Wang ES, Zhang S, et al. A Guide to Fluorescent Protein FRET Pairs. Sensors (Basel), 2016, 16 (9): 1488.

3. Mullins JM. Fluorochromes: properties and characteristics. Methods Mol Biol, 2010, 588: 123-134.

4. Cram LS. Flow cytometry, an overview. Methods Cell Sci, 2002, 24: 1-9.

5. Cunningham RE. Overview of flow cytometry and fluorescent probes for flow cytometry. Methods Mol Biol, 2010, 588: 319-326.

6. Bushnell T. Why Understanding fluorochromes is important in flow cytometry. https://expert. cheekyscientist. com/why-understanding-fluorochromes-is-important-in-flow-cytometry/.

7. Siddiqui S, Livak F. Principles of Advanced Flow Cytometry: A Practical Guide. Methods Mol Biol, 2023, 2580: 89-114.

8. Mair F, Tyznik AJ. High-Dimensional Immunophenotyping with Fluorescence-Based Cytometry: A Practical Guidebook. Methods Mol Biol, 2019, 2032: 1-29.

9. Romanchuk KG. Fluorescein, Physiochemical factors affecting its fluorescence. Surv Ophthalmol, 1982, 26 (5): 269-283.

10. Brown L, Green CL, Jones N, et al. Recommendations for the evaluation of specimen stability for flow cytometric testing during drug development. J Immunol Methods, 2015, 418: 1-8.

11. Diks AM, Bonroy C, Teodosio C, et al. Impact of blood storage and sample handling on quality of high dimensional flow cytometric data in multicenter clinical research. J Immunol Methods, 2019, 475: 112616.

12. Johansson U, Bloxham D, Couzens S, et al. Guidelines on the use of multicolour flow cytometry in the diagnosis of haematological neoplasms. British Committee for Standards in Haematology. Br J Haematol, 2014, 165 (4): 455-488.

13. Busuttil-Crellin X, McCafferty C, Van Den Helm S, et al. Guidelines for panel design, optimization, and performance of whole blood multi-color flow cytometry of platelet surface markers. Platelets, 2020, 31 (7): 845-852.

14. L SE, Kulis J, L SL, et al. The influence of fixation of biological samples on cell count and marker expression stability in flow cytometric analyses. Cent Eur J Immunol, 2020, 45 (2): 206-213.

15. Davis BH, Dasgupta A, Kussick S, et al. Validation of cell-based fluorescence assays: practice guidelines from the ICSH and ICCS-part II -preanalytical issues. Cytometry B Clin Cytom, 2013, 84 (5): 286-290.

16. Dagur PK, McCoy JP. Collection, Storage, and Preparation of Human Blood Cells. Curr Protoc Cytom, 2015, 73: 511-516.

17. de Graaf M T, de Jongste AH, Kraan J, et al. Flow cytometric characterization of cerebrospinal fluid cells. Cytometry B Clin Cytom, 2011, 80 (5): 271-281.

18. Stelzer GT, Marti G, Hurley A, et al. U. S.-Canadian Consensus recommendations on the immunophenotypic analysis of hematologic neoplasia by flow cytometry: standardization and validation of laboratory procedures. Cytometry, 1997, 30 (5): 214-230.

19. 陈朱波, 曹雪涛. 流式细胞术原理操作及应用. 第 2 版. 北京: 科学出版社, 2014.

20. 吴长有. 流式细胞术的基础和临床应用. 北京: 人民卫生出版社, 2014.

21. Cossarizza A, Chang HD, Radbruch D, et al. Guidelines for the use of flow cytometry and cell sorting in immunological studies (third edition). Eur J Immunol, 2021, 51: 2708-3145.

22. 精子碎片实验室检测与临床应用专家共识编写组, 张宁, 姚兵. 精子碎片实验室检测与临床应用专家共识——基于流式细胞精子染色质结构分析. 中华男科学杂志, 2022, 28 (2): 173-182.

第四章

流式细胞术的质量控制及临床应用概述

第一节 仪器和技术的质量控制

一、仪器质量控制

流式细胞术的一个常用目的是根据特定标记物,将细胞分类为阳性或阴性,或进一步确定阳性与阴性细胞的精确比例。要实现这一目的,就需要有良好的、可重复的仪器设置作为基础。

（一）光电倍增管电压（增益）设置

流式细胞仪检测到的散射光和荧光信号,通过光电倍增管（photomultiplier tube,PMT）转换为电信号进行数据分析。因此PMT的电压直接影响仪器的分辨率,即将阴性细胞群与背景信号（电子噪声等）,以及将弱阳性细胞群与阴性细胞群区分开的能力。良好的电压设置可以得到高光电转换效率、低背景,良好的线性,从而提高流式细胞仪的灵敏度以及分辨率。

良好的散射光检测器电压设置需达到两个目标:

1. 所有感兴趣的群体集中在刻度线内。

2. 单个细胞群体之间有足够的分辨率,以有利于之后细胞表面和细胞内的染色。

如在检测骨髓标本时,应保证小红细胞到嗜酸性粒细胞和浆细胞均在刻度限内,且由于淋巴细胞的散射光信号较小,可以选择其作为内部生物参考群体,以控制仪器光散射设置的适当位置。

良好的荧光检测器电压设置需达到三个目标:

1. 最暗的荧光群体应集中在散点图的左下角,并与碎片区分明显。

2. 弱荧光群体与阴性群体明显区分。

3. 最亮的荧光群体应在仪器的线性范围内。

可根据弱荧光群体的固有变异系数（robust coefficient of variation,rCV）来确定最优的PMT电压设置。PMT电压越高,荧光信号与电子噪声等背景干扰信号区分越明显,由于背景信号等干扰造成的不稳定性随之下降,故rCV随着PMT电压的升高而降低,并进入相对稳定的平台期（图4-1-1）。因此,最优的PMT电压应设置于rCV进入平台期的拐点处,此时电子噪声对信号的贡献是最小的,而最大的动态范围留给了荧光的测量。

目前的流式细胞仪厂商也提供了一些PMT电压自动设置的工具,以美国碧迪公司（BD Biosciences）为例,其提供的设置及追踪微球（Cytometer Setup and

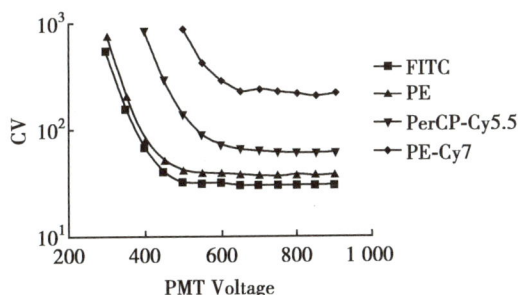

图 4-1-1　PMT 电压与 CV 关系图

摘自 Maecker HT, Trotter J. Flow cytometry controls, instrument setup, and the determination of positivity. Cytometry A, 2006, 69 (9): 1037-1042.

Tracking,CS&T)是用荧光染料混合物染色的聚苯乙烯微球,分别有强(bright)、中等(mid)、弱(dim)三种不同强度的荧光,并且在所有荧光通道中均可检测到。上机后可自动进行日常流式细胞仪PMT电压设置,以及监控仪器性能。

CS&T微球根据电子噪声的标准偏差(Electronic Noise,SD$_{EN}$)来确定PMT基线电压,即最优电压。其将10倍SD$_{EN}$所需电压设定为PMT基线电压,即SD$_{EN}$小于最弱荧光群体平均荧光强度(mean fluorescence intensity,MFI)的10%。欧洲流式联盟(EuroFlow)的相关研究显示,与上述采用rCV设定的电压相比,两者所得的流式细胞仪仪器性能基本一致。

此外,CS&T基线报告中还提供了仪器相关的性能参数,例如相对光电检测效率(Detector efficiency,Qr)、光路背景(optical background,Br)以及线性范围等。Qr即单个荧光分子所能检测的光电子数。Qr除了与荧光素本身相关外,还与流式细胞仪的激光功率、对焦、光路设计以及光电转换等密切相关。Br指来自光路的背景噪声,与荧光素的量以及管路荧光残留有关。Qr与Br是相互独立的变量,当激光功率或者探测器衰减时,Qr明显降低,而Br无明显变化;当管路中残留的荧光素(例如碘化丙啶),或者加入荧光素的量增加时,Br也呈线性增加,而Qr则无明显变化。二者共同影响着流式细胞仪检测的灵敏度(Sensitivity),仪器灵敏度与Qr和Br的关系可用以下公式表示:$sensitivity \propto \dfrac{\sqrt{Qr}}{\sqrt{Br}}$。

流式细胞仪检测的灵敏度代表着"一个细胞表面表达多少个抗原分子就可以被流式检测到?",高灵敏度可以识别更多的表型细节或者变化。线性范围则表示"检测到的电信号可以在多大区间内准确反映抗原表达量",宽线性范围表示更大程度的准确评估抗原表达量及其变化。

CS&T校准确立流式细胞仪各个PMT的电压基线、荧光信号线性范围及各群荧光微球的靶值,之后每日使用CS&T微球检测,以确认仪器性能并按照基线靶值进行PMT电压调整。对每日各PMT电压进行记录并绘制Levey-Jennings(L-J)图,以监控仪器性能参数的稳定性,当出现较大偏差时,应积极寻找原因,对仪器进行必要的维护保养或者维修,再重新进行校准。例如在湿度较大的环境或者季节,可能出现各PMT设定电压突然增高的情况(图4-1-2红圈所示),其原因可能是湿润环境造成光纤损坏或者引起透镜组表面凝结冷凝水等,导致激光功率衰减,可引起所有通道的荧光信号减低。因此仪器只能靠增高PMT设定电压,以放大荧光转换的电信号,但这样也同时放大了电子噪声SD$_{EN}$,影响仪器的分辨率。在排除故障后(如擦干透镜组表面的冷凝水),荧光信号可恢复正常,PMT设定电压也会恢复正常(图4-1-2中黑色箭头)。

除了各个制造商提供的校准工具外,也可以使用通用的校准微球,例如Spherotech公司生产的8峰彩虹微球(eight-peak rainbow bead calibration particles)。EuroFlow即使用该微球进行PMT电压设置、仪器的性能确认以及多中心各种仪器的标准化管理等。通常要求每24小时应进行一次流式细胞仪光路的校准验证,即通过上述微球对激光器功率、光路、PMT电压等仪器基础性能进行检测,以确保每日实验时流式细胞仪的状态良好。

需要注意的是上述使用标准微球设置的PMT电压不能适用所有的实际样本,因为微球只是模拟细胞信号,而实际中样本各种各样,个体千差万别,应根据实际情况具体调节。

(二)荧光补偿设置

大多数用于多色流式细胞术的荧光染料都具有较宽的荧光发射光谱。因此,它们发射的荧光不仅在其特定的检测通道内可以检出,还会在其他通道内检出。这些在其他通道内检出的光谱重叠会引起"假阳性"结果。对于每种荧光素,从总发射荧光中溢出的光所占比例是恒定的,即这种溢出是可以用数学方法计算和减去的。这个过程即称为"荧光补偿"。EuroFlow评估了常用的8色流式荧光素组合中各个荧光素的荧光溢出(表4-1-1),该研究同时评估了不同空间(7个不同中心),不同时间(间隔1个月两次实验)的荧光溢出。在标准化的PMT设置前提下,采用标准化的补偿设置程序,不同中心、不同时间段所得的各个荧光补偿值基本一致。

Cytometer:	FACSCanto	User:	Administrator
Cytometer Name:	FACSCanto	Institution:	N/A
Serial Number:	V657338000282	Software:	BD FACSDiva 8.0.2
Input Device:	Carousel	Date:	6/9/2025 11:53:11 AM
Cytometer Configuration:	3-laser, 10-color (4-3-3)		

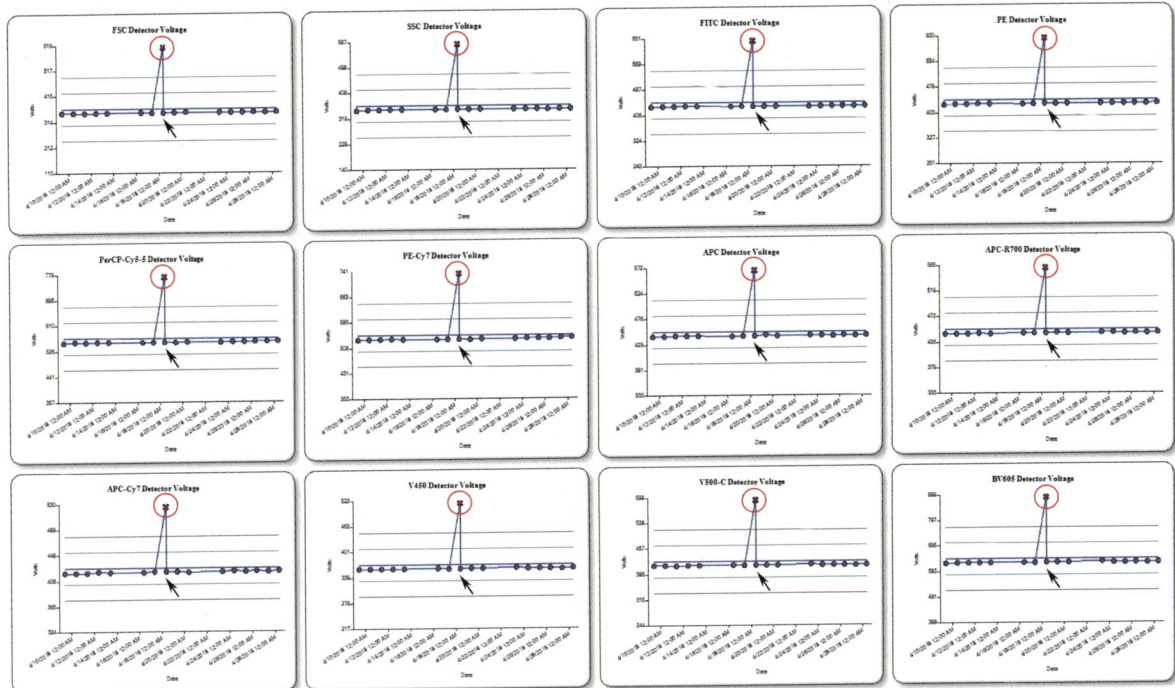

Research Use Only   Page 1 of 2

图 4-1-2　CS&T 性能追踪报告实例

表 4-1-1　常用的 8 色流式荧光素组合中各个荧光素的荧光溢出

		次级荧光通道							
		PacB	PacO	FITC	PE	PerCP-Cy5.5	PE-Cy7	APC	APC-H7
初级荧光通道	PacB	NA	27.7	0.0	NR	0.0	0.0	NR	NR
	PacO	2.4	NA	0.4	0.2	0.3	0.0	0.0	0.0
	FITC	0.0	5.6	NA	12.0	3.5	0.3	0.0	0.0
	PE	0.0	0.1	1.3	NA	32.9	2.5	0.1	NR
	PerCPCy5.5	0.0	0.0	0.0	0.0	NA	16.5	2.4	5.5
	PECy7	0.0	0.0	0.1	0.7	2.9	NA	0.0	6.8
	APC	NR	NR	NR	NR	1.2	0.1	NA	9.6
	APCH7	0.0	0.0	0.0	0.0	0.0	1.5	1.8	NA

缩写：NA，不适用（not applicable）；NR，无需补偿（compensation was never required）；
补偿值单位为 %，以平均值显示

摘自 Kalina T，Flores-Montero J，van der Velden VH，et al. EuroFlow standardization of flow cytometer instrument settings and immunophenotyping protocols. Leukemia，2012，26（9）：1986-2010.

　　特定的荧光补偿的值与荧光染料的光谱特性、流式细胞仪的带通等光学组件、所测的信号强度以及 PMT 电压都有关系。所以一定要按照先设置 PMT 电压，再进行荧光补偿的顺序调整流式细胞仪。

如果 PMT 电压进行了调整,荧光补偿也需要跟着调节。

建立最佳补偿设置应符合两个原则:首先,在补偿设置时各个通道中收集到的发射光光谱特征应与正式实验中使用的染料的光谱特征完全匹配;其次,设置补偿所用的细胞或微球必须包含强的荧光信号,以便让用于计算荧光补偿值的阳性群体和阴性群体间的距离不小于实际待测实验样品的最大距离。通常采用细胞单染管(single antibody-stained tubes,SAbST)进行补偿设置;或者同时标记互斥性表达的抗原,例如两种荧光素同时标记 T 淋巴细胞表面 CD4 或 CD8 分子,也可以视作各自已知的单阳性群体。补偿设定的详细原理和方法请参见第三章第五节的内容。

目前的流式细胞仪厂商也提供了一些荧光补偿自动设置的工具,以美国碧迪公司(BD Biosciences)为例,其提供的补偿设置微球(CompBead)是一种小鼠免疫球蛋白捕获微球,可以与所有荧光通道的荧光标记鼠单克隆抗体结合。同时其中还有未结合的微球,即阴性微球,阳性、阴性两种微球结合,软件可自动计算和设置各通道的荧光补偿。与 PMT 电压设置一样,使用标准微球设置的荧光补偿不能适用所有的实际样本,因为微球只是模拟细胞信号,而实际中样本各种各样,个体千差万别,应根据实际情况具体调节。因此每天开展实验前都进行荧光补偿设置是最优的程序。但也有大量研究显示,在流式细胞仪各种性能参数稳定的基础上,荧光补偿在数天甚至数月里基本没有变化,因此荧光补偿调整的频率可以根据实验室各自的经验进行规定,并形成固定程序遵照执行。例如 EuroFlow 要求每月进行一次荧光补偿设置即可;而美国病理学家协会(College of American Pathologists,CAP)并未对频率明确要求,但要求有荧光补偿设置的标准程序,规定合适的荧光补偿频率,例如当 PMT 电压出现较大变动时,仪器关键部件维修或更换时等。现代流式细胞仪由于数字化程度更高,可以实现实验数据采集后再进行荧光补偿,极大提高了荧光补偿设置的便利性。当然在数据采集后进行补偿调节,需要工作人员具有较为丰富的经验支持。

二、技术质量控制

多色流式细胞术已经成为临床广泛应用的实验技术,8 色及更多的荧光素组合应用于细胞亚群分析、免疫功能检测、血液病免疫分型等临床常规检测中。随着更多新型流式细胞仪的出现,十几色甚至几十色的荧光素组合将大量应用。除了对于设备的质量控制要求外,也对流式细胞术独特的技术细节的质控提出了更高的要求。例如多色荧光素组合的选择、抗体用量、设门策略、设门对照的选择等。

(一)荧光素的选择

荧光色素的选择在很大程度上取决于每个荧光化合物的内在特征,特别是它的激发和发射光谱、相对亮度、稳定性以及荧光溢出等。当然也跟仪器的配置、实验目的、样本类型以及可选的荧光素标记抗体相关。

首先,可以根据现有的经验进行选择。例如适用于 488nm 激发光(蓝色激光系列)的荧光素中,首选异硫氰酸荧光素(FITC)和藻红蛋白(PE),而适用于 633nm 激发光(红色激光系列)的荧光素中,首选别藻蓝蛋白(APC),因为它们的应用极为广泛,且有大量高质量的商品化试剂可选。其次,存在于相同通道的荧光素,如蓝色激光系列的多甲藻黄素 - 叶绿素 - 蛋白质复合物(PerCP)和 PerCP-Cy5.5,红激光系列的 APC-H7 和 APC-Cy7,紫外激光系列的 Horizon™V450(V450)和太平洋蓝(PacB)以及 Horizon™V500(V500)和太平洋橙(PacO)等,可根据实验目的具体进行评估后选择。可用固定细胞浓度和抗体用量时的分辨指数(resolution index,RI)或染色指数(staining index,SI)进行评估。两者都是表示将阳性群体与阴性群体或碎片等分开的程度,分别按照下列公式计算。

$$RI = \frac{MFI_{pos} - MFI_{neg}}{\sqrt{SD_{pos^2} + SD_{neg^2}}} \qquad ; \qquad SI = \frac{MFI_{pos} - MFI_{neg}}{2SD_{neg}} = \frac{D}{W}$$

注:MFI_{pos}:阳性群体平均荧光强度,MFI_{neg}:阴性群体平均荧光强度;SD_{pos}:阳性群体荧光强度标准差,SD_{neg}:阴性群体荧光强度标准差。

由于更便于计算,SI 在实际工作中更为常用。如图 4-1-3 所示,SI 与阳性群体的平均荧光强度与阴性群体平均荧光强度的差,即两者的分离距离(D)成正相关,但与阴性群体荧光强度标准差,及其分布离散程度(W)成反比。

由于不同的荧光素其发光强度不同,可根据不同的实验目的,按照目的细胞上各抗原的表达量来选择荧光素。遵循表达量少的抗原选择亮度高的荧光素,反之亦然。例如使用 PE 或者 FITC 标记淋巴细胞表面表达的 CD3 和 CD7 分子时,因为 CD3 分子表达量约为每个细胞 124 000 分子,远大于 CD7 的分子表达量(约 20 000 分子 / 细胞),故选择 FITC 标记的抗 CD3 抗体和 PE 标记的抗 CD7 抗体。常见的荧光素亮度从高到低为 PE>APC>PE-Cy7>FITC>PerCP-Cy5.5>APC-H7>V450>V500 等。

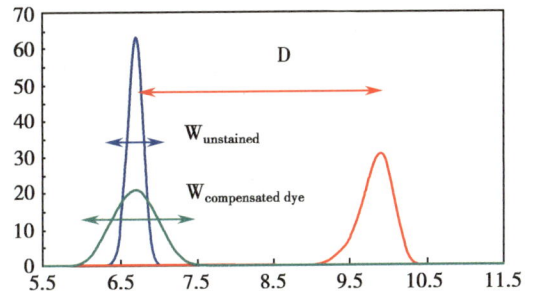

图 4-1-3 染色指数示意图

为多色方案选择荧光素时,还应考虑荧光溢出问题,即荧光素发射光谱间的重叠。虽然这种影响是固有存在的,也可以通过荧光补偿的方法校正,但在特殊实验中,尤其是标的物表达量较低且为弱阳性表达,例如胞内细胞因子染色等,可以在选择荧光素时尽量避免光谱间重叠严重的。例如 APC-Cy7 对 APC 通道的溢出较多,同样 PE-Cy7 对 PE 通道的溢出较多。而胞内细胞因子染色时,通常选择 PE、APC 等较亮的荧光素标记细胞因子,如 APC 标记抗 IFN-γ、PE 标记抗 IL-2 等,此时淋巴细胞表面标记如 CD4、CD8 等表达量高的分子选择亮度较低的荧光素,但不宜选择 APC-Cy7 或 PE-Cy7,因为其对目标通道荧光溢出严重,容易造成假阳性结果。另外,APC-Cy7 和 PE-Cy7 的稳定性也较差,在室温放置 24 小时后其荧光溢出增加近 100%。因此,目前较多的试剂采用 APC-H7 取代 APC-Cy7 作为标记荧光素。目前,已有较多的新型荧光染料出现并应用于临床检测。例如 BD 公司 Brilliant Violet 系列、Invitrogen NovaFluor 流式荧光染料等,这些荧光染料具有更窄的发射光光谱,即更少的荧光溢出,更加有利于多色方案的临床应用。另外,全光谱流式细胞仪、质谱流式细胞仪等新型流式细胞仪的出现,已基本从根本上消除了荧光溢出的影响。

荧光素选择的另一重要原则是与单克隆抗体桥联后应不影响抗体的活性。例如 FITC 偶联的抗 CD34 单克隆抗体较 PE 标记的带负电荷更高,进而使 FITC 偶联的抗 CD34 单克隆抗体不能与 CD34 抗原的某些表位结合,可能导致 CD34 阳性干细胞计数等结果偏低。因此在进行 CD34 阳性干细胞计数等定量实验时,不能选择 FITC 偶联的抗 CD34 单克隆抗体。

(二) 抗体选择和用量

抗体的选择受实验目的、方案,仪器设备配制,以及当地法律法规等的影响。应优先选择国际国内监管机构认可的抗体,如 NMPA、FDA 或 CE 认证的抗体。不同克隆来源的抗体性能可能差别较大,应用至临床前应进行充分的评估。或者参考国际标准化协会的推荐,如 EuroFlow 推荐的各类血液肿瘤免疫分型抗体选择方案。一些特殊的试验,例如 CD34 阳性干细胞计数,目前已有国际公认的抗体选择要求:CD34 的不同抗原位点可根据其对不同的蛋白水解酶的敏感性分成 Ⅰ 类、Ⅱ 类和 Ⅲ 类位点,针对这些位点的抗体即称为 Ⅰ 类、Ⅱ 类和 Ⅲ 类抗体,Ⅰ 类克隆号有:MY10,B1.3C5,12.8 和 ICH3;Ⅱ 类抗体克隆号是 QBEND10;Ⅲ 类抗体常见克隆为 8G12、TUK3、115.2 等。使用 Ⅲ 类抗体时,CD34 阳性干细胞计数的实验性能最优,而 Ⅰ 类抗体在偶联荧光素后由于空间构象改变(以 FITC 为甚),从而无法与 CD34 抗原的相应位点结合,可能导致定量结果偏低或假阴性结果。

抗体用量应遵循制造商的建议,总的原则是保证抗体相对抗原是过量的。在临床实践中,可根据具体的实验目的调整抗体用量,但应经过评估保证调整后结果与制造商建议时一致。若制造商没有建议具体的抗体使用量,可采用染色指数(staining index,SI)评估具体的使用量。抗体使用量越多越能保证阳性群体被充分识别,并与阴性群体的荧光强度区别越大,但不断加大抗体用量,也会增加非特异性结合(包括荧光素非特异性结合与靶抗原或者靶抗原与标记抗体 Fc 段结合等)、抗原交叉反应、游离未结合的荧光素等,增加阴性群体的背景荧光。因此,随着抗体量增加,SI 可随之增加,但当抗体量持续增加时,SI 可能会趋于稳定甚至下降。故最佳的抗体用量即 SI 最高时的抗体用量。有研究显示,相对于抗体的浓度,背景荧光受抗体的绝对量影响更大,如图 4-1-4 所示。图中随着抗体浓度升高,阳性群体荧光强度增加,同时背景荧光基本没有增加。SI 随着抗体浓度增加而不断增高。因此,在确定细胞浓度的前提下,不能增加抗体用量时,可以通过减少反应体系体积来提高抗体浓度,从而能更好地区分阳性群体与阴性群体或者背景。

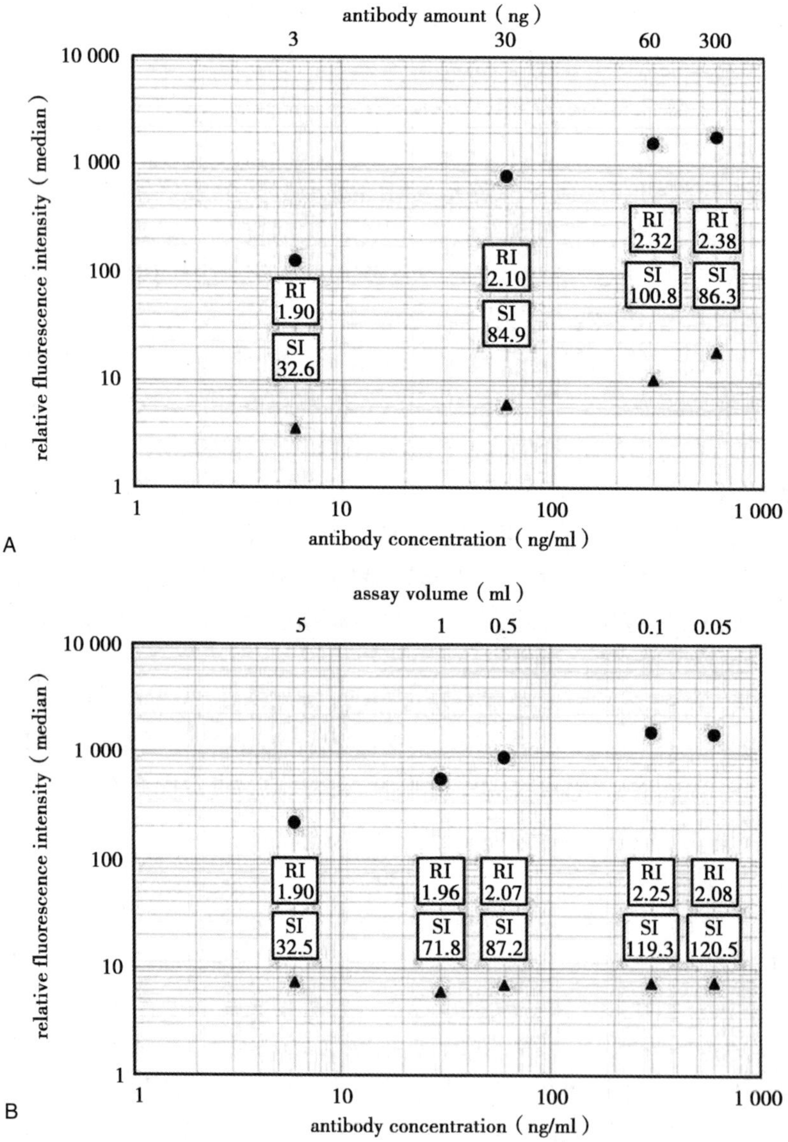

图 4-1-4　不同抗体用量或浓度与 SI 和 RI 的关系

A 部分为抗体量(3、30、60、300ng)与 RI 和 SI 的关系,可见 SI 在 60ng 抗体量时最大,但增加到 300ng 时由于背景荧光增加,SI 反而下降;B 部分为抗体浓度与 RI 和 SI 的关系,抗体量固定为 30ng,缩小反应体系体积,从 5ml 到 50μl
摘自 Hulspas R, O'Gorman MRG, Wood BL, et al. Considerations for the control of background fluorescence in clinical flow cytometry. Cytometry Part B, 2009, 76B: 355-364.

（三）设门策略

根据目标细胞的表型特点设计设门策略,可通过不同的散射光和荧光信号组合以清晰分辨目标细胞。例如淋巴细胞亚群分析,通常使用 CD45 荧光信号和侧向角散射光信号组合(CD45/SSC)圈定淋巴细胞。其特点是最强的 CD45 荧光信号和最弱的侧向角散射光信号。圈定目标细胞后应检查其纯度(适合时),例如淋巴细胞门内一般要求不大于 5% 的非淋巴细胞。如果一次圈门无法确定目标细胞,数量少或者纯度较低时,可进行序贯式多重逻辑设门(Sequential Gating Techniques),例如用于 CD34 阳性干细胞计数的 ISHAGE 设门方案等。对于数量很少的目标群体,应收集统计上有效细胞数量,以确保临床相关的精确性和准确性,例如 CD34 阳性干细胞计数试验,设门策略应至少收集 100 个 CD34 阳性的细胞。对于免疫分型检测,设门策略应根据异常细胞与正常细胞各自表型特点进行设计,以尽可能地发现样本中存在的异常细胞群体。

设门策略还应考虑去除碎片、多连体以及死细胞等。所有的试验均应设计相应的设门策略,并形成文件,以使所有授权人员分析结果一致。所有文件也应定期进行审核,以持续改进完善。

（四）设门对照

流式细胞术分析的根本就是区分阳性群体和阴性群体。通常利用一些设门对照进行判断,尤其是当阳性群体紧贴着阴性群体时。常用的一些设门对照包括:

1. 同型对照(Isotype controls) 同型对照是与特异性标记抗体同一类(型)免疫球蛋白的抗体,通常是特异性未知的同来源的单克隆抗体,或者针对不存在于被研究细胞上或细胞内某种抗原(如二硝基苯)。理想的同型对照不仅要在重链、亚类和轻链上与特异性标记抗体匹配,而且荧光素类型和每个免疫球蛋白的荧光素分子数比(F/P)、荧光素与抗体偶联的方式,以及缓冲液、浓缩剂、防腐剂等配方均应与特异性标记抗体一致,因此临床实践中通常无法找到如此理想的同型对照。而由于决定同型对照抗体结合位点的 V_H 和 V_L 区域与实验样本中特异性标记抗体的结合位点不同,这两种抗体也因此可能表现出不同水平的非特异性结合,故在临床实践中无法找到理想的同型对照的前提下,其是否能作为设门对照一直存在争议。有研究显示,由于同型对照与特异性标记抗体与目标细胞通过 Fc 受体的非特异性结合能力不同,尤其是检测单核 - 巨噬系统等 Fc 受体表达丰富的细胞时,同型对照产生的非特异性结合反而会明显高于特异性标记抗体。如果完全按照同型对照进行设门,可能会产生假阴性结果。但同型对照抗体和目标细胞主要是通过 Fc 段与 Fc 受体的非特异性结合,因此同型对照可用于检验目标细胞 Fc 受体的封闭效果。

2. 同克隆对照(Isoclonic control) 同克隆对照是包括与特异性标记抗体相同的荧光素偶联抗体和过量的、相同的未标记特异性抗体的混合物。其主要目的是检测荧光素与目标细胞的非特异性结合。同克隆对照与目标细胞混合后,过的未标记特异性抗体优先与目标细胞结合,抢占了目标细胞上各种特异性或非特异性结合位点,荧光素偶联抗体故无法与目标细胞结合。若检测到了阳性的荧光信号则认为是由荧光素与目标细胞的非特异性结合引起。该对照通常也不用于阴性、阳性设门,而常用于选择荧光素,以检验所选的荧光素是否存在过多的与目标细胞的非特异性结合。

3. FMO 对照(Fluorescence-minus-one control) 当高质量的荧光素偶联单克隆抗体以适当的浓度使用时,它们的背景染色往往相对较低。因此,在超过 4 色的实验中,背景干扰的主要来源通常是光谱重叠导致的荧光溢出。因此,FMO 对照便应运而生。FMO 对照是指在试验中,除了目标抗原相关抗体外,加入了多色方案中其他所有荧光素标记抗体的细胞群体。由此,该群细胞即分析目标抗原的自身阴性对照。FMO 对照反映了检测体系中,除靶抗原相关抗体外的其他可能产生的背景干扰,尤其是荧光溢出的干扰,一般常用在新建多色方案时。但 FMO 对照不能反映目标抗原相关抗体本身与目标细胞可能存在的非特异性结合等固有干扰。

4. 生物学比较对照(biological comparison controls) 生物学比较对照包括样本内阴性对照(Internal negative control)和样本内阳性对照(Internal positive control),前者指实验样本中不表达相关

抗原的细胞群体,后者则为实验样本中表达相关抗原的细胞群体。生物学比较对照的细胞与被研究细胞群暴露在相同条件,包括相关抗原的特异性抗体、其他相关抗体、多种荧光素以及缓冲体系等,能准确地综合反映该检测体系中可能存在的背景干扰(各种非特异性结合、游离荧光素、自发荧光等),因此生物学比较对照是目前公认的最佳设门对照,通过生物学比较对照不仅可以确定阳性与阴性群体的界线,还能评估试验过程是否存在问题,避免试验误差等带来的假阴性结果等。在选择生物学比较对照时,应注意选择与目标细胞同类型的细胞群体,尤其是样本内阴性对照。因为只有当与同一细胞类型的阳性群体进行比较时,才能正确评估目标细胞阴性群体的背景荧光。另外,在临床实践中可以选择同一类型细胞上互斥表达的抗原作为参照。例如分析可能异常的淋巴细胞上 CD19 表达情况时,可选择 T 细胞(CD3$^+$CD19$^-$)作为阴性对照,正常的 B 细胞(CD3$^-$CD19$^+$)作为阳性对照,反之亦然。遗憾的是,并不是所有的实验分析目标都包含相同细胞类型的阳性和阴性亚群。另外,血液肿瘤等恶性细胞的分析特异性和/或非特异性抗体结合特性可能与正常细胞不同,因此严格来说,这些细胞并不存在匹配的阴性或阳性的生物学比较对照。

综上所述,生物学比较对照应该是最佳的设门对照,但也要根据具体的实验目的、试验条件等综合分析,尤其是寻找和分析可能存在的异常细胞时。必要时可采用多种类型的设门对照,结合合适的设门策略以期准确识别和判断各类异常细胞。

(吴士及)

第二节　检验质量控制

一、检验前

检验前过程(preanalytical phase)是指自医生申请至分析检验启动的过程,包括检验申请、患者准备和识别、原始样本采集、储存和运送、样本接收、不合格样本识别、样本前处理等,还包括人员培训考核、检测系统性能验证等。检验前的质量控制是工作最复杂、涉及环节和部门最多、管理最不易,但却是最常导致检验误差的环节。因此所有环节均应有相应的管理制度或标准控制程序,例如应制定人员(尤其是流式岗位的工作人员)培训考核以及授权程序,并定期进行人员比对及能力评估。检测系统(包括设施环境、仪器设备、试剂耗材、样本类型等)在正式临床使用前应经过性能验证,通过客观证据(以性能特征的形式)证实其满足检验预期用途的特定要求。其性能特征一般包括正确度或准确度、精密度、分析特异性、敏感性、检出限、线性、生物参考区间等。性能验证方法可参考国内外指南或行业标准进行,例如美国临床和实验室标准化协会(Clinical and Laboratory Standards Institute,CLSI)的 EP 系列文件,或者中国合格评定国家认可委员会(China National Accreditation Service for Conformity Assessment,CNAS)的 GL 系列文件等。

最常用于流式细胞术检测的样本主要是外周血、骨髓等天然的细胞悬液,也有淋巴结等组织或培养的贴壁生长的细胞等,这些样本需要经过研磨、消化等处理制作成细胞悬液。外周血、骨髓样本常用的抗凝剂为肝素和 EDTA,两者对流式检测结果,如细胞数量、不同细胞比例、抗原表达情况、平均荧光强度等基本没有影响。肝素抗凝较 EDTA 抗凝样本稳定性更高,采样后可放置更长时间。然而,需要注意的是,检测细胞功能的实验,通常需要刺激细胞活化,此过程需要钙离子的参与,而 EDTA 将血样本中的钙离子螯合,此时不能使用 EDTA 抗凝。

样本细胞浓度也影响着试验结果,一般要求细胞浓度在 $(0.2\sim2.0)\times10^6$ 个有核细胞/管(一般体积为 50 或 100μl)。细胞悬液样本由于流体黏度高,进行绝对计数实验时应采用反向移液的方法,以保证加入足够量的样本。特殊试验还需要特别处理样本,如检测胞质中的抗原时应在加入单抗前使用穿孔素(破膜剂)在样本细胞膜上打孔,以使单抗可以顺利进入细胞内部;而如需检测 B 细胞或浆细胞表面或胞内的免疫球蛋白,则需要在染色前洗弃样本的血浆成分(因血浆中含有大量的游离免疫球蛋白会竞争结合加入的单抗),并同时标记 CD19 或 CD20 等特异性表面标记,以确保排除其他可能附着免疫球蛋白的细胞干扰。

实验室应确定明确的样本不合格标准,当出现这些不合格情况时应明确标识或与临床充分沟通。例如样本信息不完整、申请项目错误、样本容器错误、抗凝剂错误、样本量不足、血样凝固等。流式细胞术检测中常见的样本,如骨髓、组织等均具有不可替代性,故出现不合格情况时应与临床联系,沟通决定此类样本的处理方式。必要时可先行检测,之后与临床联系,沟通告知可能存在的误差。如血样凝固可能导致特定细胞群体丢失,可能引起假阴性结果。

流式细胞术的样本应及时进行检测,如不能及时检测,一般可常温存储可稳定 24~48 小时。不同的样本类型以及不同分析目标、储存条件和稳定时间不同。采样后超过 24 小时未处理的样本通常都要求评估样本活力,但实验室可以验证不同的抗凝剂、储存温度、处理方法等条件下的样本稳定时间,如经过实验室验证后,超过 24 小时仍然稳定的可不用进行活力评估。然而,一些特殊的样本应常规进行活力评估,如在处理造血祖细胞、单采产品和脐带血产品时应测定样品中 CD34 阳性细胞的活力;淋巴结及其他组织等丧失活力风险较高的标本也应常规评估样本活力。DNA 染料 7- 氨基放线菌素 -d(7-AAD)是很好的样本活力分析方法,并且通过流式细胞术进行检测,可与其他单克隆抗体检测同时进行,不推荐台盼蓝染色法评估流式分析样本的活力。细胞亚群的选择性缺失和 / 或死亡细胞的存在可能导致错误的结果。但这并不意味着所有活力低的样本都必须被拒绝。在活力差的样本中发现异常种群仍然具有很高的临床价值,当然,未发现异常时应谨慎解释。实验室应评估并制定一个样本的活力可接受值(通常为 75%),如低于该值则测试结果可能不可靠,应在报告中注明。

二、检验中

检验中的质量控制是实验室主要活动的过程控制,是目前实验室控制得最好的环节。检验中各个环节可以分成两个大类:首先是保持设备设施的良好状态,包括各种仪器设备(包括检测类设备、辅助类设备等,如硬件和软件、测量系统和实验室信息系统等)、环境设施设备(如恒温恒湿系统等)、试剂耗材(包括单克隆抗体、缓冲系统、参考物质、校准物和质控物、样本容器、采血系统、培养基、移液器吸头等)等,实验室应建立相应管理制度或程序,以保证其良好的状态。其次是质量控制,主要包括室内质量控制和室间质量评价等。

(一)设施和环境条件

实验室应建立设施和环境条件管理程序,合理分配开展工作的空间。其设计应确保用户服务的质量、安全和有效,以及实验室员工、患者和来访者的健康和安全。实验室应评估和确定工作空间的充分性和适宜性。若存在实验室主场所外的地点进行的原始样品采集和检验,也应提供类似的条件。

1. 实验区域和办公设施 实验区域及相关办公设施应提供与开展工作相适应的环境,以确保满足以下条件:对进入存在质量、安全和保密风险的区域进行控制;应保护医疗信息、患者样品、实验室资源,防止未授权访问和使用;应配备合理的设施,如能源、照明、通风、噪声、供水、废物处理和环境条件,以保证检验的正确实施;实验室内的通信系统与实验室的规模、复杂性相适应,以确保信息的有效传输;提供安全设施和设备,并定期验证其功能。

2. 储存设施 储存空间和条件应确保样品材料、文件、设备、试剂、耗材、记录、结果和其他影响检验结果质量的物品的持续完整性。为防止交叉污染,应对检验过程中可能相互影响的临床样品和材料隔离储存。危险品的储存和处置设施应与物品的危险性相适应,应符合实验室安全的相关规定。

3. **患者样品采集设施** 患者样品采集设施应有隔开的接待/等候区和采集区。设置设施时应考虑患者的隐私、舒适度及需求(如残疾人通道,盥洗设施),以及在采集期间安排适当陪伴人员(如监护人或翻译)进行陪同。执行患者样品采集的设施应保证样品采集方式不会使检验结果失效或对检验质量有不利影响。样品采集设施应配备并维护适当的急救物品及药品,以满足患者和员工在急救情况下的需求。

4. **设施维护和环境条件** 实验室应保持设施功能正常、状态可靠。工作区应洁净并保持良好状态。

当环境条件可能影响样品和物资储存、检验结果质量、员工健康和实验室安全时,实验室应监测、控制和记录这些环境条件。应关注与开展活动相适宜的光、无菌、灰尘、有毒有害气体、电磁干扰、辐射、湿度、电力供应、温度、声音、振动水平和工作流程等条件,以确保这些因素不会产生危害、使结果无效或对所要求的检验质量产生不利影响。

相邻实验室部门之间如有不相容的业务活动,应有效分隔。在检验过程中可能产生危害,或不隔离可能影响其他工作时,应制定措施进行隔离以防止交叉污染。实验室应为员工提供安静和不受干扰的工作环境。

（二）仪器设备

实验室应制定设备管理程序。应配备其提供服务所需的全部设备(包括样品采集、样品准备、样品处理、检验和储存等)。如需要使用非永久控制的设备(如租用设备或在相关或移动设施中由实验室授权的其他人员使用的设备),实验室管理层也应确保符合质量管理体系的要求。必要时,应更换设备,以确保检验结果质量。设备应始终由经过培训的授权人员操作。设备使用、安全和维护的最新说明,包括由设备制造商提供的相关手册和使用指南,应便于获取。应制定设备安全操作、运输、储存、使用和维护的标准化操作规程,以防止设备污染或损坏。

1. **设备校准和计量学溯源** 应制定检测设备和计量设备的标准化操作规程,对直接或间接影响检验结果的设备进行校准或检定。计量学溯源性应追溯至可获得的较高计量学级别的参考物质或参考程序。追溯至高级别参考物质或参考程序的校准溯源文件可以由检验系统的制造商提供。只要使用未经过修改的制造商检验系统和校准程序,该份文件即可接受。

当计量学溯源不可能实现或不适用时,应用其他方式提供结果的可信度,包括但不限于以下方法:使用有证标准物质;经另一具有计量溯源性的程序检验或校准,或与其比对;使用明确建立、规定、确定了特性的并由各方协商一致的协议标准或方法。

2. **设备维护与维修** 应制定设备维护保养的标准化操作规程,该程序至少应遵循制造商说明书的要求。

应确保设备维护处于安全的工作条件和工作顺序状态,维护过程应包括检查电气安全、使用紧急停机装置(如有),以及由授权人员安全操作和处理化学品、放射性物质和生物材料。对设备的维护至少应使用制造商的计划和/或说明书。当发现设备故障时,应停止使用并清晰标识。应确保故障设备已经修复并验证,表明其满足规定的可接受标准后方可使用。应检查设备故障之前检验的影响,并采取应急措施或纠正措施。当设备脱离实验室的直接控制时,应保证在其返回实验室使用之前验证其性能。

（三）试剂和耗材

实验室应制定相应的管理程序,用于试剂和耗材的接收、储存、验收和库存管理等全过程。实验室应确保接收地点具备充分的储存和处理能力,以保证购买的试剂和耗材不会损坏或变质。应进行外观验收并按制造商的说明储存。

每当试剂盒的试剂组分或试验过程改变,或使用新批号或新货运号的试剂盒之前,应进行性能验证。影响检验质量的耗材应在使用前进行性能验证。试剂的验证可采用试用、平行试验、留样再测、检测质控品等方式进行，耗材和物品的验证可采用评估试用效果的方式进行，应保存验证记录。验证合格后的试剂和耗材方可使用。除了常规的单抗需要使用前验证外，实验室自制的单抗鸡尾酒式混合试剂也应进行性能验证，以保证其与单个的试剂性能一致。

（四）室内质量控制

实验室应制定室内质量控制程序以保证实验达到预期的结果质量。实验室应使用与检验系统响应方式尽可能接近患者样品的质控物，以减小基质效应的影响。只要可能，尽量选择临床决定值水平与其值接近的质控物浓度，以保证决定值的有效性。应考虑使用独立的第三方质控物，作为试剂或仪器制造商提供的质控物的替代或补充。应确定每项检验的质控频率，质控频率应基于检验程序的稳定性和错误结果对患者危害的风险而确定。

对于定性分析，例如白血病/淋巴瘤免疫分型，可评估患者样本中残留的正常细胞群的阴性和阳性抗原表达情况，每检测日均应评估。然而一些罕见的表型，如 CD1a、CD30、CD103 等，通常在日常检测中不易检出，应至少每 6 个月进行一次这些抗原的检测系统有效性验证，如检测已知的表达此类抗原的样本或传代细胞系等。一些组织，例如 CAP 每 6 个月会组织一次稀有抗原检测系统的有效性验证，可作为替代方案。

对于定量分析，在患者检测时或仪器重新启动后，每次至少分析两个水平的阳性细胞对照，以验证试剂、制备方法、染色程序和仪器等检测系统的性能。临床常见定量分析包括淋巴细胞亚群计数和 CD34$^+$ 细胞计数等。选择质控品浓度应是或接近医学临床决策水平。例如，HIV 感染的个体 CD4$^+$ 淋巴计数低至 200 个细胞/μl 时，或准备进行外周血干细胞采集的个体外周血中 CD34$^+$ 干细胞为 5~20 个细胞/μL 时。

当无法获得商品化质控品时，实验室可以用患者样本自制质控品，或者采取替代程序。替代程序可以包括用另一种方法或另一个实验室进行的样品平行检测；对以前检测过的患者标本进行两份检测；对患者标本进行两份检测；或由实验室主任批准的其他规定流程等。

实验室应制定室内质量控制程序，以防止在质控失控时发出患者结果。当违反质控规则并提示检验结果可能有明显临床错误时，应拒绝接受患者样品的检验结果，并在纠正失控并验证性能合格后重新检验患者样品。还应评估最近一次成功质控活动之后到失控之前，其间患者样品的检验结果是否受到影响。

实验室应每月总结质控数据，以发现可能提示的检验系统问题，以及检验性能变化趋势。发现此类趋势时应采取预防措施并记录。尽量采用统计学和非统计学过程控制技术连续监测检验系统的性能。

（五）实验室间比对

实验室应参加适合于所开设流式项目和结果解释的实验室间比对计划，如外部质量评价计划 EQA（external quality assessment，EQA）或能力验证计划 PT（proficiency testing，PT）。实验室应监控实验室间比对计划的结果，当不符合预定的评价标准时，应查找原因并实施纠正措施。

对于没有实验室间比对计划的项目，实验室应建立室间比对管理程序，与其他实验室（同等级）分隔样本进行检测，并根据合适的标准评价检测结果。该程序应至少包括职责规定、参加说明，以及实验室所采用的实验室间比对计划的全部评价标准。实验室选择的室间比对计划应尽量提供接近临床实际的、模拟患者样品的比对试验，具有检查包括检验前和检验后程序的全部检验过程的功用（可能时）。

实验室应按日常处理患者样品的方式处理 PT、EQA 或者室间比对样品，由常规检验患者样品的人员用检验患者样品的相同程序进行检验。在提交实验室间比对数据日期之前，不应与其他参加者互通数据，不应将比对样品转至其他实验室进行确认检验。

实验室应在收到成绩回报后，尽快评价在参加实验室间比对中的表现，并与相应专业组的人员讨论。当实验室间比对结果未达到预定标准（即存在不符合）时，相应专业组员工应参与实施并记录纠正措施，应监控纠正措施的有效性。如显示出存在潜在不符合的趋势，应采取预防措施。

实验室还应对检测同一项目的不同检验方法、设备和人员之间进行定期比对，确保检验结果的可比性。在测量结果可溯源至同一标准的特定情况下，如使用的校准物相同或可互换，则认为结果具有计量学可比性。应整理、记录比对的结果，不合格或存在趋势性风险时，迅速采取措施，并保存实施措施的记录。

三、检验后

检验后的质量控制是为了提供准确可靠的检验结果，通过对患者一系列检验结果的系统性评审以及与临床的充分沟通，评价检验结果与被检验者相关临床信息的符合性；建立有效的检验后样品和与样品相关的废弃物管理程序减少其危险性，避免人员伤害。

实验室应制定检验结果的评审程序，确保检验结果在审核者发布前得到复核，适当时，应对照室内质控、可利用的临床信息及以前的检验结果进行评估。如使用检验结果的自动审核程序，应制定审核标准、批准权限并文件化。目前已有较多人工智能辅助审核血液肿瘤免疫分型报告或微小残留病灶检测等报道，在大数据时代，其应用将会越来越广泛。

实验室应制定检验后样品和废弃物管理程序，对已检临床样品进行识别、收集、保留、检索、访问、储存、维护和安全处置。根据样品的性状、检验和任何适用的要求，规定已检临床样品保留的时限。出于法律责任考虑，某些类型的程序（如组织学检验、基因检验、儿科检验等）可能要求对某些样品保留更长的时间。例如用于评估血液淋巴肿瘤、PNH 和先天性免疫缺陷的流式细胞术数据应至少保留 10 年，常规淋巴细胞亚群和 CD34$^+$ 计数数据保留至少两年。

实验室应确保每一项检验结果准确、清晰、明确，并依据检验程序的特定说明和要求进行报告。对可能影响检验结果的样品质量的评估，有影响时应进行备注；按样品接受 / 拒收标准得出的样品适宜性的评估，如接受了不合格样品，应进行备注；

报告中应包括但不限于以下内容：清晰明确的检验项目名称，适当时，还包括检验程序；本实验室的名称；由受委托实验室完成的检验应进行备注；每页都有患者的识别；检验申请者姓名或其他唯一识别号和申请者的详细联系信息；原始样品采集的日期和时间；原始样品类型；测量程序（适当时）；生物参考区间、临床决定值，或支持临床决定值的直方图 / 散点图等，适用时；结果解释（客户需要时）；其他警示性或解释性的备注信息（例如：可能影响检验结果的原始样品的品质或量、受委托实验室的结果 / 解释、使用研发中的程序）；作为研发计划的一部分而开展的，尚无明确的测量性能声明的检验项目识别，这些检验应进行备注；检验者和审核者的签名；报告及发布的日期和时间；不止一页时，需注明页数和总页数（例如：第 1 页共 2 页）。

免疫分型报告应包括有关异常细胞的免疫表型的信息、必要的流式分析图以及评论，不能仅报告异常细胞的各个 CD 分子的阳性百分比。对于罕见群体的流式细胞术检测，如 MRD 或 PNH 检测，其报告中应包括方法的检测下限。在对细胞数较少的样品进行检测时，可能无法收集到达到实验室验证的检测下限所需的细胞数。在这种情况下（特别是当结果为阴性时），实验室应在诊断报告中明确说明样本细胞量少可能降低了分析灵敏度。

实验室应建立报告修改程序，当原始报告被修改后，应将修改后的报告在备注栏清晰地标记为修订版，并包括参照原报告的日期和患者识别；立即通知使用者以知晓报告的修改；修改记录可显示修改时间和日期，以及修改人的姓名；修改后，记录中仍保留原始报告的条目和内容。已用于临床决策且被修改过的结果应保留在后续的累积报告中，并清晰标记为已修改。

（吴士及）

第三节　临床应用概述

流式细胞术可快速、准确地检测细胞膜、细胞质或细胞核抗原,根据抗原的表达特点、表达量,可判断细胞的性质和比例,从而起到监测免疫状态、诊断疾病、评价疗效及指导预后的作用(表 4-3-1)。根据流式细胞术在临床应用的特点,可以分为:

表 4-3-1　流式细胞术常见临床检测项目及简要意义

项目名称	临床意义
淋巴细胞亚群及其精细分型	监测人体免疫功能状态;对感染性疾病、血液病、自身免疫性疾病的鉴别、疗效评估以及预后判定有一定价值
HLA-DR 检测	判断 T 细胞活化状态;根据单核细胞 HLA-DR 表达水平判断免疫状态
呼吸爆发测定	可提示患者中性粒细胞吞噬或氧化功能是否正常、异常或缺陷
CD64 检测	感染性疾病的诊断及鉴别诊断
嗜碱性粒细胞活化实验	辅助 I 型超敏反应的临床诊断
细胞因子检测	监测体内 T 细胞免疫功能,帮助感染鉴别
细胞功能检测	反映机体免疫功能状态,同时还用于监测肿瘤、免疫缺陷病等疾病的诊断和预后
血液病免疫分型	白血病的诊断与分型、治疗方案选择与预后判断等
PNH 流式检测	PNH 的诊断;贫血疾病筛查;再生障碍性贫血与骨髓增生异常综合征的 PNH 克隆鉴定
HLA-B27 检测	强直性脊柱炎辅助诊断
抗血小板抗体	血小板质量的判断、血小板无力症、巨血小板综合征的诊断等
MRD 监测	血液病疗效、预后及是否复发进行评估
干细胞移植	用于动员效果、单采质量、移植时间评估
精子碎片测定	评价男性精子质量和生育力的指标

1. **免疫功能评价**　流式细胞仪通过检测 TBNK 淋巴细胞亚群及其精细分型,可评估细胞免疫和体液免疫细胞数量,反映当前的免疫状态,并可根据免疫细胞的变化特点,对感染性疾病、自身免疫性疾病以及肿瘤等疾病有一定的提示作用;通过 HLA-DR 表达水平可判断 T 细胞的体内活化状态,通过佛波酯(PMA)和离子霉素(Ionomycin)体外刺激 T 细胞可确认其功能,通过检测 T 细胞表面 CD40L 可确认辅助 B 细胞成熟的能力。

流式细胞术还可通过二氢罗丹明的氧化测定中性粒细胞内的 ROS 水平,反映中性粒细胞的呼吸爆发功能;感染早期,中性粒细胞表达 CD64 明显上调,根据这个特点检测中性粒细胞 CD64 的变化,可作为细菌感染的早期诊断指标。

流式细胞术分析嗜碱性粒细胞活化实验(basophil activation test,BAT)成为过敏性疾病体外诊断最重要的试验之一。CD63 是嗜碱性粒细胞组胺颗粒囊泡膜表面的重要标志,当嗜碱性粒细胞活化并释放出颗粒时,囊泡膜融入细胞膜,CD63 分子转移到细胞膜表面,为 FCM 检测活化脱颗粒嗜碱性粒细胞提供了基础。CD203c 是嗜碱性粒细胞特异性的标志,在嗜碱性粒细胞活化时表达升高,因此也成为 FCM 分析嗜碱性粒细胞的重要指标。通过检测 CD203c 和 CD63 共表达的嗜碱性粒细胞,从而判断嗜碱性粒细胞的活化程度。

在不同的病原体(病毒、细菌、真菌)感染时,免疫系统为了应对感染,各类细胞因子(如 IFN-α、IL-1β、

IL-4、IL-5、IL-8、IL-6、IL-10、TNF-α、IL-17、IFN-γ 等)会出现不同的变化,根据这些变化特征,有助于临床鉴别感染类型以及判断当前感染免疫所处的阶段。

2. 疾病诊断及辅助诊断 结合造血细胞系列特异性标记、原始到成熟不同阶段的分化标记等特征,可实现对造血系统疾病良恶性的判断,以及对急性白血病的系别划分、对淋巴瘤的亚型辅助诊断。因此,在血液病诊断中,免疫分型作用不可或缺;同样,流式检测 CD55 和 CD59 已成为诊断阵发性睡眠性血红蛋白尿症(PNH)的"金标准";HLA-B27 与强直性脊柱炎有很高的相关性,运用流式对 HLA-B27 进行检测帮助诊断强直性脊柱炎;检测血小板相关抗体,对诊断血小板无力症、巨血小板综合征及特发性血小板减少症很有帮助。

3. 疗效及预后评估 监测移植患者淋巴细胞亚群变化,可对患者免疫状态进行判断及预后评估;对恶性血液病治疗后进行微小残留病灶(MRD)的监测,辅助临床判断治疗效果及预后评估;肿瘤细胞表达的某些抗原跟预后密切相关,因此,有针对性检测这些标记,从而帮助判断疾病的预后,比如慢性淋巴细胞白血病(CLL)的异常淋巴细胞表达 CD38 提示预后不良。

4. 干细胞移植前评估 通过检测外周血 CD34$^+$ 干细胞的数量,可评估动员的效果及辅助临床制订单采计划;检测单采物中造血干细胞数量,可用于单采量的精确计算及移植时间评估。

5. 优生优育的运用 精子发生 DNA 碎片化是造成不育和反复流产的原因之一,检测男性精子细胞 DNA 的完整性,可评价男性精子质量,预测生育能力。

(陈炜烨)

参考文献

1. Clinical and Laboratory Standards Institute (CLSI). Clinical Flow Cytometric Analysis of Neoplastic Hematolymphoid Cells: Approved Guideline—Second Edition. CLSI document H43-A2. Wayne, PA: CLSI, 2007.

2. Kalina T, Flores-Montero J, van der Velden VH, et al. EuroFlow Consortium (EU-FP6, LSHB-CT-2006-018708). EuroFlow standardization of flow cytometer instrument settings and immunophenotyping protocols. Leukemia, 2012, 26 (9): 1986-2010.

3. Davis BH, Holden JT, Bene MC, et al. Bethesda International Consensus recommendations on the flow cytometric immunophenotypic analysis of hematolymphoid neoplasia: medical indications. Cytometry B Clin Cytom, 2007, 72 (Suppl 1): S5-S13.

4. Wood BL, Arroz M, Barnett D, et al. Bethesda International Consensus recommendations on the immunophenotypic analysis of hematolymphoid neoplasia by flow cytometry: optimal reagents and reporting for the flow cytometric diagnosis of hematopoietic neoplasia. Cytometry B Clin Cytom, 2007, 72 (Suppl 1): S14-S22.

5. Maecker HT, Trotter J. Flow cytometry controls, instrument setup, and the determination of positivity. Cytometry A, 2006, 69 (9): 1037-1042.

6. Hulspas R, O'Gorman MR, Wood BL, et al. Considerations for the control of background fluorescence in clinical flow cytometry. Cytometry B Clin Cytom, 2009, 76 (6): 355-364.

7. Maecker HT, Frey T, Nomura LE, et al. Selecting fluorochrome conjugates for maximum sensitivity. Cytometry A, 2004, 62 (2): 169-173.

8. Sędek Ł, Flores-Montero J, van der Sluijs A, et al. Impact of Pre-Analytical and Analytical Variables Associated with Sample Preparation on Flow Cytometric Stainings Obtained with EuroFlow Panels. Cancers (Basel), 2022, 14 (3): 473.

9. Andersen MN, Al-Karradi SN, Kragstrup TW, et al. Elimination of erroneous results in flow cytometry caused by antibody binding to Fc receptors on human monocytes and macrophages. Cytometry A, 2016, 89 (11): 1001-1009.

10. Andersen MN, Skovbo A, Petersen CC, et al. Application Settings versus Fixed Photomultiplier Tube Voltages for Optimal Cytometer Stability over Time, and Effect on Reusing a Compensation Matrix. Cytometry A, 2020, 97 (9): 965-974.

11. 中国免疫学会血液免疫分会临床流式细胞术学组. CD34 阳性细胞绝对计数的流式细胞术测定指南. 中华血液学杂志, 2015, 36 (007): 539-546.

12. 中华人民共和国卫生部. 流式细胞术检测外周血淋巴细胞亚群指南: WS/T 360—2011, 2011.

13. Sutherland DR, Illingworth A, Marinov I, et al. ICCS/ESCCA consensus guidelines to detect GPI-deficient cells in paroxysmal nocturnal hemoglobinuria (PNH) and related disorders part 2-reagent selection and assay optimization for high sensitivity testing. Clin Cytom, 2018, 94 (1): 23-48.

14. Linskens E, Diks AM, Neirinck J, et al. Improved Standardization of Flow Cytometry Diagnostic Screening of Primary Immunodeficiency by Software-Based Automated Gating. Front Immunol, 2020, 11: 584646.

15. 周丽娜, 苗林子, 龚岩, 等. 人工智能辅助多参数流式细胞术诊断儿童急性 B 淋巴细胞白血病微小残留病. 中华检验医学杂志, 2020, 43 (12): 9.

16. 中国儿童免疫与健康联盟免疫评估工作组, 中国医师协会儿科医师分会风湿免疫专委会, 中国医师协会儿科医师分会儿童过敏专委会, 等. 流式细胞术分析外周血淋巴细胞亚群在儿科的临床应用专家共识 (2019 版). 中华儿科杂志, 2019, 57 (6): 424-428.

17. Jong ED, Lange DW, Beishuizen A, et al. Neutrophil CD64 expression as a longitudinal biomarker for severe disease and acute infection in critically ill patients. Int J Lab Hematol, 2016, 38 (5): 576-584.

18. 徐翀, 王小蕊, 蒋黎敏, 等. 流式细胞术分析户尘螨致敏的嗜碱性粒细胞活化试验及其临床意义. 检验医学, 2007 (3): 245-250.

19. Swerdlow SH, Campo E, Harris NL, et al. WHO Classification of Tumours of Haematopoietic and Lymphoid Tissues (Revised 4th edition). IARC: Lyon, 2017.

20. Aneel P, Fabio M, Asher CK. CD38 as a multifaceted immunotherapeutic target in CLL. Leuk Lymphoma, 2022, 63 (10): 2265-2275.

21. Sandro C E, Armand Z, Robert MC, et al. Sperm DNA fragmentation testing: Summary evidence and clinical practice recommendations. Andrologia, 2021, 53 (2): e13874.

第二篇

流式细胞术在血液系统疾病
诊断中的应用

第五章

流式细胞术在良性血液系统疾病诊疗中的应用

第一节　造血干细胞计数

一、技术概述

造血干细胞移植是血液系统疾病的重要治疗手段之一,也常应用于自身免疫性疾病、某些实体肿瘤和基因缺陷疾病的治疗。在 HSCT 的过程中,CD34$^+$ 造血干细胞的数量,是决定 HSCT 是否可以执行、成功率是否高的关键。目前,异基因外周干细胞移植通常要求采集物 CD34$^+$ 细胞在 (2.5~11)×10^6/kg,在此范围内,CD34$^+$ 细胞数越多,中性粒细胞和血小板重建越快,但若 >11×10^6/kg 反而与高死亡率和高复发率相关。自体造血干细胞移植也要求将单个核细胞数 ≥5×10^8/kg 且 CD34$^+$ 细胞数 ≥2×10^6/kg,作为移植物采集成功的标准。

流式细胞术利用 CD34、CD45(加或不加死活染料)可快速、准确定量 CD34$^+$ 细胞,故广泛应用于移植物造血干祖细胞数量的检测及确定采集时机。

当然,造血干细胞计数,亦可用于区分再生障碍性贫血和骨髓增生异常肿瘤,在此不作赘述。

二、CD34$^+$ 造血干细胞流式检测标准方案

采集物样本,通常在临床采集外周造血干细胞时,已在分离时往管路中加入了 ACD 抗凝剂,故送检样本无需再加抗凝剂。

收到样本后,由于操作简单快速,建议院内检测尽量在 12 小时内完成,如需延后检测,建议在 24~48 小时内完成。

CD34 抗体和 CD45 抗体的选择,推荐参考中国免疫学会血液免疫分会临床流式细胞术学组《CD34 阳性细胞绝对计数的流式细胞术测定指南》,CD34 选择 PE 直接标记的抗 class Ⅲ 的抗体(如:Tuk3、HPCA2、BIRMA-K3、581);CD45 抗体选择广谱抗 CD45 抗体(如:anti-HLE-1、J33)。死活染料,可用 7-氨基放线菌 D(7-AAD),如 7-AAD 与已有抗体通道重叠,也可用商品化的活性胺染料。多数情况下,12 小时内的采集物样本由于细胞状态好,故无需用死活染料。放置时间较长或复苏的采集物,则有必要加用死活染料。

计数方法主要有单平台和双平台两种方法。为了减少多台仪器间的系统误差和室间变异,推荐首选单平台方法。

(一) 单平台方法

1. 有核细胞浓度调整　先用血细胞分析仪或者血细胞计数板对待检样本进行有核细胞计数,根据造血干细胞有核细胞的浓度,用磷酸盐缓冲液(PBS)将样本稀释到适当浓度。

2. 抗体及荧光微球选择　抗体可以选用商品化的 CD34 细胞计数试剂盒,也可以采用实验室自己组合的单抗(见前述),实验室自己组合的抗体需严格按照每个抗体的说明书操作或者实验室已确

定的最佳滴定浓度。荧光素尽量选择相互之间补偿较少的强荧光素。

商品化的绝对计数荧光微球,包括已知浓度的荧光微球悬液、含已知数量的荧光微球的绝对计数管。理论上两者结果应一致,但由于荧光微球悬液在实际操作上容易出现混合不均匀或吸取不均匀的现象,故优先选择绝对计数管。

3. 加样 由于是定量实验,所有标本和荧光微球的移液量都需要精确,所以推荐采用反向加样法,以保证加入的样本和已知浓度的定量微球准确;将 50μl 样本(采集物细胞浓度较高,建议在加样前进行稀释,多数情况下建议 10 倍稀释)和相应的抗体组合加入流式管混匀,避光孵育 15 分钟;如用的是包被有已知数量的荧光微球的绝对计数管,则用反向加样法准确地将 50μl 样本和相应的抗体组合加入其中。操作严格按照所用试剂操作说明书。

4. 裂解红细胞 抗体孵育完成后进行红细胞裂解,裂解红细胞的时间和方法按照所用溶血素说明书进行操作。采用含死活染料的方案时应选择不含固定剂的溶血素(如氯化铵红细胞裂解液)。裂解细胞后无需离心,直接加入 50μl 已知浓度的荧光微球悬液;若用的是包被有已知数量的荧光微球的绝对计数管则无需再加,亦无需离心洗涤以避免荧光微球的丢失。

5. 上机 处理好的标本立即上机检测,不能及时上机的应暂放在 4℃冰箱避光保存,并尽快上机检测。获取信号时,要注意阈值的设置,务必要保证微球全部显示,不丢失。

6. 计算 CD34$^+$ 细胞绝对计数 根据下述计算公式算出 CD34$^+$ 细胞绝对计数。

$$CD34^+ 细胞 /\mu l = \frac{获取 CD34^+ 细胞数}{获取微球数} \times \frac{每管含有微球数}{上机时样本体积} \times 稀释倍数$$

随着流式细胞仪的技术进步,目前有些仪器采用了可精确控制进样体积的注射泵来吸取样本,故单平台法还有一种实现方法,就是体积法。具体染色操作除了无需加荧光微球外,其余同微球法。

体积法计算公式:

$$CD34^+ 细胞 /\mu l = \frac{获取 CD34^+ 细胞数}{获取样本体积} \times 稀释倍数$$

用体积法定量的时候,务必注意所吸取的样本体积的准确性,故需定期对仪器进行校准,否则使用体积法存在很大风险。

(二) 双平台方法

双平台方法即分别用全血细胞仪检测有核细胞计数、流式细胞仪测 CD34$^+$ 细胞占有核细胞百分比,两者相乘,计算得出 CD34$^+$ 造血干细胞绝对数。样本前处理、染色、上机等步骤,与单平台法相同,唯一的优势是无需已知浓度的荧光微球悬液或包被有已知数量的荧光微球的绝对计数管,并且裂解红细胞后,允许洗涤,可能对细胞分群会有一定改善效果。当然,为了避免细胞丢失,仍建议采用免洗法。

双平台法计算 CD34$^+$ 细胞绝对数的公式与单平台法不同,更为简单,即:

$$CD34^+ 细胞 /\mu l = CD34^+ 细胞占有核细胞百分比 \times 有核细胞计数 \times 稀释倍数$$

(三) 流式检测设门方法

CD34$^+$ 造血干细胞绝对计数的设门方法有很多种,而其中最为常用的是血液病治疗与移植国际联合会(International Society of Hematotherapy and Graft Engineering, ISHAGE)方案。

ISHAGE 设门逻辑,参照 ISHAGE 原版设门,结合实际情况略作修改,使其顺序和门之间的关系更清晰(图 5-1-1):

1. 依次通过 Time/FSC 选择液流稳定区域、FSC-A/FSC-H 或 FS INT/FS PEAK 排除粘连体、FSC/SSC 去除凋亡细胞和碎片(如加了 7-AAD,可用 7-AAD/FSC 排除死细胞),最后通过 CD45/FSC 进一步排除 FSC 较大的碎片后,将门设为 Non-debris。

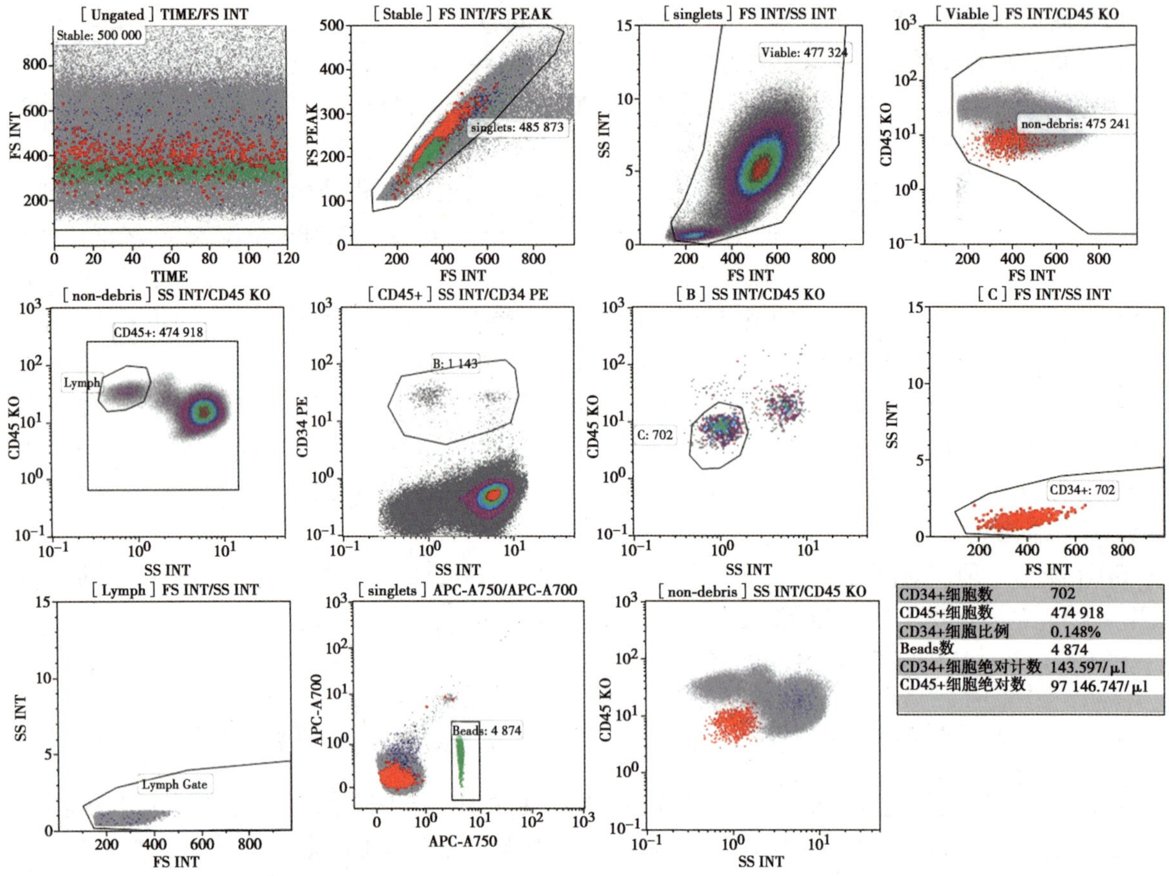

图 5-1-1　ISHAGE 设门图示例

2. Non-debris 门内事件,进一步在 CD45/SSC 散点图中圈选所有白细胞(CD45⁺ 门)和淋巴细胞(Lymph 门)。

3. CD45⁺ 门内事件,进一步在 CD34/SSC 散点图中,圈选 CD34⁺ 事件(B 门),此时,不管其 SSC 大小如何。

4. B 门内事件,进一步在 CD45/SSC 散点图上,圈选 CD45 弱、SSC 中等的细胞群(C 门)。

5. C 门内的事件,显示在 FSC/SSC 散点图,同时再绘制一个 FSC/SSC 散点图显示淋巴细胞,参照淋巴细胞在 FSC/SSC 散点图分布区域,圈选 FSC≥淋巴细胞且 SSC 与淋巴细胞相当的区域,即为 CD34⁺ 造血干细胞(CD34⁺ 门)。

6. 如果加了绝对计数微球,则根据使用的仪器配置不同,寻找微球群体最集中的散点图组合,将其圈出(本示例中为 APC-A700/APC-A750),设为 Beads 门。

7. 最后,在 CD45/SSC 散点图上,显示所有白细胞的颜色,确认不存在漏圈或多圈的现象。

8. 参考前述计算公式,可以计算出该患者的 CD34⁺ 造血干细胞绝对数(本批次瓶装绝对计数荧光微球浓度为 997 个 /μl,本次加了 50μl;样本吸取了 50μl,上机时终体积为 300μl,故稀释倍数为 6):

$$\frac{702}{4\,874} \times \frac{997 \times 50}{300} \times 6 = 143.597/\mu l$$

三、经典病例

患者男性,51 岁,因"确诊右睾丸弥漫大 B 细胞淋巴瘤(非生发中心型)4 年余"于 2022 年 11 月 27 日入院。既往经多个 R-CHOP 方案化疗和睾丸淋巴结引流区放疗,2022 年 8 月出现左侧额叶侵犯,遂予 4 次 R- 大剂量氨甲蝶呤 + 泽布替尼化疗,现无明显不适,为行自体造血干细胞移植而入院。

患者入院前事先以人粒细胞集落刺激因子皮下注射升白细胞,入院当日白细胞 43.45×10⁹/L,淋巴细胞 4.3%,中性粒细胞 82.7%,故停用该药物。

11 月 28 日,查全血 CD34⁺ 造血干细胞绝对数为 17.64 个 /μl(图 5-1-2,本次采用了双平台法,白细胞绝对数 44.10×10⁹/L,CD34⁺ 造血干细胞占白细胞比例为 0.040%),低于 20 个 /μl 的采集标准:

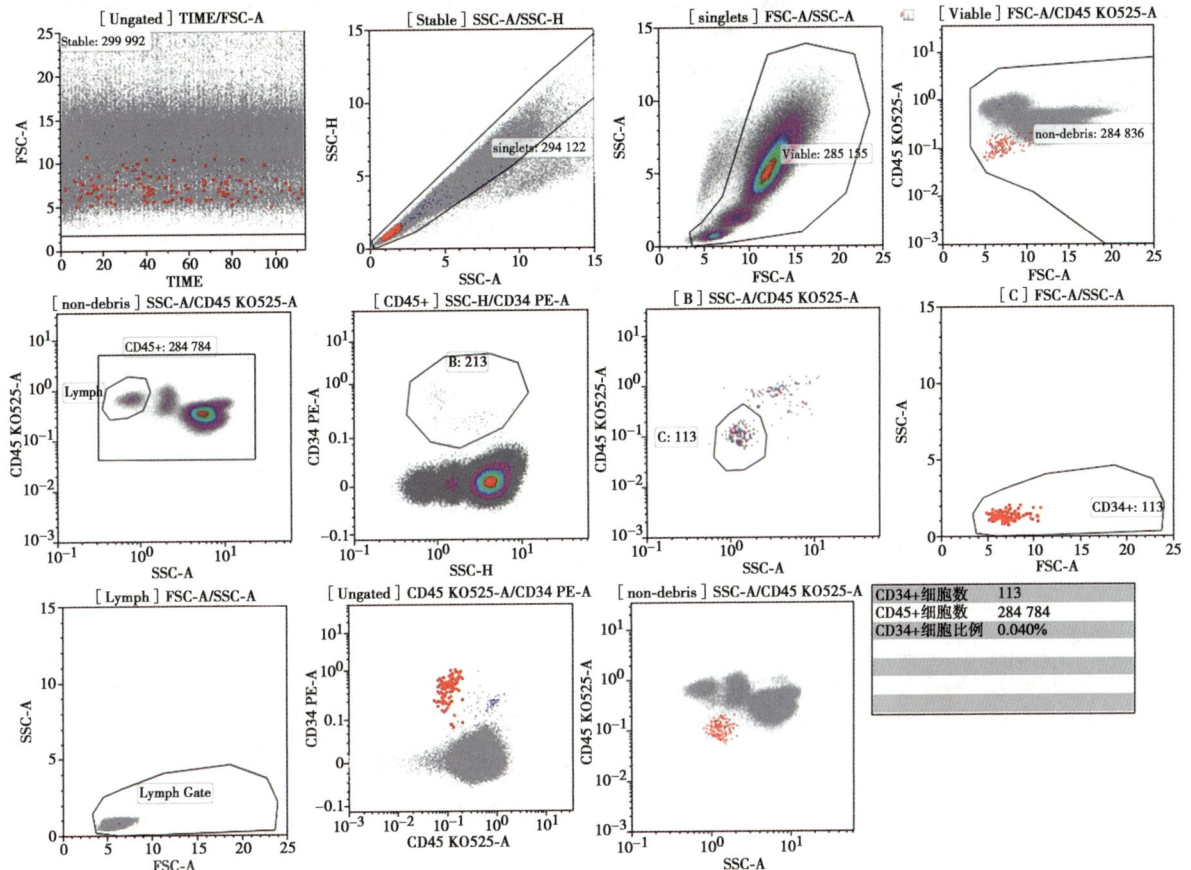

图 5-1-2　11 月 28 日全血 CD34⁺ 造血干细胞分析图

故临床于 11 月 28 日予以普乐沙福皮下注射 1 次动员造血干细胞入血。11 月 29 日予以复查全血 CD34⁺ 造血干细胞,全血 CD34⁺ 造血干细胞绝对数为 64.12 个 /μl(图 5-1-3,本次采用了双平台法,白细胞绝对数 52.13×10⁹/L,CD34⁺ 造血干细胞占白细胞比例为 0.123%),已达采集标准,故立即进行外周干细胞采集,采集物共 231ml,流式细胞术双平台法分析见白细胞绝对数 288.39×10⁹/L,CD34⁺ 造血干细胞占白细胞比例为 0.703%(图 5-1-4),CD34⁺ 造血干细胞绝对数为 2 027.38 个 /μl,可计算出本次采集物 CD34⁺ 造血干细胞总数为 4.68×10⁸ 个,结合患者体重 69.2kg,换算得到 6.76×10⁶ 个 /kg,另可算出单个核细胞绝对数为 9.63×10⁸ 个 /kg 符合回输标准。

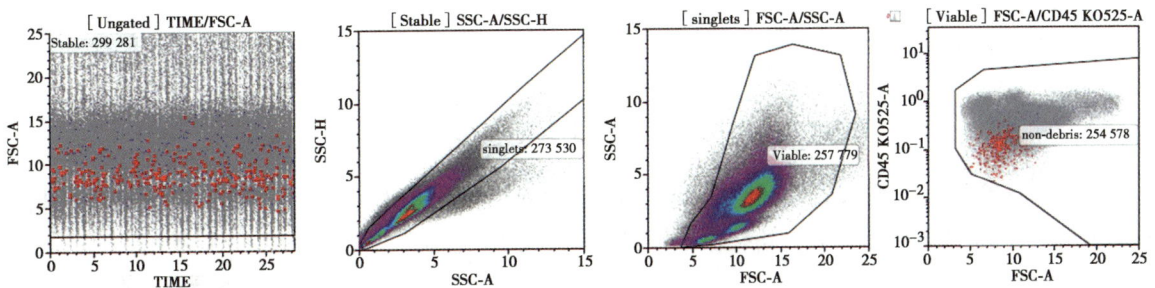

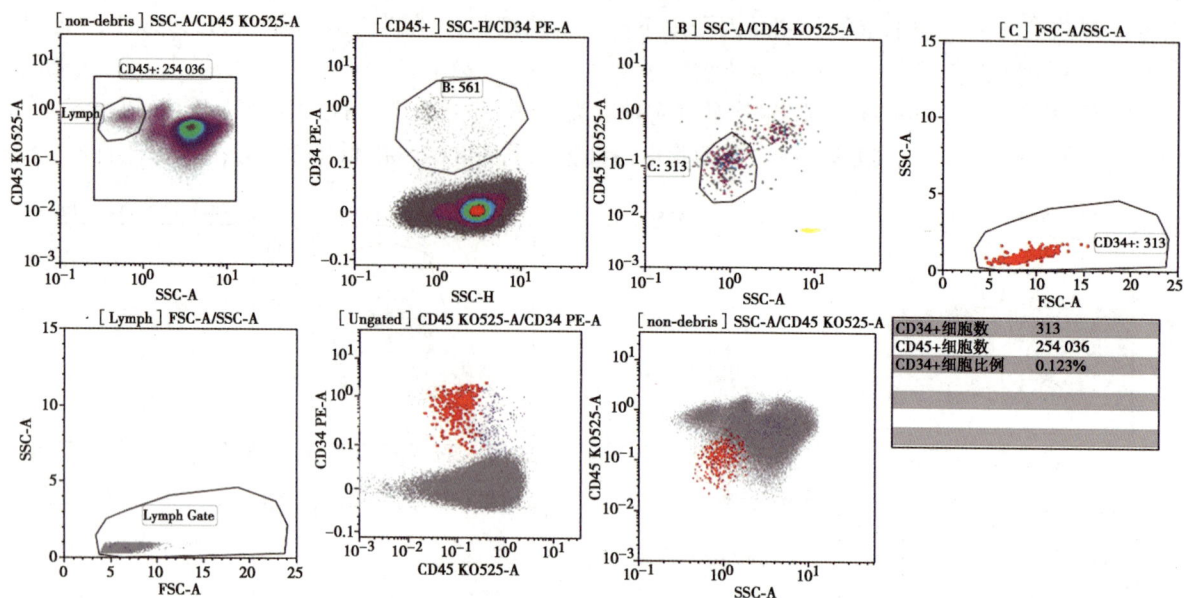

图 5-1-3　11 月 29 日全血 CD34⁺ 造血干细胞分析图

图 5-1-4　11 月 29 日采集物 CD34⁺ 造血干细胞分析图

　　从本例患者采集干细胞前、后的 **CD34⁺** 造血干细胞绝对数变化可知,绝对数对于临床的药物干预、采集效果判断、回输预后判断,均提供了极具价值的数据支撑。

(王　蕾　倪万茂)

第二节　阵发性睡眠性血红蛋白尿的流式诊断

一、疾病概述

阵发性睡眠性血红蛋白尿（paroxysmal nocturnal hemoglobinuria，PNH）是一种罕见病，原因是磷脂酰肌醇-N-乙酰葡糖胺转移酶亚单位-A（PIGA）基因发生获得性突变，导致白细胞和红细胞表面糖磷脂酰肌醇（GPI）相关蛋白部分缺乏或完全缺乏，无法阻止补体对细胞的攻击，导致补体介导的血管内溶血性贫血、溶血危象、静脉和动脉血栓形成、骨髓衰竭等。此外，再生障碍性贫血患者大部分伴有微小PNH克隆。

流式细胞术能快速、精确定量检测红细胞和中性粒细胞上GPI相关蛋白表达的微小克隆缺失，因此成为诊断PNH不可缺少的必需方法。

二、PNH的流式检测

（一）红细胞的PNH克隆检测

1. **方案**　既往CD55和CD59是PNH检测的标准方案，但在临床实践中，发现在自身免疫性血小板减少症、系统性红斑狼疮等自身免疫性疾病患者的红细胞中存在CD55表达减少现象，故CD55被逐渐从方案中排除出去。在目前红细胞高敏PNH克隆检测方案中，推荐CD235a-FITC和CD59-PE。

2. **染色步骤**

（1）优先选择EDTA抗凝全血，肝素和ACD抗凝亦可用。用磷酸盐缓冲液（PBS）对全血样品进行稀释（全血：PBS=1:100）。

（2）在流式管中加入CD235a-FITC和CD59-PE，接着加入100μl上一步稀释后的全血样本，瞬时离心后振荡混匀，室温避光孵育20分钟。

（3）因为本实验要检测的是红细胞，故不能裂解，只需直接加入2ml的PBS洗涤2次即可。

（4）去上清后，以适量PBS重悬，立即上机获取。阵发性睡眠性血红蛋白尿症流式细胞术检测中国专家共识（2021年版）指出，若重悬15分钟后获取，CD235a染色强度易出现降低，细胞易出现聚集。

3. **分析**　依次圈选液流稳定信号、FSC（Log）/SSC（Log）圈选红细胞区域、CD235a/CD59 PE去除非特异性信号，在CD235a/CD59散点图上，只有CD235a高表达的群体才是要用于分析的红细胞（C门），而那些CD235a降低或阴性的群体，即使出现CD59弱或阴性，也应视为非特异性信号，但这些信号应仅占少数，如大量信号出现，且与真正的红细胞无法分开，则必须进行重复并重悬后立即获取。最后在CD235a/CD59散点图上，红细胞的CD59表达可分成三个区域（图5-2-1）：

Ⅰ类细胞，CD59高表达，即CD59正常的红细胞，本例为99.751%。

Ⅱ类细胞，CD59弱表达，即CD59部分缺失的红细胞，本例为0.139%。

Ⅲ类细胞，CD59阴性，即CD59完全缺失的红细胞，本例为0.109%。

4. **室内质控**　由于PNH样本较罕见，故可将同一个健康人全血样本分两管染色（一管CD235a-FITC和CD59-PE染色，一管仅染CD235a FITC），两管1:1混合后，即可模拟存在50%Ⅰ类红细胞和50%Ⅲ类红细胞的阳性样本，并可借此定义出Ⅱ类红细胞门的上限和下限。

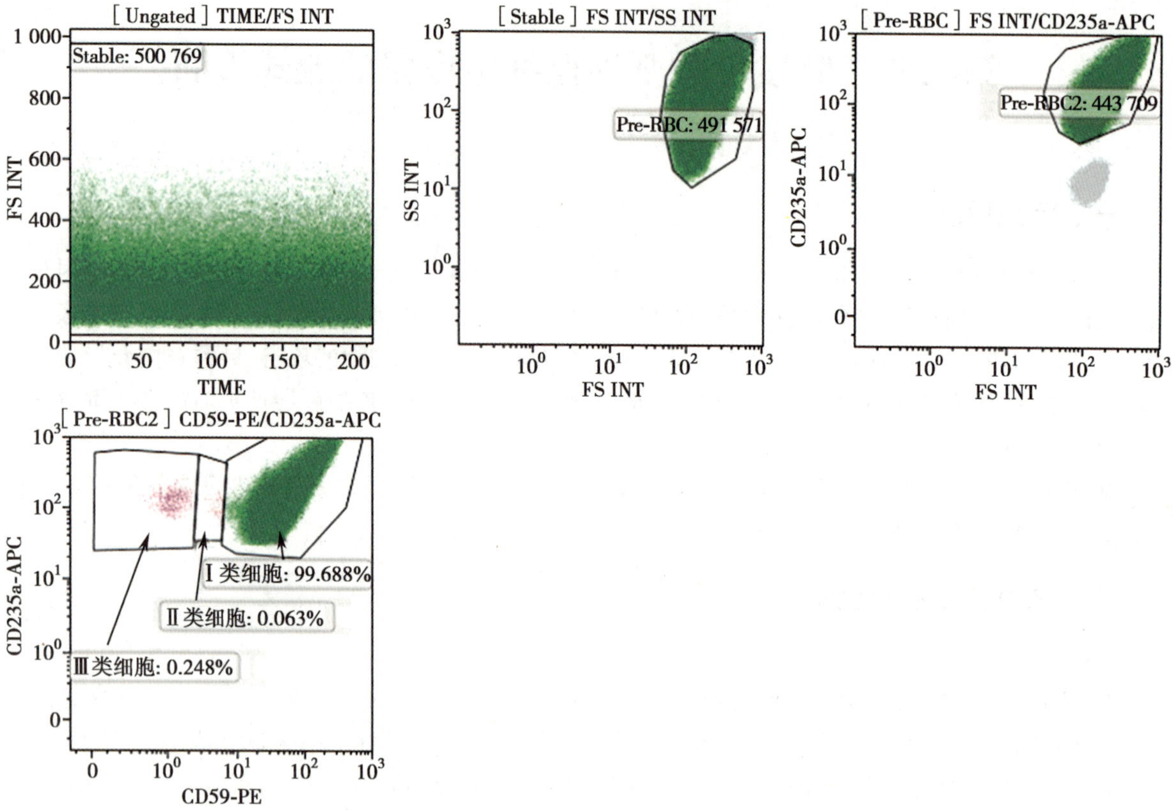

图 5-2-1　红细胞 PNH 克隆设门分析步骤(流式数据由东阳市人民医院　张龙一提供)

(二) 中性粒细胞和单核细胞的 PNH 克隆检测

1. 方案　与红细胞的方案类似,以前中性粒细胞和单核细胞也曾经用过 CD55、CD59 的方案,但同样发现在自身免疫性疾病中存在 PNH 克隆假阳性的现象。随着 FLAER(fluorescein-labeled proaerolysin)抗体的问世,这个问题得到了解决。故目前推荐的方案为 FLAER、CD24、CD14、CD15、CD64、CD45。

方案中的前三个抗体目的是评估 GPI 相关蛋白,ICCS/ESCCA 共识中建议可用单个 GPI 相关蛋白抗体 CD157 替换 CD24 和 CD14,能使方案减少一个抗体,即方案演变为 FLAER、CD157、CD15、CD64、CD45。方案中的后三个抗体,是为了准确圈出中性粒细胞和单核细胞,如在荧光素上有冲突,也可改为其他标记,例如 CD157、CD33、CD13 等,根据表达强度区分中性粒、单核。

2. 染色步骤

(1)在流式管中加入 FLAER、CD24、CD14、CD15、CD64、CD45 抗体,接着加入 100μl 全血样本,室温避光孵育 15 分钟。如患者白细胞数量少,需事先进行浓缩。

(2)加入 2ml 氯化铵 - 红细胞裂解液,室温避光作用 10 分钟。

(3)500g 离心 5 分钟,去上清。

(4)适量 PBS 重悬细胞团块,上机检测。

3. 分析　依次圈选液流稳定区域、排除粘连体、排除碎片、通过 FSC/SSC 圈选中性粒细胞区域(G 门)和单核细胞区域(M 门)。对于 G 门内事件,进一步通过 CD45/SSC、CD64/CD15 圈选 CD64$^{-/dim}$CD15^{++} 的中性粒细胞,进而通过 FLAER/CD24 分析 PNH 克隆(FLAER 和 CD24 双阴性);对 M 门内事件,进一步通过 CD45/SSC、CD64/CD15 圈选 CD64^{++}CD15$^{-/dim}$ 单核细胞,进而用 FLAER/CD14 分析 PNH 克隆(FLAER 和 CD14 双阴性),见图 5-2-2。

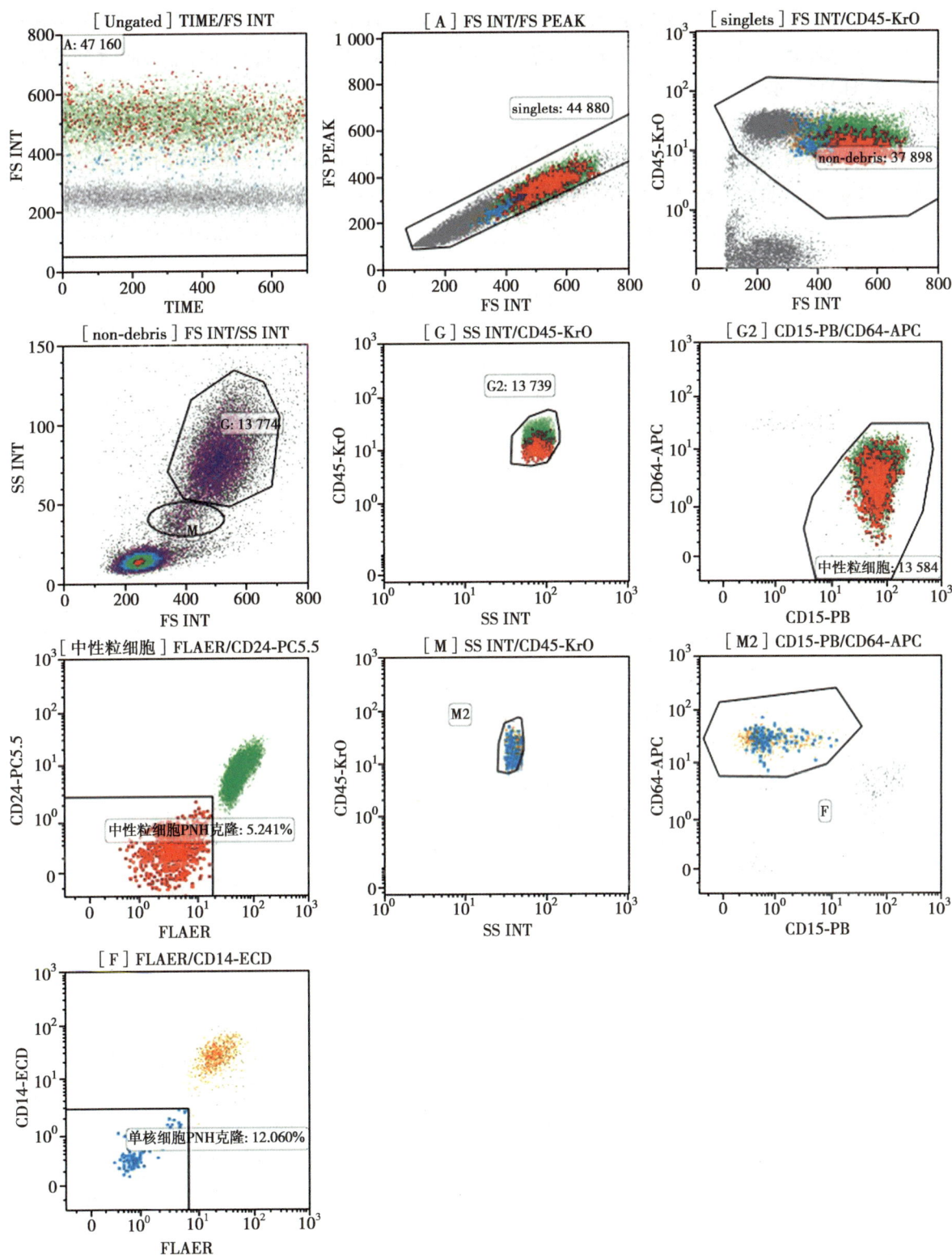

图 5-2-2　中性粒细胞和单核 PNH 克隆设门分析步骤（流式数据由东阳市人民医院　张龙一提供）

如用 CD157 替代 CD14 和 CD24，要必须和 FLAER 搭配成双参数图分析，只有包括 FLAER 在内的双阴性，才能算真正的 PNH 克隆。

4. 室内质控　取两根流式管，第一管加入所有抗体（CD45、CD15、CD64、FLAER、CD14 和 CD24

或 CD157），第二管仅加入中性粒细胞和单核细胞的设门抗体（CD45、CD15 和 CD64）。往两管中各加入 100μl 健康人全血，按本节染色步骤继续操作，最后上机前两者 1:1 混合，即可形成同时存在正常克隆和 PNH 克隆的室内质控样本。

（三）获取事件数和灵敏度

跟可检测残留病灶（MRD）一样，健康人或其他疾病状态不应该存在红细胞和白细胞的 PNH 克隆，故临床检测时，没有必要制定参考区间，而是需要关注灵敏度。

灵敏度，通常基于空白限（limit of blank，LOB）和检测限（limit of detection，LOD）制定，LOB 和 LOD 的评估和确定，参考一些国际认证机构的定义，通常是基于 25 例健康人样本检测结果，统计出（平均值 +1.645×标准差）作为 LOB，（平均值 +3×标准差）作为 LOD。高灵敏度 PNH 检测正常全血样本中 PNH 事件的背景，在红细胞群体中约 0.000 6% 的 Ⅲ 型细胞，在中性粒细胞中约 0.01% 的 PNH 克隆。如果正常全血样本中的值大大超过该值，则应查找原因。可编辑方法验证中使用的非 PNH 样本数据，以估计参考区间 30。请注意，定量下限（lower limit of quantification，LLOQ）定义为在可接受的准确度和精密度下能够可靠检测的最低浓度。对于流式细胞术，一般通过分析比例接近 LOB/LOD 的样本来确定 LLOQ。至少应检测 5 个水平，重复 3~5 次。如为简化起见，可直接用 50 个事件除以获取的有效事件数，得到 LLOQ。例如获取了 10 万个中性粒细胞，则中性粒细胞的 LLOQ 为 0.05%。

（四）报告推荐表达方式

报告 PNH 克隆的推荐使用如下表达方式：

1. 未发现 PNH 群体（PNH 克隆低于 LLOQ）。

2. 发现 PNH 克隆（PNH 克隆 >1%）。

3. 发现少量 PNH 克隆（PNH 克隆在 0.1%~1% 之间）。

4. 发现 GPI 缺陷的微量克隆（PNH 克隆 <0.1%）。

International PNH interest group（IPIG）将 PNH 分为三个亚型：

1. 经典 PNH 有血管内溶血的临床证据，存在大的中性粒细胞克隆，大多数红细胞为 Ⅲ 型红细胞。

2. 在其他骨髓疾病如 AA 和 MDS 背景下发生的 PNH。

3. 亚临床 PNH（PNH-sc） 只有少量或微量 PNH 克隆，且没有溶血或血栓形成的临床或实验室证据。

三、经典病例

患者男性，15 岁，因"面色苍白 1 周"于 2022 年 7 月 12 日入院。1 周前无明显诱因下出现面色苍白，嘴唇、甲床苍白，伴乏力，小便清，未见血便、肉眼血尿、巩膜黄染等。血常规示白细胞 $2.69×10^9$/L，血红蛋白 63g/L，血小板 $4×10^9$/L，骨髓常规示骨髓小粒呈空架状，有核细胞量明显减少，成熟淋巴细胞比例明显增高，考虑造血功能减低。故门诊拟"再生障碍性贫血"收住入院。

入院后查高敏 PNH 检测，可见红细胞存在少量 PNH 克隆（图 5-2-3，Ⅱ 类细胞 0.127%，Ⅲ 类细胞 0.109%），中性粒细胞、单核细胞均存在明显的 PNH 克隆（图 5-2-4，分别为 20.680% 和 21.056%）。在中性粒细胞和单核细胞设门上，这里展示的是另一种设门逻辑，与前述标准化方案略有不同，关键在于方案能否排除掉嗜酸性粒细胞、DC、嗜碱性粒细胞等干扰。

根据患者当前诊断"再生障碍性贫血"、存在 PNH 克隆，但未出现血管内溶血症状和体征，故可修正诊断为再生障碍性贫血伴 PNH 克隆。

8 月 26 日予以亲缘半相合造血干细胞输注。11 月 4 日复查高敏 PNH 检测，红细胞的 Ⅱ 类细胞变化不大，Ⅲ 类细胞明显减少（图 5-2-5，0.015%），中性粒细胞和单核细胞的 PNH 克隆完全消失（图 5-2-6）。PNH 克隆比例的变化，尤其是更新速度更快的中性粒细胞和单核细胞，可更早地反映治疗效果。

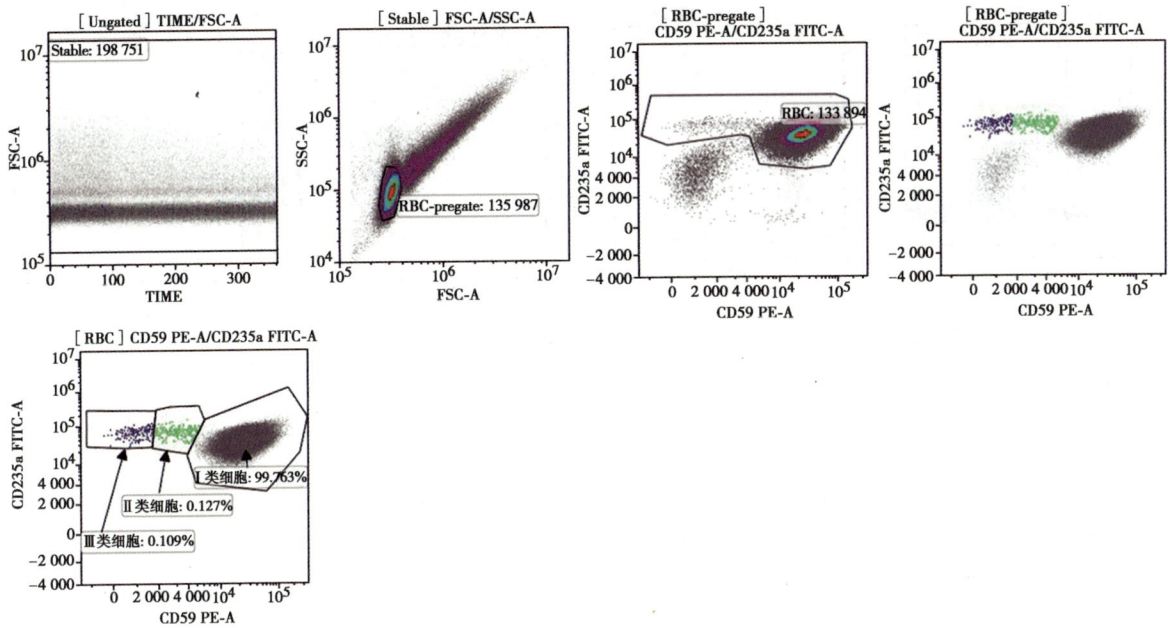

图 5-2-3　入院时的红细胞 PNH 克隆

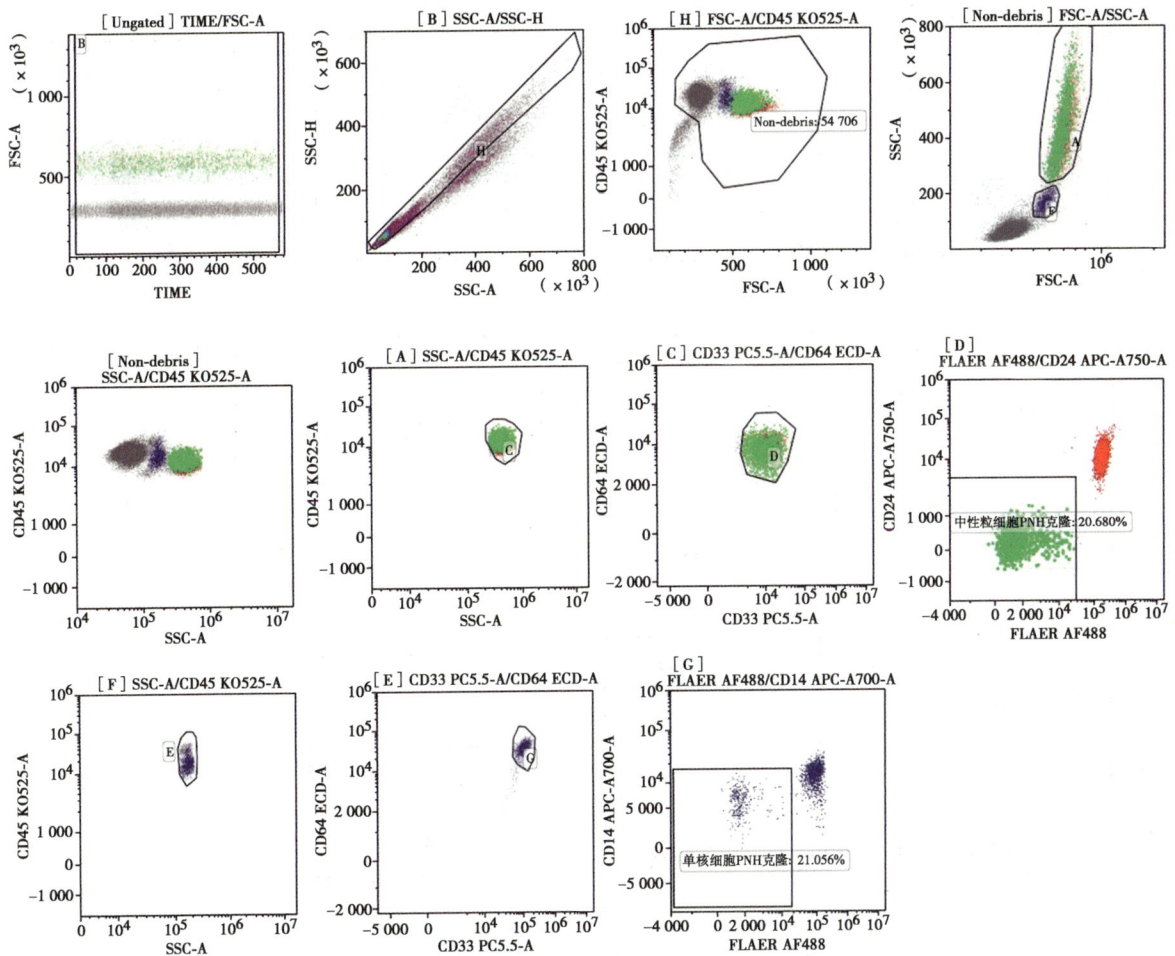

图 5-2-4　入院时的中性粒细胞和单核细胞 PNH 克隆

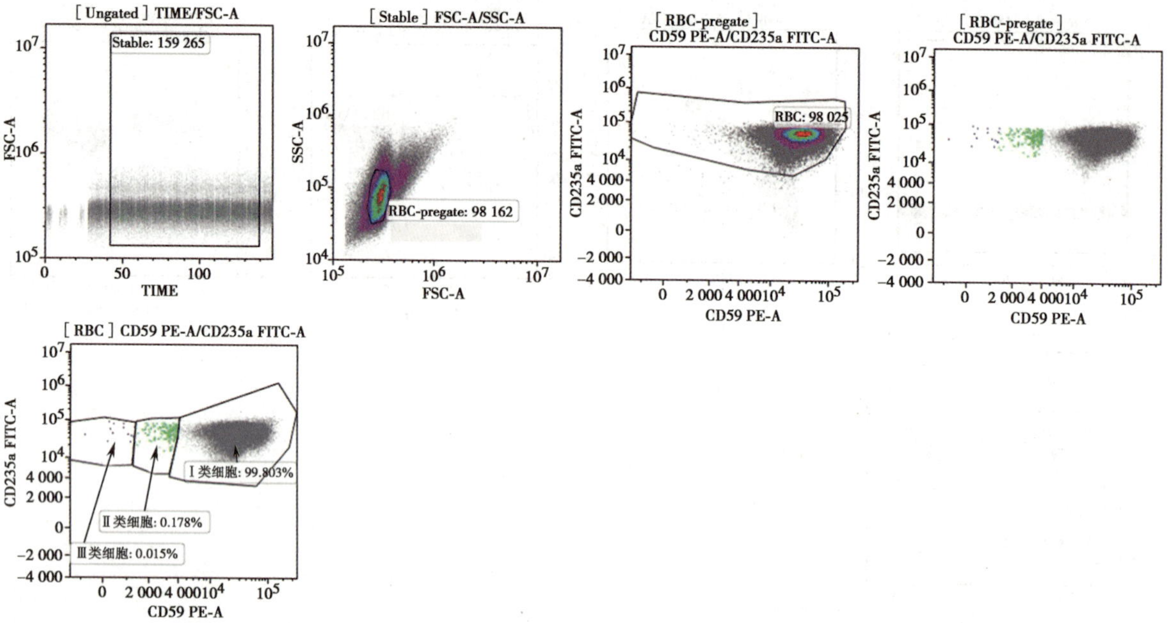

图 5-2-5　治疗后红细胞 PNH 克隆

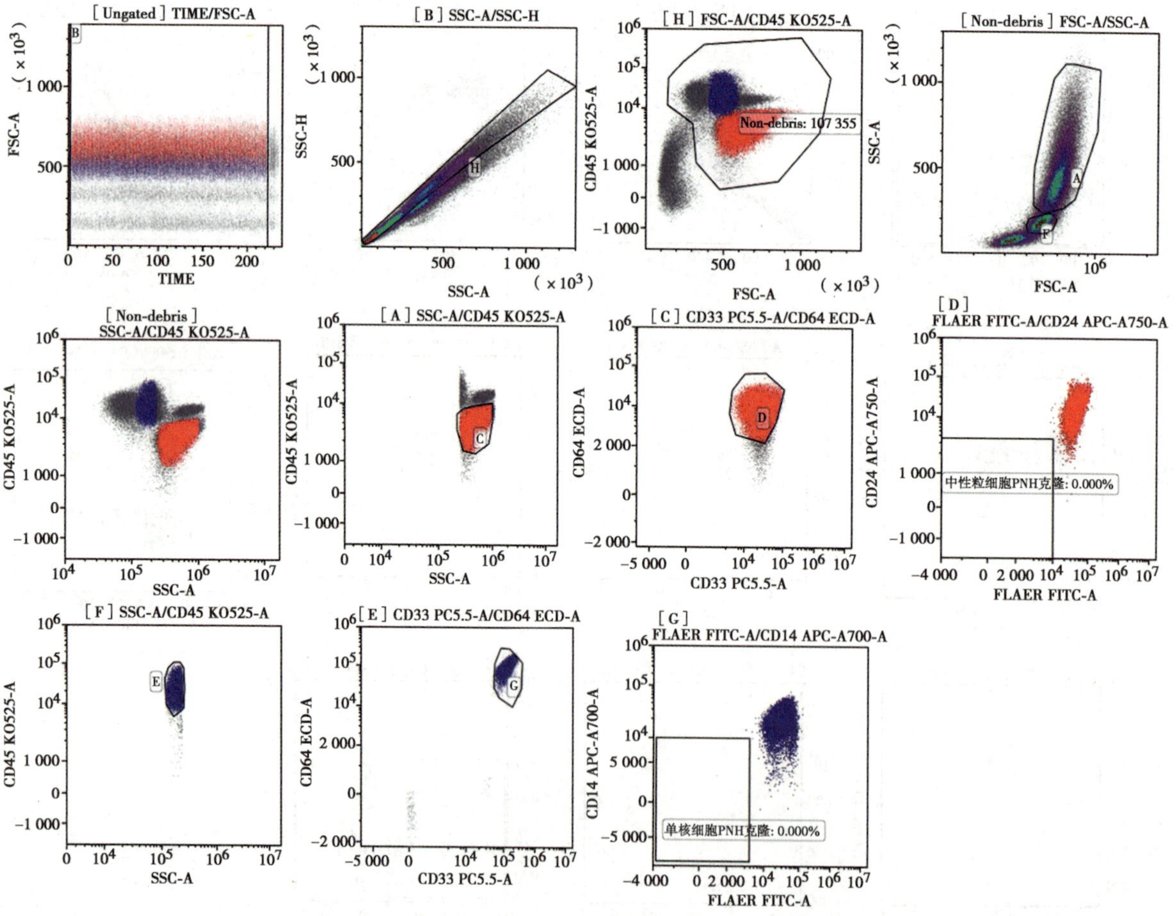

图 5-2-6　治疗后中性粒细胞和单核细胞 PNH 克隆

（倪万茂）

第三节　血小板疾病的流式检测

一、原发免疫性血小板减少症

(一) 疾病概述

原发免疫性血小板减少症(primary immune thrombocytopenia,ITP)是一种常见的获得性自身免疫性出血性疾病,以无明确诱因的孤立性外周血血小板计数减少为主要特征。ITP 的发病率为 1/10 000,60 岁以上老年人是高发群体,女性略高于同年龄组男性。该病临床表现变化较大,无症状血小板减少、皮肤黏膜出血、严重内脏出血、致命性颅内出血均可发生,与其血小板计数有关。ITP 的主要发病机制是机体对血小板自身抗原免疫耐受性丢失,导致体液和细胞免疫异常活化,共同介导血小板破坏加速和 / 或巨核细胞产生血小板不足。目前 ITP 的诊断除详细询问病史及细致体检主要是基于临床的排除法,需排除其他原因所致的血小板减少。

(二) 经典病例

患者陈某某,男性,59 岁。主因口腔血疱,双下肢瘀斑三天入院。当地就诊血常规示血小板极度低下。既往否认高血压、糖尿病病史,否认肝炎、结核等传染病史。查体,神清,双下肢皮肤散在出血点、瘀斑,周身浅表淋巴结未肿大,结膜无苍白,口唇无发绀,口腔散在血泡,其余体格检查和影像学检查均未见异常。血常规: WBC 7.5×10^9/L、Hb 130g/L、PLT 8×10^9/L。血涂片形态学检测:血小板减少,其余未见异常。骨髓象:骨髓增生活跃,粒系、红系比例稍高,巨核系轻度成熟障碍表现伴血小板减少(全片巨核细胞>100 只)。其他辅助检查:狼疮检查阴性;甲状腺功能检查阴性;ITP 检查(网织血小板 27.1%,GP Ⅰ b/ Ⅸ抗体阳性、GP Ⅰ b 抗体阴性、GP Ⅲ a 抗体阴性、GP Ⅱ b 抗体阴性、P- 选择素抗体阴性)。

🔎 **临床问题**

患者老年男性,根据病史和体格检查,以及血液和骨髓检查,排除其他继发性血小板减少症,初步考虑原发免疫性血小板减少症。

诊断思路和诊疗过程中相关的实验室检查:

患者老年男性,因口腔血泡,双下肢瘀斑就诊,血常规提示血小板极度低下,其他两系正常,凝血功能正常;血涂片形态学示血小板减少,其余未见异常(图 5-3-1);骨髓象中巨核系轻度成熟障碍表现伴血小板减少(图 5-3-2);网织血小板计数增高,GPIb 抗体阳性,通过完善其他的实验检查和影像学检查,排除其他继发性血小板减少症,诊断原发免疫性血小板减少症。

梳理相关知识点(疾病最新分类诊断标准、专家共识、流式细胞术在诊断和治疗监测中的作用)。

最新的 ITP 的诊断仍基于临床排除法,须除外其他原因所致血小板减少。除详细询问病史及细致体检外,其余诊断要点包括:

1. 至少连续 2 次血常规检查示血小板计数减少,外周血涂片镜检血细胞形态无明显异常。

2. 脾脏一般不增大。

3. 骨髓检查示 ITP 患者骨髓细胞形态学特点为巨核细胞增多或正常,伴成熟障碍。

4. 须排除其他继发性血小板减少症　自身免疫性疾病、甲状腺疾病、淋巴系统增殖性疾病、骨髓增生异常综合征(MDS)、再生障碍性贫血(AA)、各种恶性血液病、肿瘤浸润、慢性肝病、脾功能亢进、普通变异型免疫缺陷病(CVID)、感染、疫苗接种等所致继发性血小板减少;血小板消耗性减少;药物所致血小板减少;同种免疫性血小板减少;妊娠期血小板减少;先天性血小板减少及假性血小板减少等疾病。

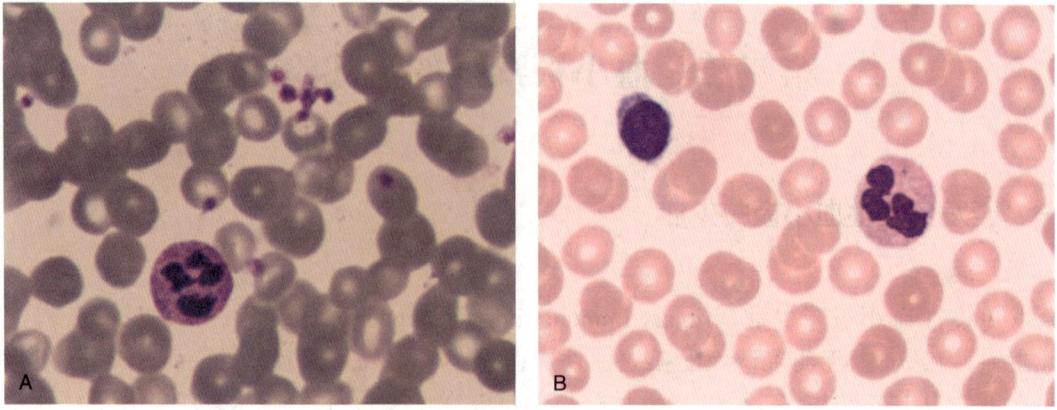

图 5-3-1　血涂片（瑞氏染色，×1 000）

A.正常对照；B.患者血涂片，血小板罕见

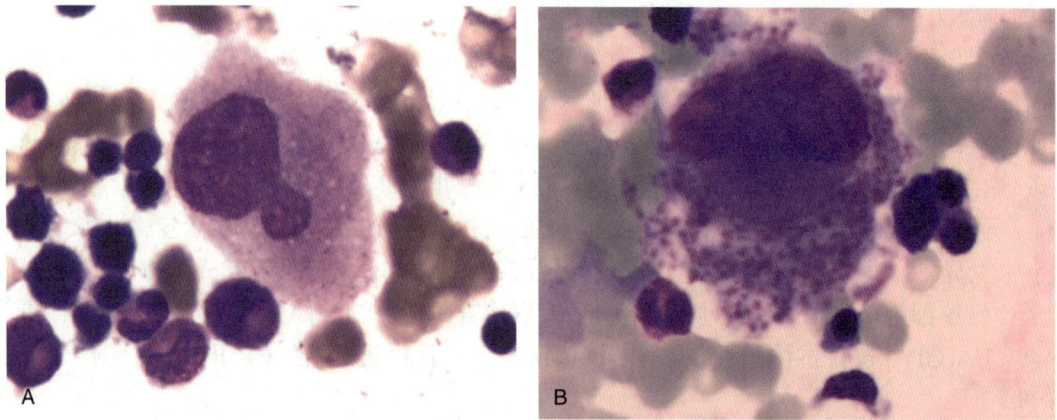

图 5-3-2　骨髓涂片（瑞氏染色，×1 000）

A.患者骨髓涂片，以颗粒型巨核细胞为主；B.正常对照，以产板型巨核细胞为主

5. 诊断 ITP 的特殊实验室检查　①血小板糖蛋白特异性自身抗体：对抗体介导的免疫性血小板减少症有较高的特异性，可鉴别免疫性与非免疫性血小板减少；②血清血小板生成素（TPO）水平测定：有助于 ITP（TPO 水平正常）和骨髓衰竭性疾病（TPO 水平升高）的鉴别诊断。

（三）流式细胞术的应用

1. 血小板计数　血小板的计数分析有很多种方法，包括孔径阻抗法、光散射法、荧光法和成像法。目前主要采用自动血细胞分析仪，对血小板的分析有较好的重复性，但不能将血小板和小红细胞、细胞碎片及一些与血小板大小相似的颗粒相鉴别，导致血小板计数偏高；而大的血小板又不能被计数，使计数偏低。而当计数<20×10⁹/L 时，常常不能提供有较好重复性和准确性的计数结果。

（1）红细胞与血小板比值法：设门方式详见图 5-3-3。

（2）荧光微球绝对计数法（FLOW COUNT 法）：设门方式详见图 5-3-4。

2. 网织血小板　网织血小板（reticulated platelet，RP）是从骨髓中新近释放入外周血中的血小板，它反映了循环中最年轻的血小板，其含有大量的 RNA。噻唑橙（thiazole orange，TO）是一种亲脂性染料，易于透过细胞膜与 RNA 结合，适用于网织血小板的染色，设门见图 5-3-5。

3. 血小板特异性抗体　可选取血小板糖蛋白特异性自身抗体检测，详见图 5-3-6。

目前临床实验室普遍使用的是具有较高敏感性的流式微球方法。用抗 GP Ⅰ b、抗 GP Ⅱ b、抗

GPⅢa、抗 GPⅨ、抗 P- 选择素的抗人血小板膜糖蛋白单抗包被微球,将血小板裂解液与包被过的微球孵育之后加入 FITC 标记的羊抗人免疫球蛋白多克隆抗体,流式细胞仪分析。若血小板表面存在自身抗体,则形成"微球 - 血小板膜糖蛋白单抗 - 血小板特异性抗原抗体复合物 -FITC 标记的羊抗人免疫球蛋白多克隆抗体"复合物结构,检测微球的荧光强度是否增高。

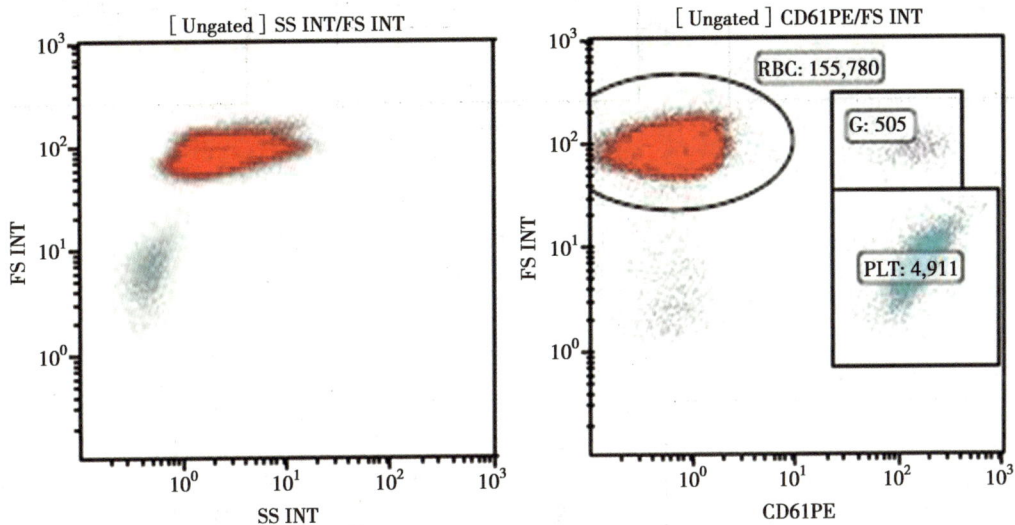

图 5-3-3　红细胞与血小板比值法的设门

将 FSC、SSC 和 FL2 设置为对数放大,按图中方式设定血小板和红细胞门,统计 RBC/PLT-R,根据 RBC-C 和 RBC/PLT-R,按公式计算每微升血中血小板的数量(PLT/μl),PLT/μl＝RBC-C/(RBC/PLT-R)

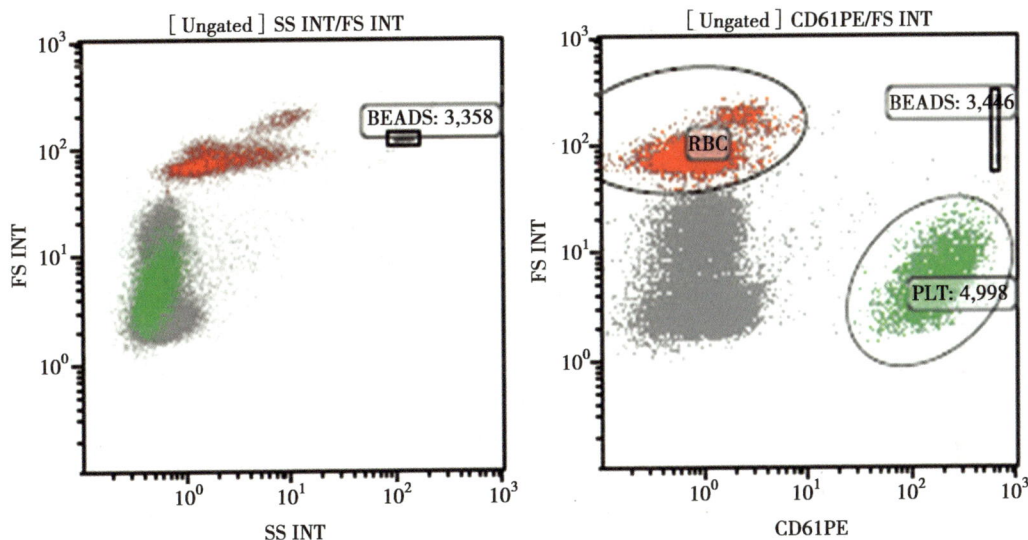

图 5-3-4　荧光微球绝对计数法的设门

将 FSC、SSC 和 FL1 和 FL2 设置为对数放大,按图中方式设定血小板和荧光微球门,根据所收集的血小板数(PLT)和荧光微球数量(beads)、Flowcount 中已知的荧光微球数(beads-T)、加入的荧光微球数量体积(V1),所测血液标本的体积(V2),R＝V1/V2。按公式即可计算出每微升血液中血小板的数量(PLT/μl),PLT/μl＝(beads-T/beads)×(PLT)×R

图 5-3-5　网织血小板的设门

以对照管 CD61-PE/FSC 散点图中画出血小板区域,并在 TO/FSC 中显示 CD61$^+$ 细胞,
沿散点图画出一多边形自由门(TO),即为网织血小板区

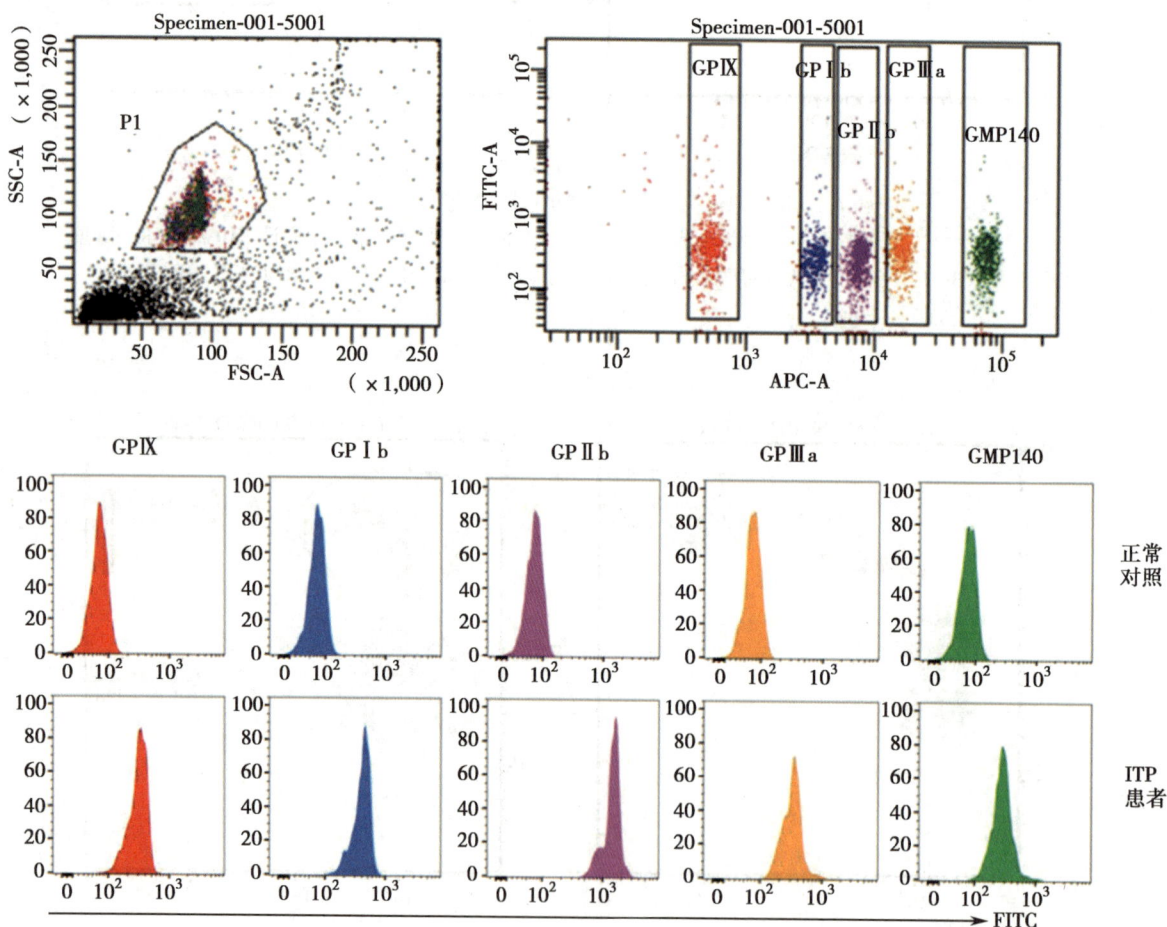

图 5-3-6　血小板糖蛋白特异性自身抗体的检测

第一行:为包被有抗 GP I b/IX(SZ1)、抗 GP I b(SZ2)、抗 GPⅢa(SZ21)、抗 GPⅡb(SZ22)、抗 P- 选择素(SZ51)单克隆抗体的荧光微球。

第二行:为正常对照抗 GP I b/IX(SZ1)、抗 GP I b(SZ2)、抗 GPⅢa(SZ21)、抗 GPⅡb(SZ22)、抗 P- 选择素(SZ51)特异性抗体水平。

第三行:为 ITP 患者抗 GP I b/IX(SZ1)、抗 GP I b(SZ2)、抗 GPⅢa(SZ21)、抗 GPⅡb(SZ22)、抗 P- 选择素(SZ51)特异性抗体水平

4. 免疫功能监测　ITP 的主要发病机制是机体对血小板自身抗原免疫耐受性丢失,导致体液和细胞免疫异常活化。因此 ITP 患者存在不同程度的免疫功能缺陷,通过对其监测有助于了解不同患者的具体发病机制,更好地评判患者的免疫状态,为患者的治疗选择和疾病的转归提供帮助。江苏省血液研究所王兆钺教授,通过对慢性难治性 ITP 患者 T 细胞亚群的研究发现,其 Treg 细胞显著降低;尝试运用全反式维 A 酸调节 T 细胞的分化,增加 Treg 细胞数量,在部分患者取得了显著的疗效。

二、血小板无力症

(一) 疾病概述

血小板无力症(Glanzmann thrombasthenia,GT)是一种常染色体隐性遗传性出血性疾病。其发病机制是由于血小板整合素 αⅡb(GPⅡb)和 / 或 β3(GPⅢa)的数量或质量的异常,导致血小板对多种生理性诱导剂的聚集反应显著减低或缺如。编码 GPⅡb 亚基和 GPⅢa 亚基的基因均定位于 17q21-23 的区域,GPⅡb 或 GPⅢa 的基因突变将导致其亚基结构异常,使 GPⅡb/GPⅢa 复合物合成、转运、表达和 / 或功能障碍,导致 GT 的发生。GPⅡb 或 GPⅢa 亚基的基因突变包括替代、缺失、插入等造成的错义、无义或移框突变。患者父母多为近亲婚配,可能有家族史。临床主要表现为出血,出生后即可出现紫癜,但不严重。哭闹后面部瘀斑伴球结膜下出血可为婴幼儿首发症状。鼻出血常见,牙龈出血可造成慢性失血,胃肠出血少见。通常间歇性出血部位难判断,关节腔积液非常少见,自发性者更少。几乎所有女性均有月经过多。患者的出血表现差异很大。该疾病的实验室检查,血小板计数形态正常,在血涂片上血小板呈散在分布,出血时间延长,血块退缩减弱或无。血小板聚集试验中,血小板对生理性诱导剂如肾上腺素、ADP、凝血酶与胶原等均无聚集反应。对瑞斯托霉素聚集的起始坡度正常,低浓度时聚集的第二波减弱。流式细胞术或 Western 印迹法血小板膜上整合素 αⅡbβ3 缺失或严重减少。

GT 可以分为三型,复合物含量为正常含量 5% 以下,不能与纤维蛋白原结合或严重缺陷,血块不能退缩而行;复合物含量为正常的 10%~20%,与纤维蛋白原结合存在血块回缩减弱;变异性血小板无力症患者复合物的含量为正常的 50% 以上,血小板与纤维蛋白原结合和血块收缩程度减弱。此外,有条件的可以做分子生物学分析,证明 GPⅡb/GPⅢa 复合物的基因缺失。

(二) 经典病例

患者张某某,女性,3 岁。出生后即出现紫癜,但不严重,哭叫后面部瘀点并伴球结膜下出血。当地就诊血常规示血小板计数 / 形态正常。查体,神清,双下肢皮肤散在出血点、瘀斑,周身浅表淋巴结未肿大,其余体格检查和影像学检查均未见异常。血常规:WBC 6.8×10^9/L、Hb 124g/L、PLT 180×10^9/L。血涂片形态学检测:血小板散在分布,无小簇。血小板聚集试验中,ADP、凝血酶及胶原均无聚集反应,对瑞斯托霉素聚集反应正常。ITP 检查(网织血小板 12.1% 正常,GPⅠb/Ⅸ抗体阴性、GPⅠb 抗体阴性、GPⅢa 抗体阴性、GPⅡb 抗体阴性、P- 选择素抗体阴性。流式细胞仪法检测糖蛋白 GPⅨ和 GPⅡb/Ⅲa 表达,其中 GPⅡb 和 GPⅢa 荧光强度为 0.3、5.0(正常对照 9.2、164.1)。进一步进行基因检测,GPⅡb 基因存在突变。

临床问题

患者儿童,根据病史和体格检查,以及血液检查,排除其他继发性出血性疾病,初步考虑血小板无力症。

患儿自幼出血表现,实验室检查出血时间延长,血小板数量正常。血涂片形态学显示,血小板散在分布(图 5-3-7)。各类诱导剂血小板均不聚集,瑞斯托霉素诱导血小板聚集试验正常。流式细胞术检测 GPⅨ和 GPⅡb/Ⅲa 表达,其中 GPⅨ正常,GPⅡb/Ⅲa 缺乏(图 5-3-8)。父母有近亲婚配史,初步诊断血小板无力症。GPⅡb/Ⅲa 基因检测发现 GPⅡb 基因存在突变 302C → T(图 5-3-9)。

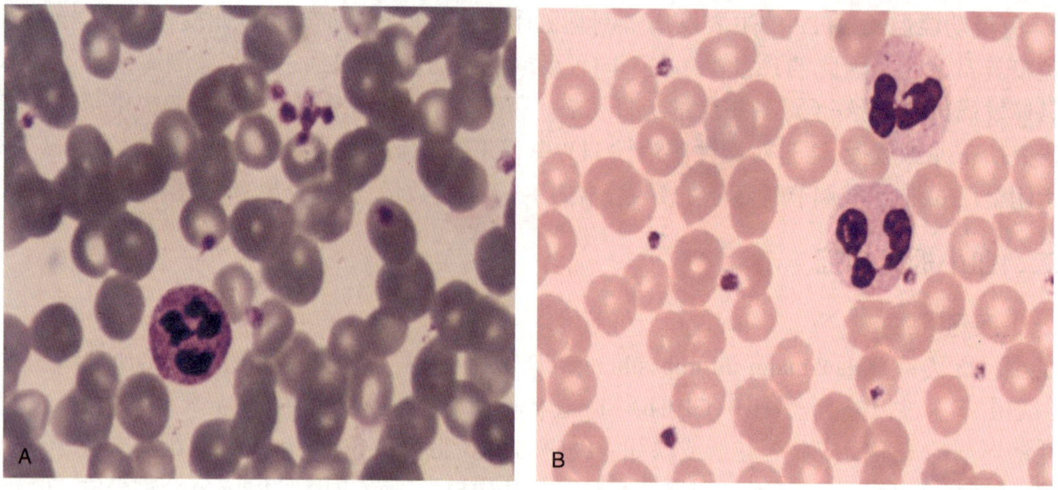

图 5-3-7　血涂片(瑞氏染色,×1 000)
A.患者血涂片,血小板散在分布,无小簇;B.正常对照

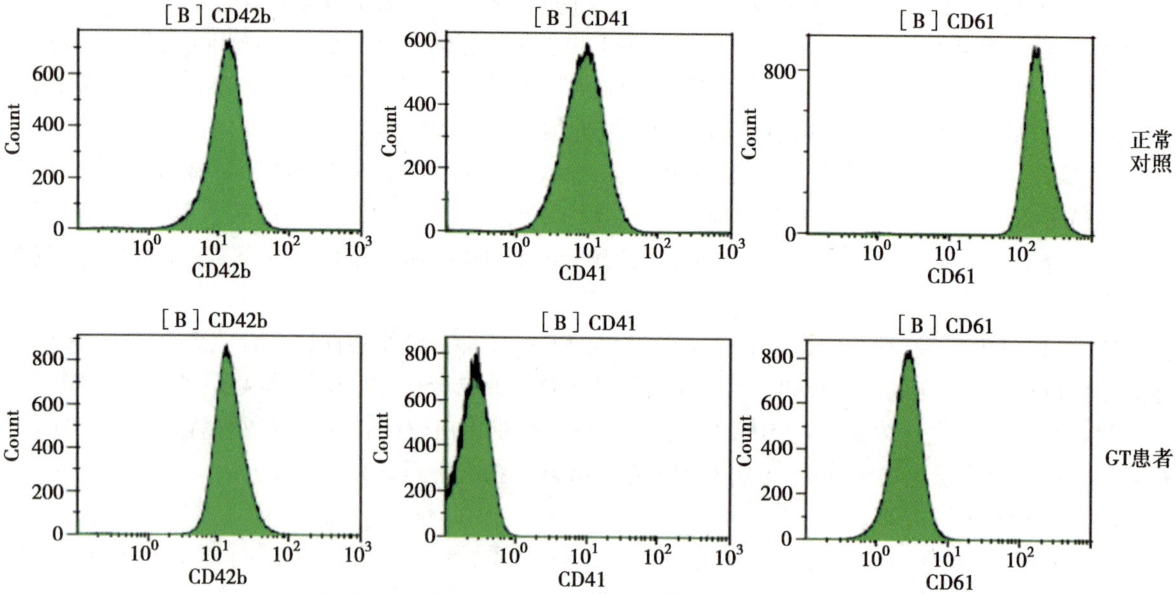

图 5-3-8　血小板糖蛋白流式检测结果
第一排为正常对照者 GPⅨ(CD42b)、GPⅡb(CD41)、GPⅢa(CD61)的表达,
第二排 GT 患者 GPⅡb、GPⅢa 的表达显著降低,GP Ⅸ 的表达正常

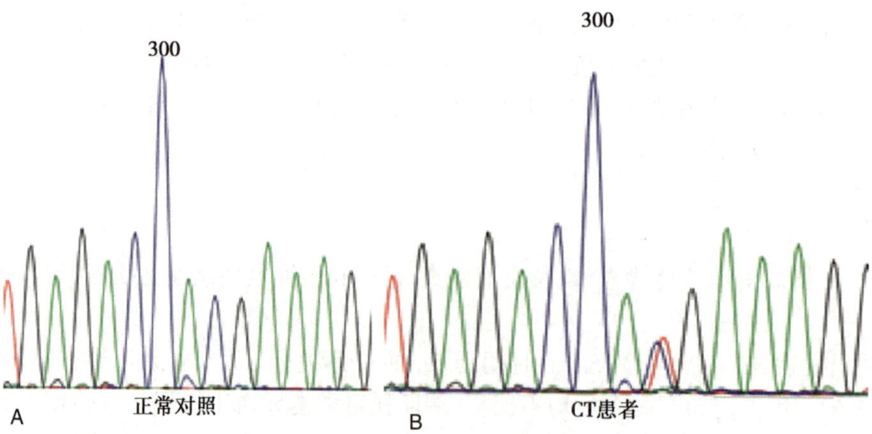

图 5-3-9　GPⅡb/Ⅲa 基因检测结果
A.正常对照 GPⅡb 基因;B.患者基因存在突变 302C → T

三、巨大血小板综合征

(一)疾病概述

巨大血小板综合征(Bernard Soulier syndrome,BSS)是一种罕见的常染色体隐性遗传性出血性疾病。临床上以出血时间延长,血小板减少,体积增大以及瑞斯托霉素不能诱导血小板聚集为特征。该病的分子基础是编码糖蛋白 I b/ IX 复合物的基因缺陷导致 I b/ IX 复合物的减少和 / 或质量的异常。鼻出血是最常见的症状,同样常见的有瘀斑,月经过多、牙龈出血以及胃肠道出血。BSS 联合血管发育不良可导致特别严重的反复出血。几乎所有的患者均存在血小板减少,但程度各异,血小板约从 $20 \times 10^9/L$ 至正常。在血涂片上血小板形态巨大,通常直径大于 $3.5\mu m$,其中部分大于淋巴细胞体积 1/3。BSS 患者表现有血小板内皮下表面的黏附缺陷,特别是在一些剪切率较高的情况下。在血小板聚集试验当中,ADP、肾上腺素或胶原诱导的聚集通常正常或增强,而瑞斯托霉素不能诱导聚集反应,凝血酶诱导的聚集反应常有剂量依赖性,大剂量的凝血酶下基本正常,但在低剂量凝血酶下有特征性的滞后期延长和聚集减少。BSS 的诊断依据流式细胞术或免疫印迹证明 GPIB-IX 缺乏。基因分析可在基因水平确定诊断,杂合子通常具有中等量的 GP 复合物和轻度小板血减少症,几乎没有巨大的血小板。

(二)经典病例

患者王某,女性,5 岁。出生后即出现瘀斑,但不严重。父母有近亲婚配史。此次,鼻出血,当地就诊血常规示血小板计数减少,使用激素无显著改善。查体,神清,双下肢皮肤散在出血点、瘀斑,周身浅表淋巴结未肿大,体格检查和影像学检查均未见异常。血常规:WBC $4.7 \times 10^9/L$、Hb 115g/L、PLT $60 \times 10^9/L$。血涂片形态学检测:血小板散在分布,血小板体积增大。出血时间延长。血小板聚集试验中,ADP、凝血酶及胶原聚集反应正常,对瑞斯托霉素无聚集。流式细胞仪法检测糖蛋白 GP I b/ IX 和 GP II b/IIIa 表达,其中 GP I b 和IX 的荧光强度为 0.6、0.4(正常对照 6.5、0.9)。基因诊断存在 GP IX 的基因突变。

临床问题

患者儿童,根据病史和体格检查,以及血液检查,排除其他继发性血小板减少及巨大血小板疾病,初步考虑巨大血小板综合征。

病例的诊断思路和诊疗过程中相关的实验室检查:

患儿自幼出血表现,实验室检查出血时间延长,血小板数量减低。血涂片形态学显示,血小板散在分布,血小板体积增大(图 5-3-10)。各类诱导剂血小板聚集试验正常,瑞斯托霉素不能诱导血小板聚集。流式细胞术检测 GP I b/IX 和 GP II b/IIIa 表达,其中 GP I b/IX 缺乏,GP II b/IIIa 略增加(图 5-3-11)。父

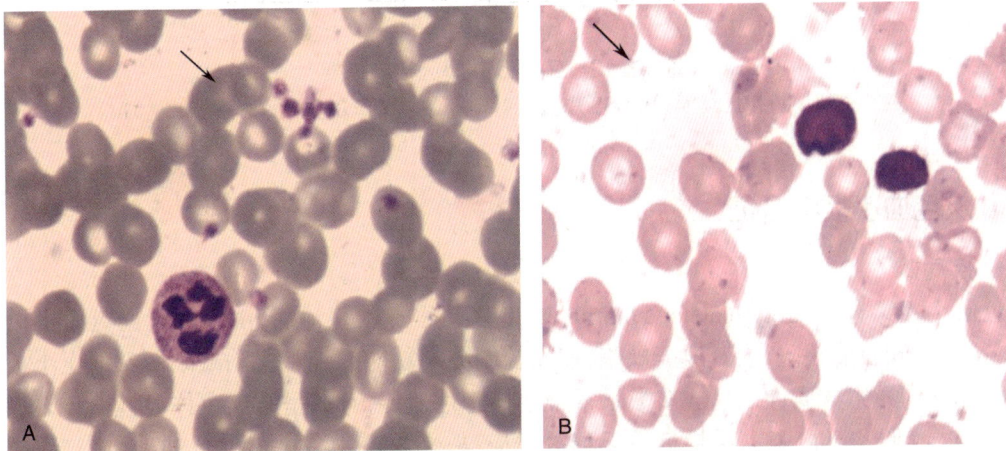

图 5-3-10　血涂片(瑞氏染色,×1 000)
A.患者血涂片,血小板体积增大;B.正常对照

母有近亲婚配史,初步诊断巨大血小板综合征。GPⅠb/Ⅸ基因检测发现GPⅨ基因突变2113G→A,导致Ala139→Thr(图5-3-12)。

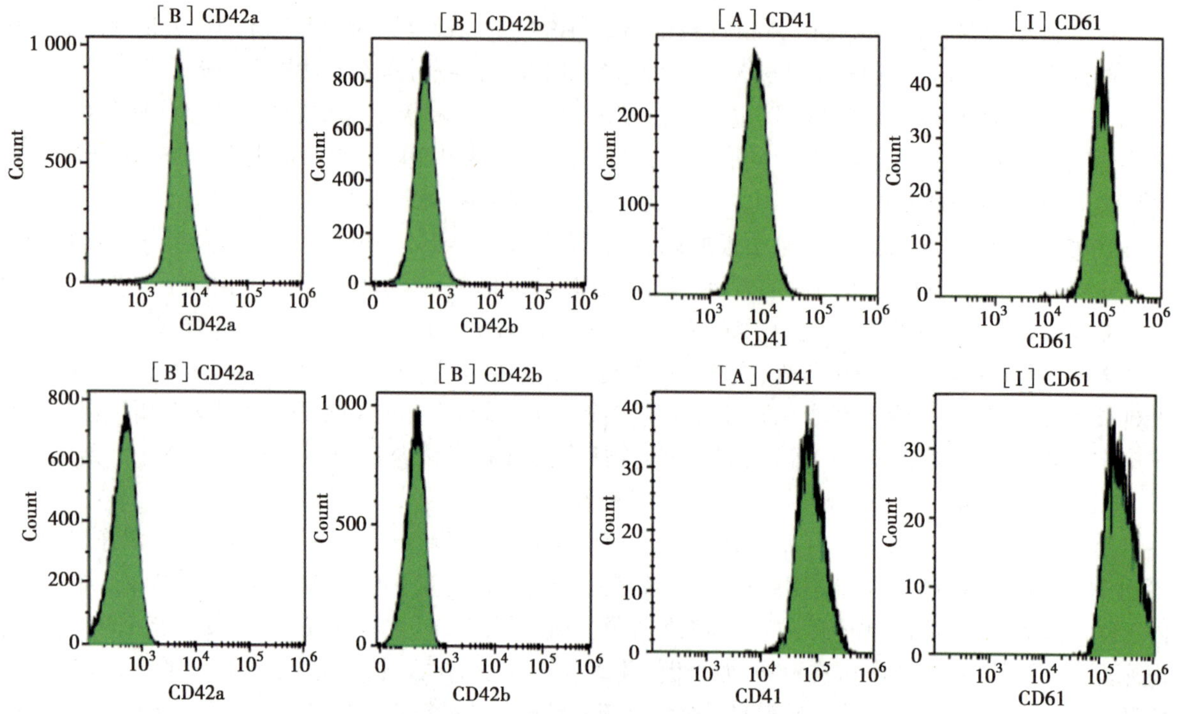

图5-3-11 血小板糖蛋白流式检测结果

第一排为正常对照者GPⅠb(CD42a)、GPⅨ(CD42b)、GPⅡb(CD41)、GPⅢa(CD61)的表达,
第二排BSS患者GPⅠb、GPⅨ的表达显著降低,GPⅡb和GPⅢa的表达略增加

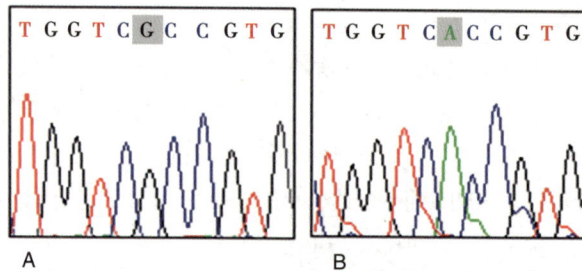

图5-3-12 GPⅠb/Ⅸ基因检测结果

A.正常对照GPⅨ基因;B.BSS患者GPⅨ基因突变,2113G→A,139Ala→Thr

四、灰色血小板综合征

(一)疾病概述

灰色血小板综合征(gray platelet syndrome,GPS)又称α贮存池病,由于瑞氏染色血小板呈灰蓝色而命名,是α颗粒的缺陷,或其成分缺陷,以及控制分泌功能的细胞机制缺陷所致的血小板颗粒内容物不能释放的一组异质性疾病。多数系常染色体隐性遗传,有的呈常染色体显性遗传。患者的血小板对ADP、胶原和凝血酶等诱导剂缺乏释放反应,故释放产物减少。患者的出血表现较轻,呈轻

度至中度出血特征,表现为皮肤瘀斑、牙龈出血、鼻出血、月经过多,分娩时也易出血,但一般无关节和胃肠道出血。本病可单独存在,也可以是其他遗传性疾病的一部分,如 Hermanky-Pudlak 综合征、Chediak-Higashi 综合征、Wiskott-Aldrich 综合征等。本病的诊断主要依赖于临床表现及实验室检查,其血小板数及形态正常;出血时间延长;血小板对 ADP 和肾上腺素诱导的血小板第一相聚集波正常,而第二相聚集波则有不同程度的异常,血小板 α 颗粒内容物血小板因子 4、β 血栓球蛋白等明显减少。

(二) 经典病例

患者李某 20 岁,出生后即出现瘀斑,但不严重。此次,月经量大,当地就诊血常规示血小板计数减少。查体,神清,双下肢皮肤散在出血点、瘀斑,周身浅表淋巴结未肿大,结膜无苍白,口唇无发绀。其余体格检查和影像学检查均未见异常。血常规:WBC 5.1×10^9/L、Hb 151g/L、PLT 76×10^9/L。血涂片形态学检测:血小板体积增大,呈浅灰色。骨髓电镜血小板无颗粒。出血时间延长。血小板聚集试验中,ADP、瑞斯托霉素、花生四烯酸、钙离子载体、凝血酶及胶原聚集不良。流式细胞仪法检测糖蛋白 GP Ⅸ和 GP Ⅱb/Ⅲa 表达均正常。流式细胞仪法检测血小板内容物 P-选择素,表达显著降低。检测致病基因 NBEAL2、GATA1、GFI1b,存在 NBEAL2 基因突变。

🧠 临床问题

患者根据病史和体格检查,以及血液检查,排除其他继发性及先天性血小板疾病,初步考虑灰色血小板综合征。

患儿自幼出血表现,实验室检查出血时间延长,血小板数量轻度减低。血涂片形态学显示,血小板体积增大,呈浅色(图 5-3-13)。各类诱导剂血小板聚集试验不良。流式细胞术检测 GP Ⅸ和 GP Ⅱb/Ⅲa 表达均正常(图 5-3-14)。初步诊断灰色血小板综合征。患者骨髓电镜下血小板无颗粒(图 5-3-15)。流式细胞术检测血小板内容物 P-选择素的表达,患者的表达水平显著降低(图 5-3-16)。进一步的基因检测发现患者存在 NBEAL2 基因突变(图 5-3-17)。

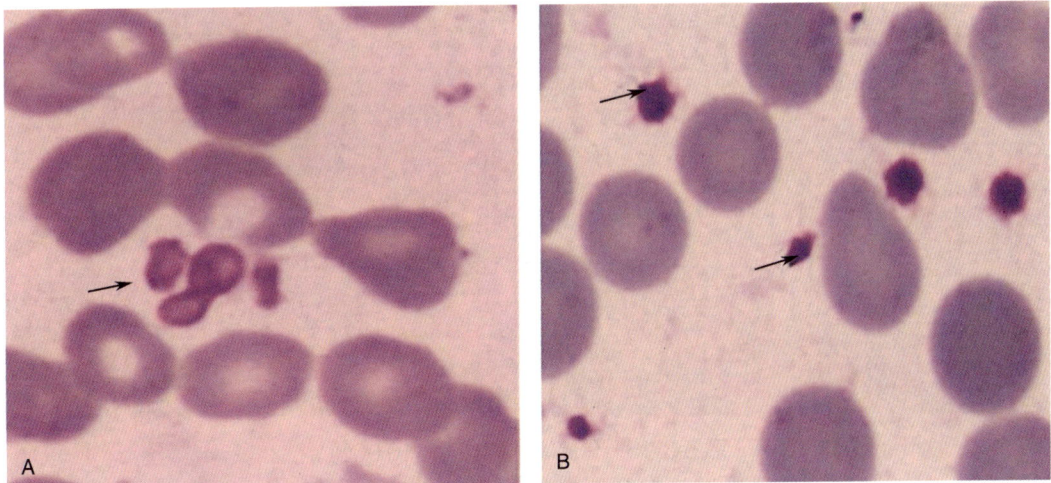

图 5-3-13　血涂片(瑞氏染色,×1 000)
A. 正常对照;B. 患者血涂片,血小板体积增大,呈浅色

图 5-3-14 血小板糖蛋白流式检测结果

第一排为正常对照者 GPIX(CD42b)、GPⅡb(CD41)、GPⅢa(CD61)的表达，

第二排 GPS 患者 GPIX、GPⅡb 和 GPⅢa 表达均正常

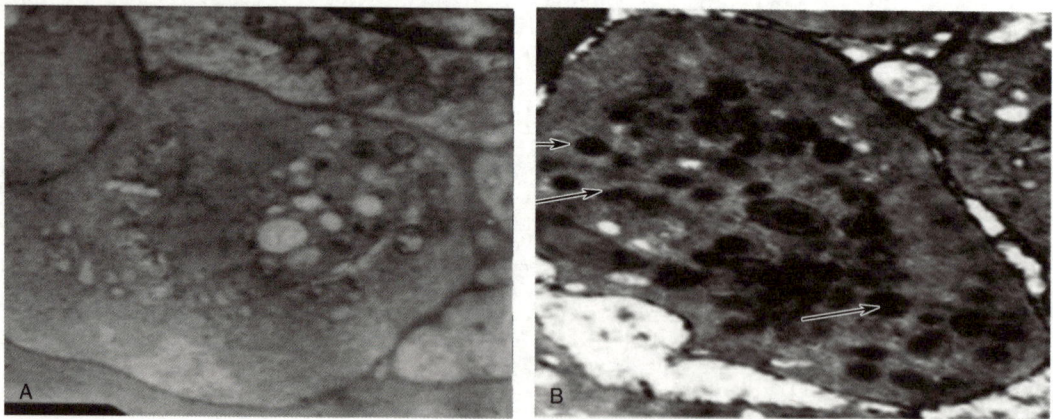

图 5-3-15 骨髓涂片(电镜，×10 000)

A. 正常对照；B. 患者骨髓，电镜下血小板无颗粒

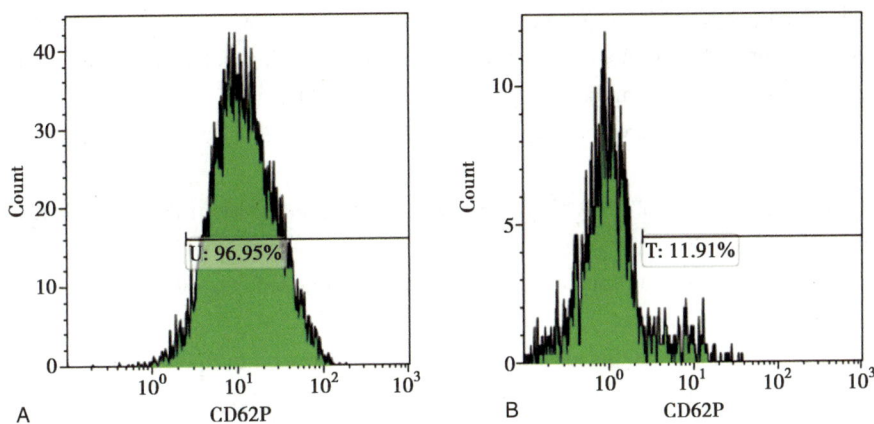

图 5-3-16 血小板内容物 P- 选择素流式检测结果
A. 正常对照；B. 患者血小板内容物 P- 选择素的表达显著降低

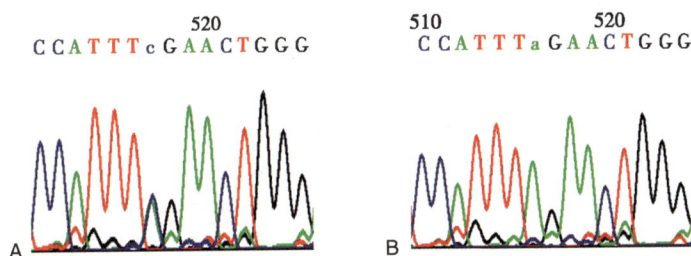

图 5-3-17 NBEAL2 基因检测结果
A. 正常对照 NBEAL2 基因；B. 患者基因存在突变 517C → A

（戴 兰　朱明清）

—— 参考文献 ——

1. 中国免疫学会血液免疫分会临床流式细胞术学组, CD34 阳性细胞绝对计数的流式细胞术测定指南. 中华血液学杂志, 2015, 36 (7): 539-546.

2. Remberger M, Törlén J, Ringdén O, et al. Effect of total nucleated and CD34$^+$cell dose on outcome after allogeneic hematopoietic stem cell transplantation. Biol Blood Marrow Transplant, 2015, 21 (5): 889-893.

3. 张红, 周芳, 宋媛, 等. 自体造血干细胞移植患者外周血造血干细胞采集影响因素. 白血病淋巴瘤, 2019, 28 (1): 50-51.

4. Borowitz MJ, Craig FE, Digiuseppe JA, et al. Guidelines for the diagnosis and monitoring of paroxysmal nocturnal hemoglobinuria and related disorders by flow cytometry. Cytometry B Clin Cytom, 2010, 78 (4): 211-230.

5. Sutherland DR, Illingworth A, Marinov I, et al. ICCS/ESCCA consensus guidelines to detect GPI-deficient cells in paroxysmal nocturnal hemoglobinuria (PNH) and related disorders part 2-reagent selection and assay optimization for high-sensitivity testing. Cytometry B Clin Cytom, 2018, 94 (1): 23-48.

6. 中国生物工程学会细胞分析专业委员会, 中国免疫学会血液免疫分会临床流式细胞术学组, 中华医学会血液学分会红细胞学组. 阵发性睡眠性血红蛋白尿症流式细胞术检测中国专家共识 (2021 年版). 中华血液学杂志, 2021, 42 (4): 281-287.

7. Ruiz-Delgado GJ, Vázquez-Garza E, Méndez-Ramírez N, et al. Abnormalities in the expression of CD55 and CD59 surface molecules on peripheral blood cells are not specific to paroxysmal nocturnal hemoglobinuria. Hematology, 2009, 14 (1): 33-37.

8. Deka R, Pati HP, Chandra D, et al. CD157 Can Replace CD24 and CD14 in a Single-Tube Flow-Cytometric Assay to Detect Paroxysmal Nocturnal Hemoglobinuria (PNH) Clones on Both Neutrophils and Monocytes: A Prospective Study

From North India. Cureus, 2022, 14 (4): e23965.

9. Richards SJ, Hill A, Hillmen P. Recent advances in the diagnosis, monitoring and management of patients with paroxysmal nocturnal haemoglobinuria. Cytom B Clin Cytom, 2007, 72: 291-298.

10. LeVine DN, Brooks MB. Immune thrombocytopenia (ITP): Pathophysiology update and diagnostic dilemmas. Vet Clin Pathol, 2019, 48 (1): 17-28.

11. 中华医学会血液学分会止血与血栓学组. 成人原发免疫性血小板减少症诊断与治疗中国指南 (2020 年版). 中华血液学杂志, 2020, 41 (08): 617-623.

12. Harrison P, Horton A, Grant D, et al. Immunoplatelet counting: a proposed new reference procedure. Br J Haematol, 2000, 108 (2): 228-235.

13. Kunz D, Höffkes H, Kunz WS, et al. Standardized flow cytometric method for the accurate determination of platelet counts in patients with severe thrombocytopenia. Cytometry, 2000, 42 (5): 284-289.

14. International Council for Standardization in Haematology Expert Panel on Cytometry; International Society of Laboratory Hematology Task Force on Platelet Counting. Platelet counting by the RBC/platelet ratio method. A reference method. Am J Clin Pathol, 2001, 115 (3): 460-464.

15. Matic GB, Chapman ES, Zaiss M, et al. Whole blood analysis of reticulated platelets: improvements of detection and assay stability. Cytometry, 1998, 34 (5): 229-234.

16. Lan Dai, Ri Zhang, Zhaoyue Wang, et al. Efficacy of immunomodulatory therapy with all-trans retinoid acid in adult patients with chronic immune thrombocytopenia. Thrombosis Research, 2016, 2 (140): 73-80.

17. Jennings LK, Ashmun RA, Wang WC, et al. Analysis of human platelet glycoproteins Ⅱb-Ⅲa and Glanzmann's thrombasthenia in whole blood by flow cytometry. Blood, 1986, 68: 173-179.

18. Vettore S, Scandellari R, Moro S, et al. Novel point mutation in a leucine-rich repeat of the GP Ⅰblpha chain of the platelet von Willebrand-Soulier syndrome affecting two unrelated families: The N41H variant. Haematologica, 2008, 93: 1743-1747.

19. Gordon N, Thom J, Cole C, et al. Rapid detection of hereditary and acquired platelet storage pool deficiency by flow cytometry. Br J Haematol, 1995, 89: 117-123.

第六章

流式细胞术在恶性血液系统疾病诊疗中的应用

第一节　骨髓增生异常综合征的流式检测

骨髓增生异常综合征（myelodysplastic syndrome，MDS）是具有共同特征的一组髓系肿瘤统称。其共同点为：①起源于多能造血干细胞克隆性增殖；②髓系细胞发育异常引起无效造血导致血细胞减少；③具有进展为急性髓系白血病的倾向。世界卫生组织第 5 版《造血与淋巴组织肿瘤分类》"淋巴瘤与淋巴组织增生性肿瘤"指南引入了术语"骨髓增生异常肿瘤（myelodysplastic neoplasms，MDS）"取代"骨髓增生异常综合征"，强调了该类疾病的肿瘤性质与骨髓增殖性肿瘤（myeloproliferative neoplasms，MPN）保持一致。

MDS 发病的最根本改变是造血干细胞或多潜能祖细胞发生了体细胞突变，其克隆性增生引发无效造血导致多系血细胞数量及功能异常。部分患者存在明显的细胞遗传学异常，表观遗传学修饰参与了造血异常，也可能成为治疗该类疾病的靶点。化疗药物或大剂量射线引起的 DNA 损伤可增加 MDS 风险，如长期暴露于苯环境、长期吸烟等情况；另外一些遗传性造血系统疾病如 Fanconi 贫血、先天性角化不良等也与 MDS 发病危险度增加相关。肥胖有可能是疾病发生的内部危险因素。

MDS 主要见于老年人，中位发病年龄为 70 岁，年轻患者多与治疗其他肿瘤（如乳腺癌、卵巢癌）而接受放化疗或严重自身免疫性疾病相关。该疾病多见于男性（男∶女为 1.5∶1）（5q- 综合征以女性患者为主）。儿童少见发病（0.5~1.5 岁发病率 0.1/10 万），可从原有的遗传性综合征如 Fanconi 贫血演变而来且常为严重亚型。

患者可能没有临床症状，随着血细胞异常加重，可伴有面色苍白、活动后呼吸困难、皮肤瘀斑及轻度创伤后愈合缓慢。肝脾大不常见（<10%），罕见症状有下丘脑功能障碍（伴随性欲减退、尿崩症、中性粒细胞皮肤病等）及炎性综合征（易与系统性红斑狼疮混淆）。

从实验室诊断角度来讲，MDS 疾病范围从轻中度贫血的惰性状态至多系血细胞减少但形态学上无白血病细胞证据，再到低原始细胞（5%~19%）髓系白血病状态。国际预后积分系统（IPSS）的 MDS 危度分级将血细胞减少的阈值定义为：血红蛋白<100g/L，中性粒细胞绝对值（ANC）<1.8×10⁹/L 和血小板<100×10⁹/L。如有明确的形态学和 / 或细胞遗传学异常，即使血细胞数值高于上述阈值，也不能排除 MDS 的诊断。外周血和骨髓中细胞发育异常可伴有原始粒细胞增多，但其数值小于诊断 AML 所需的阈值 20%。

一、经典病例

（一）经典病例 1

患者女，32 岁。患者查体发现血细胞减少 2 年。中度贫血貌，无发热、头痛、恶心、呕吐，无血尿黑便，无腹痛腹泻，无骨关节疼痛，无肝脾及浅表淋巴结肿大，胸骨无压痛，腹平软，周身皮肤无皮疹、黄染、出血点，未见其他异常。

全血细胞计数：WBC 1.08×10^9/L，RBC 2.17×10^{12}/L，HGB 62g/L，PLT 42×10^9/L，ANC 0.57×10^9/L，RET% 1.80%。

外周血涂片：白细胞数减少；粒细胞比例减低(36%)，形态大致正常。成熟红细胞大小不一；计数100个白细胞未见有核红细胞。淋巴细胞比例增高，为成熟淋巴细胞。单核细胞比例增高，形态成熟。血小板单个、散在分布，少见。

骨髓涂片：取材、涂片、染色良好。骨髓小粒(+)脂肪滴(+)。增生活跃，粒系=47%，红系=22.5%，粒系/红系=2.09/1。可见8.5%原始细胞。粒系比例正常，可见胞质颗粒减少或缺失，核分叶不良，核染色质异常凝集，发育异常细胞占该系比例>10%。红系比例正常，以中晚幼红为主，可见胞质苍白区及巨幼样变，发育异常细胞占该系比例>10%。成熟红细胞大小不一。淋巴细胞比例略低，为成熟淋巴细胞。全片共见巨核细胞40个。分类25个，其中幼稚巨核细胞1个、颗粒型巨核细胞20个、产血小板型巨核细胞2个、裸核2个，偶见单圆核巨核细胞。血小板单个、散在分布，少见。

铁染色(Fe)：细胞外铁++(粒少)，铁粒幼红细胞阳性率100%(+7++13+++20++++60)，环形铁粒幼红细胞阳性率23.00%。

免疫组织化学染色(CD41)：全片共见巨核细胞65个：正常巨核细胞(胞体>40μm)33个，双核巨核细胞(胞体>40μm)3个，多核巨核细胞(胞体>40μm)1个，大单圆核小巨核细胞(胞体25~40μm)17个，单圆核小巨核细胞(胞体12~25μm)9个，双圆核小巨核细胞(胞体12~40μm)1个，淋巴样小巨核细胞(胞体<12μm)1个。

免疫分型-MDS/MPN：各群细胞占有核细胞的比例如下：成熟淋巴细胞群13.42%，髓系原始细胞群9.66%，幼稚及成熟粒细胞群48.91%，成熟单核细胞群7.52%，幼稚红细胞群19.27%，嗜酸性粒细胞0.43%。髓系原始细胞比例增高，CD117/CD34聚集分布，CD117及CD13表达增强，CD38表达减弱，表型异常；粒系CD13/CD16、CD13/CD11b分化抗原表达模式异常；红系部分细胞CD36、CD71表达减弱；B祖细胞罕见。见图6-1-1流式结果图。

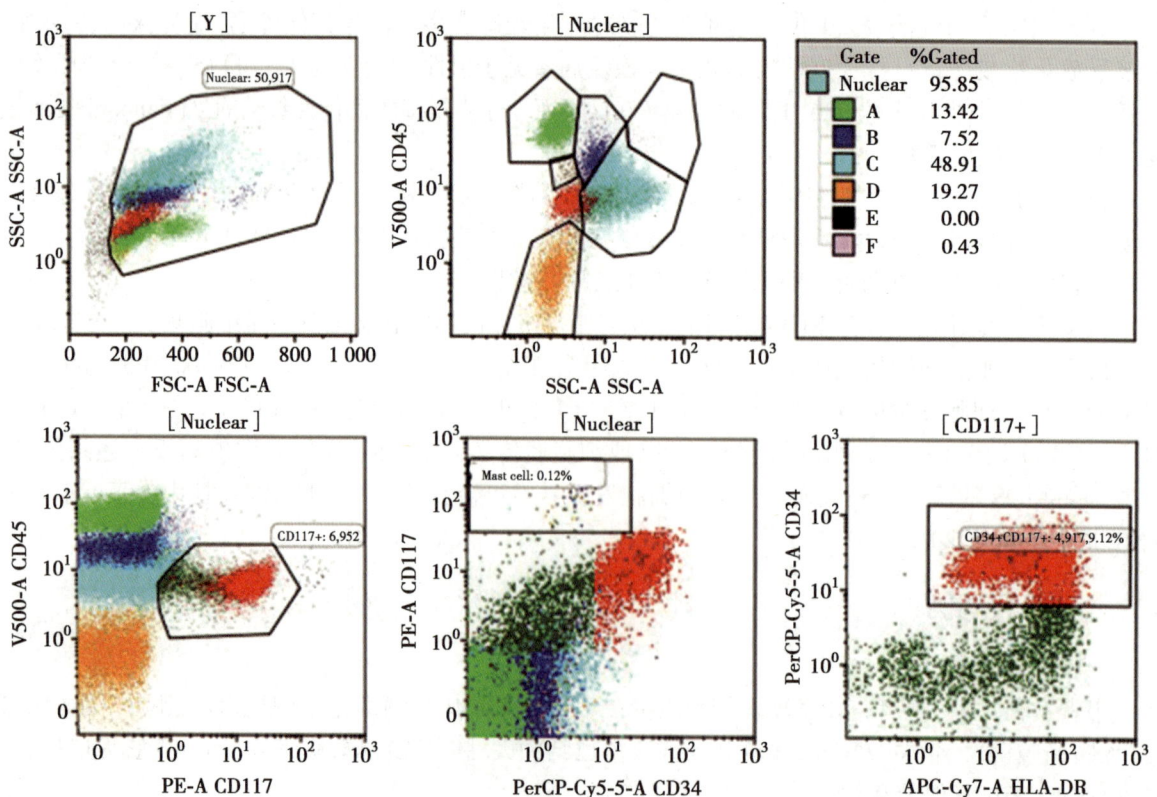

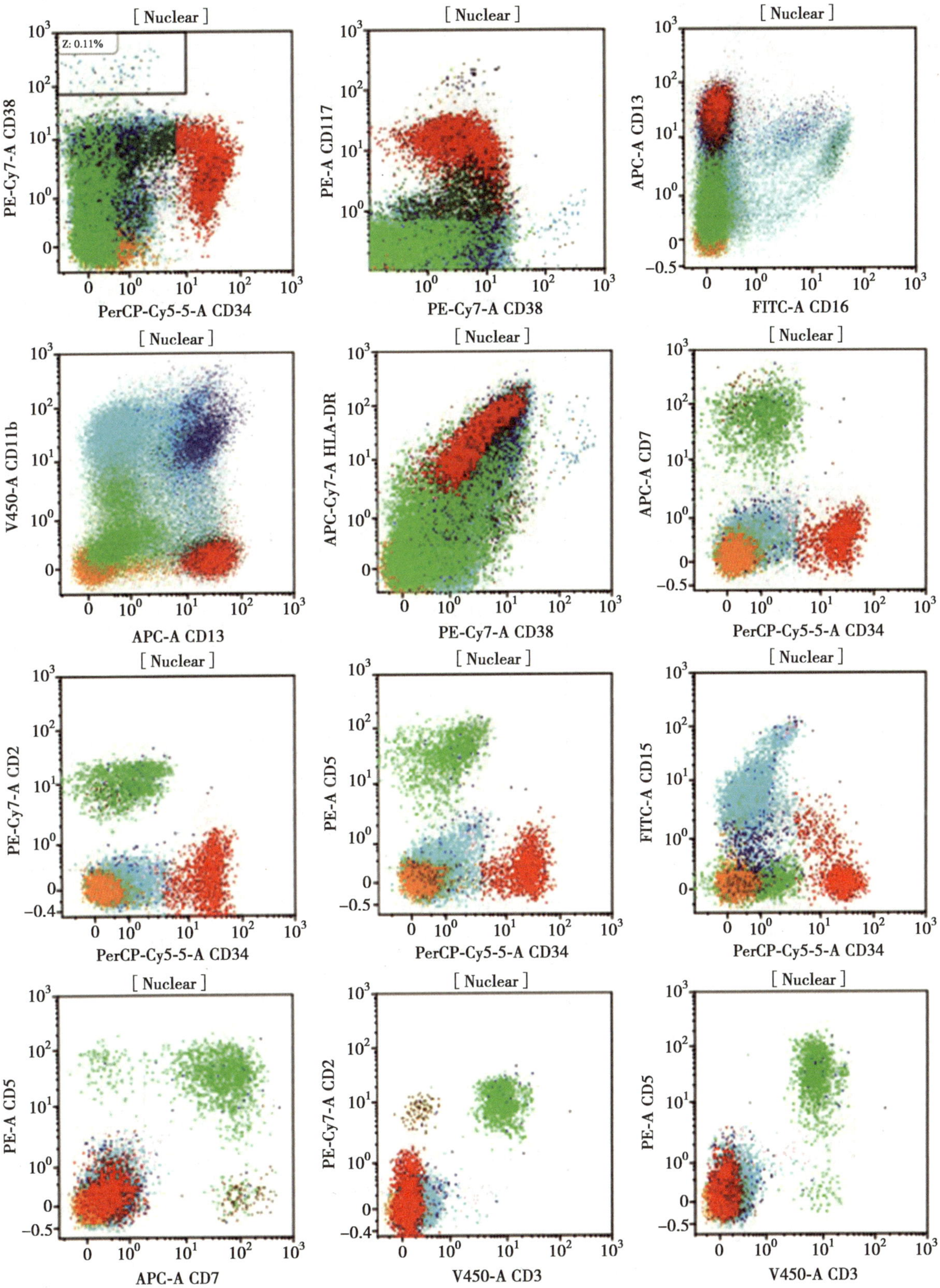

[Nuclear]
Z: 0.11%
PE-Cy7-A CD38
PerCP-Cy5-5-A CD34
[Nuclear]
PE-A CD117
PE-Cy7-A CD38
[Nuclear]
APC-A CD13
FITC-A CD16
[Nuclear]
V450-A CD11b
APC-A CD13
[Nuclear]
APC-Cy7-A HLA-DR
PE-Cy7-A CD38
[Nuclear]
APC-A CD7
PerCP-Cy5-5-A CD34
[Nuclear]
PE-Cy7-A CD2
PerCP-Cy5-5-A CD34
[Nuclear]
PE-A CD5
PerCP-Cy5-5-A CD34
[Nuclear]
FITC-A CD15
PerCP-Cy5-5-A CD34
[Nuclear]
PE-A CD5
APC-A CD7
[Nuclear]
PE-Cy7-A CD2
V450-A CD3
[Nuclear]
PE-A CD5
V450-A CD3

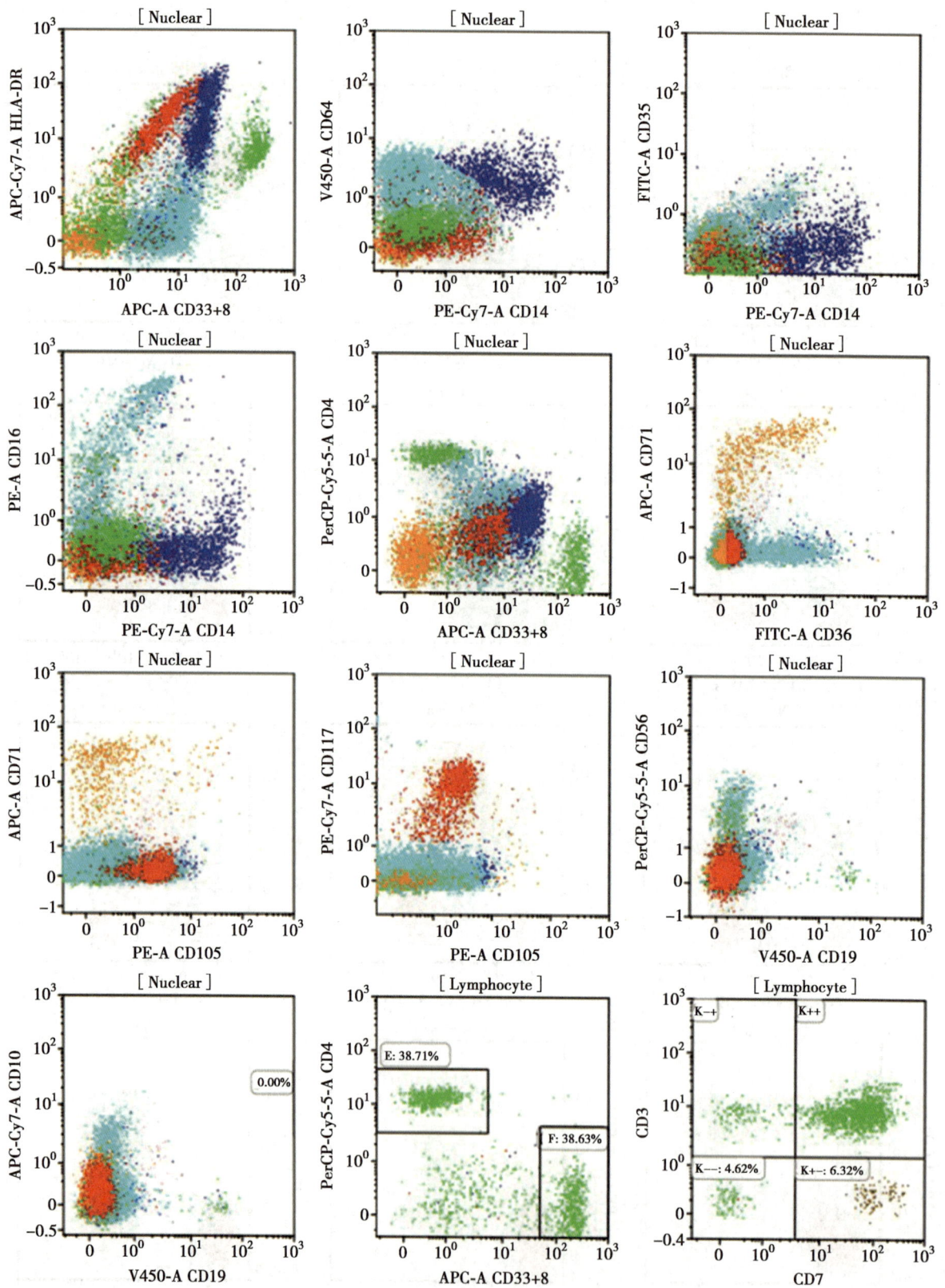

图 6-1-1　MDS 病例一的流式检测结果图

染色体核型描述：46，XX［20］。

血液系统疾病基因突变筛查：送检标本中检测到以下基因突变：①*ASXL1* 基因检测到 p.G646Wfs*11 突变，为热点突变。②*U2AF1* 基因检测到 p.S34Y 突变，为热点突变。③*ETV6* 基因检测到 p.Y391Mfs*14 突变，导致蛋白截短，影响蛋白功能。④*SETBP1* 基因检测到 p.D868N 和 p.G870S 突变，均为热点突变。⑤*SF3B1* 基因检测到 p.M498I 突变，预测为体细胞突变，功能性预测此突变可能影响蛋白功能。⑥*ETV6* 基因检测到 p.R369L 突变，功能性预测此突变可能影响蛋白功能。

骨髓活检：HE 及 PAS 染色示送检骨髓大多为骨质，少量骨髓组织增生较活跃（约 80%），粒红比例略增大，粒系各阶段细胞可见，幼稚细胞增多，以中幼及以下阶段细胞为主，嗜酸性粒细胞散在分布，红系各阶段细胞可见，以中晚幼红细胞为主，巨核细胞不少，易见胞体小、分叶少的巨核细胞；淋巴细胞散在分布。网状纤维染色（MF-1 级）。

（二）经典病例 2

患者男，27 岁。患者发现血小板减少 12 年，全血细胞减少 2 个月。患者 12 年前学校体检发现血小板减少（未见报告，具体不详），未予重视，未诊治。4 年前，患者婚检查血常规显示 PLT 56×10⁹/L，仍未进一步诊治。2 个月前，患者于当地医院查血常规显示 WBC 1.9×10⁹/L，Hb 38g/L，PLT 16×10⁹/L，ANC 0.9×10⁹/L，MCV 100.9fL，予输血及血小板支持治疗，联合辅助检查考虑诊断 AA 合并 MDS；予甲钴胺 1 粒（每日 3 次）及叶酸 2 粒（每日 3 次）治疗。自发病以来，共输注血小板 4 次和红细胞 8 次支持治疗。患者为求进一步诊治，以"全血细胞减少"收入院。患者一般情况可，中度贫血貌，全身皮肤未见皮疹、黄染，浅表淋巴结未触及，咽无充血，扁桃体无肿大。腹平软，无压痛及反跳痛，肝脾肋下未触及，双下肢无水肿。

全血细胞计数：WBC 1.35×10⁹/L，RBC 2.19×10¹²/L，HGB 70g/L，MCV 92.7fL，PLT 19×10⁹/L，ANC 0.46×10⁹/L，RET% 0.38%。

外周血涂片：白细胞数减少，粒细胞比例减低，成熟红细胞形态未见明显异常。计数 100 个白细胞可见 9 个有核红细胞。淋巴细胞比例增高，为成熟淋巴细胞。血小板单个、小堆分布，少见。

骨髓涂片：取材、涂片、染色良好。骨髓小粒（+）脂肪滴（+）。增生明显活跃，粒系 =37%，红系 =55%，粒系 / 红系 =0.67/1。粒系比例减低，可见胞质空泡，偶见假 P-H 畸形。红系比例增高，以中晚幼红为主，计数 100 个有核红细胞可见巨幼样变、花瓣核、核出芽、血红蛋白化不完整、大小核占 80%。成熟红细胞未见明显异常。淋巴细胞比例减低，为成熟淋巴细胞。全片共见巨核细胞 318 个。分类 25 个，其中成熟有血小板形成巨核细胞 2 个、成熟无血小板形成巨核细胞 22 个、裸核 1 个，可见双圆核及过分叶巨核细胞。血小板单个、小堆分布，少见。

铁染色（Fe）：细胞外铁 +++，铁粒幼红细胞阳性率 94%，环形铁粒幼红细胞阳性率 0.50%。免疫组织化学染色（CD41）：全片巨核 454 个：正常巨核细胞（胞体 >40μm）385 个，双核巨核细胞（胞体 >40μm）7 个，多核巨核细胞（胞体 >40μm）35 个，大单圆核小巨核细胞（胞体 25~40μm）20 个，单圆核小巨核细胞（胞体 12~25μm）7 个。

免疫分型 -MDS/MPN：骨髓中各群细胞占有核细胞的比例如下：成熟淋巴细胞群 13.65%，髓系原始细胞群 0.05%，幼稚及成熟粒细胞群 45.13%，成熟单核细胞群 1.16%，幼稚红细胞群 36.79%，嗜酸性粒细胞 0.53%，嗜碱性粒细胞 1.02%。髓系原始细胞罕见，CD34 表达减弱；粒系 CD13/CD16、CD13/CD11b 分化抗原表达模式异常；红系比例增高伴核左移，部分细胞 CD36、CD71 表达减弱；B 祖细胞罕见。见图 6-1-2 病例 2 骨髓中各类细胞亚群流式结果。

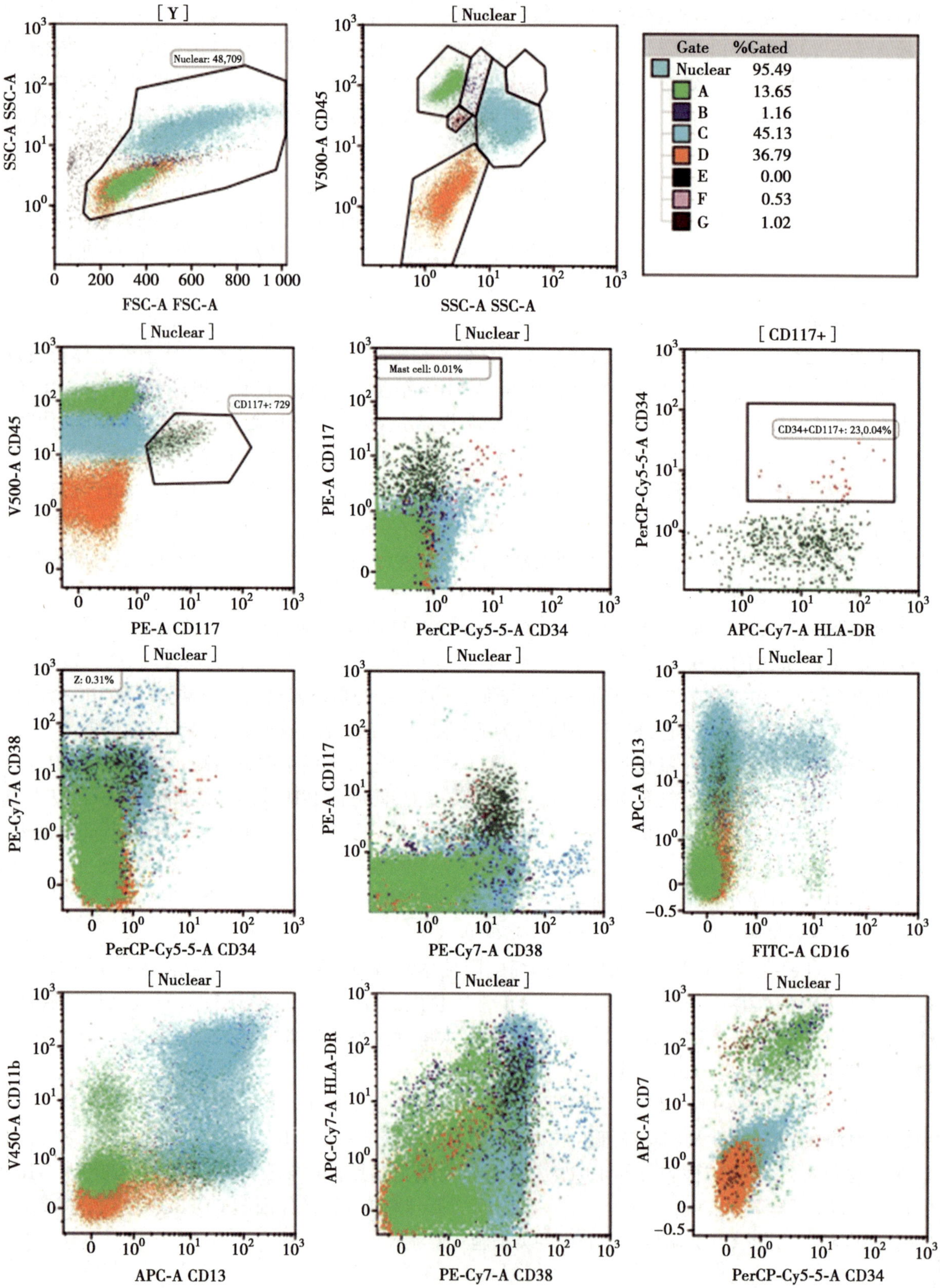
[Y]
Nuclear: 48,709
SSC-A SSC-A
FSC-A FSC-A
[Nuclear]
V500-A CD45
SSC-A SSC-A
Gate %Gated
Nuclear 95.49
A 13.65
B 1.16
C 45.13
D 36.79
E 0.00
F 0.53
G 1.02
[Nuclear]
CD117+: 729
V500-A CD45
PE-A CD117
[Nuclear]
Mast cell: 0.01%
PE-A CD117
PerCP-Cy5-5-A CD34
[CD117+]
CD34+CD117+: 23,0.04%
PerCP-Cy5-5-A CD34
APC-Cy7-A HLA-DR
[Nuclear]
Z: 0.31%
PE-Cy7-A CD38
PerCP-Cy5-5-A CD34
[Nuclear]
PE-A CD117
PE-Cy7-A CD38
[Nuclear]
APC-A CD13
FITC-A CD16
[Nuclear]
V450-A CD11b
APC-A CD13
[Nuclear]
APC-Cy7-A HLA-DR
PE-Cy7-A CD38
[Nuclear]
APC-A CD7
PerCP-Cy5-5-A CD34

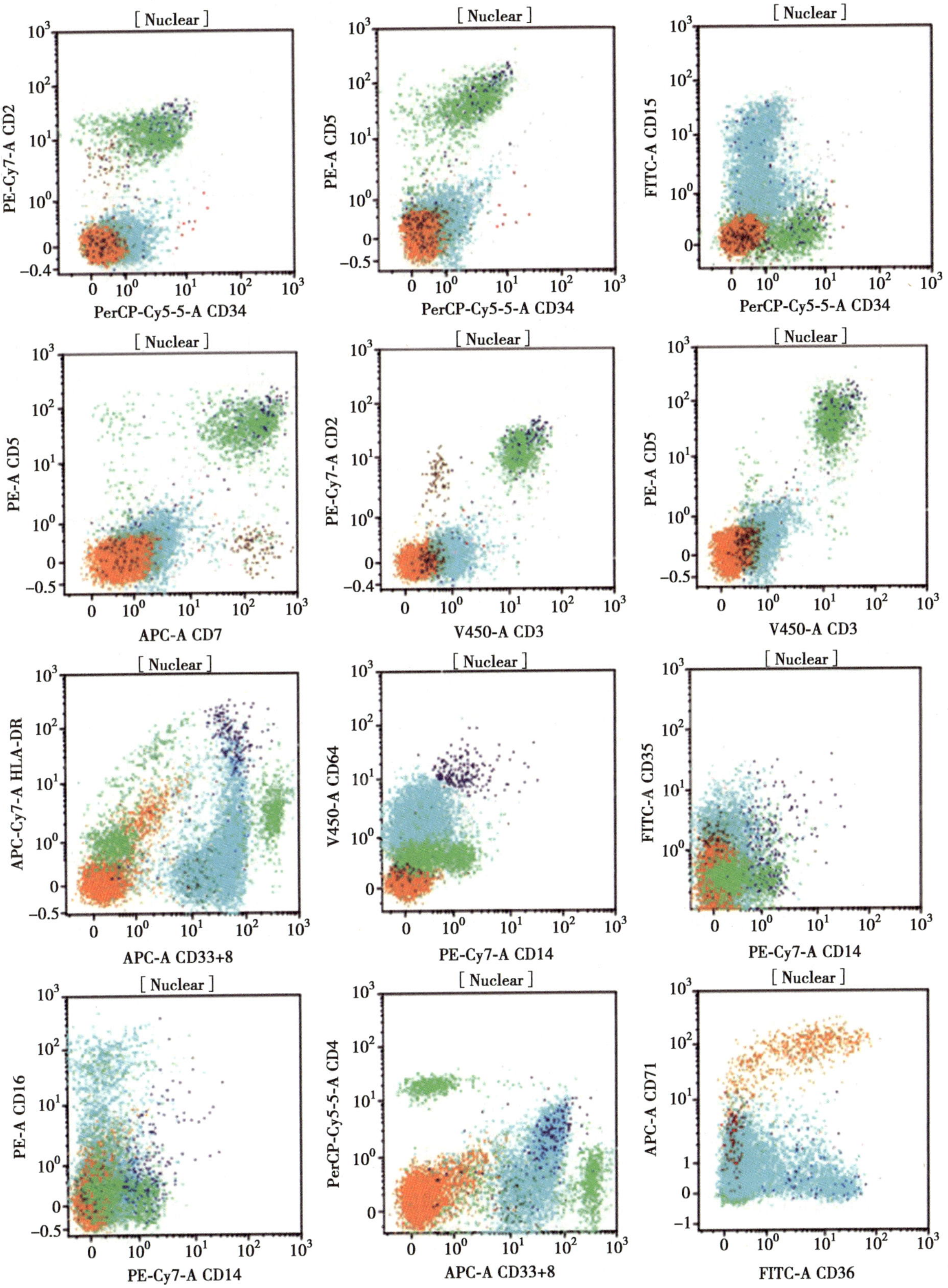
[Nuclear]
PE-Cy7-A CD2
PerCP-Cy5-5-A CD34
[Nuclear]
PE-A CD5
PerCP-Cy5-5-A CD34
[Nuclear]
FITC-A CD15
PerCP-Cy5-5-A CD34
[Nuclear]
PE-A CD5
APC-A CD7
[Nuclear]
PE-Cy7-A CD2
V450-A CD3
[Nuclear]
PE-A CD5
V450-A CD3
[Nuclear]
APC-Cy7-A HLA-DR
APC-A CD33+8
[Nuclear]
V450-A CD64
PE-Cy7-A CD14
[Nuclear]
FITC-A CD35
PE-Cy7-A CD14
[Nuclear]
PE-A CD16
PE-Cy7-A CD14
[Nuclear]
PerCP-Cy5-5-A CD4
APC-A CD33+8
[Nuclear]
APC-A CD71
FITC-A CD36

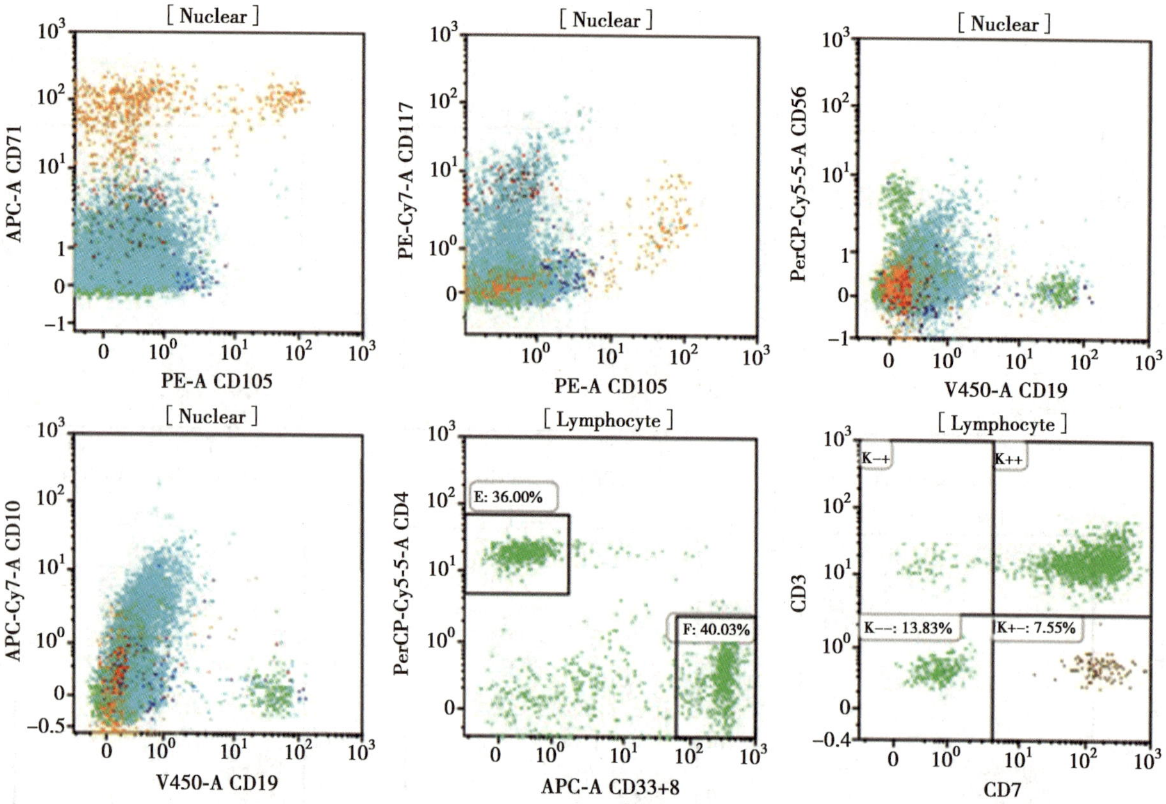

图 6-1-2　MDS 病例 2 的流式检测结果图

染色体核型描述: 46,XX［20］。

血液系统疾病基因突变筛查: 送检标本中检测到以下基因突变: ①*NPM1* 基因检测到 p.W288Cfs*12 突变(A 型突变),为热点突变。②*BCOR* 基因检测到 p.A970Gfs*51 突变,导致蛋白截短,影响蛋白功能。③*H1-2* 基因检测到 p.G83R 突变,人群数据库显示此突变在人群中的比例小于 1%,功能性预测此突变可能影响蛋白功能,目前临床意义未明。

骨髓活检: HE 及 PAS 染色示送检骨髓增生大致正常(约 50%),粒红比例大致正常,粒系细胞核左移,幼稚细胞增多,红系以中晚幼红细胞为主,巨核细胞不多,分叶核为主。网状纤维染色(MF-0 级)。

(三) 经典病例 3

患者男,51 岁。主因气短、乏力半年加重 1 个月就诊。患者于半年前无明显诱因出现气短伴乏力感,就诊于当地医院检查提示贫血,未进一步诊治。近 1 个月患者气短、乏力明显加重,为求进一步检查及治疗来我院。重度贫血貌,周身皮肤无皮疹、黄染、出血点,浅表淋巴结无肿大。咽部无充血,扁桃体无肿大。胸骨无压痛,双肺呼吸音清,未闻及干湿啰音。腹部平坦,无压痛及反跳痛,肝肋下未触及,脾肋下未触及。双下肢无水肿。

全血细胞计数: WBC 1.72×10^9/L,RBC 1.82×10^{12}/L,HGB 59g/L,PLT 131×10^9/L,ANC 1.18×10^9/L,RET% 2.32%。

外周血涂片: 白细胞数减少。粒细胞比例增高,形态未见明显异常。成熟红细胞大小不一。计数 100 个白细胞未见有核红细胞。淋巴细胞比例正常,为成熟淋巴细胞。血小板单个、小堆分布,易见。

骨髓涂片: 取材、涂片、染色良好,骨髓小粒(+)脂肪滴(+)。增生明显活跃,粒系 =36.5%,红系 =58%,粒系 / 红系 =0.63/1。粒系比例减低,偶见胞质颗粒减少、巨幼样变。红系比例增高,可见巨幼样变、血红蛋白化不完整。成熟红细胞大小不一。淋巴细胞比例减低,为成熟淋巴细胞。全片共见巨核细胞 57 个。分类 25 个,其中成熟无血小板形成巨核细胞 7 个、成熟有血小板形成巨核细胞 16 个、裸核 2 个,可见单圆核巨核细胞、多圆核巨核细胞,油镜下偶见小巨核细胞,发育异常细胞占该系比例>10%。血小板单个、小堆分布,易见。

铁染色(Fe):细胞外铁++,铁粒幼红细胞阳性率98%(++18+++58++++22),环形铁粒幼红细胞阳性率16.00%。

免疫组织化学染色(CD41):全片巨核805个:正常巨核细胞(胞体>40μm)343个,双核巨核细胞(胞体>40μm)121个,多核巨核细胞(胞体>40μm)86个,大单圆核小巨核细胞(胞体25~40μm)139个,单圆核小巨核细胞(胞体12~25μm)88个,双圆核小巨核细胞(胞体12~40μm)16个,多圆核小巨核细胞(胞体12~40μm)1个,淋巴样小巨核细胞(胞体<12μm)11个。

免疫分型-MDS/MPN:各群细胞占有核细胞的比例如下:成熟淋巴细胞群7.79%,髓系原始细胞群0.49%,幼稚及成熟粒细胞群60.29%,成熟单核细胞群1.06%,幼稚红细胞群26.65%,B祖细胞群0.23%,嗜酸性粒细胞1.15%。红系比例偏高,核左移,部分细胞CD36、CD71表达减弱或缺失;余各系表型未见明显异常,请结合临床。见图6-1-3流式结果图。

染色体核型描述:46,XX[20]。

血液系统疾病基因突变筛查:送检标本中检测到以下基因突变:①SF3B1基因检测到p.K666N突变,为热点突变。②ASXL1基因检测到p.A1172Lfs*2突变,为热点突变。③GNAS基因检测到p.R844H突变,为热点突变。④SMARCA4基因检测到p.D1399G突变,预测为体细胞突变,此突变目前尚无人群数据库记录。⑤PRPF8基因检测到p.L885H突变,功能性预测此突变可能影响蛋白功能,目前临床意义未明。

骨髓活检:HE及PAS染色示送检骨髓伴出血,无法准确评估增生程度,有核细胞散在或灶性分布,粒红比例大致正常,粒系各阶段细胞可见,幼稚阶段细胞略增多,以中幼及以下阶段细胞为主,红系各阶段细胞可见,以中晚幼红细胞为主,巨核细胞散在分布,分叶核为主,可见胞体小、分叶少的巨核细胞;淋巴细胞散在分布。网状纤维染色(MF-1级,灶性)。

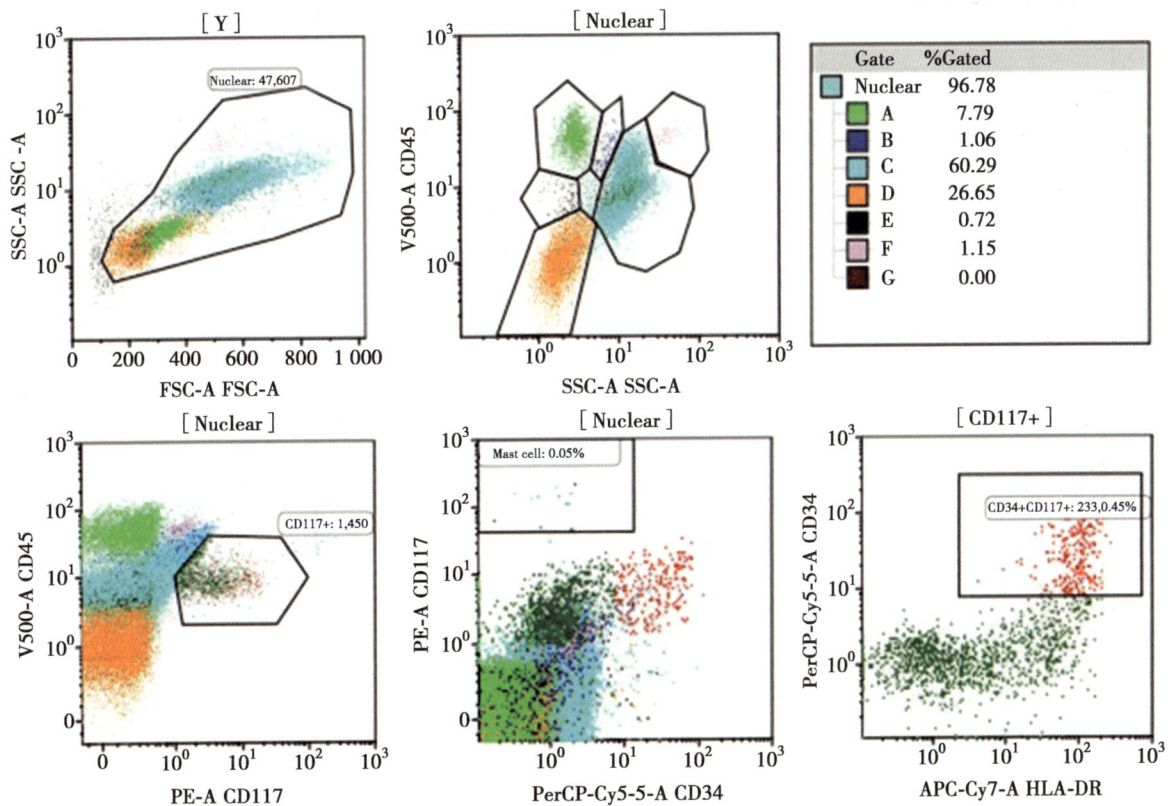

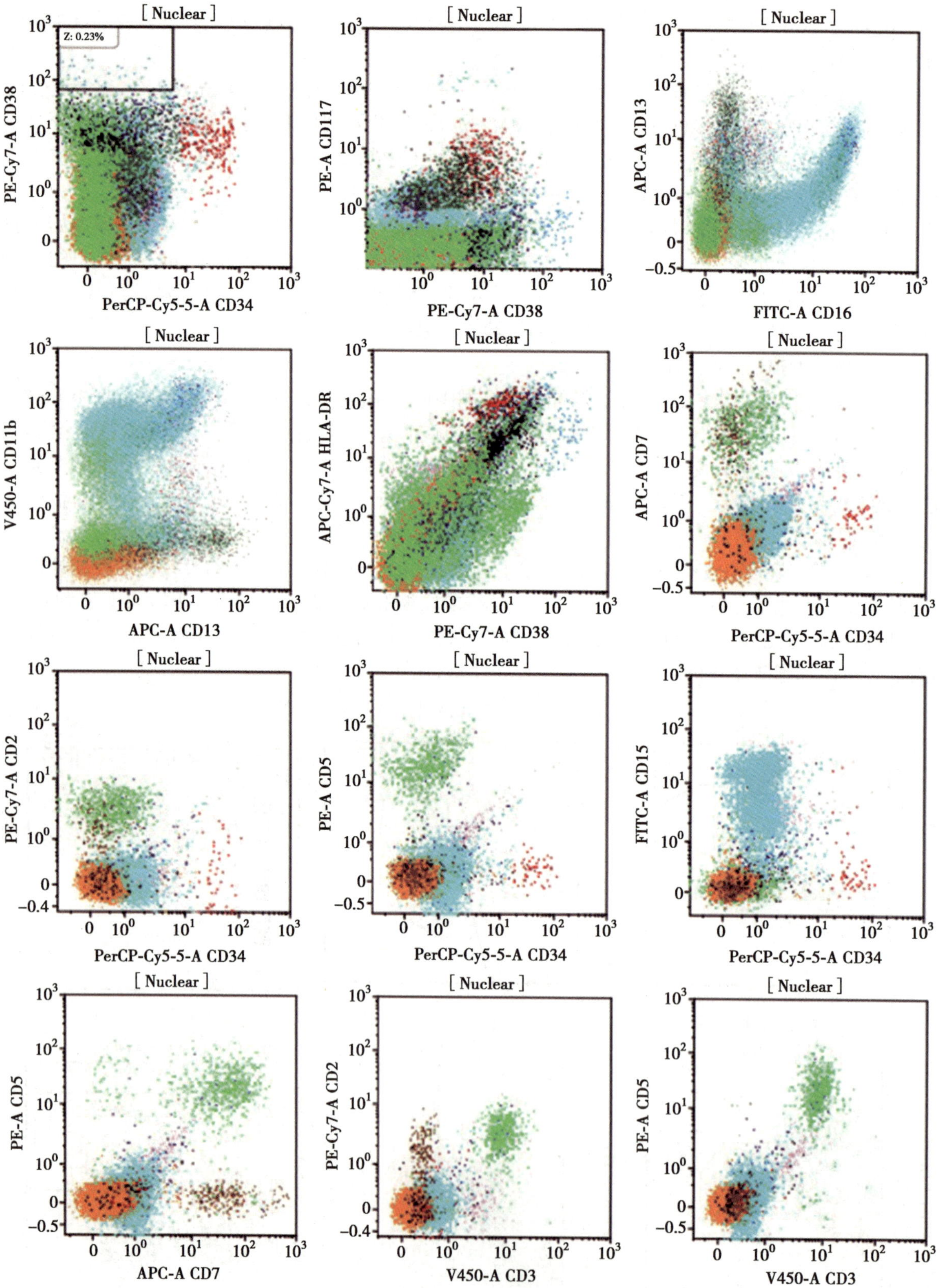
[Nuclear]
Z: 0.23%
PE-Cy7-A CD38
PerCP-Cy5-5-A CD34
[Nuclear]
PE-A CD117
PE-Cy7-A CD38
[Nuclear]
APC-A CD13
FITC-A CD16
[Nuclear]
V450-A CD11b
APC-A CD13
[Nuclear]
APC-Cy7-A HLA-DR
PE-Cy7-A CD38
[Nuclear]
APC-A CD7
PerCP-Cy5-5-A CD34
[Nuclear]
PE-Cy7-A CD2
PerCP-Cy5-5-A CD34
[Nuclear]
PE-A CD5
PerCP-Cy5-5-A CD34
[Nuclear]
FITC-A CD15
PerCP-Cy5-5-A CD34
[Nuclear]
PE-A CD5
APC-A CD7
[Nuclear]
PE-Cy7-A CD2
V450-A CD3
[Nuclear]
PE-A CD5
V450-A CD3

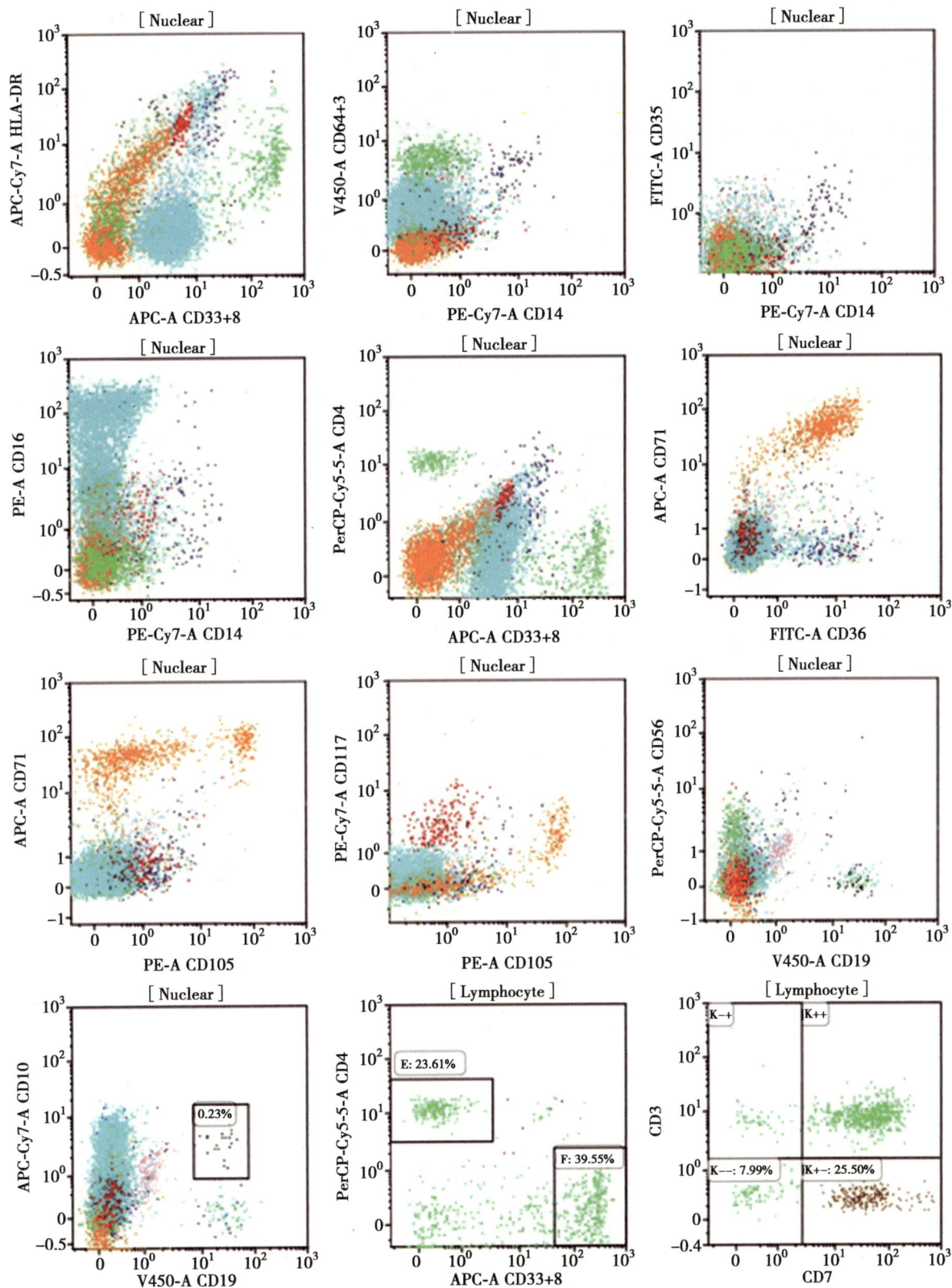

图 6-1-3　流式检测结果图

二、临床问题及诊断思路

(一) 临床问题 1

根据病史、临床表现及实验室检查,患者最可能的诊断是什么?

上述三例患者病程 6 个月至 12 年不等,均属于长期惰性病程(长于 4 个月),其中两例以查体单系或多系血象减少隐匿起病。主要临床症状 / 体征为贫血貌或有乏力、气短。三例患者骨髓涂片均显示有诊断意义的一系或多系细胞发育异常,其中一例伴有原始细胞比例升高;染色体核型均无异常;基因突变筛查检测到多个骨髓增生异常综合征相关性基因突变;流式细胞学检测有单系或多系细胞免疫表型异常和 / 或原始细胞比例增高;部分病例骨髓活检也可见支持性证据;排除其他可能造成外周血及骨髓表现的疾病,上述病例患者最可能诊断为骨髓增生异常综合征。

诊断思路 1

骨髓增生异常综合征中国诊断与治疗指南(2019 年)提出了"MDS 最低诊断标准"中国共识(见表 6-1-1)。MDS 的诊断依赖骨髓细胞分析中细胞发育异常的形态学表现、原始细胞比例升高和细胞遗传学异常,且应首先排除反应性血细胞减少或细胞发育异常。需要注意的是,当原始细胞比例不高,核型正常或基因组高度变异,形态学只有轻微异常或继发性发育异常时,MDS 诊断具有高度挑战性。

表 6-1-1 MDS 诊断最低标准

MDS 诊断需满足两个必要条件和一个主要标准
必要条件(两条均须满足)
①持续 4 个月一系或多系血细胞减少(如检出原始细胞增多或 MDS 相关细胞遗传学异常,无需等待可诊断 MDS)
②排除其他可导致血细胞减少和发育异常的造血及非造血系统疾病
MDS 相关(主要)标准(至少满足一条)
①发育异常:骨髓涂片中红细胞系、粒细胞系、巨核细胞系发育异常细胞的比例 ≥10%
②环状铁粒幼红细胞占有核红细胞比例 ≥15%,或 ≥5% 且同时伴有 SF3B1 突变
③原始细胞:骨髓涂片原始细胞达 5%~19%(或外周血涂片 2%~19%)
④常规核型分析或 FISH 检出有 MDS 诊断意义的染色体异常
辅助标准(对于符合必要条件、未达主要标准、存在输血依赖的大细胞性贫血等常见 MDS 临床表现的患者,如符合 ≥2 条辅助标准,诊断为疑似 MDS)
①骨髓活检切片的形态学或免疫组化结果支持 MDS 诊断
②骨髓细胞的流式细胞术检测发现多个 MDS 相关的表型异常,并提示红系和 / 或髓系存在单克隆细胞群
③基因测序检出 MDS 相关基因突变,提示存在髓系细胞的克隆群体

诊断思路 2

MDS 最低诊断标准的必要条件提到要"排除其他可导致血细胞减少和发育异常的造血及非造血系统疾病",强调了 MDS 为排除性诊断。涉及的主要鉴别诊断疾病类别包括:

可引起血细胞减少的疾病:①累及造血干细胞的疾病:如再生障碍性贫血、阵发性睡眠性血红蛋白尿症(PNH)、原发性骨髓纤维化、大颗粒淋巴细胞白血病(LGL)等;②先天性或遗传性血液病:如先天性红细胞生成异常性贫血、遗传性铁粒幼红细胞性贫血、先天性角化不良、范科尼贫血、先天性中性粒细胞减少症和先天性纯红细胞再生障碍等;③自身免疫性血细胞减少、甲状腺功能减退或其他甲状腺疾病;④慢性病性贫血(感染、非感染性疾病或肿瘤)、慢性肝病、慢性肾功能不全。

可引起血细胞减少伴发育异常的疾病:①有典型诊断标准的急性髓系白血病:如 t(8;11),i(16),t(16;16),t(15;17) 或红白血病;②其他血液系统恶性肿瘤:如急性淋巴细胞白血病或各种淋巴瘤;③营养缺乏:如维生素 B_{12}、叶酸或铜缺乏及锌过量(导致铜吸收不足);④接受细胞毒性药物、细胞因子治疗或接触有血液毒性的化学制品或生物制剂等;⑤毒素暴露:如重金属暴露(如砷、铅、锌)和饮酒过量;⑥病毒感染:如 HIV、CMV、EBV 等。

(二) 临床问题 2

根据实验室特征,上述病例应归为哪一型 MDS ?

病例 1　患者外周血细胞计数显示粒、红、血小板三系比例减低;骨髓形态学分析显示粒、红两系形态发育异常,骨髓原始细胞比例增高(8.5%);环形铁幼粒红细胞阳性率增高(23%);染色体核型无异常,伴有 SF3B1 基因突变。根据 2016 年 WHO 分型标准符合 MDS 伴原始细胞增多 MDS-EB1。根据 2022 年 WHO 分型标准,该例患者应归为 MDS 伴原始细胞增多(MDS-IB)类别中的 MDS-IB-1。

病例 2　患者外周血细胞计数显示粒、红、血小板三系比例减低;骨髓形态学分析显示三系增生伴三系发育异常,外周血及骨髓原始细胞比例均不高(无 /0.5%);环形铁粒幼红细胞阳性率仅有 0.50%;染色体核型无异常不伴有诊断性基因突变。根据 2016 年 WHO 分型标准符合 MDS 伴多系病态造血(MDS-MLD)。根据 2022 年 WHO 分型标准,该例患者应归为 MDS 伴低原始细胞(MDS-LB)。

病例 3　患者外周血细胞计数显示粒、红、血小板三系比例减低;骨髓形态学分析显示粒系比例减低、红系比例增高、巨核系增生伴发育异常,外周血及骨髓原始细胞比例均不高(无 /2.5%);环形铁粒幼红细胞阳性率 16.00%;染色体核型无异常,伴有 SF3B1 基因突变。

根据 2016 年 WHO 分型标准符合 MDS 伴环形铁粒幼细胞(MDS-RS)类别中的 MDS-RS-MLD。根据 2022 年 WHO 分型标准,该例患者应归为 MDS 伴低原始细胞和 SF3B1 突变(MDS-SF3B1)/伴低原始细胞和环形铁粒幼细胞 MDS。

诊断思路 1

2016 年 WHO 对 MDS 分型病名较之前版本变动较大,在形态学解释和血细胞减少评估上有了改进,同时增加了遗传学信息对 MDS 的影响。该分型主要依赖血细胞计数、环形铁粒幼细胞、骨髓和外周血形态学及染色体核型检测。

第 5 版 WHO(2022 年)再一次更新了 MDS 分型,新分型标准将 MDS 分为具有明确遗传学异常的 MDS 和具有明确形态特点的 MDS 两大类(表 6-1-2)。由于发育异常细胞系别常会发生改变,它与克隆演变中临床及表型变化有关,区分单系和多系发育异常来界定特定的 MDS 类型目前已非必需,在新标准中已经去除。而之前版本中归为不能分类的 MDS,也细分为新的类别当中。新版 MDS 分类具体更新要点有:① MDS 遗传学类型更新包括:MDS-5q、MDS-SF3B1、MDS-biTP53;②低增生 MDS(MDS-h)作为一种独特的疾病类型列出;③ MDS 伴低原始细胞(MDS-LB)和 MDS 伴原始细胞增多(MDS-IB)均列为新类型,逻辑更加清晰;④更新了儿童 MDS 类型的名称(表 6-1-3)。

诊断思路 2

超过 90% 的 MDS 患者存在驱动基因突变,具有独立的预后意义(如,TP53、EZH2、RUNX1 和 ASXL1),且与进展至 AML 有关。一项对 111 个癌基因靶向测序的研究纳入了 738 例患者,其中 80% 为 MDS 患者,研究检测到 549 例患者(74%)共有 43 个基因发生突变。最常突变的基因为 SF3B1、TET2、SRSF2 和 ASXL1,突变率均 >10%;其次是 DNMT3A 和 RUNX1,突变率均为 5%~10%。常见的 MDS 相关基因突变及其临床意义见表 6-1-4。

表 6-1-2　2022 年版 WHO 骨髓增生异常综合征分型标准

名称	原始细胞	细胞遗传学	基因突变
具有明确遗传学异常的 MDS			
MDS 伴低原始细胞和孤立性 5q–（MDS-5q）	骨髓<5% 及外周血<2%	仅有 del(5q)，或伴有除 7、del(7q) 以外的 1 个其他异常	
MDS 伴低原始细胞和 SF3B1 突变 [a]（MDS-SF3B1）	骨髓<5% 及外周血<2%	无 del(5q)、7 或复杂核型	*SF3B1*
MDS 伴 TP53 双等位基因失活（MDS-biTP53）	骨髓及外周血均<20%	多数患者为复杂核型（>3）	2 个或 2 个以上 *TP53* 突变，或 1 个有 *TP53* 拷贝数丢失或 cnLOH* 证据的突变
具有明确形态特点的 MDS			
MDS 伴低原始细胞（MDS-LB）	骨髓<5% 及外周血<2%		
MDS，低增生性 [b]（MDS-h）	骨髓<5% 及外周血<2%		
MDS 伴原始细胞增多（MDS-IB）			
MDS-IB1	骨髓 5%~9% 或外周血 2%~4%		
MDS-IB2	骨髓 10%~19% 或外周血 5%~19% 或有 Auer 小体		
MDS 伴纤维化（MDS-f）	骨髓 5%~19%；外周血 2%~19%		

a 环形铁粒幼细胞 ≥15% 可替代 SF3B1 突变。可接受术语：伴低原始细胞和环形铁粒幼细胞 MDS
b 定义为骨髓细胞量 ≤25%（依据年龄调整后）
*cnLOH 为拷贝中性杂合性缺失

表 6-1-3　2022 年版 WHO 儿童骨髓增生异常综合征分型标准

名称	原始细胞
儿童 MDS 伴低原始细胞（cMDS-LB）	骨髓<5% 及外周血<2%
低增生	
非特指型	
儿童 MDS 伴原始细胞增多（cMDS-IB）	骨髓 5%~19%；外周血 2%~19%

表 6-1-4　常见的 MDS 相关基因突变及其临床意义

基因名	基因 / 蛋白功能	MDS 中发生率	临床意义
ASXL1	蛋白参与基因表达的表观遗传学调控	10%~20%	与总生存率下降且更快进展至 AML 相关
TET2	蛋白通过去甲基化参与 DNA 表达的表观遗传学调控	30%	与预后较好相关
DNMT3A	编码 DNA 甲基转移酶	8%~13%（原发 MDS）	总体生存情况较差且会更快进展为 AML
IDH	突变导致 DNA 高甲基化和基因表达改变		提示预后不良

基因名	基因 / 蛋白功能	MDS 中发生率	临床意义
SF3B1	编码某 mRNA 剪接蛋白	最常见 65%(有明显环形铁粒幼细胞的患者)	被认为是一种独特的低危 MDS 亚型
SRSF2	蛋白 mRNA 成熟有关	12%~15%(老年男发生率较高)	与预后不良有关
RUNX1	蛋白为转录核心结合因子	7%~15%(新发 MDS)	提示预后不良
TP53	介导由多种细胞应激因子引发的细胞周期停滞	5%~15%,通常伴有 del(5q),在治疗相关 MDS 中更常见	与不良预后相关
RAS	在信号转导中具有重要作用	10%~35%,多见于 NRAS 基因,更常见于有单核细胞形态的 MDS	意义仍未明确,但与以 –7/del(7q) 为特征的 MDS 相关
U2AF1	编码 RNA 剪接体核心成分之一	5%~10%	与生存结局较差和进展为 AML 的风险增加相关
ZRSR2	是一种 RNA 剪接体基因	约 5%	可能与 MDS 预后不良相关
ZH2	编码多梳抑制复合物中的组蛋白甲基转移酶	5%~10%,尤其是 7 号染色体缺失患者	与预后不良相关
BCOR	是一种转录因子,是多梳抑制复合物的一部分	约 5%	可能与预后不良相关
STAG2	是粘连蛋白复合物的组成蛋白之一,可调节细胞分裂期间的姐妹染色单体分离	5%~7%	与预后不良相关

(三) 临床问题 3

流式细胞术在 MDS 中的诊断价值有哪些?

MDS 是临床诊断难度较大的一类克隆性疾病,细胞遗传学和骨髓细胞形态学一直是 MDS 诊断的重要依据,但对于不存在核型异常和病态造血形态表现的患者,诊断尤为困难。目前有多个专家工作组对流式细胞术在 MDS 中的应用价值进行研究并发表了标准化的共识及指南,基本明确了流式免疫分型在 MDS 诊断中可以作为细胞遗传学和形态学的重要补充。

❓ 诊断思路 1

2013 年 NCCN 指南指出:诊断困难的 MDS 可采用流式免疫分型辅助诊断。

2016 年版 WHO 指出:流式免疫分型有助于 MDS 诊断;流式检测的原始细胞比例与骨髓涂片、病理活检的一致性较好,若不一致应以形态学检测为准;当没有形态学和 / 或细胞遗传学特征支持的情况下,仅有流式细胞免疫异常诊断 MDS 要慎重,建议随访。

骨髓增生异常综合征中国诊断与治疗指南(2019 年版)提到:FCM 对低危 MDS 与非克隆性血细胞减少症的鉴别诊断有应用价值;对于无典型形态学和细胞遗传学证据无法确诊 MDS 的患者,流式细胞术检测结果可作为辅助诊断标准之一。

有研究提出流式细胞术检测到两个系列三项以上的异常应高度疑为 MDS。IMDS Flow of ELN 建议血细胞减少患者应根据流式细胞术检测结果进行分类,主要可分为三类:①未见异常;②1~2 项异常;③高度疑似 MDS(两个系列及三项以上异常)。

❓ 诊断思路 2

MDS 中国诊疗指南(2019 年版)中指出,在可能发展为 MDS 的前驱疾病中,部分疾病如意义未明的特发性血细胞减少症(ICUS)、意义未明的克隆性造血(CHIP)及意义未明克隆性血细胞减少症(CCUS)通过形态学检测常不能发现异常,但流式免疫检测常有异常检出(表6-1-5)。这部分患者有50%的可能进展为显性的MDS,相比之下,没有FCM MDS特征的患者,只有一小部分发生了MDS。因此当临床考虑ICUS或CCUS同时流式检测出异常免疫表型时,可判断疾病状态为前驱MDS,若流式检测未见异常有助于排除MDS诊断。

表6-1-5　可能发展为MDS的前驱疾病、MDS的典型特征比较

特征	ICUS	CHIP	CCUS	低危MDS	高危MDS
单克隆或寡克隆	–/+	+	+	+	+
发育异常 [a]	–	–	–	+	+
血细胞减少 [b]	+	–	+	+	+
骨髓原始细胞	<5%	<5%	<5%	<5%	<20%
流式异常	+/–	+/–	+/–	++	+++
细胞遗传学异常 [c]	–/+	+/–	–	+	++
分子异常	–	+	+	++	+++

a. 发育异常细胞占相应系别细胞的比例≥10%;b. 至少4个月的持续血细胞减少;c. 部分患者中MDS相关异常克隆可通过FISH检查发现

（四）临床问题4

流式细胞术检测MDS的表型特点是什么?

流式细胞术免疫分型对该系别疾病诊断及判断异常的主要方向包括:原始细胞及各系细胞的CD45/SSC参数变化、数量异常以及抗原跨分化阶段、跨系表达,失去规律性。尽管MDS没有特异性免疫表型,各系抗原的表达变化也有助于区分正常骨髓和MDS。但是单一的抗原表达异常不足以诊断MDS,疾病的诊断会随着各系异常表型的增多更加明确。

诊断思路1

2016年7月国际MDS共识小组在工作会议提到MDS免疫表型重点分析髓系原始细胞、成熟粒细胞、成熟单核细胞、幼红细胞和幼稚B细胞(Hematogone)群,可检测到的异常包括:激光散射特性变化、CD34[+]髓系祖细胞增多,CD34[+]B祖细胞减少、CD34[+]髓系祖细胞、单核细胞、粒细胞、红系前体细胞异常抗原表达等(表6-1-6)。

表6-1-6　流式细胞检测MDS免疫表型异常

CD34[+]原始细胞

- CD 34[+]细胞增加[*]

- CD34[+]/CD10[+]或CD34[+]/CD19[+]细胞(B祖细胞)数量绝对及相对(占所有CD34[+])减少

- CD45、CD34或CD117异常表达

- 异常颗粒度(SSC)

- CD13、CD33或HLA-DR过度或缺失表达

- 表达"淋系"抗原:CD5、CD7、CD19或CD56

- 表达CD11b和/或过表达CD15

成熟中性粒细胞

- 颗粒度减小（SSC）

- 未成熟和成熟细胞亚群分布异常

- CD11b、CD13 或 CD33 缺失或异常表达

- CD16 表达停滞或 CD10 表达缺失

- CD56 表达

单核细胞

- CD13、CD14、CD16 或 CD33 缺失或异常表达

- CD11b 或 HLA-DR 异常表达

-CD56 过表达

- 未成熟和成熟细胞亚群的颗粒度或分布异常

红系前体细胞

- CD36 和 CD71 表达减少或异质性表达

- CD117$^+$ 红系前体比例异常

- CD105$^+$ 红系前体比例异常

- CD105 荧光强度异常

* 流式细胞术检测到 CD45$^+$/CD34$^+$ 细胞增加有助于 MDS（骨髓增生异常综合征）祖细胞（原始细胞）区域定量。原始细胞缺失 CD34 时，可用 CD117/KIT 作为祖细胞（原始细胞）替代标记物

诊断思路 2

除了上述检测参数的典型变化，通过流式细胞术对其他相关参数进行检测，对 MDS 诊断、鉴别甚至对机体免疫状态进行评估，是近来的关注重点。

巨核细胞发育不良是 MDS 最具特异性的形态学表现之一，不少研究致力于流式细胞学对巨核细胞进行检测，但由于其细胞数量、大小和细胞复杂性的关系，流式无法很好去检测，巨核细胞系最好通过细胞形态学和组织学进行评估。

FCM 在确认肿瘤性肥大细胞的存在上具有重要作用，有助于完善某些误诊为 MDS 的诊断，如全身性肥大细胞增多症伴有相关的血液肿瘤，即 SM-MDS 或 SM-CMML。

免疫失调（包括炎症和适应性免疫异常）在 MDS 发病机制中作用的证据越来越多。事实上，CD4$^+$ 和 CD8$^+$ T 细胞、NK 细胞、单核细胞和树突状细胞的数量和功能状态与疾病的严重程度相关。在疾病进展期间观察到循环髓源性抑制细胞（MDSC）和调节性 T 细胞（Treg）数量增加。此外，已经提出了低危 MDS 患者 Tregs（外周血）和骨髓 B 祖细胞（骨髓）比例的独立预后价值。到目前为止，关于 MDS 中免疫异常的分析还没有达成共识。嗜酸性粒细胞和嗜碱性粒细胞的作用尚未确定，尽管嗜酸性粒细胞增多和 / 或嗜碱性粒细胞增多可能具有预后意义。未来，有必要进行多中心研究，以更好地了解 T 和 B 细胞亚群的预测价值，并设计更强大的诊断方案和"MDS 相关免疫评分系统"。

诊断思路 3

自 Stetler-Stevenson 等人于 2001 年发表了第一个评分系统以来，已经发表了十多种 MFC 诊断评分系统，多个 MDS-FCM 评分系统对不同抗体组合进行评估，提出不同的诊断策略。借助这些积分系统，FCM 不仅可区分不同的 MDS 亚型，还有可能发现细胞形态学易忽略的多系发育不良。总体来

说,小 Pannel 积分系统的灵敏度和特异性低于大的 Pannel。常用的积分系统有：①基于四个参数的简单 MDS 流式评分系统（通常称为 Ogata 评分）（见表 6-1-7）。该评分的优点是应用较少的抗体,对 MDS 的诊断有较好的特异性,缺点是敏感性较低。有助于部分患者 MDS 的诊断,尤其是在形态学和细胞遗传学不确定的情况下。②Wells 等人推出的 FCSS 积分系统（表 6-1-8）。当 FCSS 积分 ≥2 分时,诊断 MDS 的敏感性为 70.43%,特异性为 93.2%,当 FCSS ≥3 分时,诊断 MDS 的敏感性为 54.78%,特异性为 100%,而单一分化抗原异常的诊断特异性较差。该积分系统可量化分析 MDS 患者疾病变化过程中出现的异常项目数增多并评价 MDS 患者的预后。研究表明 FCSS 危险度分层可以作为监测患者预后的独立因素。③流式对于红系发育的评估,以往缺乏经过验证的标记组合。不过,ELN iMDS Flow WG 已经证明 CD45、CD36、CD71、CD105、CD117 和 CD235a 可用于评估红细胞谱系,Mathis 等人提出了红细胞评分（RED 评分）,氧合血红蛋白水平辅助临床诊断 MDS（表 6-1-9）。该计分系统敏感性为 87.9%；特异性为 88.9%。综合 FCM 积分（iFS）包含了 Ogata 评分以及未成熟、成熟的粒细胞和单核细胞的额外发育不良特征、红细胞分析,就诊断准确性而言,iFS 是目前 MDS 诊断的最佳评分系统（表 6-1-10 和表 6-1-11）。

表 6-1-7　Ogata 积分系统

测量参数	Cut-off 值	回归系数	变量加权得分 [#]
髓系原始(%) [*]	≥2	2.59	1
B 祖细胞(%) [**]	≤5	1.87	
淋巴细胞与髓系原始细胞 CD45MFI 比	≤4 或 ≥7.5	1.76	1
粒细胞与淋巴细胞 SSCMFI 比	≤6	2.31	1

[*] 在所有有核细胞中；[**] 在所有 CD34[+] 细胞中；[#] 如果 FCM 评分值 ≥2,则可诊断为 MDS

表 6-1-8　FCSS 积分系统

分值	粒系异常	单核异常
0	CD45/SSC 正常	CD45/SSC 正常
	不同程度表达 CD11b,HLA-DR-	CD11b[+],不同程度表达 HLA-DR
	CD13/CD16 分化抗原正常	CD13/CD16 共表达
	CD33[+]	CD33/14 共表达
	CD19/CD5/CD34/CD56/CD7–	CD19/CD5/CD34/CD56/CD7–
	同步左移	
1	存在任意 1 种以下异常	存在任意 1 种以下异常
	SSC 异常	SSC 异常
	CD45 表达强度减弱	CD11b 或 HLA-DR 表达异常
	表达 HLA-DR 或不表达 CD11b	CD13 或 CD16 表达减弱
	CD13/CD16 分化抗原表达异常	表达 CD56
	CD56 表达异常	CD33 或 CD14 表达缺失
	CD33 表达缺失	
	非同步左移	

分值	粒系异常	单核异常
2	存在 2~3 种上述异常或粒系表达 CD34 或跨系表达淋系抗原	存在 2~3 种上述异常或单核表达 CD34 或跨系表达淋系抗原(除外 CD4)
3	≥4 种上述异常或 ≥1 种上述异常加上粒系表达 CD34 或跨系表达淋系抗原	≥4 种上述异常或 ≥1 种上述异常加上单核系表达 CD34 或跨系表达淋系抗原
4	粒系及单核系均有 2~3 个异常	粒系及单核系均有 2~3 个异常

附加分：异常髓系原始细胞<5% 或淋系 / 髓系>1.0 加 1 分；异常髓系原始细胞 5%~10% 加 2 分；异常髓系原始细胞 11%~20% 加 3 分；异常髓系原始细胞 21%~30% 加 4 分

表 6-1-9　红系积分系统

红系积分参数	阈值	分值
CD71 CV/%	<80	0
	≥80	3
CD36 CV/%	<65	0
	≥65	2
Hb 含量 /(g/dl)	>10.5(F)或>11.5(F)	0
	≤10.5(F)或≤11.5(F)	2

表 6-1-10　综合 FCM 积分(iFS)参数

诊断积分	满足以下条件中的两条	髓系原始细胞数量增多
		髓系原始细胞异常表达 CD45
		粒细胞 SSC 减小
		B 祖细胞减少
髓系原始细胞	>5% 髓系原始细胞	
	<5% 髓系原始细胞并满足以下条件中的一条	出现淋巴细胞标志(CD2,CD5,CD19,CD25,CD56)
		CD45 表达减低
		异常表达 CD34
		异常表达 CD117
	<5% 髓系原始细胞并满足以下条件中的两条	异常表达 CD13
		异常表达 CD33
		异常表达 HLA-DR
		表达 CD11b
		表达 CD15

		SSC 减小
粒细胞	满足以下条件中的两条	CD11b/CD13 分化抗原异常
		CD16/CD13 分化抗原异常
		HLA-DR 表达
		CD33 表达缺失
		不同步的核左移
		CD15 异常表达
	出现淋巴细胞标志	
	成熟髓系细胞表达 CD34	
	粒系 / 淋系比值<1	
单核细胞	满足以下条件中的两条	异常表达 CD45/SSC
		与淋巴细胞相比,数量增加 / 减少
		CD11b 异常表达
		HLA-DR 异常表达
		CD11b/HLA-DR 异常表达
		CD14 异常表达
		CD13 异常表达
		CD16 丢失
		CD33 异常表达
	出现淋巴细胞标志	
	成熟单核细胞表达 CD34	
红细胞	满足以下条件中的两条	CD36 变异系数增加
		CD71 变异系数增加
		CD71 表达减弱
		有核红细胞 $CD117^+$ 百分比减低 / 增加

表 6-1-11　综合 FCM 积分(iFS)判读标准

诊断积分	<2分								≥2分							
髓系原始细胞异常	–	–	–	–	+	+	+	+	–	–	–	–	+	+	+	+
粒系和 / 或单核细胞异常	–	–	+	+	–	–	+	+	–	–	+	+	–	–	+	+
红系异常	–	+	–	+	–	+	–	+	–	+	–	+	–	+	–	+
iFS	A	B	B	C	B	C	C	C	A/B	C	C	C	C	C	C	C

注:+ 表示该细胞系异常,否则为 –;

粒系和单核系整合到一个细胞系中;

表示如果 CD71 和 CD117 百分比异常,则必须有一个额外的异常;

表示整合流式评分;A=MFC 无 MDS 迹象,B=MFC 提示有限的 MDS 迹象,C=MFC 符合 MDS(即诊断为 MDS)

(五) 临床问题 5

流式细胞术检测在 MDS 预后、治疗反应及疾病进展中的应用是什么？

MDS 自然病程及预后差异较大，因此治疗方案的选择应根据患者的预后分级、年龄、身体状况等情况做个体化治疗。流式细胞术检测到的异常不同，如原始细胞数量、表型异常是否仅涉及细胞的成熟阶段等，结合预后评分系统可以指导患者治疗及评估疗效。

诊断思路 1

流式检测原始细胞数量>2% 时提示预后不佳。即使没有比例增高，髓系原始细胞的免疫表型异常也可能具有独立的预后影响。

FCM 检测到的 MDS 中的粒细胞和单核细胞发育不良与国际预后评分系统（IPSS）、WHO 预后评分系统（WPSS）、输血依赖性和进展到晚期 MDS/AML 的时间、造血干细胞移植后的结果等均存在相关性。IPSS 和 IPSS-R（修订版国际预后评分系统，见表 6-1-12）代表了 MDS 中临床试验和治疗决策制定的基准。其中 IPSS-R 被认为是 MDS 预后评估的"金标准"。IPSS-R 评分系统将 MDS 按照主要的病理特点来进行预后分层，≤1.5 分为极低危组，1.5~3 分为低危组，3~4.5 分为中危组，4.5~6 分为高危组，>6 分为极高危组。预后评分与患者的中位生存期及向急性髓系白血病转化的风险有关，所以不同分组应注意采用不同强度的治疗策略。此外，MDS 中发现的 FCM 异常数量与总生存期（OS）相关。

表 6-1-12 IPSS-R 评分系统

预后变量	0	0.5	1	1.5	2	3	4
细胞遗传学[a]	非常好	–	好	–	中等	不好	非常不好
骨髓原始细胞 /%	≤2	–	2~5	–	5~10	>10	–
血红蛋白 /（g/L）	≥10	–	80~100	<80	–	–	–
血小板 /（×10⁹/L）	≥100	50~100	<50	–	–	–	–
中性粒细胞绝对值 /（×10⁹/L）	≥0.8	<0.8	–	–	–	–	–

注：a 极好：-Y，de（11q）；好：正常核型，de（15q），12p-，de（120q），de（15q）附加另一种异常；中等：de（17q），+8，+19，（i 17q），其他 1 个或 2 个独立克隆的染色体异常；差：-7，inv（3）/（t 3q）/de（13q），-7/de（17q）附加另一种异常，复杂异常（3 个）；极差：复杂异常（>3 个）。IPSS-R 危险度分类：极低危：≤1.5 分；低危：>1.5~3 分；中危：>3~4.5 分；高危：>4.5~6 分；极高危：>6 分

诊断思路 2

免疫表型异常的髓系原始细胞是预测 MDS 对生长因子治疗反应的关键参数。血清促红细胞生成素（EPO）水平低且骨髓原始细胞表型正常、异常仅累及偏成熟细胞，如中性粒细胞或单核细胞的患者对促红细胞生成药物（ESA）有反应的可能性很高（94%）。相比之下，具有异常髓系原始细胞和 / 或高血清 EPO 水平的患者反应较差（11%）。同样，表达 CD117/c-kit 的红系前体细胞的增高预示着对 ESA 反应较好，以及有更长的无进展生存期。FCM 评估 ERK 磷酸化程度与对 ESA 的反应和低 /int-1 风险 MDS 中的 OS 相关。

在 SF3B1 突变的 MDS 中，单核苷酸变异与不同的免疫表型特征相关，SF3B1 突变和染色体 5q 缺失共同发生影响 BM 免疫表型。SF3B1-MDS 中的这些基因型 - 免疫表型关联和免疫表型亚型提供了可能进一步完善该特定 MDS 亚组的治疗策略的线索。通过 FCM 监测疾病可能很重要，尤其是当其他疾病参数（如血液学、分子和细胞遗传学结果）正常或无信息时。

在具有 del(5q)异常的 MDS 中,患者的异常免疫表型在用来那度胺治疗后可以恢复正常。使用去甲基化药物治疗期间,如果 FCM 异常特征不变或增多,则患者没有必要再使用这类药物进行无效且昂贵的长期治疗,反之,如果 FCM 异常特征减少了,则说明该药物对患者长期生存有益。

到目前为止,除了根据 AML 策略对高危 MDS 进行 MRD 评估外,目前还没有对 MDS 患者的常规治疗监测中使用 FCM 达成共识。最后需要提的是,应用流式对细胞免疫表型检测可检测到一些潜在的治疗靶点,如 CD33、CD47、CD123、CLL-1、PD-L1 等。

(六) 临床问题 6

流式细胞术检测 MDS 分析前技术流程及要点有哪些?

2009 年,ELN iMDS Flow WG 发布了首个样本采集、处理推荐方法指南,还描述了用于研究粒细胞、单核细胞和红细胞亚群的抗体组合的共识方案。该共识是 MDS 流式检测标准化的第一步,随后优化建议也在一直更新。MDS 没有单一的特定 FCM 标记物,但多种免疫表型异常可表明存在潜在的克隆性异常。因此,必须了解与年龄匹配的正常成熟模式和系别标记的表达水平,以便通过 FCM 准确评估骨髓标本。

MDS 标本的流式处理过程优化(标本抗凝剂选择、红细胞裂解、抗体的选择、细胞固定、仪器设置和数据获取),再到流式表型分析(髓系原始细胞、B 祖细胞、成熟粒细胞和单核细胞、红系)。

诊断思路 1

ELN 建议的分析前技术要点主要有骨髓标本应取 2~3ml,每管细胞总数至少 50 万。外周血中性粒细胞可能会检测到 CD10、CD11b、CD13 和 CD16 抗原表达异常,其诊断 MDS 的灵敏度为 73%~93%,特异性为 90%~100%,但不建议作为 MDS 诊断标本。如果存在 PNH 克隆,CD16、CD14 及 CD24 这些锚蛋白会发生改变,此时这些指标异常不影响 MDS 的诊断。MDS 标本尽量于采集后 24h 内处理,若 4℃保存及运输,36~72h 也可以接受,但需要对标本进行细胞活力评估。

诊断思路 2

分析细胞类别涉及骨髓原始细胞、粒细胞、单核细胞、红系、B 系前体细胞、嗜碱性粒细胞、肥大细胞、嗜酸性粒细胞和树突状细胞。ELN 对各系细胞相关抗体推荐见表 6-1-13,Euro Flow 推荐 MDS 方案见表 6-1-14。

表 6-1-13　各系细胞相关抗体推荐(ELN)

细胞系别	骨架抗体	推荐抗体	备选抗体
髓系原始细胞	CD45 CD34 CD117 HLA-DR	CD13 CD33 CD10 CD11b CD15 CD38 CD7 CD56	TdT CD5 CD19 CD25 CD133
B 祖细胞	CD45 CD34	HLA-DR CD10 CD19	CD22
粒细胞	CD45 CD117	HLA-DR CD13 CD33 CD11b CD16 CD10 CD15 CD64 CD56	CD34 CD5 CD7
单核细胞	CD45	HLA-DR CD13 CD33 CD11b CD14 CD34 CD36 CD64 CD16 CD56 CD117	CD2 MDC CD300e
有核红细胞	CD45 CD34 CD117	HLA-DR CD36 CD71 CD105 CD13 CD33	CD235a
嗜酸性粒细胞	CD45	CD123 HLA-DR	CD203c
肥大细胞	CD117	CD45 HLA-DR	CD2 CD25
树突状细胞	CD45 CD34 CD117	HLA-DR CD123	CD11c CD1c CD141 CD303

表 6-1-14　MDS 抗体方案(Euro Flow)

	PacB	PacO	FITC	PE	PerCP-Cy5.5	PECy7	APC	APC-H7
1	HLA-DR	CD45	CD16	CD13	CD34	CD117	CD11b	CD10
2	HLA-DR	CD45	CD35	CD64	CD34	CD117	IREM2	CD14
3	HLA-DR	CD45	CD36	CD105	CD34	CD117	CD33	CD71
4	HLA-DR	CD45	TdT	CD56	CD34	CD117	CD7	CD19

(七) 临床问题 7

流式检测 MDS 研究新进展?

随着新技术更迭,"精准医疗"及"大数据"时代的到来,流式细胞术在 MDS 检测中的应用也在不断拓展。

❓ 诊断思路 1

质谱流式将针对细胞表面和细胞内标记的抗体与重金属原子(而不是荧光素)结合,然后通过蒸发和电离细胞,用飞行时间质谱(ICP-MS)测量与每个细胞结合的重金属原子(及其结合抗体)数量来检测及定量抗体与细胞结合量,理论上可允许多达 120 个通道。2020 年 Behbehani GK 等人利用 34 参数的质谱流式分析 MDS,对象包括高危 MDS 3 名、中危 2 MDS 8 名、中危 1 MDS 6 名、低危 MDS 6 名、ICUS 3 名,作者发现,有 15 个 CD 分子的异常(CD44,CD15,CD34,HLA-DR,CD11b,CD38,CD33,CD117,CD45,CD64,CD99,CD16,CD7,CD56,CD123)与既往一致,同时又新发现了三个以前未发现的异常即:CD321 增高、CD47 减少及红系祖细胞 CD99 表达增高(11 例低危 MDS 中有 4 例存在)。另外,作者同时分析 MDS 患者骨髓中的所有细胞群可以发现更多与诊断和预后相关的特征,对 MDS 进行更客观的表型分类。该文章局限性是分析 MDS 患者数量有限,需更多病例确认。

❓ 诊断思路 2

人工智能 AI 与流式技术的结合无疑会进一步推动流式细胞术在临床的应用,并极大地提高血液系统疾病的诊断率。Ko B 等人收集了 1 742 例 AML 和 MDS 患者的 5 333 份流式细胞学数据,其中 287 份数据为预测临床预后数据集,其余数据按照 4∶1 分为训练集和验证集。经过算法学习,在不同流式细胞检测平台上,区分 AML 患者与健康人的准确率为 89.4%~92.4%,区分 MDS 患者与健康人的准确率达到 84.9%~90.8%,区分患者(AML 和 MDS)与健康人的准确率在 84.6%~89.7%。此外,该算法处理一份数据的平均时间约 7s,通常经验丰富的诊断医生大约需要花费 10~20 分钟。该研究提示 AI 辅助流式细胞术常规用于诊断血液系统疾病的可行性。

流式细胞术在检测髓系异常造血的高灵敏性使其在鉴别诊断各种原因引起的血细胞减少方面具有独特的应用价值。随着国内外专家在 MDS 诊疗领域的不断深耕以及新技术成果的不断涌现,流式细胞术在 MDS 诊断、预后判断、治疗监测等方面将有更广阔的应用空间。

(段浩清　王慧君)

第二节　急性白血病的免疫分型的流式检测

急性白血病(acute leukemia,AL)是一组起源于造血干细胞的恶性克隆性疾病,发病时骨髓和/或外周血中异常的原始及幼稚细胞(白血病细胞)大量增殖,蓄积于骨髓并抑制正常造血,并可浸润肝、脾、淋巴结等组织器官。临床常表现为贫血、出血、感染和浸润等征象。根据受累的细胞类型,AL 通常可以分为急性髓系细胞白血病(acute myeloid leukemia,AML)、急性淋巴细胞白血病(acute lymphoblastic leukemia,ALL)和急性系列不明白血病(acute leukemia of ambiguous lineage,ALAL)。

AL 的实验室诊断采用 MICM 的分型诊断模式,M 是指细胞形态学(Morphology),包括血象、骨髓象、骨髓活检,形态学是白血病诊断的基础,细胞化学染色作为补充。I 是免疫学(Immunology),即根据白血病细胞表面免疫学标志进行分型,免疫表型分析必不可少,可明确 AL 的细胞系列及分化程度。C 是细胞遗传学(Cytogenetics),即白血病伴有的染色体的改变。M 是分子生物学(Molecular biology),即染色体异常伴基因学的特异改变。MICM 分型可为 AL 的临床诊断、治疗决策、用药指导、疗效监测提供非常重要的依据。

一、急性髓系细胞白血病及微小残留病的免疫分型检测

(一)疾病概述

急性髓细胞性白血病是髓系造血干/祖细胞恶性克隆性疾病,以骨髓与外周血中原始和幼稚髓性细胞异常增生为主要特征。其确切病因尚不清楚,但与地域环境因素、电离辐射、化学接触、酗酒与吸烟,以及与机体对某些病毒感染所致的特殊反应有关。疾病具有高度异质性,细胞遗传学和分子生物学异常是其发病的基础。临床表现为贫血、出血、感染和发热、脏器浸润、代谢异常等,多数病例病情急重,预后凶险,如不及时治疗常可危及生命。AML 可以发生于任何年龄段,但以老年人群发病为高峰,确诊病例的年龄中位数为 68 岁,65 岁以上患者的发病率为 12.2/10 万,而 65 岁以下患者的发病率为 1.3/10 万,随着年龄的增长,AML 的发病率呈上升趋势。本病占小儿白血病的 30%,在分子生物学改变及化疗反应方面儿童 AML 与成人(<50 岁)相似,但婴幼儿的 AML 比成人易发生髓外白血病。AML 的诊断主要根据典型的临床表现及实验室检查,外周血或骨髓中髓系原始细胞比例 ≥ 20%,可诊断为 AML。髓系原始细胞包括原粒细胞、原单细胞、原巨核细胞,异常早幼粒细胞、幼单核细胞可等同于原始细胞进行计数。当患者被证实有克隆性重现性细胞遗传学异常 t(8;21)(q22;q22),inv(16)(p13;q22) 或 t(16;16)(p13;q22) 以及 t(15;17)(q22;q21) 等时,即使原始细胞<20%,也应诊断为 AML。

(二)经典病例

患者,男,24 岁。因"乏力伴头晕 1 个月余,加重 10 天且出现消化道出血,发热、体温高达 39.1℃"入院。专科查体:无皮下出血,皮肤温度无异常,皮肤湿度无异常。浅表淋巴结无肿大。胸骨:无压痛。腹部:未触及包块。脾脏:大小无异常,质地柔软,无压痛。全血细胞计数:白细胞 27.70×10⁹/L,血红蛋白浓度 100g/L,血小板 37×10⁹/L。血涂片形态学检查(图 6-2-1):白细胞偏高,分类可见中晚幼粒细胞,原始细胞占 54.0%,成熟红细胞大小不一,部分细胞中央淡染区扩大,可见小红椭圆形和碎裂红细胞,血小板少见,散在分布,形态大致正常。骨髓象(图 6-2-2):骨髓增生极度活跃。粒系增生减低,占 32.0%,为早幼粒及以下阶段细胞,形态大致正常。红系增生减低,占 3.0%,为中晚幼红细胞,形态大致正常。淋巴细胞占 2.5%,单核细胞占 1.5%,为成熟细胞。原始细胞占

61.0%，胞体大小不一，圆或类圆形，胞质量中等，灰蓝色，部分细胞质内可见细小紫红色颗粒和空泡，核凹陷处可见淡染区，可见奥氏小体，核圆或类圆形，核染色质颗粒状，可见凹陷，部分核仁清晰可见，1~3 个。全片未见巨核细胞，血小板少见，散在分布，形态大致正常。细胞化学染色：髓过氧化物酶 POX 阳性（图 6-2-3），萘酚 AS-D 氯醋（naphythol AS-D chloroacetate esterase，CAE）阳性（图 6-2-4）、非特异性酯酶（NSE）阴性、糖原染色 PAS 阴性。骨髓流式免疫表型分析（图 6-2-5）：标本中检测到约 36% 的髓系幼稚细胞（R1：红色），此群细胞表达 CD33，CD13，CD34，HLADR，CD117，CD19，CD38，CD123，MPO；CD15 表达减弱，部分细胞表达 CD56，CD4；不表达 CD11b。FISH 提示 AML/ETO 阳性（95%），MLL 阴性，CBFB 阴性，P53 缺失阴性，BCR/ABL 阴性。二代测序：基因突变筛查：与疾病密切相关突变点 NRAS，核苷酸改变 c.35G>A，突变频率 4%；与疾病可能相关突变点：IKZF1，核苷酸改变 c.1504C>T，突变频率 3.9%；KIT 核苷酸改变 c.1510_1511ins15，突变频率 31.8%；RAD21，核苷酸改变 c.992_1000delinsCGGG，突变频率 44.7%；其他位点：无。

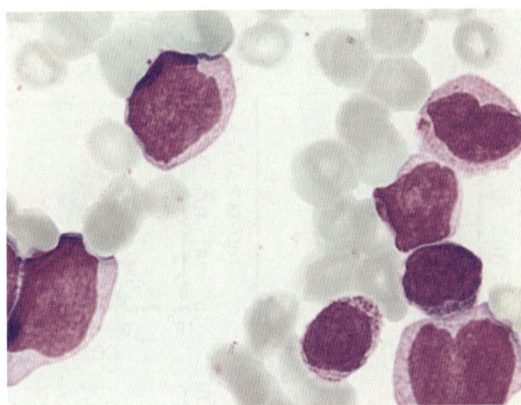

图 6-2-1　血涂片（瑞氏染色，×1 000）
外周血中见大量原始细胞

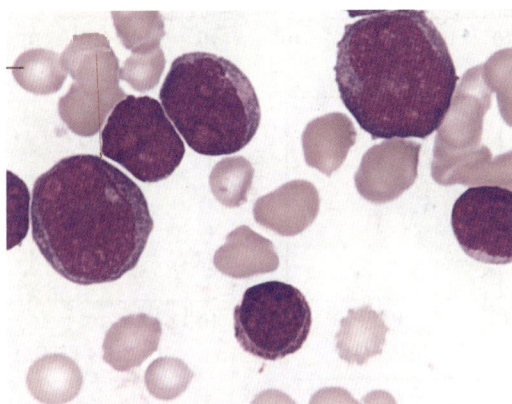

图 6-2-2　骨髓涂片（瑞氏染色，×1 000）
原始细胞中可见奥氏小体

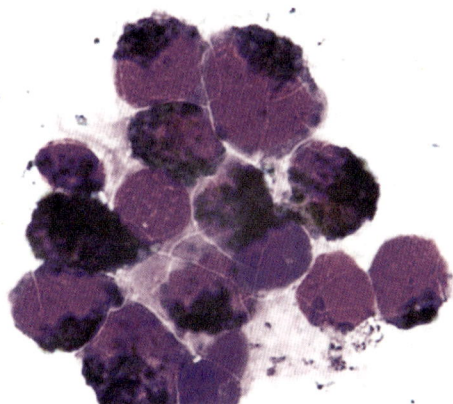

图 6-2-3　骨髓涂片（MPO 染色，×1 000）
原始细胞髓过氧化物酶阳性：胞质内充满
蓝黑色颗粒，部分在核凹陷处密集分布

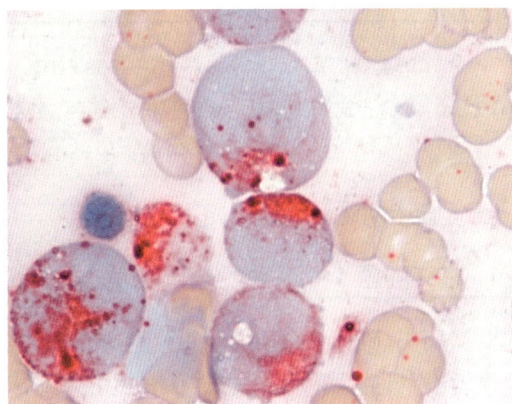

图 6-2-4　骨髓涂片（特异性酯酶染色，×1 000）
原始细胞特异性酯酶阳性：胞质内充满
亮红色大小不一颗粒

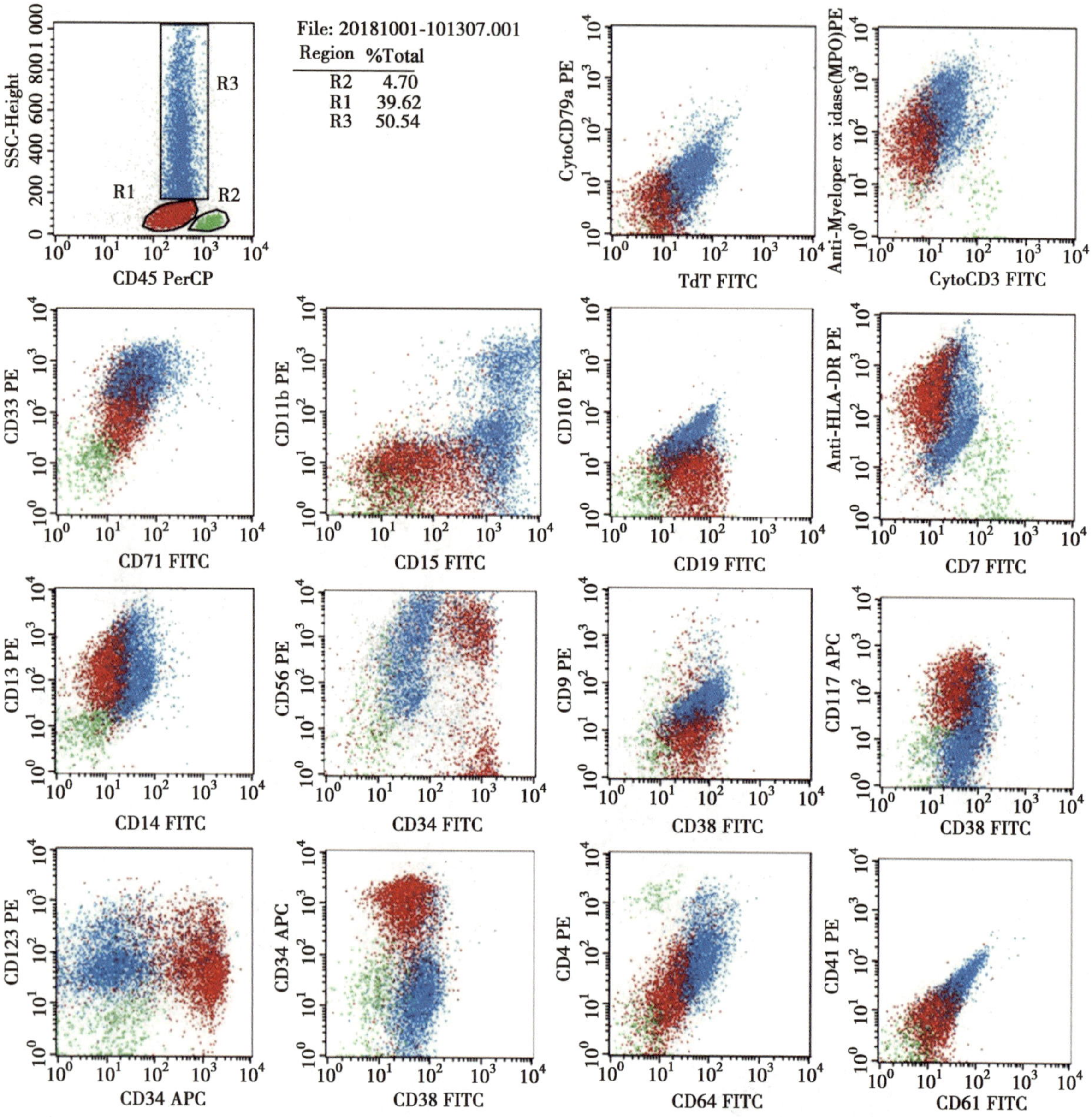

图 6-2-5 骨髓流式细胞分析散点图(R1:红色,AML 肿瘤细胞),肿瘤细胞表达 CD33,CD13,CD34,HLADR, CD117,CD19,CD38,CD123,MPO;CD15 表达减弱,部分细胞表达 CD56,CD4;不表达 CD11b

(三) 临床问题及诊断思路

1. 临床问题 1

根据病史、临床表现和血象、骨髓象特征,该患者最可能的诊断是什么?

患者发病时间短,以乏力伴头晕为主要临床表现,进行性加重且出现消化道出血,发热,外周血、骨髓原始细胞比例增高,部分原始细胞胞质可见奥氏小体,最可能的诊断是 AML。

诊断思路 1

骨髓中原始细胞 61.0%,外周血原始细胞 54.0%,超过 20%,可以诊断为急性白血病。

🤔 **诊断思路 2**

部分原始细胞胞质可见奥氏小体,说明病变细胞为髓系细胞,结合原始细胞的比例,可以初步诊断为 AML。

📝 **知识点**

奥氏小体(Auer rods),又称为棒状小体,瑞士染色后呈紫红色长杆状,常见于 AML,特别是急性早幼粒细胞白血病,奥氏小体常呈"柴束状"。MDS-EB-2 的原始细胞和 CMML-2 型的原始、幼稚和成熟单核细胞中也可见到奥氏小体。但奥氏小体很少见于急性淋巴细胞性白血病患者。

🤔 **诊断思路 3**

原始细胞的识别仅仅依靠瑞士染色镜下形态观察易混淆,常需进行细胞化学染色进一步鉴别确认,几种常见急性白血病的细胞化学染色结果见表 6-2-1。本例患者原始细胞化学染色:POX 染色阳性、特异性酯酶 CAE 染色阳性、非特异性酯酶(NSE)阴性、糖原染色 PAS 阴性,综合分析,符合原始粒细胞的特点,进一步明确 AML 的诊断。

表 6-2-1　几种常见急性白血病的细胞化学染色结果

	ALL	AML	AML-M5	AML-M6
MPO	–	+~+++	–~+	–
AS-D NCE	–	++~+++	–~+	–
αNAE		–~++	++~+++	
αNAE+NaF		不被 NaF 抑制	能被 NaF 抑制	
NAP	增加	减少	正常或增加	–
PAS	+,粗颗粒状或块状	– 或 +,弥散性淡红色	– 或 +,弥散性淡红色或细颗粒状	+++

注:ALL:急性淋巴细胞白血病;AML:急性髓系白血病;AML-M5:急性单核细胞白血病;AML-M6:急性纯红细胞白血病

🤔 **2. 临床问题 2**

免疫表型分析对 AML 诊断及分型有何意义?

免疫分型是白血病 MICM 分型中一个重要的组成部分,是形态学的重要补充。免疫表型分析可进一步提高白血病诊断的准确率,正确区分 AML 和 ALL,正确鉴别出 AML 中的 M0、M6、M7,并诊断出急性混合型白血病、急性未分化白血病等。某些特征性的免疫表型还可提醒可能存在重现性细胞遗传学异常,提供一定的预后信息。尤为重要的一点,免疫表型分析还可为微小残留病监测寻找有效指标。

🤔 **诊断思路 1**

免疫表型分析是 AML 诊断及分型的重要手段,每例 AML 患者都有必要检测。目前,人们还未发现某个白血病特异抗原,白血病免疫分型采用的抗原标志均为表达在正常造血细胞不同分化发育阶段的分化抗原。正常造血细胞不同阶段的抗原表达受一系列基因严密控制,在一定的分化阶段某些抗原的表达、消失及表达量的多少有一定的规律，且与细胞的发育阶段密切相关，据此可鉴别细胞的系列及其分化程度。白血病细胞经常出现异常的抗原表达，表达发生质或量的改变，从而表现出免疫表型的异常，但白血病细胞依然反映了这种分化模式，可依据其抗原的表达谱对白血病进行分型、分类的诊断。

2021 年，中国中西医结合学会检验医学专业委员会《急性白血病系别判断的流式细胞免疫分型专家共识》提出，流式细胞术诊断 AML 建议检测的基本免疫标志包括：髓系 CD117、MPO、CD13、CD33、CD64、CD14；T 和 NK 系 cCD3、CD7、CD56；B 系 CD19、CD22，其他标志 HLA-DR、CD45、CD34；进一步确诊 AML 的可选标志包括 CD15、CD11b、CD11c、CD36、CD371、CD65、CD300e、CD71、CD235a、CD61、CD42a、CD42b、CD41a 等。专家共识同时给出了一步法和二步法白血病免疫分型的 8 色推荐方案（表 6-2-2）。但具体到每家医院的免疫分型方案，受到仪器设备、人员能力、患者的经济条件等因素的限制，很难完全统一。具有 3 激光 8 色以上流式细胞仪的单位可参考此专家共识及 2018 年 EuroFlow 的 8 色方案，并在此基础上适当增减。

表 6-2-2　急性白血病一步法及两步法 3 激光 8 色检测标志抗体推荐方案

检测方案	FITC	PE	PerCP-Cy5.5	PE Cy7	APC	APC-CY7	BV421 或者 V450 等	V500
一步法								
1	CD2	CD117	CD3	CD4	CD56	CD8	CD7	CD45
2	cκ	cλ	CD34	CD19	CD10	CD20	CD38	CD45
3	CD16	CD117	CD34	CD13	CD33	HLA-DR	CD11b	CD45
4	TdT	CD22	CD34	CD117	cCD3	X	CD5	CD45
5	MPO	CD64	CD34	CD123	CD42a	CD14	CD36	CD45
二步法第一步筛查								
1	CD7	CD117	CD34	CD19	CD56	HLA-DR	CD11b	CD45
2	MPO	CD22	CD34	X	cCD3	X	X	CD45
AML								
3	CD61	CD64	CD9	CD13	CD33	CD14	CD15	CD45
4a	CD41a	CD42b	X	X	CD42a	X	CD36	CD45
5b	CD303	CD304	CD38	CD123	CD11c	CD4	CD2	CD45
B-ALL								
3	TdT	CD10	CD38	CD13	CD33	CD20	clgM	CD45
4c	K	λ	X	CD123	CD79a	X	CD81	CD45
T-ALL								
3	CD99	CDla	CD3	CD4	CD5	CD8	CD2	CD45
4	TdT	CD10	X	CD13	CD33	X	X	CD45

a. MPO 阴性，CD61 阳性或者不确定时选择；b. 系列标志阴性，HLADR 和 CD56 阳性时选择；c. 早期标志阴性时选择

各系列正常造血细胞表达的主要相关抗原

T 淋巴细胞系：CD1a、CD2、sCD3、cCD3、CD4、CD5、CD7、CD8、CD99、TCR

B 淋巴细胞系：CD10、CD19、CD20、CD22、CD23、CD24、SIgM、SIgD、Kappa、Lambda、cCD79a、CD79b、FMC7

NK 细胞系：CD7、CD2、CD16、CD56、CD57

粒系、单核细胞系：CD33、CD13、CD15、CD11b、CD64、CD14、CD16、CD36、CD11c、CD371、CD300e、CD65、CD117 及 MPO

巨核细胞系：CD41、CD42a、CD42b、CD61、CD41a、CD62P

红细胞系：CD36、CD71、血型糖蛋白（Glycophorin，CD235a）

幼稚细胞抗原：CD34、CD38、HLA-DR、TdT

白细胞共同抗原：CD45

❓ **诊断思路 2**

正确解读流式检测数据，综合分析免疫表型结果。白血病免疫表型分析一般运用 CD45/SSC 设门，同时在 FSC/SSC 双参数图上通过与淋巴细胞或单核细胞比较来观察病变细胞的相对大小。

CD45 是白细胞共同抗原，只表达在白细胞上，有核红细胞及血小板均为阴性，其表达水平在不同系列细胞及同系列细胞不同发育阶段有所差异。CD45 与 SSC 联用，可将标本中各系列细胞区分开来，并可较清楚地识别幼稚细胞群。淋巴细胞 CD45 表达最强，SSC 较低，单核细胞 CD45 表达强度稍弱，SSC 比淋巴细胞略高，粒细胞 CD45 表达强度比单核细胞弱，SSC 较高。幼稚细胞 CD45 表达强度比成熟细胞弱，部分病例甚至呈阴性，CD45 阴性的幼稚细胞与有核红细胞的主要差别在于细胞的大小，反映在流式图例上是两群细胞的 FSC 不同，有核红细胞的 FSC 较小，一般小于正常的淋巴细胞。

在 CD45/SSC 双参数点图上，分别圈定不同的细胞群即设门，计算机就可将不同的细胞群标上不同的颜色，分析不同颜色细胞群的免疫表型结果。应注意分析检测中使用的所有抗体，分析标本中的肿瘤细胞与哪些抗体反应，标本中存在的正常细胞往往可以作为使用抗体质量及标记过程的内部质量控制。结果解释时，需结合临床资料及其他相关检查对数据进行综合分析，报告异常细胞占总细胞群的百分比，该细胞群与抗体反应结果（阳性、阴性或部分阳性），阳性标志物的表达强度（强表达、弱表达、中等强度表达或异质性表达），初步的分类诊断。如果没有发现异常细胞群，应该描述正常细胞群。如结果难以判断，也可提出进一步检查或复查的参考意见。

本例患者检测到 36% 的 CD45 弱表达细胞（图 6-2-5），该细胞群表达 CD33（弱），CD13，CD34，HLADR，CD117，CD19（弱），CD38，CD123，CD56，MPO；部分细胞弱表达 CD15，CD4；不表达 TdT，cyCD3，cyCD79a，CD11b，CD64，CD14，CD71，CD9，CD61，CD41，CD7，CD10。病变细胞 MPO 阳性，cyCD3、cyCD79a 和 CD10 均阴性，根据急性白血病的系别诊断标准（表 6-2-3），病变细胞为髓系细胞。同时细胞不表达单核系、红系和巨核系的分化标志，表达 CD34 等原始细胞标志，提示病变细胞为原始粒细胞。该病例流式免疫表型还具有如下特征：CD33 表达减弱，跨系表达淋系标志 CD19 和 CD56，此特殊表型常提示可能存在 t(8；21) 染色体易位，有文献报道 AML 伴 t(8；21)(q22；q22)；RUNX1-RUNX1T1 预后较好，但 CD56 的表达又提示可能预后较差。

表 6-2-3　WHO 2008/2021 分类标准对系列诊断的要求

系列	诊断要求
髓系	髓过氧化物酶阳性（流式细胞术、免疫组化或细胞化学）或单核细胞分化（至少具备以下两条：NSE、CD11c、CD14、CD64、溶菌酶）
T 细胞系	胞质 CD3（CyCD3，流式细胞术或免疫组化）强表达或膜 CD3 阳性（混合表型急性白血病中少见）
B 细胞系（需要多种抗原）	CD19 强表达，CD79a、CyCD22、CD10 至少一种强阳性。或 CD19 弱表达，CD79a、CyCD22、CD10 至少两种强阳性

注：判断急性不明系列白血病时使用以上系别判断标准

📝 知识点

抗原表达及表达强度的定义

抗原阳性 / 阴性表达：一般而言，目的细胞群表达率超过 20% 的胞膜抗原、超过 10% 的胞质抗原为阳性表达。表达率≥80% 称为全表达（简称表达），胞膜标志表达率在 20%~80% 之间，胞质标志在 10%~80% 之间称为部分表达。胞膜抗原表达率低于 20%，胞质抗原低于 10% 为阴性表达。

抗原表达强度：指某种抗原分子在阳性细胞上表达量的多少，用荧光强度表示。

弱表达（dim）：荧光强度与表达该抗原的正常细胞群相比减弱为弱表达；或者某一抗原在不同种类细胞群上表达，表达弱的细胞群为弱表达；对于标本中很难找到相应正常细胞，或者有些标志在正常细胞中不存在，一般采用如下标准：待测抗原与阴性内对照细胞群之间大部分（胞膜抗原 50%~80%，胞质抗原 50%~90%）重叠，且与阴性细胞群之间没有断开的间隔为弱表达。

强表达（bright，bri）：与表达该抗原的该阶段正常细胞群相比，抗原表达增强为强表达；或者待测抗原在肿瘤细胞群表达有 1~2 个重心（二维点图）或者峰（一维直方图），最强表达重心或者峰与阴性细胞群之间存在断开间隔的为强表达。

异质性表达（heterogeneous，heter）：检测抗原在阳性细胞群上的表达量不均一，从弱到强的情况都存在。定量描述为某抗原表达强度延续超过 1.5 个对数级。

中等强度表达（medium，med）：检测抗原在肿瘤细胞群表达，与阴性细胞群之间重叠<50%，且与阴性细胞群之间没有断开的间隔。

流式细胞术确定髓系系列标志需注意：①FCM 检测 AML 中 MPO 阳性率为 58%~76%。如白血病细胞表达 CD117、CD33、CD13 髓系标志，但不表达 MPO 或其他单核细胞分化标志时，此时如果排除淋系抗原表达，也可以考虑诊断 AML。但同时应考虑红系或巨核细胞系白血病，或者罕见的 BPDCN、肥大细胞白血病等，还要除外浆细胞肿瘤、罕见淋巴瘤；CD45 阴性者，需注意排除转移癌，有条件的实验室应加做标志排除，结合临床和其他实验室检测结果做出诊断。②部分克隆号的流式 MPO 抗体与 B-ALL/LBL 有非特异性结合，应结合细胞化学和免疫组化 MPO 染色以及流式的其他髓系标志，如CD117、CD13、CD33 等综合分析。单纯一个 MPO 阳性而无其他任何髓系标志表达往往提示是假阳性，髓系判断建议 MPO 附加下述至少一个髓系标志中等强度表达：CD117、CD13、CD33、CD15、CD11b、CD371。

❓ 3. 临床问题 3

骨髓涂片和流式计数 AML 的原始细胞比例一定一致吗？不一致怎么办？

本病例中，骨髓涂片原始细胞比例为 61%，骨髓流式免疫表型分析原始细胞比例为 36%，流式计数低于骨髓涂片计数。一般情况下，原始细胞计数以骨髓涂片显微镜下分类计数为准，流式检测的标本常因受到外周血稀释以及流式标本处理等影响导致原始细胞计数比例偏低。

最新的 AML 分类方案?

1976 年,法国(F)、美国(A)和英国(B)等三国血细胞形态学专家讨论、制定了关于急性白血病的分型诊断标准,简称"FAB"分型。据此标准,急性白血病(AL)分为急性非淋巴细胞白血病(ANLL)和急性淋巴细胞白血病(ALL),二者再细分各自的亚型。AML 又分为 M0、M1、M2、M3、M4、M5、M6 和 M7 型。

1995 年,来自美、欧、亚等各大洲的国际血液病学家和肿瘤学家组成的临床医师委员会与病理学家共同讨论,提出了 WHO 分类法,该分类基于整合形态学(细胞学和组织学)、免疫表型、分子和细胞遗传学数据来确定分类,经过 2 年的临床试用后,于 1999 年及 2000 年对新分类修订,形成 WHO 2000 分类。随着肿瘤基础和临床研究的不断进展,分类进行了多次改版更新,并于 2021 年形成了最新的第 5 版 WHO 髓系肿瘤分类。

诊断思路 1

第 5 版 WHO 血液肿瘤分类的基本原理是尽可能系统地应用 3 个属性,即:系列 + 主要临床属性 + 主要生物学属性定义疾病。系列归属依赖于流式细胞术和 / 或免疫组织化学染色的免疫表型分析。主要临床属性是疾病的一般特征,包括诸如急性、慢性、血细胞减少(骨髓增生异常)和细胞增多(骨髓增殖)等描述。大多数生物学属性包括基因融合、重排和突变。

诊断思路 2

依据是否伴重现性遗传学异常,AML 现主要分为 AML 伴定义遗传学异常及 AML 由细胞分化定义两大类,该分类模式有助于 AML 的诊断治疗、复发监测和发病机制、靶向药物等的研究。AML 伴定义遗传学异常类型中,除 AML 伴 *BCR*::*ABL* 融合和 AML 伴 CEBFA 突变外,不再要求原始细胞 ≥ 20%。去除原始细胞阈值后,更加强调了形态学与分子遗传学相结合的重要性,如利用等位基因变异丰度(VAF)或融合基因转录本定量评估遗传变异细胞克隆的大小。同时,AML 伴定义遗传学异常增加了 AML 伴其他特定遗传学异常(AML with other defined genetic alterations),相当于以前版本的临时分类,这些子类型在将来的 WHO 肿瘤分类版本中有可能成为独立的疾病实体(表 6-2-4)。

表 6-2-4　WHO 第 5 版急性髓系白血病分类

分类	分型
伴定义遗传学异常	APL 伴 PML::RARA 融合
	AML 伴 RUNX1::RUNX1T1 融合
	AML 伴 CBFB::MYH11 融合
	AML 伴 DEK::NUP214 融合
	AML 伴 RBM15::MRTFA 融合
	AML 伴 BCR::ABL1 融合
	AML 伴 KMT2A 重排
	AML 伴 MECOM 重排
	AML 伴 NUP98 重排
	AML 伴 NPM1 突变
	AML 伴 CEBPA 突变
	AML,骨髓增生异常相关(AML-MR)
	AML 伴其他遗传学改变定义类型

分类	分型
由细胞分化定义	AML 伴微分化
	AML 不伴(细胞)成熟
	AML 伴(细胞)成熟
	急性嗜碱性粒细胞白血病
	急性粒 - 单核细胞白血病
	急性单核细胞白血病
	急性红系白血病
	急性原始巨核细胞白血病

诊断思路 3

AML,由细胞分化定义即第 4 版的"急性髓系白血病,非特指类型"。依据细胞分化定义的 AML 家族缺乏特定的遗传学异常,各亚型分类主要依赖于白血病细胞的形态学、细胞化学和免疫表型特征,确定细胞的系列和分化程度。共同的诊断标准包括:①骨髓和 / 或血液中原始细胞 ≥20%(急性红系白血病除外);②不符合 AML 伴定义遗传学异常标准;③不符合混合表型急性白血病标准(与伴微分化型 AML 相关);④不符合细胞毒治疗后髓系肿瘤的诊断标准;⑤无骨髓增殖性肿瘤既往史(表 6-2-5)。

表 6-2-5　由分化定义的急性髓系白血病类型的细胞分化标志物及标准

类型	诊断标准
AML 伴微分化	(1)原始细胞 MPO 和 SBB 细胞化学染色阴性(<3%)
	(2)表达 ≥2 种髓系相关抗原,例如 CD13、CD33 和 CD117
AML 不伴成熟	(1)≥3% 的原始细胞 MPO(免疫表型或细胞化学)或 SBB 阳性且 NSE 细胞化学染色阴性
	(2)成熟中粒系细胞占骨髓有核细胞<10%
	(3)表达 ≥2 种髓系相关抗原,例如 MPO、CD13、CD33 和 CD117
AML 伴成熟型	(1)≥3% 的原始细胞 MPO(免疫表型或细胞化学)或 SBB(细胞化学)阳性
	(2)成熟中粒系细胞占骨髓有核细胞 ≥10%
	(3)单核系细胞占骨髓有核细胞<20%
	(4)表达 ≥2 种髓系相关抗原,例如 MPO、CD13、CD33 和 CD117
急性嗜碱性粒细胞白血病	(1)原始细胞和甲苯胺蓝染色异染性的未成熟 / 成熟嗜碱性粒细胞
	(2)原始细胞 MPO、SBB 和 NSE 细胞化学染色呈阴性
	(3)不强表达 CD117 等标志物(排除肥大细胞白血病)
急性粒 - 单核细胞白血病	(1)单核细胞及其前体细胞 ≥20%
	(2)成熟中粒细胞 ≥20%
	(3)MPO 阳性的原始细胞 ≥3%(免疫表型或细胞化学染色)
急性单核细胞白血病	(1)单核细胞和 / 或其前体细胞(原单核细胞和 / 或幼单核细胞)≥80%
	(2)成熟中粒细胞<20%
	(3)原始细胞和幼单核细胞表达至少两种单核细胞标志物,包括 CD11c、CD14、CD36 和 CD64,或 NSE 细胞化学染色阳性

类型	诊断标准
急性红系白血病	(1) 原红细胞 ≥ 30%
	(2) 骨髓以红系增生为主，通常 ≥ 80%
急性原始巨核细胞白血病	原始细胞至少表达一种血小板糖蛋白：CD41（糖蛋白Ⅱb）、CD61（糖蛋白Ⅲa）或 CD42b（糖蛋白Ⅰb）

5. 临床问题 5

每例 AML 患者都需要做细胞或分子遗传学检测吗？

细胞和分子遗传学异常是急性白血病的发病基础，WHO 依据是否伴重现性遗传学异常对 AML 进行分类，不同的基因、细胞遗传特点在急性白血病的诊断分组、治疗预后和复发防治上各有特点和价值。AML 相关基因和遗传学检查是着手治疗急性白血病的基础性检查。因此，在可能的条件下，每例 AML 患者都有必要检测有无细胞或分子遗传学异常。

诊断思路 1

细胞或分子遗传学异常是部分 AML 的重要诊断依据。本例患者检出 t(8；21)(q22；q22)染色体平衡易位和 *AML1-ETO* 融合基因，可确诊为 AML 伴 *RUNX1∷RUNX1T1* 融合。此类病例在诊断 AML 时，患者外周血或骨髓髓系原始细胞比例可<20%。

诊断思路 2

基因检测指导 AML 的临床治疗。不同的基因异常给治疗提供了预后价值，目前更多的靶向药物加入患者的联合化疗中，如 FLT3 抑制剂索拉非尼、吉瑞替尼、CD33 单抗、IDH1 和 IDH2 的抑制剂及 TP53 突变的 Eprenetapopt（APR-246）等，甚至有些患者因各种因素不能满足临床治疗，可根据相关突变情况进入相关的临床研究，为患者疗效改善提供了一个可替代性方案。该患者二代测序基因突变筛查发现：与疾病密切相关突变点 NRAS，核苷酸改变 c.35G>A，突变频率 4%；与疾病可能相关突变点：IKZF1，核苷酸改变 c.1504C>T，突变频率 3.9%；KIT 核苷酸改变 c.1510_1511ins15，突变频率 31.8%；RAD21，核苷酸改变 c.992_1000delinsCGGG，突变频率 44.7%。NRAS 基因突变提示患者有高危因素，可能预后不佳。

诊断思路 3

融合基因可作为部分 AML 微小残留病监测的重要生物标志物。尤其是急性早幼粒细胞白血病，多参数流式不能对该类患者进行有效的 MRD 监测，*PML-RARA* 融合基因的检测是最重要的检测手段。本例患者检出 *RUNX1∷RUNX1T1* 融合基因，可用 *RUNX1∷-RUNX1T1* 融合基因作为该患者的 MRD 监测标志物。

6. 临床问题 6

多参数流式细胞术（multiparameter flow cytometry，MFC）监测 AML MRD 及其临床意义？

MRD 是指按目前的疗效标准经过治疗取得完全缓解（CR）后体内残存微量白血病细胞的状态。它是白血病复发的首要原因，MRD 定量检测的方法较多，包括常规的细胞形态学、细胞遗传学、荧光原位杂交技术、Southern Blot、实时荧光 PCR 和多参数流式细胞术等。MRD 监测在评估临床治疗反应、指导治疗决策、预后预测等方面具有重要的意义。

已有许多研究证实了 MRD 在 AML 中的价值,血液肿瘤细胞的残存量取决于 MRD 检测方法的灵敏度,检测方法的灵敏度越高,MRD 检测水平越深。每种 MRD 检测方法的灵敏度、应用范围、报告时间等都有所不同(表 6-2-6)。目前 AML MRD 有两种方法被广泛应用:多参数流式细胞术(MFC)和实时定量聚合酶链式反应(RQ-PCR),正在出现的新技术包括数字 PCR 和二代测序(NGS)。MFC 检测 MRD 因具有速度快、操作简便、敏感性高、特异性强等特点而被临床所认可。

表 6-2-6 急性白血病 MRD 检测方法比较

	RT-qPCR	FISH	流式细胞术	染色体核型分析
敏感度	0.01%~0.001%	0.3%~5%	0.1%~0.001%	1%~5%
报告时间	1~3 天	2 天	1~2 天	4~7 天
检测目标	白血病融合基因产物	基因缺失、扩增或融合	抗原表达的差异 - 质的差异 - 量的差异	染色体数量或结构异常
应用范围	30%~40%	30%	90%	50%
优点	快速、高灵敏度、高标准化	快速、技术标准化、直接定量	快速、直接定量、通用、能检测白血病干细胞表型	技术标准化、直接定量
缺点	只能应用于存在融合基因异常的急性白血病;不能提示白血病细胞来源,可能同一种产物存在于多种白血病中	灵敏度有限,容易出现假阳性结果;只能适用于可检测到异常的白血病	缺乏标准化;需要高水平的经验	灵敏度有限;需要分裂中期细胞;费力

❓ 诊断思路 2

MFC 评估 MRD 常用的两种分析方法:①白血病相关免疫表型(leukemia associated immuno-phenotype,LAIP)法,利用诊断时检测到的白血病相关免疫表型,在随访样品中追踪具备这些表型的白血病细胞;②与正常骨髓细胞表型相鉴别(different-from-normal,DFN)法,通过分析分化/成熟异常来确定恶性克隆,可应用在缺乏初诊信息的患者,并且还可以发现新发表型异常以及治疗过程中初诊异常的消失,即抗原漂移(antigen shift)。推荐联合应用 LAIP 与 DFN 两种方法检测已知和/或验证未知的、具有预后意义的白血病细胞表型异常,在分析时,既要看 LAIP 表型细胞,又要兼顾 DFN 的细胞,在诊断和随访中应用完整的抗体组合方案。实际上,LAIP 在绝大多数情况下都是 DFN 异常,如果使用一组搭配合适、数量足够多的抗体(优选 ≥ 8 种颜色),这两种方法之间的差异可能会消失。

📝 知识点

LAIP 抗原:主要有四种表现形式

1)交叉系列抗原的表达:白血病细胞经常表达一个系列以上的抗原标志,最常见的是 AML 患者表达 CD7、CD2、CD19、CD56,ALL 患者表达 CD13、CD33。

2)非同步抗原同时表达:即白血病细胞同时表达在正常细胞分化发育过程不可能同时出现的抗原,最常见的如 CD34 与 CD15、CD34 与 CD11b、CD34 与 CD14 同时阳性。

3)抗原表达量的异常:包括抗原的过表达或表达缺失。

4)光散射信号异常:即 FSC 和 SSC 信号异常。

诊断思路 3

AML MRD 的抗体选择和组合以及 MRD 细胞的识别和评估。临床实践中,用于 MFC 评估表型异常白血病细胞的单克隆免疫荧光抗体包括 CD34、CD117、CD13 和 CD33,跨系表达抗原 CD2、CD7、CD19 和 CD56 等;需要注意的是,以 CD7 等标志进行 MRD 检测和分析时应考虑其在正常造血细胞上的表达情况。急性髓系白血病微小残留病检测与临床解读中国专家共识(2021 年版)推荐至少应用八色荧光标记的 MFC 对标本进行 MRD 检测以提高特异性,不同实验室或同一实验室不同仪器应遵循标准化操作流程。专家组推荐的八色 MFC 抗体组合如下:CD38-FITC/x-PE/CD33-PE-Cy5.5/CD34-PE-Cy7/CD13-APC/HLA-DR-APC-H7/CD117-Bv421/CD45-PacificOrange,PE 通道可选择的抗体包括 CD56、CD19、CD2、CD4、CD5、CD7、CD11b、CD64、CD15、CD123、NG2(anti-7.1)、CD10等。MFC 识别和评估 MRD 时,推荐采取如下原则:①如初诊时 LAIP 明确,则用 LAIP 测定 MRD;如初诊时 LAIP 不明确,则采用 DFN 方法确定新的 LAIP;注意患者之间 LAIP 的个体化差异;②计算 LAIP 和 / 或 DFN 方法检测的 MRD 细胞占 CD45$^+$ 细胞的比例;③获取有核细胞数量 50 万 ~100 万(除外 CD45$^-$ 细胞和碎片)。

本病例初诊流式免疫表型分析发现明显的跨系抗原表达,LAIP 抗原明确,跨系表达 CD19 和 CD56,CD34 表达强度增强,CD33 表达强度减弱,可利用以上特征进行 MFC MRD 监测。患者化疗后第一次送检流式进行检测时,检测到 0.01% 的 MRD 细胞(图 6-2-6)。

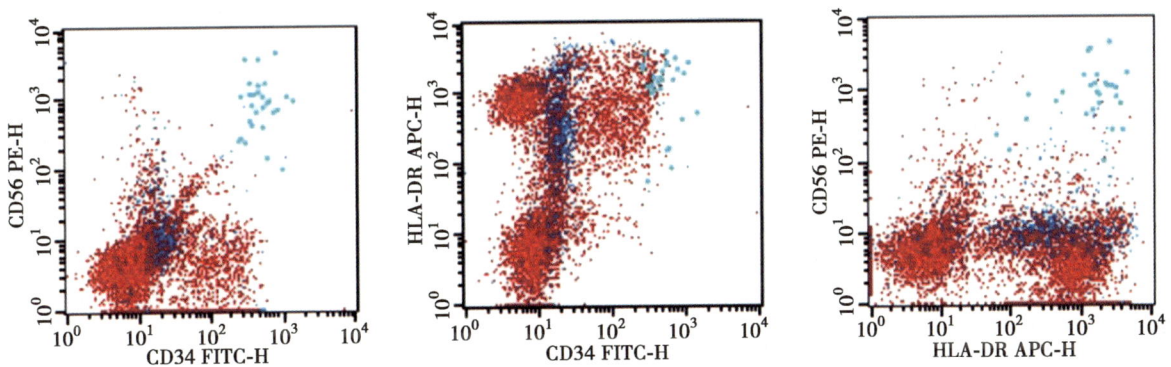

图 6-2-6　骨髓流式细胞分析散点图(淡蓝色点为 MRD 细胞)

诊断思路 4

MFC 检测 AML MRD 的临床解读。

(1)MRD 阈值的确定:欧洲白血病网(ELN)AML MRD 工作组的共识提出:所有异常表型的阈值大多设置为 0.1%,这些表型几乎不应该存在于正常原始细胞中。异常表型细胞 ≥0.1%,样本质量合格以及处理、分析均无问题,存在 LAIP 或 DFN,临床解读 MRD 阳性。异常表型细胞 <0.1% 则分为三种情况,第一种:有 LAIP 表型或 DFN,临床需要进一步评估其预后意义;第二种:LAIP 不明显或样本质量欠佳,解读为可疑;第三种:样本质量良好,且无 LAIP 或 DFN 事件,临床解读 MRD 阴性。然而,由于阈值受到治疗方法、检测时间点以及标本类型等多种因素的影响,MRD 的最佳阈值确定尚存争议。国内专家共识建议积极开展前瞻性、多中心研究确定不同治疗场景下 MFC 检测到的 MRD 阈值,以实现阈值个体化。

(2)临床预后和指导治疗:①诱导和巩固治疗后 MFC 检测 MRD 阳性提示复发率高、预后不良;对于无 NPM1 突变的成年 AML 患者,第 2 个疗程诱导治疗后 MFC 检测 MRD 阳性的患者可考虑选择 allo-HSCT 以改善预后;②allo-HSCT 前 MFC 检测到的 MRD 阳性也提示复发率高、预后不良;

③移植后 MRD 不仅预测复发,而且指导的抢先干预(例如供者淋巴细胞输注)可以降低血液学复发率,改善移植预后。

临床工作中,需要强调的是,MRD 的监测应是一个动态的长期跟踪而非孤立的单次检测,对 MRD 的检测结果应进行一个综合分析。

? 诊断思路 5

AML MRD 检测的标本类型:由于外周血的多色流式 MRD 比例比骨髓低将近 1 个数量级,所以目前不推荐采用外周血用于 MRD 检测。

AML 伴 *RUNX1∶∶BUNX1T1* 融合(即过去所称的 *AML1/ETO* 融合)是 WHO 髓系肿瘤分类中 AML 伴定义遗传学异常的一种独立亚型,具有 t(8;21)(q22;q22)核型异常,约占 AML 的 5%~10%,是一种带有重现性遗传学异常的粒细胞部分分化成熟的 AML。此类病例常因伴随大量分化的异常中性中幼粒细胞而使原始细胞比例小于 20%,但如证实有细胞遗传学的异常,还应诊断 AML。一般认为,该类型患者约 90% 以上属于 FAB 分型中的 M2b 型(少部分为 M1 型和 M2a 型)。患者血象大多白细胞减少,有少部分病例有白细胞增高现象,血红蛋白和血小板可有不同程度减少。形态学以骨髓象中中性中幼粒细胞明显增生为特征。粒系增生明显活跃或极度活跃,异常中性中幼粒细胞比值>20%,巨核细胞和血小板会有不同程度的减少。细胞化学染色大部分原始细胞 POX 染色呈阳性或者强阳性。免疫表型原始细胞强表达 CD34、HLA-DR、MPO 和 CD13;CD33 经常弱表达;常伴淋巴细胞系标志 CD19、CD56 的表达,也可以表达胞内 CD79a,CD19 在 t(8;21)中的表达相较于无此易位的 M2 患者有显著增高,但 CD19 的抗原表达强度通常较弱。有文献认为 CD19、CD56 和 CD33 低表达对判断 AML 伴 t(8;21)有较高的准确性和特异性。若髓系稚细胞 CD33 弱阳性,CD19 弱阳性(CD56 可阳性),常提示可能存在 t(8;21)染色体易位,应建议临床医生行染色体或融合基因的检测加以证实。

本病例骨髓和外周血中均检测到超过 20% 的髓系幼稚细胞,骨髓流式免疫表型具有典型的 AML 伴 *RUNX1∶∶RUNX1T1* 融合的表型特征,FISH 检测也提示 AML/ETO 阳性,可明确诊断 AML 伴 *RUNX1∶∶RUNX1T1* 融合。AML-ETO 阳性一般预后良好,但是出现 c-kit 突变则预后差,死亡率高。该患者二代测序发现伴有 c-kit 突变,NA 方案化疗两个疗程未获得流式 MRD 深度缓解(MRD 0.01%),后获得短期缓解拟行移植,移植前复查:骨髓涂片 CR,流式 MRD 0.09%,FISH ETO 阳性 5.19%,考虑存在疾病进展。移植后病情危重,抢救无效死亡。

二、急性淋巴细胞白血病及微小残留病的免疫分型检测

(一)疾病概述

急性淋巴细胞白血病(acute lymphoblastic leukemia,ALL)是急性白血病的一种类型,其特征为骨髓及淋巴组织中幼稚淋巴细胞异常增殖和聚集。ALL 的临床表现各异,症状可以表现比较隐匿,也可以呈急性,这取决于骨髓被恶性克隆替代的程度和髓外浸润的范围;患者就医前的症状期平均约 6 周(可短于 1 周至长达 1 年)。与急性髓系白血病比较,起病情况及发热、出血、贫血等症状基本相似,但 ALL 的髓外浸润及中枢神经系统白血病更常见。

ALL 占所有白血病的 15%,约占急性白血病的 30%~40%。ALL 的发病高峰在 1~4 岁,随后发病率急剧下降,在 25~45 岁之间发病率达到最低点,50 岁后发病率略有升高,男性患病率高于女性。儿童患者约 75% 在 6 岁前发病,B-ALL 约占 ALL 的 85% 以上。

淋巴系肿瘤分为 B 细胞肿瘤、T/NK 细胞肿瘤和霍奇金淋巴瘤,B 细胞肿瘤分为前体 B 细胞肿瘤,即 B 淋巴母细胞白血病(又名 B 急性淋巴细胞白血病)/淋巴瘤(B lymphoblastic leukemia/lymphoma,B-ALL/LBL)和成熟 B 细胞肿瘤,T/NK 细胞肿瘤分为前体 T 细胞肿瘤,即 T 淋巴母细

胞白血病(又名 T 急性淋巴细胞白血病)/淋巴瘤(T lymphoblastic leukemia/lymphoma,T-ALL/LBL)和成熟 T/NK 细胞肿瘤。ALL 和 LBL 被视为同一种疾病的不同阶段,当淋巴组织出现实质性病变但不伴或仅有轻微血液和骨髓受累时,应诊断为淋巴瘤。当存在广泛骨髓、血液受累,原始淋巴细胞 ≥20% 时可诊断为急性淋巴细胞白血病。ALL 诊断同样采用 MICM 诊断模式,诊断分型采用 WHO 2022 年发布的血液造血和淋巴组织肿瘤分型标准。

（二）经典病例

患者,女,2 岁 6 个月,因"发现白细胞升高 1 周"入院。查体:无皮下出血点。双颌下及颈部可扪及数个肿大淋巴结,大小约 5mm×5mm。腹部柔软,无压痛,无反跳痛,未触及包块,肝脏肋下无触及。全血常规:白细胞计数:21.86×10⁹/L,血红蛋白浓度:89g/L,血小板计数:177×10⁹/L。血涂片形态学检查(图 6-2-7):白细胞增多,分类可见晚幼粒细胞,原始淋巴细胞占 64.0%,成熟红细胞大小不一,部分细胞中央淡染区扩大,可见大红、小红、椭圆形红细胞,血小板可见,散在或小簇分布,可见大血小板。骨髓穿刺涂片检查(图 6-2-8):骨髓增生极度活跃。粒系增生减低,占 3.0%,为中幼粒及以下阶段细胞,形态大致正常。红系增生减低,占 3.0%,为中晚幼红细胞,形态大致正常。淋巴细胞占 2.0%,为成熟细胞。原始淋巴细胞占 92.0%,其胞体大小不一,圆或类圆形,胞质量少或中等,蓝色;胞质内可见颗粒,核圆或类圆形,可见凹陷、切迹,核染色质粗沙状,核仁可见,1~2 个。全片共见巨核细胞 576 个,血小板少见,散在或小簇分布。细胞化学染色:髓过氧化物酶 POX 阴性,萘酚 AS-D 氯醋(naphythol AS-D chloroacetate esterase,CAE)阴性、非特异性酯酶 (NSE)阴性、糖原染色 PAS 阳性(图 6-2-9)。流式免疫分型:骨髓标本中检测到约 76.21% 病变细胞,此细胞群表达 CD19、CD10(强)、CD22、CD9、HLA-DR、CD38 (部分弱表达)、CD33、CD13、CD34、TdT、cytoCD79a (图 6-2-10)。FISH 检测提示 TEL-AML1 阳性(80%), BCR/ABL、MLL 及 E2A 融合基因均阴性。染色体培养检查 46 XX。

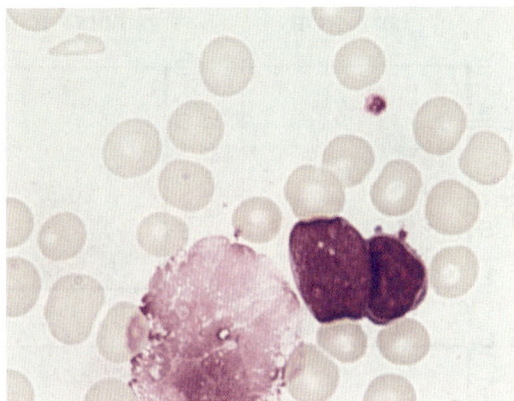

图 6-2-7　血涂片(瑞氏染色,×1 000)外周血中见到两个原始细胞和一个涂抹细胞

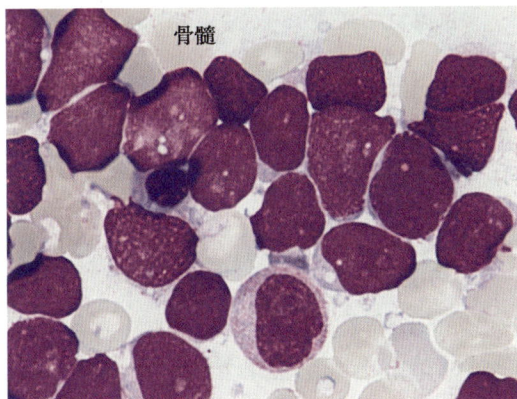

图 6-2-8　骨髓涂片(瑞氏染色,×1 000)骨髓中见到大量原始细胞

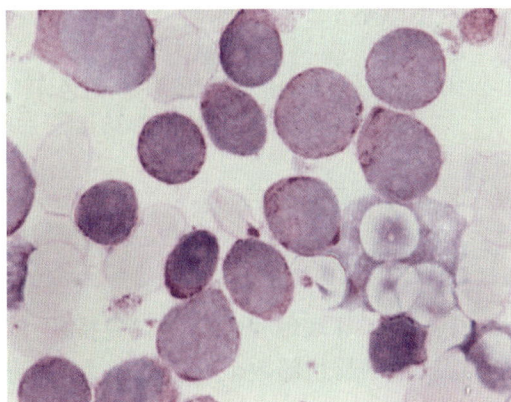

图 6-2-9　骨髓涂片(糖原染色,×1 000)原始细胞糖原染色阳性:胞质中出现粗大红色颗粒

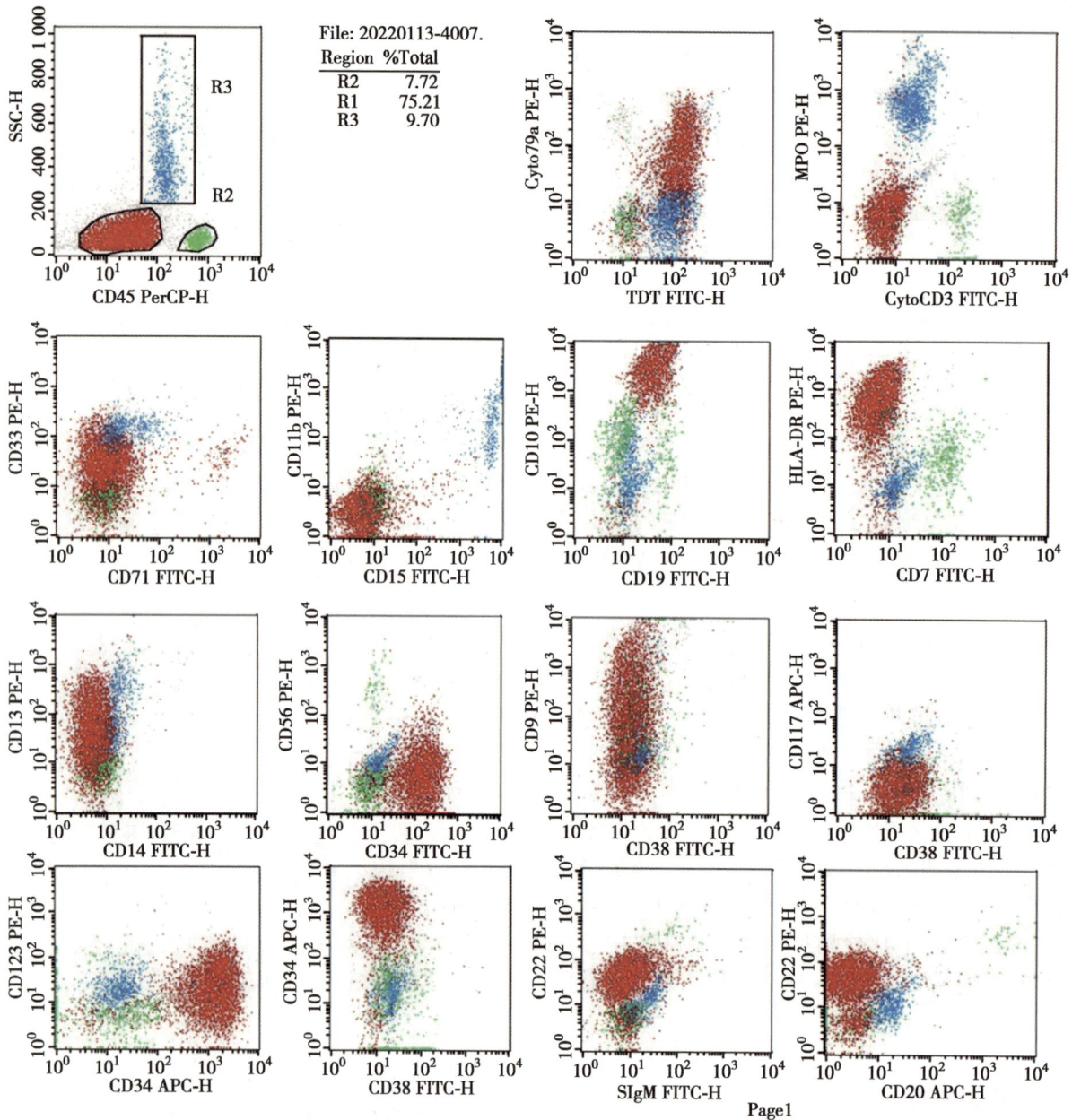

图 6-2-10　骨髓流式细胞分析散点图（R1：红色，异常原始 / 幼稚 B 淋巴细胞），该细胞群表达 CD19、CD10（强）、CD22、CD9、HLA-DR、CD38（部分弱表达）、CD33、CD13、CD34、TdT、cytoCD79a

（三）临床问题及诊断思路

1. 临床问题 1

根据病史、临床表现和血象、骨髓象特征，该患者最可能的诊断是什么？

患儿双颌下及颈部数个淋巴结肿大，骨髓及外周血原始淋巴细胞显著增高，最可能的诊断是 ALL。

诊断思路 1

骨髓中原始淋巴细胞高达 92.0%，外周血原始淋巴细胞 64.0%，超过 20%，可以诊断为急性淋巴细胞白血病。

骨髓中原始/幼稚淋巴细胞比例≥20%才可以诊断ALL，但注意少数患者因发热、使用糖皮质激素导致原始细胞比例不足20%，此时需结合病史和其他检查鉴别诊断。骨髓干抽时可考虑采用外周血、骨髓活检（应进行免疫组化检查）进行诊断。

诊断思路2

细胞化学染色是区分原始粒细胞、原始淋巴细胞、原始单核细胞的重要辅助手段。患者POX阴性，CAE阴性、NSE阴性、PAS阳性，具有原始淋巴细胞化学染色的典型特征，进一步明确ALL的诊断。

2.临床问题2

免疫表型分析对ALL诊断及分型的意义？

ALL诊断采用MICM诊断模式，最基本的检查应包括细胞形态学、免疫表型，以保证ALL与AML等的鉴别。通过多种免疫标志物的综合分析，结合形态学，可以对ALL进行正确诊断和分类。

诊断思路1

免疫表型分析帮助确定ALL细胞系列。根据淋系肿瘤的分类原则，ALL的诊断应确定原始细胞属于T系列还是B系列。不同系列的淋巴细胞其形态学并无明显特征，细胞化学染色也无法区分。免疫表型是淋巴细胞最重要的免疫标志，被认为是淋巴细胞系列识别的"金标准"。

诊断思路2

免疫表型分析帮助确定淋巴细胞的分化阶段，从而明确ALL的诊断及鉴别诊断。免疫分型多采用多参数流式细胞术，流式的诊断及鉴别诊断总是同步进行，根据细胞分化阶段不同，B细胞型ALL主要分为早期前B、普通B、前B、成熟B四种类型，T细胞型ALL主要分为早前T、前T、皮质T及髓质T四种类型，诊断分型标准可以参考EGIL（表6-2-7）。但需除外混合表型急性白血病，混合表型急性白血病的系列确定可同时参照WHO2008/2022造血及淋巴组织肿瘤分类的标准（表6-2-3）和欧洲白血病免疫分型协作组（EGIL）标准（表6-2-8）。在临床实践中，因为淋巴前体细胞肿瘤和成熟淋巴细胞肿瘤的治疗方案不同，而其他几个亚型的区分对治疗并无指导意义，因此，流式免疫表型分析首先需要区分细胞系列，再者需要区分细胞的成熟度，将前体淋巴细胞肿瘤和成熟淋巴细胞肿瘤区分开来即可，成熟淋巴细胞肿瘤已经不属于ALL的范畴。

表6-2-7 急性淋巴细胞白血病（ALL）的免疫学分型（EGIL，1995）

亚型	免疫学标准
B系ALL[a]	CD19、CD79a、CD22至少两个阳性
早期前B-ALL（B-Ⅰ）	无其他B细胞分化抗原表达
普通型ALL（B-Ⅱ）	CD10+
前B-ALL（B-Ⅲ）	胞质IgM+
成熟B-ALL（B-Ⅳ）	胞质或膜κ或λ+
T系ALL[b]	胞质/膜CD3+
早期前T-ALL（T-Ⅰ）	CD7+
前T-ALL（T-Ⅱ）	CD2+和/或CD5+和/或CD8+

亚型	免疫学标准
皮质 T-ALL（T-Ⅲ）	CD1a$^+$
成熟 T-ALL（T-Ⅳ）	膜 CD3$^+$，CD1a$^-$
α/β$^+$T-ALL（A 组）^{c}	抗 TCRα/β$^+$
γ/δ$^+$T-ALL（B 组）^{c}	抗 TCRγ/δ$^+$
伴髓系抗原表达的 ALL（My$^+$ALL）	表达 1 或 2 个髓系标志，但又不满足混合表型急性白血病的诊断标准

注：a. 绝大多数 B-ALL 患者 TdT 和 HLA-DR 阳性（B-Ⅳ 除外，TdT 多为阴性）；b. 绝大多数 T-ALL 患者 TdT 阳性，HLA-DR、CD34 为阴性（但不作为诊断分类的必需）；c. 为 T-ALL 中根据膜表面 T 细胞受体（TCR）的表达情况进行的分组

表 6-2-8　EGIL 计分系统（1995）

积分	B 细胞系	T 细胞系	髓系
2	CD79a	CD3（m/c）	MPO
	cCD22	抗 TCR	
	cIgM		
1	CD19	CD2	CD13
	CD10	CD5	CD33
	CD20	CD8	CD65s
		CD10	
0.5	TdT	TdT	CD14
	CD24	CD7	CD15
			CD64
			CD117

注：诊断双表型白血病时，每个系列应>2 分

本例患者骨髓标本中检测到 76.21% 的病变细胞，B 淋巴系列标志 CD19、CD10（强）、CD22、cytoCD79a 阳性，髓系标志 MPO 和 T 淋巴系标志 cytoCD3 阴性，同时表达原始细胞标志 CD34，符合 B-ALL 的免疫表型，CD33、CD13 阳性，未达到混合细胞白血病诊断标准，属于伴跨系抗原表达。

3. 临床问题 3

最新的 ALL 分类方案？

按照 FAB 分类，ALL 可分为 L1、L2 和 L3 三型，其主要的分类依据是细胞学形态，这样的分类既不能指导临床医生选择治疗方案，也不能为患者提供更多的预后信息，故目前形态学结果报告中一般仅报告急性淋巴细胞白血病。

与 WHO 的 2017 年"造血与淋巴组织肿瘤分类"方案不同，WHO 的 2021 年分类方案首先将淋系肿瘤分为 B 细胞肿瘤、T/NK 细胞肿瘤和霍奇金淋巴瘤，然后将 B 细胞肿瘤分为前体 B 细胞肿瘤和成熟 B 细胞肿瘤，T/NK 细胞肿瘤分为前体 T 细胞肿瘤和成熟 T/NK 细胞肿瘤。归属依据中细胞系列的重要性超过了成熟性特征。

诊断思路 1

根据有无重现性细胞遗传学异常将 B-ALL 分为两类：①急性 B 淋巴母细胞白血病/淋巴瘤，非特指（B lymphoblastic leukemia/lymphoma，NOS）；②急性 B 淋巴母细胞白血病/淋巴瘤伴重现性细胞

遗传学异常（B lymphoblastic leukemia/lymphoma with recurrent genetic abnormalities）。第 5 版 WHO 分类中包含的 B-ALL/LBL 伴重现性细胞或分子遗传学异常共 11 种（其中 3 种暂命名）：

急性 B 淋巴细胞白血病伴 BCR-ABL1 融合基因

急性 B 淋巴细胞白血病伴 KMT2A 重排

急性 B 淋巴细胞白血病伴 ETV6-RUNX1 融合基因

急性 B 淋巴细胞白血病伴 BCR-ABL1 样特征

急性 B 淋巴细胞白血病 / 淋巴瘤伴其他明确驱动基因改变

急性 B 淋巴细胞白血病 / 淋巴瘤伴超二倍体

急性 B 淋巴细胞白血病 / 淋巴瘤伴低二倍体

急性 B 淋巴细胞白血病 / 淋巴瘤伴胚系易感性

急性 B 淋巴细胞白血病伴 DUX4 重排（暂定）

急性 B 淋巴细胞白血病伴 MEF2D 重排（暂定）

急性 B 淋巴细胞白血病伴 ZNF384 重排（暂定）

诊断思路 2

T-ALL 分为两类：①急性 T 淋巴母细胞白血病 / 淋巴瘤，非特指（T lymphoblastic leukemia/lymphoma，NOS）；②急性早 T 前体淋巴细胞白血病 / 淋巴瘤（early T-cell precursor lymphoblastic leukemia，ETP）。

📝 知识点

急性早 T 前体淋巴细胞白血病 / 淋巴瘤（ETP）

ETP 是 2016 年 WHO 造血与淋巴系统肿瘤分类标准提出的一项暂定分类，是 T-ALL 的一个亚型，在 2021 年 WHO 分类中获得正式命名。其在细胞生物学行为和临床特征等方面与其他类型 T-ALL 差异显著，具体体现在：①表达（阳性细胞>25%）一个或多个髓系或干细胞标记；MPO 阴性。细胞具有髓系分化潜能，不具有淋系分化潜能。②CD7 阳性，CD1a 和 CD8 阴性（阳性细胞<5%），cCD3 阳性（膜 CD3 阳性罕见），CD2 和 / 或 CD4 可以阳性。③CD5 阴性或表达减弱（阳性细胞<75%）。④常伴有髓系白血病相关基因突变 FLT3、NRAS/KRAS、DNMT3A、IDH1 和 IDH2 等，T-ALL 常见的突变，如 NOTCH1、CDKN1/2 不常见。⑤ETP-ALL 无明显年龄分布特征，约占儿童 T-ALL 的 5.5%~16.2%，占成人 T-ALL 的 7.4%~11.4%。⑥ETP-ALL 患者较非 ETP 的 ALL 患者预后差，10 年总生存率（overall survival，OS）和 EFS 分别为 19%、22%。

---

4. 临床问题 4

ALL 患者需要做细胞和分子遗传学检查吗？

诊断思路

为保证诊断分型的准确性、预后判断合理可靠，ALL 患者同样应常规进行遗传学检查，包括染色体核型分析及必要的荧光原位杂交（FISH）检查，如 MLL、CRLF2、JAK2 等基因重排和 TP53 基因缺失。开展相关的分子学检测如融合基因筛查、$BCR::ABL1$ 样 ALL 的筛查以满足 ALL 精准分型；建议开展二代测序技术（NGS）检测基因突变和基因拷贝数变异如 IKZF1 和 CDKN2A/B 缺失等，为患者诊断分型、预后判断、靶向治疗提供依据。本例患者 FISH 检测提示 TEL-AML1（$ETV6::RUNX1$）阳性（80%），参照 NCCN2021 细胞遗传学预后分组标准，患者属于预后良好组。

多参数流式细胞术监测 ALL MRD 及其意义？

诊断思路 1

多参数流式细胞术是监测 ALL MRD 的重要手段,随着 8~10 色二代流式细胞术在临床应用的不断普及,ALL MRD 的检测灵敏度不断提高,可达 10^{-4}~10^{-5},有助于监测其疗效及早期复发。

ALL MRD 监测的流式抗体组合方案各家不一,多数医院的 B-ALL MRD 监测以 EuroFlow 的 8 色方案为基础。

EuroFlow 的方案是 8 色 2 管:

(1)CD20/CD45/CD81/CD66c+CD123/CD34/CD19/CD10/CD38

(2)CD20/CD45/CD81/CD304+CD73/CD34/CD19/CD10/CD38

以上 8 个色道中有 7 个色道抗体相同,如改用 10 色标记则可一管完成。

关于 T-ALL MRD 的监测方案,国内专家并未达成共识。有专家强烈推荐方案中应包含 cCD3,并用 cCD3 设门进行分析。一般认为方案中至少应包括 CD7、CD5、CD3、CD8、CD4、CD99、CD1a、CD34、CD45 等。

文献报道约 25%~30% 的成人 ALL 表达髓系相关抗原 CD33 或 CD13,实际临床工作中,如患者初诊 CD33 或 CD13 阳性,MRD 监测时可考虑加入该类检测指标。

本病例初诊流式免疫表型分析发现跨系表达髓系抗原 CD33 和 CD13 表达,可利用此特征进行 MFC MRD 监测。患者化疗后第 15 天送检流式进行检测时,检测到 0.9%MRD 细胞(图 6-2-11)。

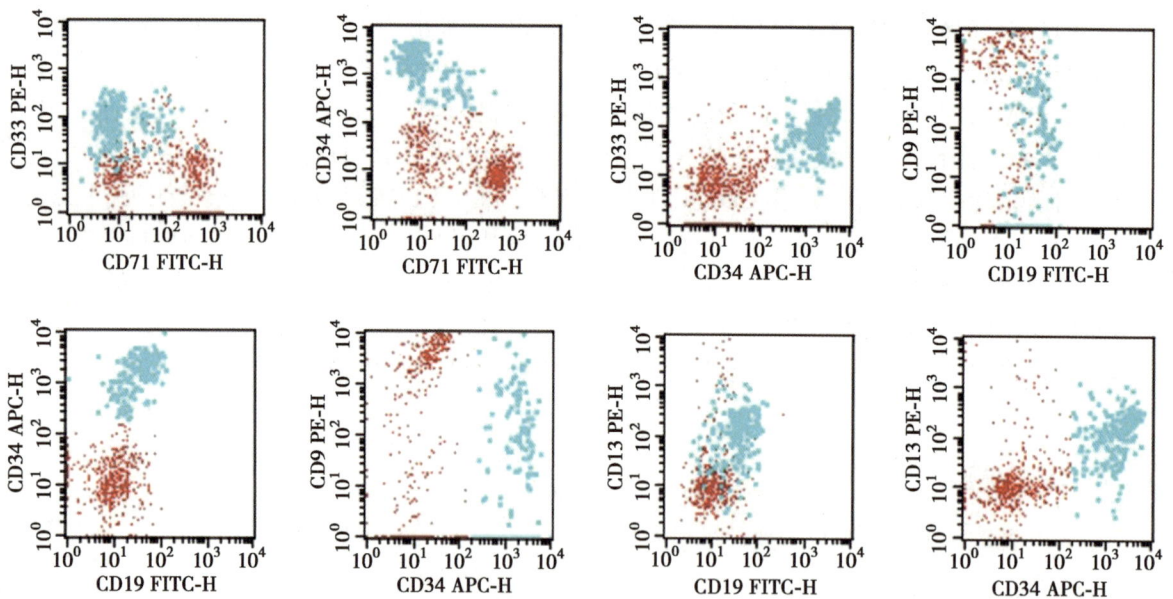

图 6-2-11　骨髓流式细胞分析散点图(淡蓝色点为 MRD 细胞)

诊断思路 2

ALL MRD 水平是临床危险度分型的重要依据之一,根据临床危险度不同分别采用不同强度的治疗方案。MRD 的低危标准是诱导治疗 d15~d33 MRD<$1×10^{-2}$ 和巩固治疗前 MRD<$1×10^{-4}$; MRD 中危标准: 诱导治疗 d15~d19: $1×10^{-3}$ ≤ MRD<$1×10^{-1}$ 或诱导治疗后 d33~d45 $1×10^{-4}$ ≤ MRD<$1×10^{-2}$

或巩固治疗前 MRD<1×10^{-4}；MRD 的高危标准：诱导治疗 d15~d19 MRD ≥ 1×10^{-1} 或诱导治疗后 d33~d45 MRD ≥ 1×10^{-2} 或巩固治疗前 MRD ≥ 1×10^{-4}。

诊断思路 3

MRD 水平对评估 ALL 的预后意义重大，在儿童 B-ALL 和 T-ALL 中，诱导后 MRD 水平低的患者预后较好，诱导治疗期间或诱导结束时 MRD<0.01% 预后良好，反之诱导治疗结束时 MRD ≥ 1.0% 或缓解后 ≥ 0.1% 则复发风险较高、生存率低。

6. 临床问题 6

多参数流式细胞术在诊断中枢神经系统白血病中的意义？

中枢神经系统白血病（central nervous system leukemia, CNSL），简称"脑白"，系由于白血病细胞浸润至脑膜或脑实质，使患者表现出相应的神经和 / 或精神症状。CNSL 是急性白血病（尤其是 ALL）复发的主要根源之一，严重影响 ALL 的疗效。诊断时有神经系统症状者应先进行头颅影像学检查（CT 或 MRI 检查），排除出血或占位性病变后再考虑腰穿，无神经系统症状者按计划进行 CNSL 的预防。

诊断思路 1

临床检验常通过脑脊液常规检测，离心、浓缩涂片，镜下观察，识别白血病细胞。但脑脊液中的白血病细胞不如血液或骨髓中典型，常常难以识别，影响检测敏感性。MFC 分析脑脊液中的细胞免疫表型，客观准确，敏感性比形态学高。流式细胞术检测脑脊液在 CNSL 中的诊断意义尚无一致意见，但出现阳性应按 CNSL 对待。建议有条件的医疗机构应尽可能采用流式细胞术进行脑脊液检测。

诊断思路 2

MFC 检测脑脊液的抗体选择及组合。《流式细胞术检测脑脊液肿瘤细胞的专家共识》推荐：B-ALL/LBL 最低检测要求：包括 CD34、CD10、CD20、CD38、CD19、CD22、CD13、CD33；T-ALL/LBL 最低检测要求：包括 CD34、CD99、CD1a、CD2、CD3、CD4、CD5、CD7、CD8、CD56。抗体选择尽量采用推荐种类，组合设计各个实验室可以根据实际情况调整。脑脊液受细胞数量所限，重点在于找到肿瘤细胞，明确性质，正常 CSF 不存在原始幼稚细胞，故无需使用过多抗体进行良恶性鉴别，且尽量使用胞膜抗体替代胞质抗体。

诊断思路 3

MFC 检测 ALL 脑脊液的注意事项。①脑脊液标本采集后需尽快送检。常规条件下采样后 2~4 小时内送达，最迟不得超过 8 小时，不能在 8 小时内送达的样本应放置在特殊保存液中运送；② CSF 一般不需要溶解红细胞，如果是血性 CSF，适当进行溶血处理，注意控制溶血素的量和溶血时间；③离心时使用尖底塑料离心管，去上清时用移液器小心吸取上清液，尽可能回收细胞，注意不可直接倾倒上清液；④上机前将仪器管道彻底冲洗干净，获取所有的标本；⑤报告中除了百分比，还需要提供绝对数，同时注明送检的标本量。关于可重复地定性鉴定 MRD 阳性细胞群体所需的最小细胞数，共识建议超过 25 个细胞认为是阳性，10~25 个可疑，低于 10 个细胞认为是阴性。

本例患儿诊断 ALL 伴 t（12；21）（p13.2；q22.1）；ETV6-RUNX1，该病儿童常见，占儿童 B-ALL 的 25%，但未在婴幼儿中见到，在较大儿童中发病也减少，成人罕见。临床表现、形态及细胞化学特征同其他类型 ALL。原始细胞表达 CD19 和 CD10，CD34 也常阳性。CD9、CD20 和 CD66c 阴性，这是相对特异性的特点。经常表达髓系抗原，尤其是 CD13，但不意味着是混合白血病。融合蛋白 ETV6-RUNX1

以显性负调控的方式抑制转录因子 RUNX1 的功能。一般来讲,急淋的 TEL-AML1 基因阳性的患者预后较好,但易复发。儿童的治愈率>90%,但不可以单看 TEL-AML1 阳性这个因素,还需评估患者有无其他不良预后因素(如>10 岁、WBC 高等)并结合观察孩子治疗后的反应,才能综合判断以后的复发率。延长治疗的维持期不能降低 TEL-AML1 的远期复发率,诱导结束后 MRD 细胞小于 10^{-4} 复发率低,大于 10^{-2} 复发率高。治疗结束以后不定期检查血常规,若血常规怀疑复发,再行后续处理。

(周茂华)

第三节　髓系细胞增殖性疾病免疫分型的流式检测

一、2016 版及 2022 版 WHO 对髓系细胞增殖性疾病的分类及更新

骨髓增殖性肿瘤(myeloproliferative neoplasms,MPN)是一种起源于造血干/祖细胞,以骨髓一系或多系相对成熟的细胞过度增殖为特征的克隆性疾病。主要发生于 50~70 岁的成年人。临床常表现为外周血一系或多系血细胞增多,肝脾肿大,出血倾向及血栓形成,有向急性白血病转化的风险。基因突变与 MPN 发病机制密切相关,常见的突变基因包括 JAK2 V617F、CALR 和 MPL 等。大多数 MPN 诊断时处于慢性期,主要是因为它是较成熟的且具有功能的造血成分细胞的过量生成,随着继发性细胞遗传学和/或分子畸变的累积疾病可加速进展。

骨髓增生异常/骨髓增殖性肿瘤(myelodysplastic/myeloproliferative neoplasms,MDS/MPN)是一组兼具 MDS 的病态造血和 MPN 过度增殖特征的原发性克隆性慢性髓系肿瘤。这类髓系肿瘤是由 MDS 和 MPN 双重的病理学特征和分子学特征共同定义的。骨髓有核细胞增生活跃,一系或多系髓系细胞增生,有效造血和无效造血共同存在。有效造血的髓系细胞对应外周血细胞升高,而无效造血的细胞系对应外周血细胞计数减少,并且髓系细胞可伴有病态造血。遗传学和分子学异常与 MDS/MPN 的发病密切相关。

2016 年 WHO 的 MPN 有七个实体疾病,2022 年 WHO 对 MPN 疾病更新为八个实体(表 6-3-1)。

表 6-3-1　WHO 骨髓增殖性肿瘤(MPN)分类及更新

2016 年	2022 年
慢性髓细胞性白血病(CML),*BCR-ABL1* 阳性	相同
慢性中性粒细胞白血病(CNL)	相同
真性红细胞增多症(PV)	相同
原发性骨髓纤维化(PMF)	相同
原发性骨髓纤维化,纤维化前期或早期(prePMF) 　原发性骨髓纤维化,纤维化期	
原发性血小板增多症(ET)	相同
慢性嗜酸性粒细胞白血病,非特定类型(CEL-NOS)	更名为:慢性嗜酸性粒细胞白血病(CEL)
骨髓增殖性肿瘤,不能分类型(MPN-U)	更名为:骨髓增殖性肿瘤,未特指(MPN,NOS)
	增加:幼年型粒单核细胞白血病(JMML)

注:更新了两个疾病的命名,慢性嗜酸粒细胞白血病,非特定类型(CEL-NOS),删除了限定词"非特指"。更新了骨髓增殖性肿瘤,不能分类型(MPN-U),命名为骨髓增殖性肿瘤,未特指(MPN,NOS);将 JMML 归类为骨髓增殖性肿瘤。诊断标准更新的有 CML 和 CEL

CML 在靶向药物应用前自然病程分为二期或三期,慢性期(CP)、急变期(BP)、有或没有介于中间的加速期(AP)。在 TKI 治疗时代,CML 的 10 年总生存率达 80%~90%,再加上规范的疾病监测方法和流程,CML 进展为晚期阶段的病例大大降低。所以 2022 年版 WHO 将 CML 的 AP 删除,仅包括 CP 和 BP 两个阶段,更加强调与 CP 进展和 TKI 耐药性相关的高风险特征。另外一个重要改变是 BP 的诊断标准增加了"外周血或骨髓中存在增加的淋巴母细胞",虽然并未提出淋巴母细胞的最佳临界值和低水平 B 淋巴母细胞的确切意义,但这一改变强调了应用高灵敏的 FCM 方法对 CML 进行异常 B 淋巴母细胞的监测的潜在临床应用价值。

BCR∶∶ABL1 阴性 MPN 中的 PV、ET、PMF 诊断主要依靠骨髓病理和特征性的分子学异常,常见的驱动基因有 JAK2,CALR 和 MPL,但超过一半的患者发现了其他基因的突变,特别是 TET2,ASXL1 和 DNMT3A,这些突变也是经典的意义未明的克隆性造血(CHIP)常见的突变,它们影响着 DNA 甲基化、组蛋白修饰,其获得这些突变的时间点与疾病的临床表型具有相关性,同时这些额外的突变也具有预后意义。也有研究统计了 FCM 检测 PV、ET、PMF 疾病的单核细胞亚型特征,以进一步揭示伴单核细胞增多的 MPN 的特点。

慢性嗜酸性粒细胞白血病(CEL)是一种多系统疾病,其特征是形态异常的嗜酸性粒细胞和嗜酸性粒细胞前体细胞持续克隆性增殖,导致血液和骨髓持续嗜酸性粒细胞增多。2022 年 WHO 对其诊断标准进行了几方面的调整:①定义持续性嗜酸性粒细胞增多所需的时间间隔从 6 个月减少到 4 周;②增加对克隆性和异常骨髓形态(例如巨核细胞或红细胞发育异常)的要求;③删除原始细胞增加(外周血中 ≥2% 或骨髓中 5%~19%)作为克隆性的替代方法。诊断标准的调整可以与特发性嗜酸性粒细胞增多综合征和意义不明的嗜酸性粒细胞增多进行区别,所以将名称中的"未特指"删除。JMML 从 MDS/MPN 中删除,并列入 MPN 中,主要反映了它的分子发病机制,以及它缺乏真正的骨髓增殖异常特征。MPN-U 更名为 MPN-NOS,主要诊断那些具有 MPN 临床、实验室、形态学和分子学特征,但缺乏任何特定 MPN 类型的诊断标准或具有跨越不同 MPN 类型重叠特征的病例。

2022 年 WHO 对 MDS/MPN 进行了更新,包括修订了 CMML 的诊断标准,对既往的疾病名称术语也进行了更改(表 6-3-2)。

表 6-3-2　WHO 骨髓增生异常 / 骨髓增殖性肿瘤(MDS/MPN)分类及更新

2016 年	2022 年
慢性粒单核细胞白血病(CMML)	相同
不典型慢性粒细胞白血病(aCML),*BCR-ABL1* 阴性	更名为:MDS/MPN 伴中性粒细胞增多
幼年型粒单细胞白血病(JMML)	删除,被归类为骨髓增殖性肿瘤
MDS/MPN 伴环形铁粒幼细胞和血小板增多(MDS/MPN-RS-T)	更名为:MDS/MPN 伴 SF3B1 突变和血小板增多
骨髓增生异常 / 骨髓增殖性肿瘤,不能分类型(MDS/MPN-U)	更名为:MDS/MPN,未特指

MDS/MPN 中的 CMML 诊断标准中规定外周血单核细胞数量绝对值 ≥0.5×10⁹/L 和相对值 ≥10%,即单核细胞绝对值增多的临界值从 1.0×10⁹/L 降低到 0.5×10⁹/L。但是当单核细胞绝对值 ≥0.5×10⁹/L 而<1.0×10⁹/L 时,为提高诊断准确性,需要检测到一种或多种克隆细胞遗传学或分子异常并观察到至少一系发育异常。其他 MDS/MPN 类型的诊断标准基本没有变化,而进行了名称的更改。aCML 更名为 MDS/MPN 伴中性粒细胞增多,这种改变强调了疾病的 MDS/MPN 性质,避免了与 CML 的潜在混淆。基于 SF3B1 突变重新定义了 MDS/MPN-RS-T,将其更名为 MDS/MPN 伴 SF3B1 突变和血小板增多。术语 MDS/MPN-RS-T 被保留为可接受的术语,用于野生型 SF3B1 和 ≥15% 环形铁粒幼细胞。MDS/MPN-U 更名为 MDS/MPN,未特指。JMML 从 MDS/MPN 中删除,而归类到 MPN 中。

流式细胞术（FCM）对 MPN 及 MDS/MPN 的诊断和分类影响较小。然而,FCM 可以帮助判断这类疾病表面标志物的异常表达,原始细胞系别、比例及有无异常表达,评估粒细胞及单核细胞的异常表型及病态造血,提供疾病进展的证据,鉴别反应性和肿瘤性细胞增生,帮助与其他慢性髓系疾病亚型进行区分,是髓系细胞增殖性疾病诊断的良好补充。2022 年 WHO 的 CML 诊断标准中增加了应用高灵敏的 FCM 方法检测异常 B 淋巴母细胞,从而对 CML 检测发现小克隆的异常 B 淋巴母细胞提出了研究方向。另外对 CMML 诊断,将流式检测外周血经典型单核细胞 ≥94% 写入了支持标准。本章节将分享 FCM 在 CML、CNL、MDS/MPN-RS-T 和 CMML 病例中的应用及价值。

二、慢性髓性白血病(CML),BCR-ABL1 阳性

(一) 疾病概述

慢性髓性白血病(chronic myelogenous leukemia,CML)是一种以髓系增生为主的造血干细胞恶性疾病,其特征是费城染色体(Ph)和 BCR∷ABL1 融合基因的形成。CML 全球年发病率为(1~2)/10万,占成人白血病总数的 15%~20%,各年龄阶段均可发病。随年龄增长发病率逐渐增加,中位诊断年龄亚洲国家为 40~50 岁,欧美国家为 55~65 岁,男女比例约 1.4∶1,自然病程 3~5 年。在靶向药酪氨酸激酶抑制剂(TKI)应用时代,CML 的 10 年总生存率为 80%~90%,二代 TKI 的应用使 CML 获得更快更深的分子学反应,也使 CML 的病程彻底改观,对于绝大多数患者而言,CML 已经成为一种慢性可控制的肿瘤。

CML 进入加速期通常是由于遗传学演变增加和酪氨酸激酶抑制剂(TKI)抗性出现所致。在靶向药 TKI 时代,通过 TKI 的治疗和仔细的疾病监测,CML 进展为急变期的发生率已明显降低,因此,2022 年 WHO 去到了 CML 的加速期,更加强调与慢性期进展和 TKI 耐药性相关的高风险因素,如 ABL1 激酶突变、其他的细胞遗传学异常等,并在原有的急变期诊断标准上增加了第三条,即外周血或骨髓中恶性原幼淋巴细胞的增多。因此,应用 FCM 在 CML 的慢性期及急变期发现异常的原幼淋巴细胞对判断疾病进展极为重要。

(二) 经典病例

患者,女,60 岁。以"体检发现血象异常 1 周"为主诉入院。入院查血常规 WBC：52.9×10^9/L,Hb：156g/L,PLT：164×10^9/L,中性粒细胞占 88.5%,涂片镜检白细胞明显增高,中性中幼粒 10%,晚幼粒 18%,杆状核 21%,分叶核 36%,嗜酸性粒细胞 2%,嗜碱性粒细胞 3%,淋巴细胞 8%,单核细胞 2%。乳酸脱氢酶(LDH)：950U/L。既往史无特殊。查体有脾大,肋下 4 横指。基于以上检测首先考虑 MPN,遂进行骨髓形态学(涂片 + 活检)、FCM、染色体核型分析、MPN 分子学检测,诊断为 CML-CP。值得注意的是本次 FCM 发现了 0.05% 的原始 B 淋巴细胞,伴免疫表型异常($CD34^+CD10^{++}CD58^+$),并提示临床需警惕急淋变的可能性。患者确诊后应用伊马替尼治疗 3 个月后,发生急性 B 淋巴细胞白血病,查酪氨酸激酶区突变检测到 T315I 突变,患者随后接受化疗,疗效差。

实验室检测：

骨髓涂片：骨髓穿刺检测取材、染色良好；骨髓小粒(+)、脂肪滴(+),骨髓增生极度活跃,粒红比值 =20.91∶1。粒系占 92.0%,原始粒细胞 2.8%,早幼粒细胞 7.8%,中性中幼粒 25.2%,中性晚幼粒 13.6%,偶见类巨幼样变粒细胞,嗜酸性粒细胞 6.4%,各阶段嗜酸可见,嗜碱性粒细胞 1.6%；红系占 4.4%；淋巴细胞占 2.8%；单核细胞可见；全片可见巨核细胞 79 个,分类 25 个,其中颗粒巨核细胞 23 个、产板巨核细胞 1 个、裸巨核细胞 1 个,偶见双圆巨核细胞。血小板聚集、散在易见。NAP 染色：阳性率：7%；积分：8 分(参考值 30~100 分)。详见图 6-3-1。

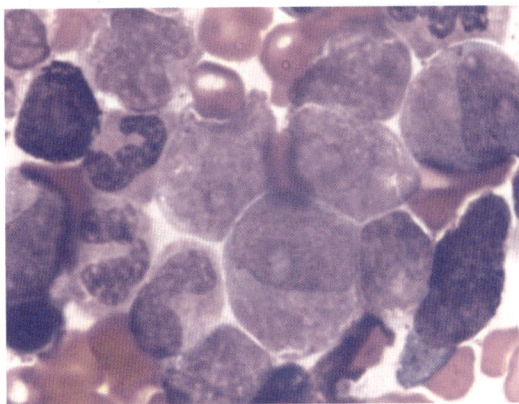

图 6-3-1 CML-CP 骨髓涂片 (瑞 - 吉氏染色, ×1 000)
有核细胞增生极度活跃, 可见中性中幼粒、晚幼粒及杆状核阶段粒细胞增多

骨髓活检: 有核细胞增生过度 (造血面积占约 95%); 粒/红比例增高; 粒系增生明显, 以较成熟阶段细胞为主, 偏幼稚细胞散在少见; 红系细胞少见; 巨核细胞少见; 淋巴细胞少见; 浆细胞偶见; 骨髓间质未见网状纤维明显增生。免疫组化: CD34 偶见 (+); CD117 偶见 (+); CD61 巨核细胞 (+); CD3 偶见 (+); CD79a 偶见 (+); CD56 多 (+); CD14 偶见 (+); P53 (−)。骨髓形态学检测符合慢性粒细胞白血病 (慢性期)。详见图 6-3-2。

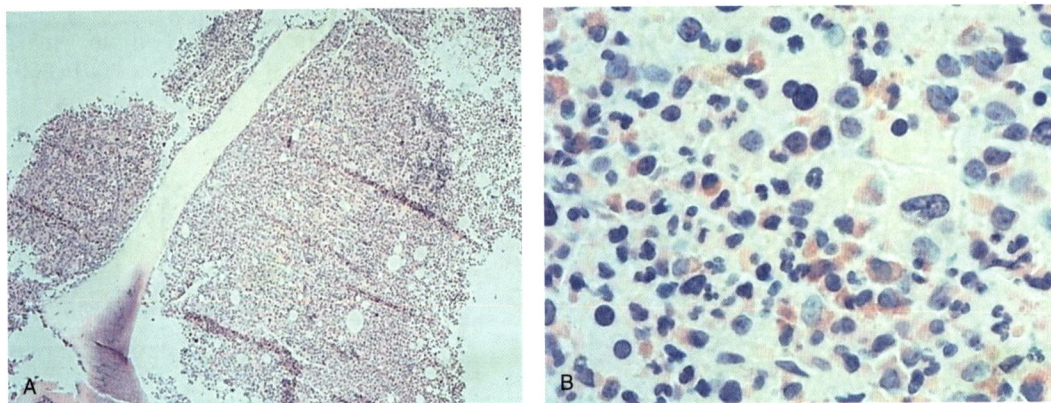

图 6-3-2 CML-CP 骨髓病理
A.(HE 染色, ×100) 有核细胞增生极度活跃; B.(HE 染色, ×400) 粒系细胞增生明显, 以较成熟阶段粒细胞为主

流式免疫表型分析: CD34⁺CD117⁺ 原始髓系细胞占有核细胞总数约 0.2%, 其免疫表型为 CD34⁺, CD117⁺, CD33⁺, HLADR+, CD13⁺; 粒细胞相对比例明显增多, 占 91.37%, 其免疫表型 CD16, CD13, CD33, CD11b 可见轻度表达紊乱, 部分伴 CD56 表达; 可见约 1.35% 嗜碱性粒细胞; 另见约 0.05% 原始/幼稚 B 细胞, 其免疫表型为 CD34⁺, CD19⁺, CD10⁺⁺, CD58⁺ 部分, CD123⁻, CD15⁻, 建议动态监测, 详见图 6-3-3。

染色体核型分析: 46,XX,t(9;22)(q34;q11.2) 计数 20 个有丝分裂中期的细胞, 见图 6-3-4。荧光原位杂交 (FISH) 检测: 检测到 BCR::ABL1 融合基因, 阳性率为 127/200, 未检测到 ASS1 基因缺失, 结果见图 6-3-5。

分子生物学检测: JAK2 基因 V617F 突变定量检测 (Q-PCR)、MPL W515 基因突变检测、JAK2 基因突变检测 (Sanger 测序, 外显子 12&13)、CALR 基因突变检测均阴性。BCR-ABL1 分型检测: BCR-ABL1 (p210) 融合基因阳性 (+), BCR-ABL1 (IS): 116.479%。BCR-ABL1 (p190) 融合基因定量检测 (RQ-PCR): 阳性, BCR-ABL (p190)/ABL 0.023%。BCR-ABL1 (p230) 阴性。

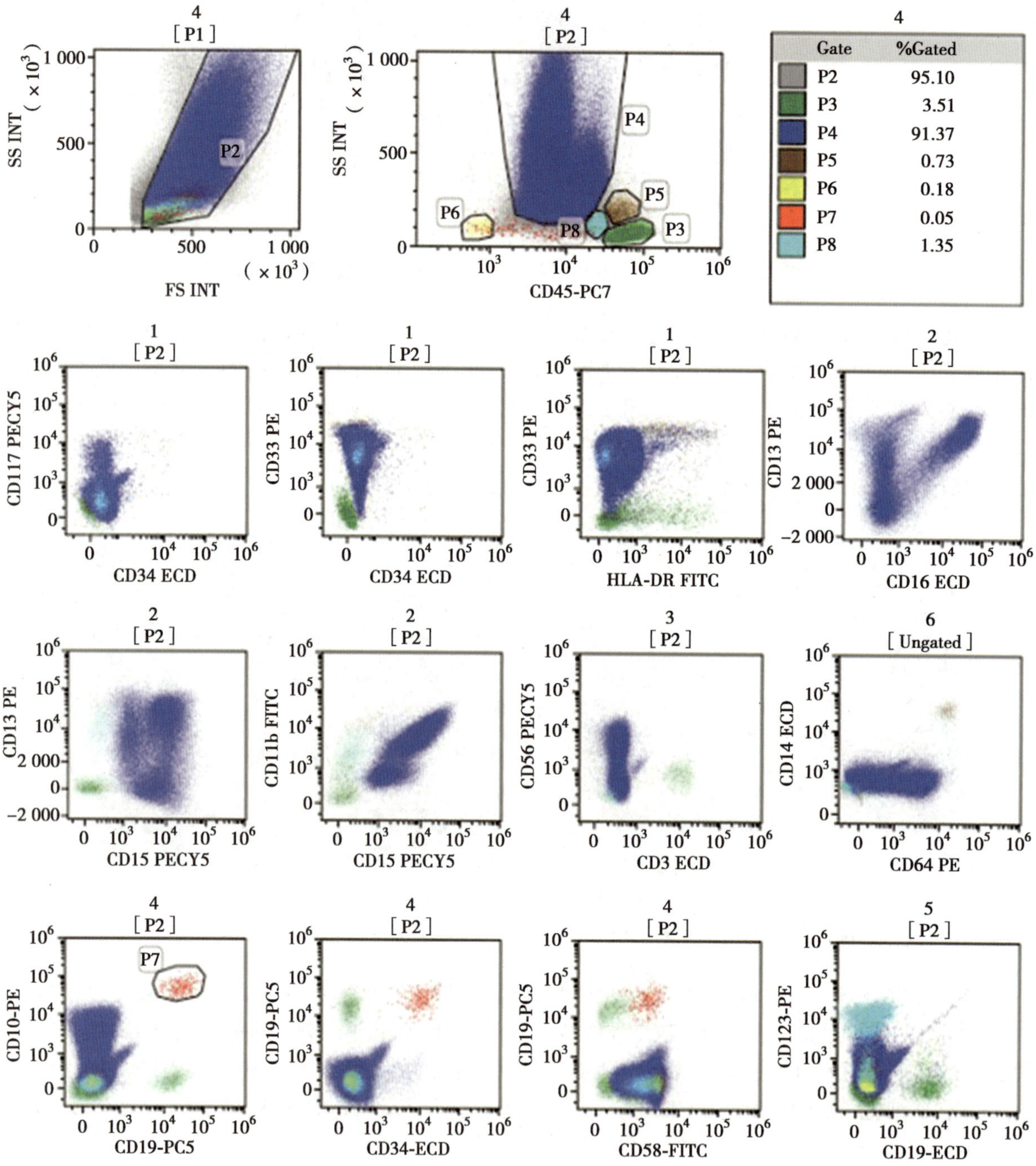

图 6-3-3　CML-CP 骨髓流式免疫表型

P4 占 91.37%，为粒系细胞，比例明显增多，部分伴 CD117、CD56 表达；P8 为嗜碱性粒细胞，占 1.35%；
P7 为 0.05% 表型异常的 B 祖细胞，表型为 $CD34^+CD19^+CD10^{++}CD58^+$

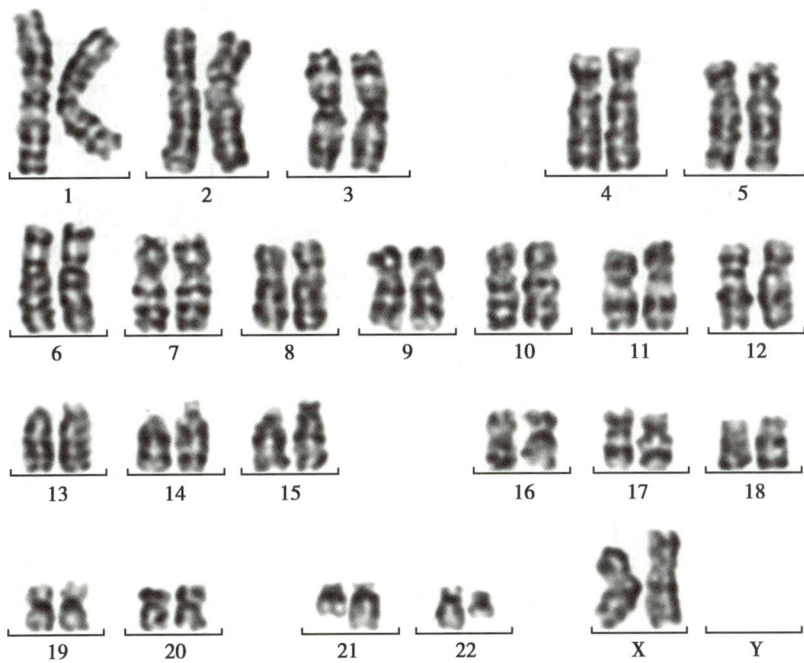

图 6-3-4　染色体核型：46,XX,t(9；22)(q34；q11.2)[20]

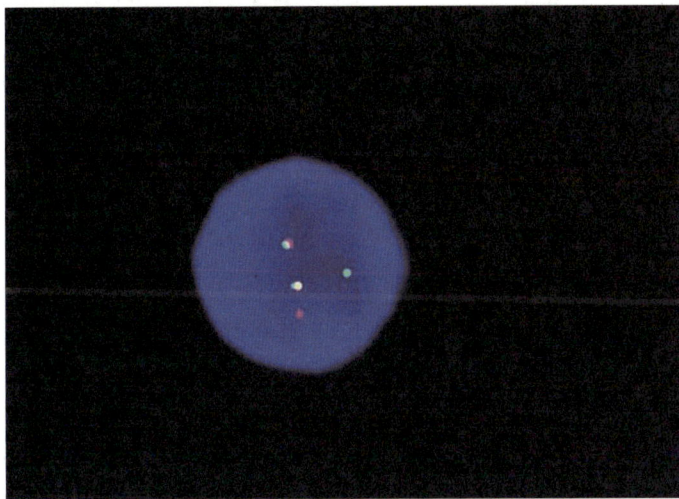

图 6-3-5　FISH 检测 BCR∶∶ABL 融合基因阳性

　　TKI 治疗三个月后出现发热、全身疼痛。查体：脾大,胸骨压痛。查血常规 WBC 144.3×10^9/L,Hb 105g/L,PLT 134×10^9/L。

　　复查流式免疫表型分析：原始 / 幼稚 B 淋巴细胞占有核细胞总数约 85.8%,其免疫表型为 $CD34^+$,$CD117^-$,$CD33^+$ 大部分,$HLADR^+$ 少部分,$CD19^+$,$CD10^+$,$CD13^+$ 少量,$CD20^+$ 少量,$cCD79a^+$ 部分,$sCD3^-$,$CD56^-$,$CD64^-$,$CD7^-$,$CD5^-$,$cCD3^-$,$cMPO^-$,符合慢粒急性 B 淋巴细胞变(CML-BP),结果详见图 6-3-6。

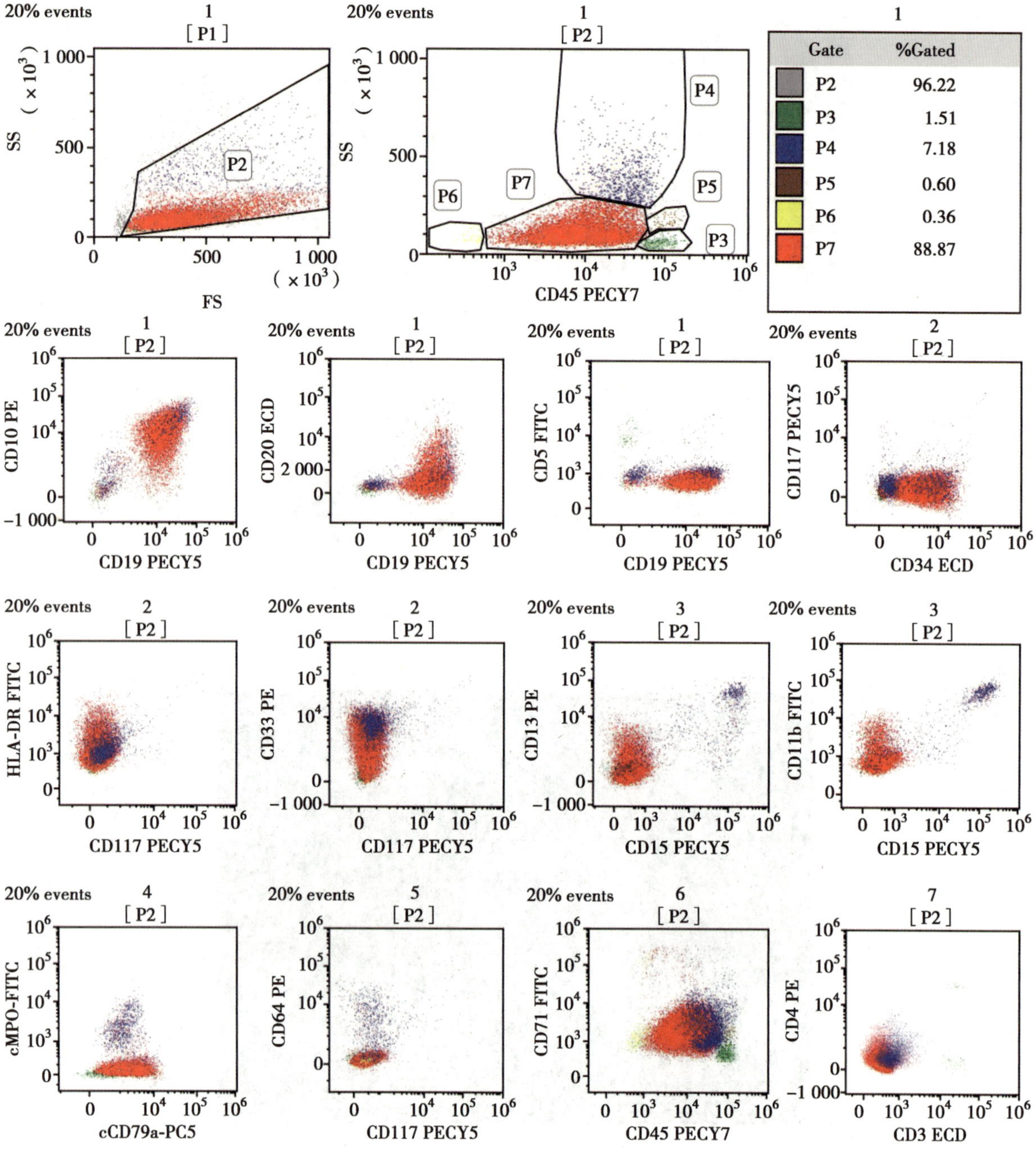

图 6-3-6　CML-BP 流式免疫表型

P4 为粒系细胞,占 7.18%;P7 为原始 / 幼稚 B 淋巴细胞,占 88.87%

(三) 临床问题及诊断思路

1. 临床问题 1

结合患者的病史、临床表现、实验室检测及其他辅助检测,最可能的诊断是什么?

该患者体检发现白细胞升高,以粒细胞为主,见不成熟粒系细胞,有脾大,首先考虑 MPN,其中 CML 最常见,明确诊断需要检测到 CML 特征性的生物学标记 BCR∷ABL1 融合基因。进一步完善检测:骨髓形态学骨髓增生极度活跃,粒系增生明显,以中性中幼、晚幼和杆状核粒细胞为主,各阶段嗜酸粒细胞可见,嗜碱性粒细胞增多;细胞遗传学检测到 Ph 染色体,分子生物学检测到 BCR∷ABL1

融合基因,符合 CML 的诊断;根据外周血及骨髓中原始细胞比例<10%,可归为 CML-CP。

诊断思路 1

如果患者出现白细胞增多或伴脾大,外周血中可见髓系不成熟细胞,应高度怀疑 CML。存在 Ph 染色体和 / 或 BCR∷ABL 融合基因阳性是诊断 CML 的必要条件。《慢性髓性白血病诊疗指南(2022年版)》的 CML 疾病过程分 3 个阶段:慢性期(chronic phase,CP)、加速期(accelerated phase,AP)和急变期(blast phase,BP)。大部分患者就诊时处于 CP,起病隐匿,有些患者没有经过 CP 而直接以 BP 就诊,约 70% 的 BP 患者转变为急性髓系白血病(AML),20%~30% 转变为急性淋巴细胞白血病(ALL)。CML 的分期标准见表 6-3-3。

表 6-3-3 CML 分期

分期	WHO 标准
慢性期	未达到诊断加速或急变期的标准
加速期	(1)外周血和 / 或骨髓有核细胞中原始细胞占 10%~19%
	(2)外周血嗜碱性粒细胞 ≥20%
	(3)与治疗无关的血小板降低(< $100 \times 10^9/L$)或治疗无法控制的持续血小板增多(>$1\ 000 \times 10^9/L$)
	(4)治疗无法控制的进行性脾脏增大和白细胞计数增加
	(5)治疗中出现除费城染色体外的细胞遗传学克隆演变
急变期	符合至少 1 项下列指标:
	(1)外周血白细胞或骨髓有核细胞中原始细胞 ≥20%
	(2)髓外原始细胞浸润
	(3)骨髓活检出现大片状或灶状原始细胞

注:WHO 标准中原始细胞可来源于髓系(包括中性粒细胞、嗜酸性粒细胞、嗜碱性粒细胞、单核细胞、红系、巨核系或上述任意组合)和 / 或淋巴系,对于少数形态学难以分辨原始细胞来源者,推荐免疫分型予以确认;片状和簇状巨核细胞增生伴有显著的网硬蛋白或胶原蛋白纤维化和 / 或严重粒细胞发育不良提示加速期。上述现象常伴随加速期其他特征,目前尚未作为独立诊断依据

欧洲白血病网络(ELN)的 CML 分期标准:

加速期:外周血或骨髓中原始细胞占 15%~29%,或原始 + 早幼粒细胞>30%;外周血中嗜碱性粒细胞 ≥20%;非治疗引起的持续血小板减少(<$100 \times 10^9/L$);治疗过程中出现 Ph 染色体基础上的主要途径克隆演变。急变期:外周血或骨髓中原始细胞 ≥30%;髓外原始细胞浸润。

2022 年 WHO 对 CML 的诊断更新:

将 CML 分为 CP 和 BP 两个阶段,去掉了 AP,进一步强化了 CP 进展与 TKI 耐药性相关的高风险特征。重新定义的 BP 诊断标准包括:①血液或骨髓中有 ≥20% 的髓系原始细胞;②或原始细胞髓外增殖的存在;③或外周血或骨髓中存在增加的淋巴母细胞。淋巴母细胞的最佳临界值和低水平 B 淋巴母细胞的意义尚不清楚,需要进一步研究。

诊断思路 2

MPN 相关的疾病 CML、PV、ET、PMF 往往会表现出重叠的组织学特征,又各自具有特点,所以 MPN 亚型的确定需要结合分子生物学检查。CML 的特征性遗传学改变是 t(9;22)(q34;q11)形

成的 Ph 染色体，以及染色体易位形成的 *BCR∷ABL1* 融合基因是其特征性的分子学标记，而 Ph- 的 MPN 疾病 PV、ET、PMF 主要的分子学改变是 JAK2 V617F，CALR、MPL 基因突变。既往研究认为，*BCR∷ABL1* 和 JAK2 V617F 这两种致病性的驱动基因是相互排斥的，即不会在同一个疾病中同时检测到，但随着分子生物学检测的广泛应用及实验室检测技术的不断提高，发现在一些初诊的病例会检测到 *BCR∷ABL1* 和 JAK2 V617F 共存或者在疾病治疗过程中检测到另一种基因。有文献报道，BCR-ABLl 为优势克隆时，应用 TKI 有效降低 *BCR∷ABL1* 转录水平后，JAK2 V617F 等位基因负荷增加。而初诊仅有 JAK2 V617F 突变的病例，在应用羟基脲、干扰素等治疗过程中，突然不明原因的白细胞增多后发现较高负荷 *BCR∷ABL1* 克隆，而 JAK2 V617F 的突变值减低，在应用 CML 靶向药物后，部分病例表现出 *BCR∷ABL1* 负荷减低，病情稳定，骨髓形态恢复到 Ph-PMF 的特征。由此可见，当两个克隆同时存在时，克隆间的相互消长共同参与了疾病的进程，只是不同时期不同的克隆占优势，各自对所产生的临床病理变化相对作用不同，而不同时期优势克隆对疾病的诊断和药物的选择有明显影响。所以，基于此所有考虑 CML 的病例均应检测除 *BCR∷ABL1* 以外的其他 MPN 分子学异常，以便观察不同克隆在疾病发生发展和治疗过程中的克隆演变规律。

📝 **知识点**

费城染色体

费城染色体（Philadelphia chromosome，Ph chromosome），是 9 号染色体上的 ABL 原癌基因（位于 q34）与 22 号染色体上的 BCR 基因（位于 q11）发生平衡易位，即 t(9；22)(q34.12；q11.21)，形成一种新的致癌性的 *BCR∷ABL1* 融合基因，该融合基因经过转录、翻译，形成 *BCR∷ABL1* 融合蛋白。Ph 染色体类型及表现形式见表 6-3-4。

表 6-3-4　Ph 染色体类型及表现形式

染色体类型	表现形式
经典 Ph 染色体	慢性期 70% 为经典型，20% 会合并其他染色体异常，包括 -Y、+8、22q-、+Ph 等
变异型 Ph 染色体	5% 的患者，形成复杂易位（累积 3 条或以上染色体）
隐匿性 Ph 染色体	少数 9q34 与 22q11 易位后 22q- 相比经典型在光镜下加长而无法辨认，需通过分子学方法明确 *BCR∷ABL1* 重排

📝 **知识点**

BCR∷ABL 融合基因不同转录本

由于 BCR 和 ABL 基因断裂位点的不同，导致 *BCR∷ABL* 融合基因的片段长度和翻译形成的蛋白大小有多样性。ABL 断裂点相对恒定，通常位于外显子 2a 上游 1b 与 1a 或 1a 与 2a 之间，BCR 基因的断裂点可变性较大，常见的有 3 个断裂点区域：主要区域（major bcr，M-bcr）、次要区域（minor bcr，m-bcr）和微小区域（micro bcr，μ-bcr）。95% 的 CML 患者 BCR 基因在 M-bcr 发生断裂，与 ABL 基因断裂点外显子 2a 发生融合，形成 2 种形式的 *BCR∷ABL* 融合转录本：e13a2（b2a2）和 e14a2（b3a2），蛋白产物均为 p210。m-bcr 断裂点与 ABL 基因断裂点外显子 2a 发生融合，形成 e1a2 转录本，编码 p190 融合蛋白。μ-bcr 断裂点与 ABL 断裂点形成 e19a2 转录本，编码 p230 融合蛋白。*BCR∷ABL* 融合基因不同转录本见表 6-3-4。

表 6-3-4 *BCR*∶∶*ABL* 融合基因不同转录本

BCR 基因断裂点	ABL 基因断裂点	转录本	融合蛋白
M-bcr	2a	e13a2	p210
		e14a2（最常见）	p210
M-bcr	3a	e13a3	p210
		e14a3	p210
m-bcr	2a	e1a2	p190
μ-bcr	2a	e19a2	p230
其他 断裂位点	2a	e6a2	p195
	2a	e8a2	p200
	2a	e18a2	p225

注：少数患者的 BCR 基因 M-bcr 断裂并与 ABL 基因断裂点外显子 3a 发生融合，形成 e13a3 或 e14a3 转录本，同样编码 p210 蛋白。其他断裂位点形成的少见转录本，包括 e6a2（p195）、e8a2（p200）、e18a2（p225）等

📝 知识点

BCR∶∶*ABL* 融合基因见于哪些疾病？

BCR∶∶*ABL1* 融合基因，可见于 CML、急性淋巴细胞白血病（ALL）、混合表型急性白血病（MPAL）和急性髓系白血病（AML）。CML 主要为 p210 融合蛋白，仅有 p190 融合蛋白的 CML 很少见，p190 通常与 p210 共同表达，单独伴 p230 融合蛋白的 CML 也较少见。不同的转录融合蛋白类型与 CML 的临床特征、预后等具有相关性。p190 融合蛋白主要见于 ALL 和部分 AML 患者。

2. 临床问题 2

流式细胞术在 CML 诊断中的作用？

CML 的不同时期骨髓中的细胞成分不同，CP 时原始细胞数量少，不成熟阶段粒系细胞为主，而 BP 时原始细胞增多，流式可以在不同时期检测原始细胞和粒系细胞的数量变化、免疫表型有无异常，疾病进展及 BP 时判断原始的表型变化及判断系别。由于流式标本存在一定程度的稀释以及标本溶血处理等，原始细胞比例会受到不同程度的影响，因此原始细胞的比例要以形态学为标准。

诊断思路

正常的 CD34[+] 造血干细胞通常不表达 CD7、CD56、CD11b 等，在 CML-CP 期 CD34[+] 细胞表达 CD7 是不良的预后标记。CML-CP 期原始 / 幼稚髓系细胞比例不高，粒系细胞比例明显增高，可出现不成熟粒细胞 CD13/CD16、CD13/11b 分化路径的异常，部分病例粒细胞伴 CD56 表达。通常伴有嗜酸性粒细胞及嗜碱性粒细胞增多，这些表型提示 CML 的可能性大，但确诊仍需结合 *BCR*∶∶*ABL1* 融合基因检测。CML 疾病进展时原始 / 幼稚细胞比例增加，AP 期原始细胞 <20%，BP 期原始细胞 >20%，流式可检测到原始细胞数量变化，但临床要以形态学原始细胞比例为准。

CML-BP 期流式可以对原始细胞系别作出判断。急性髓性变时，原始细胞的 MPO 可强阳性、

弱阳性或阴性，会表达粒系、单核系、巨核系、红系分化相关的抗原，如 CD33、CD13、CD14、CD11b、CD11c、CD117、CD15、CD41、CD61、CD235a 等，髓性变的原始细胞也会表达 1 个或多个淋系相关标记。CML 急性淋系变时，大多数原始细胞源于 B 淋巴母细胞，表达 TdT 和 B 系相关标记，如 CD19、CD10、CD79a、CD20、PAX5 等，少数急淋变为 T 系，表达 T 系相关标记，如 CD3、CD2、CD7、CD4、CD8、CD5 等，急性 B 或 T 淋变的原始细胞，也可伴随表达髓系相关抗原。CML 也会发生急性不明系列白血病，如急性混合系列白血病（MPAL），流式在诊断这类急变类型的原始细胞上有显著优势。需要注意的是此时的 MPAL 仍然诊断为 CML-BP，而有别于原发的 MPAL。

3. 临床问题 3

CML-CP 流式细胞术检测到异常 B 淋巴母细胞的意义？

早在 2008 年版的 WHO 就提到部分 CML 发生急淋变会相当突然，在慢性期如果检测到恶性的幼稚淋巴细胞，需警惕疾病的快速进展，但未给出明确的检测阈值。2022 年第 5 版的 WHO 取消了 CML 的加速期，并将"外周血或骨髓中原幼淋巴细胞增多"列为 CML 急变期的第三条诊断标准，但是对于原幼淋巴细胞的最佳界限，以及低水平 B 淋巴母细胞的意义尚未明确阐述，需要进一步研究。本病例的最大特点为初诊时依据形态学及分子学检测，符合 CP 的标准，但是流式检测到极少量的表型异常的 B 幼稚细胞，而该患者 3 个月后快速进展为 B-ALL，这给了临床医师一个很好的警示，即流式的检测灵敏度可达 10^{-4}，在形态学表现为慢性期时检测到较低水平的异常 B 前体细胞可以对疾病的进展提供线索，但是关于检测阈值及相关联的分子学提示等还需要积累更多病例进行研究。

诊断思路 1

异常 B 淋巴母细胞（abnormal B-lymphoblast，ABLB）可通过形态学、FCM 和免疫组织化学（IHC）的方法来评估，ICH 可标记 CD34、TdT、PAX5、CD19 等来识别 ABLB，但大多数情况下，ABLB 比例太低，而无法通过 IHC 进行评估。较低水平的 ABLB 也明显低于形态学的检测下限，所以 ABLB 的检测依赖于多参数流式细胞术（MFC）。在常规的髓系增生异常或髓系增殖性疾病的流式检测时，常常会忽略对 B 淋巴母细胞的检测，而漏掉对异常 B 淋巴母细胞的识别，所以，在这类疾病中 ABLB 的发生率或检出率有可能被低估了。而 ABLB 的存在，即便是较低的比例，在一定程度上也与疾病的急变有关，所以需要应用 MFC 按照 B-ALL 的方案，标记 CD10/CD19/CD20/CD34/CD38/CD123/CD58/CD66c/CD13 等，来识别出免疫表型异常的较低比例的异常 B 淋巴母细胞，并在疾病过程中动态监测。

诊断思路 2

CML 主要是粒系细胞异常增殖、发育，有少部分患者在 CML-CP 诊断时检测到免疫表型异常的 B 淋巴母细胞，并且与随后发生的急变危象密切相关。7% 的 CML-CP 患者初诊时流式检测到异常的淋巴母细胞，其免疫表型与正常造血细胞相似但又有不同，主要表现为 CD19 或 CD10 表达增强，CD38 强度减弱，或 CD20 异常表达。大多数 ABLB 表现出与 B-ALL 相似的免疫表型异常，包括 CD10、CD19、CD34、CD38 和 CD45 异常，以及跨谱系骨髓抗原表达异常。更多的临床观察发现 ABLB 的发现不一定反映早期淋巴母细胞的危象，部分患者在治疗过程中 ABLB 会消失，但仍有必要通过 MFC 检测 ABLB，以发现潜在的风险。

一个多中心的研究，应用 MFC 检测了 713 个 MDS、312 个非 CML 的 MPN、237 个 MDS/MPN 病例（共 1 262 例）中 ABLB 的情况，这三组疾病中的 ABLB 的发生率分别为 1.0%、0.6% 和 0，ABLB 占有核细胞数的比例为 0.012%～3.6%。这些病例中，髓系原始细胞占有核细胞的比例为 0.18%～5.9%，也会伴表型的异常。髓系细胞增殖性疾病 ABLB 和髓系原始细胞抗原表达改变见表 6-3-5。

表 6-3-5　髓系细胞增殖性疾病 ABLB 和髓系原始细胞抗原表达改变

ABLB 抗原	抗原异常表现	髓系原始细胞抗原	抗原异常表现
CD10	增强或减弱	CD13	增强或减弱
CD19	增强或减弱	CD33	增强或减弱
CD20	异常表达	CD123	表达减弱
CD34	表达增强	CD34	表达增强
CD38	大部分表达减弱	CD38	表达减弱或缺失表达
CD45	表达减弱或缺失	CD117	表达增强或减弱
跨系表达	CD11B、CD13、CD33、CD117、CD123	跨系表达	CD5、CD7、CD25、CD56

注:异常 B 淋巴母细胞(ABLB)

4. 临床问题 4

CML 的鉴别诊断。

诊断思路

CML 的核心诊断要点是遗传学检测到 Ph 染色体和 $BCR::ABL1$ 融合基因,这也是与其他疾病进行鉴别诊断的关键。相鉴别的主要疾病包括:以 BP 为首发表现的 CML 和 Ph+ALL 的鉴别、CML 与粒细胞类白血病反应鉴别、CML 与 MDS/MPN 伴中性粒细胞增多的鉴别、CML 与 CNL、CMML 的鉴别。慢性髓性白血病诊治流程图见 6-3-7。

(1)以 BP 为首发表现的 CML 和 Ph+ALL 的鉴别:CML-CP 向 AP 和 BP 进展是 CML 的自然病程,BP 是 CML 的终末阶段,预后差。有 10% 的 CML 首发即为急变期,其骨髓中有大量的原始细胞,且临床表现也类似于急性白血病,初诊患者极易误诊为 Ph+ 的原发急性白血病。两者可通过临床表现、外周血和骨髓形态学特征、免疫表型特征、细胞遗传学特征(常规染色体核型分析、FISH)和分子生物学特征($BCR::ABL1$ 融合基因转录本、 $BCR::ABL1$ 激酶区突变等)进行鉴别。

临床特征及形态学特征上 CML-BP 通常有脾大、外周血和骨髓中嗜碱性粒细胞增多;Ph+AL 较少发生脾大、外周血和骨髓中嗜碱性粒细胞未见增多,通常三系减少。细胞遗传学特征上绝大多数 Ph+CML 患者的染色体核型中不存在正常核型,而 Ph+ALL 的染色体核型中存在正常的核型。CML 是多能造血干细胞克隆性增殖,中性粒细胞是其主要的增殖成分,所有造血细胞包括髓系细胞和淋系细胞均会受累,因此 BP 的 CML 应用 FISH 可检测到成熟粒细胞中的 $BCR::ABL1$ 融合基因。 $BCR::ABL1$ 融合基因转录类型也有助于两者的鉴别。p210 阳性主要见于 CML,而 p190 阳性则更多见于 Ph+AL 患者。当初诊 Ph+ALL 检测到 $BCR::ABL1$ (p210)阳性时需详细询问病史及检查体征,需考虑 CML 急变可能。CML-BP 通常会检测到 $BCR::ABL1$ 激酶区突变,而 Ph+AL 通常为 AML 或 ALL 相关的基因突变。所以,可以从患者的病史、临床表现、遗传学异常等方面进行鉴别。

(2)CML 与粒细胞类白血病反应鉴别:粒细胞类白血病反应是机体因感染、肿瘤、急性溶血、外伤、休克等原因而发生的类似于白血病的血象变化,白细胞增多可超过 $50 \times 10^9/L$,一般在 $100 \times 10^9/L$ 以内,血小板计数及血红蛋白多正常,嗜酸及嗜碱性粒细胞无明显增多,中性粒细胞碱性磷酸酶(NAP)活性增高,无胸骨压痛,无脾大或轻度肿大,无 Ph 染色体和 $BCR::ABL1$ 融合基因,基因学检测可以很好地和 CML 进行鉴别。但是类白血病反应 $BCR::ABL1$ 阴性,又容易与 MDS/MPN 伴中性粒细胞增多相混淆,类白血病反应的外周血及骨髓粒细胞无病态造血,当原发病控制以后血象可恢复正常,且无异常的基因学改变等可进行鉴别。

（3）CML 与 MDS/MPN 伴中性粒细胞增多的鉴别：MDS/MPN 伴中性粒细胞增多即 2016 年版 WHO 的 aCML，该疾病的特征兼具 MDS 和 MPN 双重的表现，而不是 CML 的不典型形态，两种疾病属于不同的髓系肿瘤，有相似之处，又有不同之处。相似之处：①两者都是造血干细胞的恶性克隆性髓系肿瘤；②外周血白细胞增多，骨髓增生活跃，以中性粒细胞系统增生为主；③相似的体征，如脾大、肝大。不同点：① CML 有特征性的 Ph 染色体和 *BCR∶∶ABL1* 融合基因，是诊断的核心；而 MDS/MPN 伴中性粒细胞增多无特征性的染色体改变，+8 和 del（20q）是最常见的异常，其他异常还有 +13、der（20）、t（17；20）（q21；q13）、i（17q）、5q31-33 等，分子生物学检测可有 SETBP1、ETNK1 等基因突变；②外周血及骨髓形态学方面的检测，CML 外周血白细胞数增多，可伴有血小板计数增多，不成熟阶段中性粒细胞比例增高，嗜酸及嗜碱性粒细胞增多，骨髓粒系改变与外周血改变类似，不成熟阶段粒细胞以中性中幼、晚幼粒细胞为主，NAP 积分减低；而 MDS/MPN 伴中性粒细胞增多不成熟阶段粒细胞>10%，往往低于 CML 的不成熟阶段粒细胞比例，嗜酸及嗜碱性粒细胞偶见，骨髓粒系增生明显，伴明显的粒系病态造血，NAP 积分可增高、减低或正常。

（4）CML 与 CNL、CMML 的鉴别：CNL 同样也是外周血白细胞计数增高，其中显著增加的成熟中性粒细胞，且不伴有病态的粒细胞，大多数病例可检测到 CSF3R 突变。CMML 外周血及骨髓中单核细胞百分数及绝对值增高，主要为异常成熟单核细胞，相关的基因突变包括 TET2、SRSF2、ASXL1、SETBP1 等。

慢性髓性白血病诊治流程详见图 6-3-7。

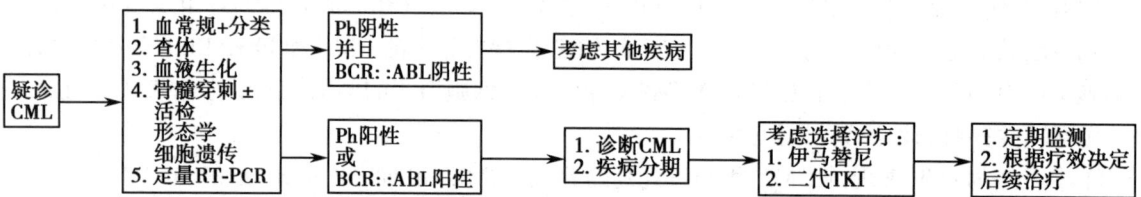

图 6-3-7　慢性髓性白血病诊治流程图

三、慢性中性粒细胞白血病

（一）疾病概述

慢性中性粒细胞白血病（chonic neutrophilic leukaemia，CNL）是一种罕见的 *BCR∶∶ABL1* 阴性的骨髓增殖性肿瘤，以骨髓中中性粒细胞异常增殖，外周血成熟中性粒细胞持续性增多为特征，伴肝脾肿大，可与其他骨髓增殖性疾病相互转化或并存。2008 年 WHO 造血和淋巴组织肿瘤分型中 CNL 的诊断主要为排除性诊断，需排除反应性中性粒细胞增多和其他骨髓增殖性肿瘤。2016 年 WHO 将集落刺激因子 3 受体（CSF3R）基因突变的存在作为 CNL 的主要生物学诊断指标，为诊断 CNL 提供了可靠的克隆性证据。

（二）经典病例

患者，男，68 岁，以"发现白细胞增高 11 个月余，乏力 1 个月"为主诉入院。11 个月前患者行"胆囊切除术"，术后恢复可，当时发现白细胞增高（具体不详）。1 个月前感乏力，活动后气促，心慌，伴腹胀、食欲缺乏，伴反复全身皮疹，瘙痒，可自行消退，无发热、咳嗽、咳痰，无腹痛、腹泻，无恶心、呕吐、无鼻出血、牙龈出血、无血尿黑便，无四肢关节疼痛、腰痛等，未予重视，后上述症状逐渐加重。既往有高血压病史。发病以来，精神一般，睡眠一般，食欲较差，大便正常，小便正常，近半年体重减轻约 10kg。本次入院查血常规：WBC：42.37×10⁹/L，Hb：66g/L，PLT：71×10⁹/L。血沉：139mm/h。肝功能：总蛋白：104.9g/L，白蛋白 33.2g/L，球蛋白：71.7g/L。尿酸：908μmol/L。肿瘤标志物：大致正常。次日再次查血常规 WBC：54.99×10⁹/L、中性粒细胞百分比 94.9%，淋巴细胞百分比 3.0%，单核细胞百分比 1.9%，嗜酸性粒细胞百分比 0.1%，嗜碱性粒细胞百分比 0.1%；Hb：65g/L（MCV：96.0fL，MCH：29.6pg）；PLT：83×10^9/L；Ret：4.06%。生化检测 LDH：157.7U/L，IgG：40.98g/L，IgA：0.61g/L，IgM：0.83g/L。查体：脾脏极度肿大，达脐水平线以下，质硬，无压痛。

骨髓涂片检测：骨髓取材一般，染色良好；脂肪滴（−），骨髓小粒（−）；粒系比例占 92.5%，以成熟粒细胞为主（91.0%），粒细胞内颗粒增多；幼红细胞罕见，成熟红细胞呈缗钱状排列；淋巴细胞、单核细胞形态未见明显异常；全片仅见巨核细胞 3 个（颗粒巨），血小板呈散在分布；未见寄生虫或其他特殊细胞；NAP 染色：阳性率 98%，积分 312 分（参考值为：7~63 分）。血片分类分叶核粒细胞占 97%，成熟红细胞呈缗钱状排列，未见有核红细胞，结果见图 6-3-8。

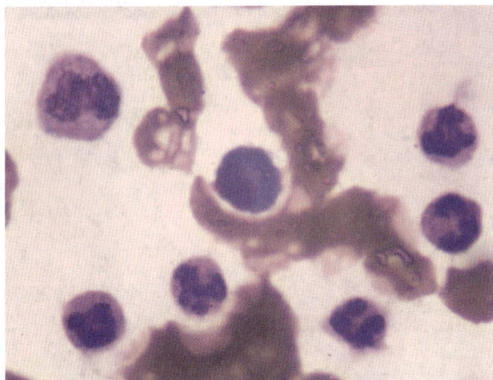

图 6-3-8　CNL 骨髓涂片（瑞-吉氏染色，×1 000）
成熟粒细胞增多，成熟红细胞呈缗钱状排列

骨髓活检：骨髓有核细胞增生程度不宜评估；粒/红比例不宜评估；粒系细胞少见；红系细胞少见；巨核细胞偶见；部分区域浆细胞多见；骨髓间质组织挤压明显。免疫组化：CD38$^+$；CD138$^+$；Lambda$^-$；Kappa$^+$；CD20$^-$；CD34 小血管阳性；CD117$^-$；CD61 巨核细胞偶见阳性。网染：3 级，见图 6-3-9。

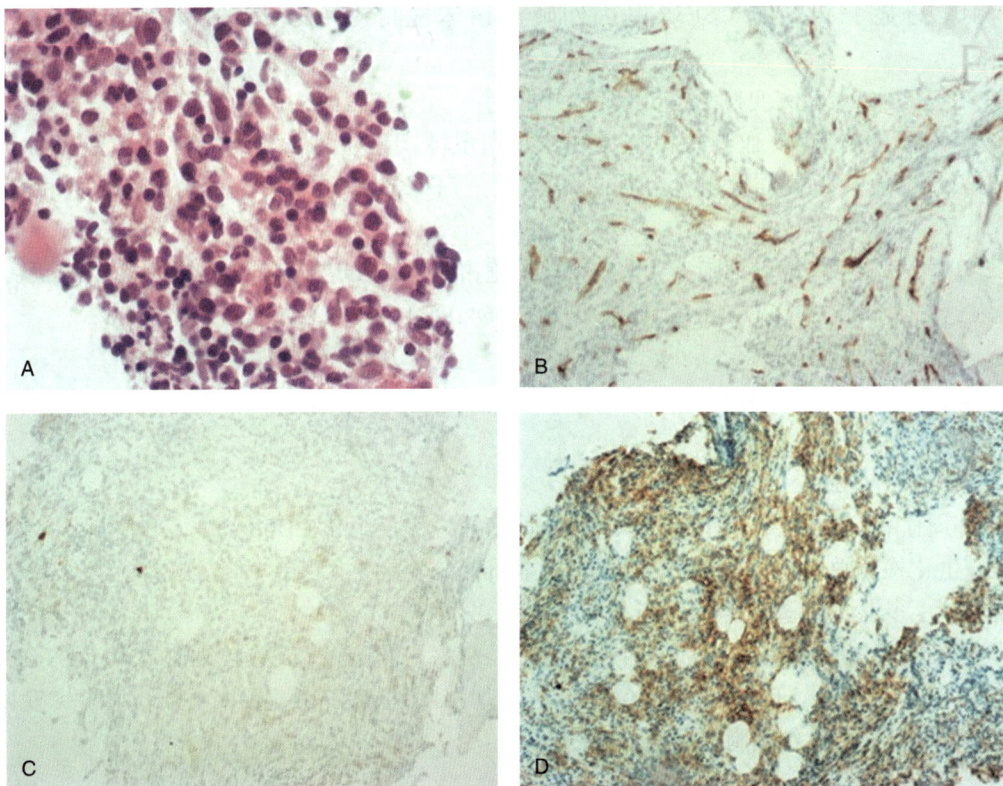

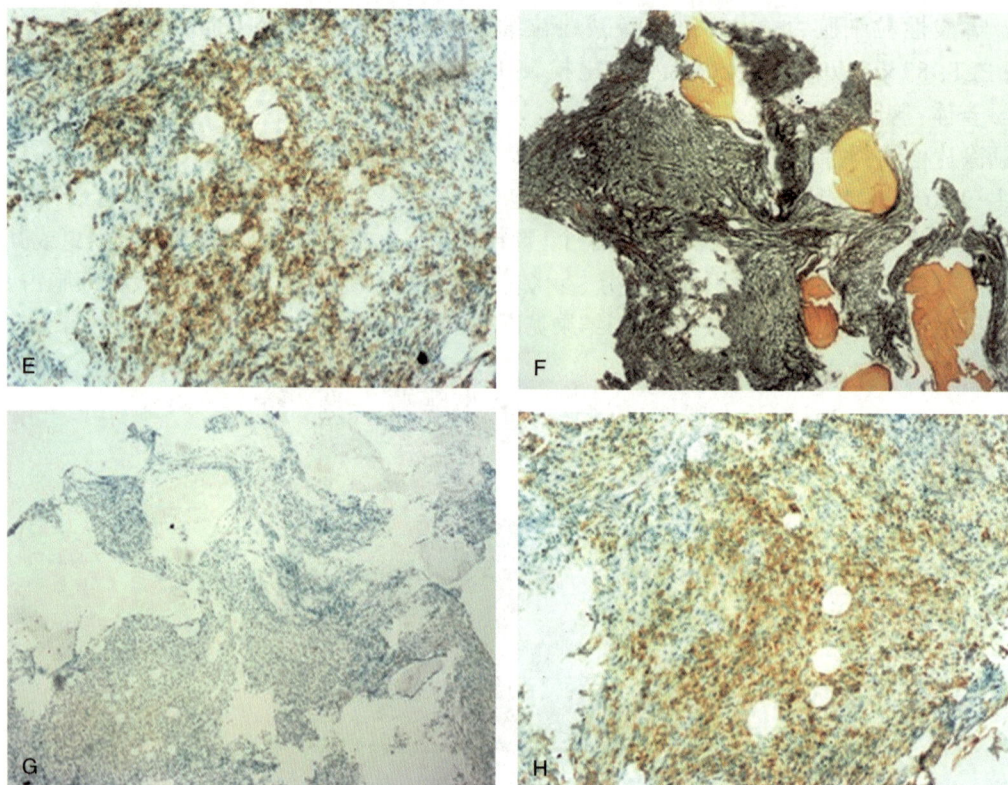

图 6-3-9　骨髓活检（×400）

A~D 分别为 HE 染色，CD34⁻，CD117⁻，CD38⁺；E~H 依次为 CD138⁺，网染：3 级，Lambda⁻，Kappa⁺

　　MPN 相关分子学检测：MPL W515 基因、JAK2 基因外显子 12&13 突变检测、JAK2 基因 V617F 突变、CALR 基因突变检测均阴性。BCR/ABL1 融合基因检测（FISH）：阴性。CSF3R 基因突变检测（Sanger 测序，外显子 14&17）：CSF3R 基因外显子 14 未检测到突变，CSF3R 基因外显子 17 检测到突变。

　　MYD88 基因 L265P 突变检测（ddPCR）：阴性。

　　异常免疫球蛋白检测：血清蛋白电泳和尿蛋白电泳图谱中均发现异常单克隆条带，M 蛋白含量为：22.82g/L；血清免疫固定电泳和尿的本周氏蛋白电泳分型结果提示为 IgG-κ 型和 κ 游离轻链型。

　　流式免疫表型检测：淋巴细胞占 4.5%，单核细胞占 1.6%，表现未见异常；粒细胞占 93.4%，比例明显增多，表达 CD13、CD33、CD11b、CD16、CD15、CD64、CD10（48.3%），CD56⁺ 少量。

　　（三）临床问题及诊断思路

1. 临床问题 1

　　患者的诊断是什么？

　　患者外周血有贫血，红细胞呈缗钱状排列；骨髓活检免疫组化 CD38 灶 +，CD138 灶 +，网状纤维染色 3 级；生化检测总蛋白升高，其中球蛋白明显升高，M 蛋白检测单克隆 M 蛋白为 IgG-κ 型，确诊第一个诊断为：多发性骨髓瘤，伴骨髓纤维化 3 级。

　　外周血细胞检测白细胞增高，成熟中性粒细胞>90%；骨髓涂片成熟粒细胞占 91%，NAP 积分增高；MPL、JAK2 基因、CALR 基因、BCR/ABL1 融合基因阴性，CSF3R 基因 14 号外显子突变阳性，确诊第二个诊断：慢性中性粒细胞白血病（CNL）。

CNL 为一种罕见的 MPN 肿瘤,同时合并浆细胞恶性肿瘤更是罕见。两种血液肿瘤并存,其复杂的发病机制及骨髓环境,可能会出现不同检测方法学之间检测结果的不一致性,所以需要多平台检测结果综合分析才能明确诊断。CNL 为髓系细胞恶性克隆来源的骨髓增殖性肿瘤,MM 为淋巴系统恶性浆细胞克隆性肿瘤,这两种肿瘤各自单独发病时都会出现不同程度的继发性骨髓纤维化,不同程度的骨髓纤维化在进行骨髓相关检测时,不同的标本类型之间会出现检测结果的不一致性,骨髓液标本往往存在稀释的情况,骨髓涂片也会存在不同程度的稀释,骨髓活检会在一定程度上进行弥补,流式检测也会受到影响,所以需要综合其多个检测平台的结果进行 MICM 评估。本例骨髓纤维化程度为 3 级,所以,骨髓形态学涂片和活检呈现出了侧重点不同的骨髓象,骨髓涂片表现为髓系成熟粒细胞的过度增多,NAP 明显升高,未检测到浆细胞,但可见成熟红细胞缗钱状排列,在一定程度上提供了浆细胞相关的线索;而骨髓活检组化显示浆细胞灶性增殖,支持恶性浆细胞来源,粒系细胞少见,网染 3 级。从骨髓涂片和骨髓活检的检测结果上看,两种检测结果不一致,但因为骨髓纤维化及浆细胞灶性生长的特点,骨髓涂片有可能检测不到明显的浆细胞。此时,骨髓活检结合 M 蛋白检测可支持 MM 的诊断,但是骨髓涂片粒系显著增生,以成熟的中性粒细胞为主,NAP 积分增高,需进一步鉴别反应性中性粒细胞增多和慢性中性粒细胞白血病。

🤔 诊断思路 2

CNL 的一个重要鉴别诊断是浆细胞肿瘤紊乱相关的反应性中性粒细胞增多。WHO 分类中建议,对于患有白细胞增多症和多发性骨髓瘤或意义未明的单克隆丙种球蛋白病的患者,在作出额外的 CNL 诊断之前,需要先通过细胞遗传学或分子生物学证实中性粒细胞的克隆性才能诊断 CNL。而本例恰好有多发性骨髓瘤的存在,又有成熟中性粒细胞的明显增多,所以诊断的关键在于寻找中性粒细胞克隆性证据,与反应性中性粒细胞增多相鉴别。

MM 会引起类白血病反应,骨髓瘤细胞及其所产生的异常免疫球蛋白可刺激骨髓基质细胞产生大量的细胞因子,刺激粒细胞的增殖,为非克隆性质的,NAP 积分升高。CNL 的中性粒细胞增殖是克隆性质的,需要找克隆性的证据。CNL 特异性的 CSF3R 基因突变是明确诊断和鉴别诊断的关键。本例 MPN 相关的检测包括 MPL W515 基因、JAK2 基因外显子 12&13、JAK2 V617F 基因、CALR 基因、*BCR*::*ABL1* 融合基因均阴性,MYD88 基因 L265P 突变阴性。应用 Sanger 测序检测 CSF3R 基因外显子 14&17,外显子 14 未检测到突变,检测到外显子 17 截短突变。通过 CSF3R 基因检测明确了 CNL 的诊断,所以分子学检测到 CSF3R 基因突变是本例诊断与鉴别诊断的核心所在。

📝 **知识点**

CSF3R 基因在 CNL 诊断及靶向治疗中的作用

CNL 与反应性中性粒细胞增多以及其他髓系肿瘤相鉴别的关键点是 CSF3R 基因突变,为其克隆性诊断提供可靠的证据。大多数 CNL 病例会发现 CSF3R 基因突变,该基因是造血细胞受体超家族成员之一,定位于染色体 1p34.3,作为 G-CSF 的受体,具有促进中性粒细胞的增殖及分化等功能。CNL 患者存在 CSF3R 突变具有特异性。CSF3R 基因突变形式常见有两种:外显子 14 近膜突变(T615A 和 T618I 等)以及外显子 17 截短突变(D771fs,S783fs,Y752X,W791X)。T618I 突变患者表现出不良的临床特征和较低的总生存期。不同突变携带者会导致对酪氨酸激酶抑制剂的不同的敏感性,携带 CSF3R 基因近膜突变的患者可能从 JAK 激酶抑制剂(如 ruxolitinib)中获益,而发生截短突变的患者则可能对 Src 酪氨酸激酶抑制剂 dasatinib 高度敏感。CNL 除 CSF3R 改变外,还会发生其他基因的突变,包括 ASXL1、SETBP1、SRSF2、TET2、CALR 和 JAK2。

据报道,20% 以上的 CNL 会伴有其他肿瘤性疾病,大多为 MM,两者的发生没有固定的先后顺序,可同时发生,也可在 CNL 发病数月或数年后再出现 MM,或 MM 治疗过程中出现 CNL。两类疾病并存的原因尚不清楚,推测可能起源于共同的异常造血干/祖细胞,在分化过程中分别向髓系和浆细胞系分化。WHO 的 CNL 诊断标准见表 6-3-6。

表 6-3-6　2016 年 WHO 的 CNL 诊断标准

1. 外周血白细胞计数 ≥ 25×10^9/L
其中中性分叶核粒细胞 + 杆状核粒细胞 ≥80%
前体粒细胞(早幼粒、中幼粒、晚幼粒)<10%
原始细胞罕见
单核细胞<1×10^9/L
无粒细胞发育异常
2. 骨髓高度增生
中性粒细胞比例和数量增高
中性粒细胞成熟正常
髓系原始细胞占有核细胞<5%
3. 不符合 WHO 定义的 *BCR::ABL1*+CML、PV、ET、PMF 诊断标准
4 无 PDGFRA、PDGFRB 或 FGFR1,和/或 PCM1-JAK2 重排的髓系肿瘤
5. 存在 CSF3R T618I 或其他 CSF3R 激活突变
6. 无 CSF3R 突变时,需满足外周血中性粒细胞持续升高(至少 ≥3 个月),脾肿大或无明确的引起反应性中性粒细胞增多的原因,如浆细胞瘤;如果存在浆细胞瘤,则需要有细胞遗传学或分子生物学证据证明髓系细胞为克隆性

2. 临床问题 2

流式细胞术在诊断 CNL 中的作用如何?

CNL 的诊断依靠骨髓形态学及分子学检测确诊,其恶性增殖发生在成熟粒系细胞阶段,所以流式检测会出现成熟阶段粒细胞数量增高,成熟标记 CD10、CD16 的粒细胞增多,此时可能会考虑到标本稀释,需结合疾病特点及形态学等检测进一步观察。

CNL 属于 Ph- 的 MPN,Ph-MPN 的 PV、ET、PMF 在流式诊断中有一些共性,例如 CD56 的表达。CD56 在髓系原始细胞上表达时,定义为异常表型,当急性或慢性髓系肿瘤的原始髓系细胞增多时,也常伴有 CD56 的异常表达。在 MPN 的所有亚型中均可见到 C56 在粒细胞或单核细胞上表达,也反映了 MPN 是造血干细胞的克隆性疾病,影响到了各个系别的细胞。但是需要注意的是,CD56 的表达还见于化疗后、骨髓移植后、骨髓恢复期、应用生长因子后正常增生的粒细胞和单核细胞上。

本病例 CNL 合并 MM,检测到成熟的中性粒细胞明显增多,但未检测到单克隆浆细胞,主要是因为骨髓纤维化以及合并有中性粒细胞的明显增多,所以需结合形态、病理及分子学检测等综合评估。本例检测浆细胞相关标记为 CD38、CD138、CD19、C56、胞内 Kappa、胞内 Lambda 轻链。

3. 临床问题 3

CNL 的鉴别诊断:CNL 主要是与反应性中性粒细胞增多、伴中性粒细胞增多的 MDS/MPN 鉴别。CNL 的诊疗路径见图 6-3-10。

(1) 与各种引起反应性中性粒细胞增多的因素相鉴别,如感染、炎症或肿瘤等疾病,反应性中性粒细胞增多当病因去除后血象可恢复,并且无特征性的分子学异常。

(2) 与 MDS/MPN 伴中性粒细胞增多(aCML)的鉴别,通过细胞形态学及基因表达谱进行鉴别:

1) 细胞成分上的区别:aCML 外周血中性粒细胞增多要求 ≥ 13×10⁹/L,主要为中性粒细胞及其前体细胞增多所致,其中早幼粒、中幼粒、晚幼粒细胞占白细胞比例 ≥ 10%;粒细胞生成异常,包括染色质异常聚集;其他细胞系发育异常,嗜碱性粒细胞比例 <2%,单核细胞比例 <10%,绝对数不增多;外周血及骨髓中原始细胞比例 <2%。而 CNL 主要是成熟阶段的中性粒细胞持续升高,且无发育异常。

2) 基因表达谱的区别:CNL 和 aCML 有重叠的基因表达谱。MDS/MPN 伴中性粒细胞增多中约 44% 的病例可出现 CSF3R 突变,但是其突变频率较低(介于 0%~11% 之间)。MDS/MPN 伴中性粒细胞增多的基因改变以 ASXL1 突变为主,其次是 SRSR2、TET2、EZH2、SETBP1 等。SETBP1 突变在 CNL 往往与 CSF3R 突变有关,尽管两者都会出现 SETBP1 突变,但是如果只有 SETBP1 突变,则更倾向于 aCML。

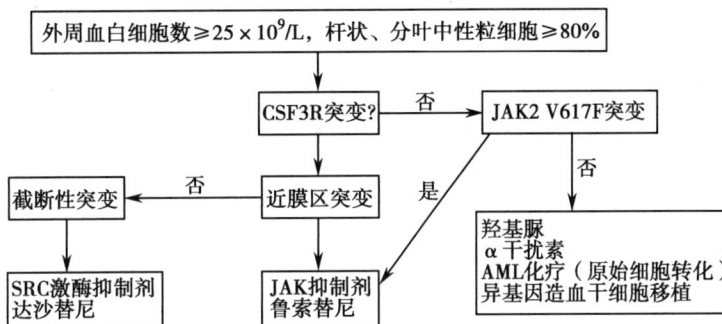

图 6-3-10　CNL 诊疗路径

四、慢性粒单核细胞白血病

(一)疾病概述

慢性粒单核细胞白血病(chronic myelomonocytic leukaemia,CMML)是骨髓造血干细胞克隆性疾病,是 MDS/MPN 中最常见的一个亚型,具有骨髓病态造血和骨髓增殖的双重特征,其区别于其他 MDS/MPN 疾病的主要特点是单核细胞异常增生、积累伴病态造血。年发病率(3~4)/10 万,中位诊断年龄 65~70 岁,年轻人少见,既往有 MDS 病史的继发性 CMML 占总的 CMML 约 6%。

(二)经典病例

患者男,71 岁,以"食欲缺乏、乏力半年,加重 1 个月"为主诉入院。查血常规 WBC 22.4×10⁹/L,Hb 76g/L,PLT 131×10⁹/L,中性粒细胞 35.6%,单核细胞 36.0%,淋巴细胞 7.5%。查体:贫血貌,脾大,肋下 2 横指;皮肤无黄染、无出血点;全身浅表淋巴结未及肿大。

骨髓涂片:骨髓增生活跃,粒红比值增高。粒系比例占 52.0%,原始细胞占 1.2%,中性中幼、晚幼、杆状核粒细胞比值增高,形态未见明显异常。嗜酸性粒细胞可见。红系比例占 5.2%,中、晚幼红细胞比值减低,幼红细胞形态未见明显异常。成熟红细胞大小不一,色素充盈尚可。淋巴细胞占 0.8%,形态未见明显异常。浆细胞可见。单核细胞占 38.4%。全片可见巨核细胞大于 200 个,分类 25 个,其中幼稚巨 1 个、颗粒巨 23 个、裸巨 1 个。血小板散在可见。NAP 染色:阳性率:24%;积分:34 分(参考值 30~100 分)。详见图 6-3-11。

骨髓活检：骨髓有核细胞增生程度大致正常（造血面积约50%）；粒/红比例增高；粒系增多，以偏成熟阶段细胞为主，偏幼稚细胞散在少数，单核细胞易见；红系以中晚幼红细胞为主；巨核细胞少见，有的胞体小，分叶少；淋巴细胞、浆细胞散在少数；骨髓间质未见胶原纤维增生。CD34小血管阳性；CD117少阳性；CD61巨核细胞少阳性，Lysozyme多弱阳），偶见单圆核。详见图6-3-12。

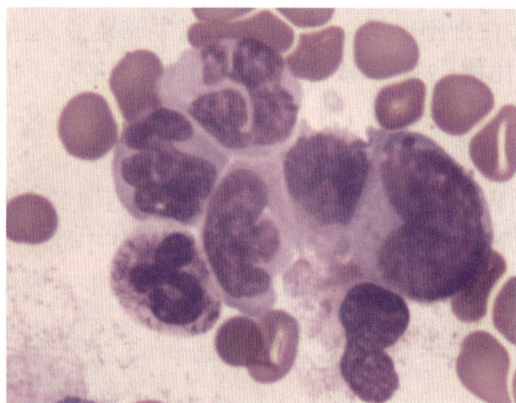
图6-3-11　骨髓涂片单核细胞增多（×1000）

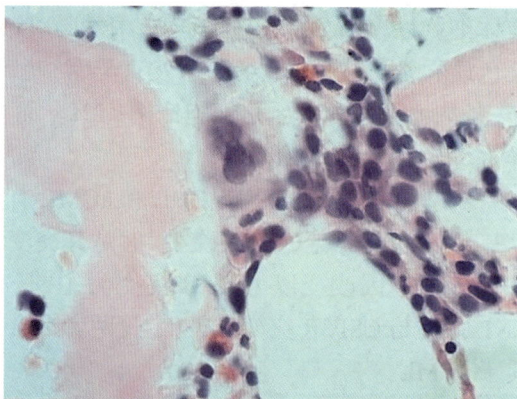
图6-3-12　骨髓活检单核细胞易见（×400）

流式免疫表型：可见异常髓系原始细胞占有核细胞数约5.17%，表达CD34、CD117、CD13、CD33、CD38^{dim}、HLA-DR$^+$部分、提示为免疫表型异常的原始髓系细胞；粒系细胞相对比例正常，各阶段粒系可见，未见分化紊乱；单核细胞占有核细胞数约52.53%，表达CD36，CD64，CD14（荧光强度稍减弱），CD33，CD11b，部分表达CD4，HLA-DR，CD13，不表达CD34，CD117，CD56，提示表型异常，详见图6-3-13。外周血单核细胞免疫表型分析如图6-3-14。

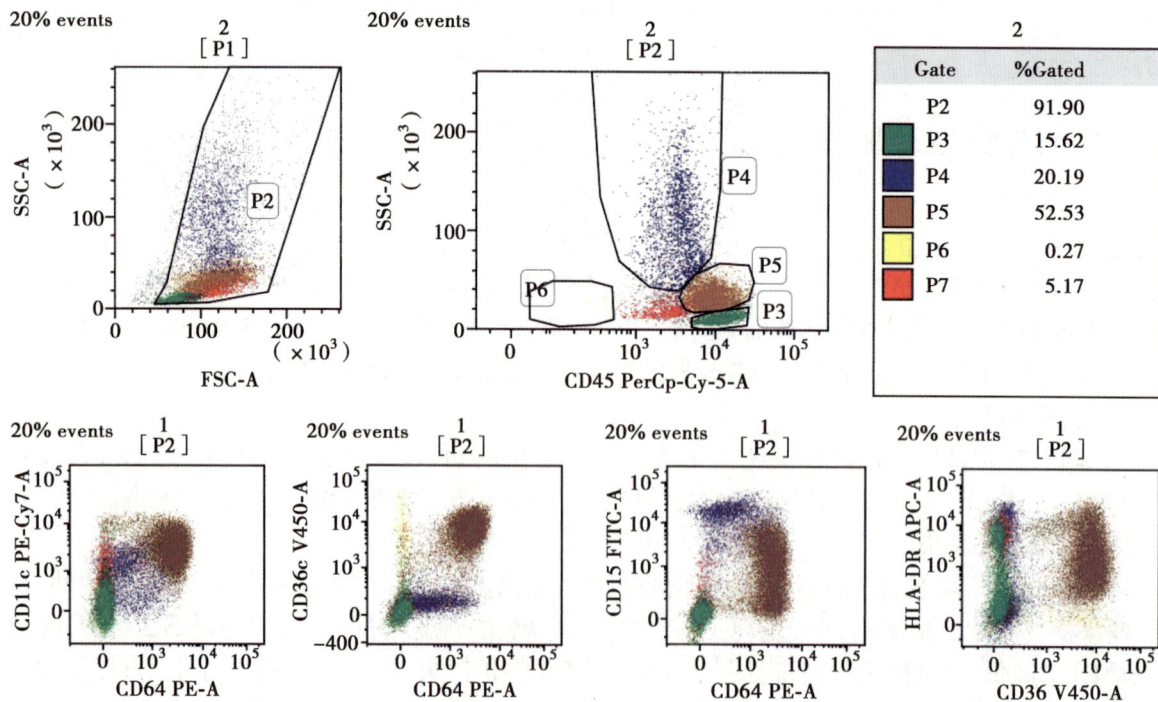

Gate	%Gated
P2	91.90
P3	15.62
P4	20.19
P5	52.53
P6	0.27
P7	5.17

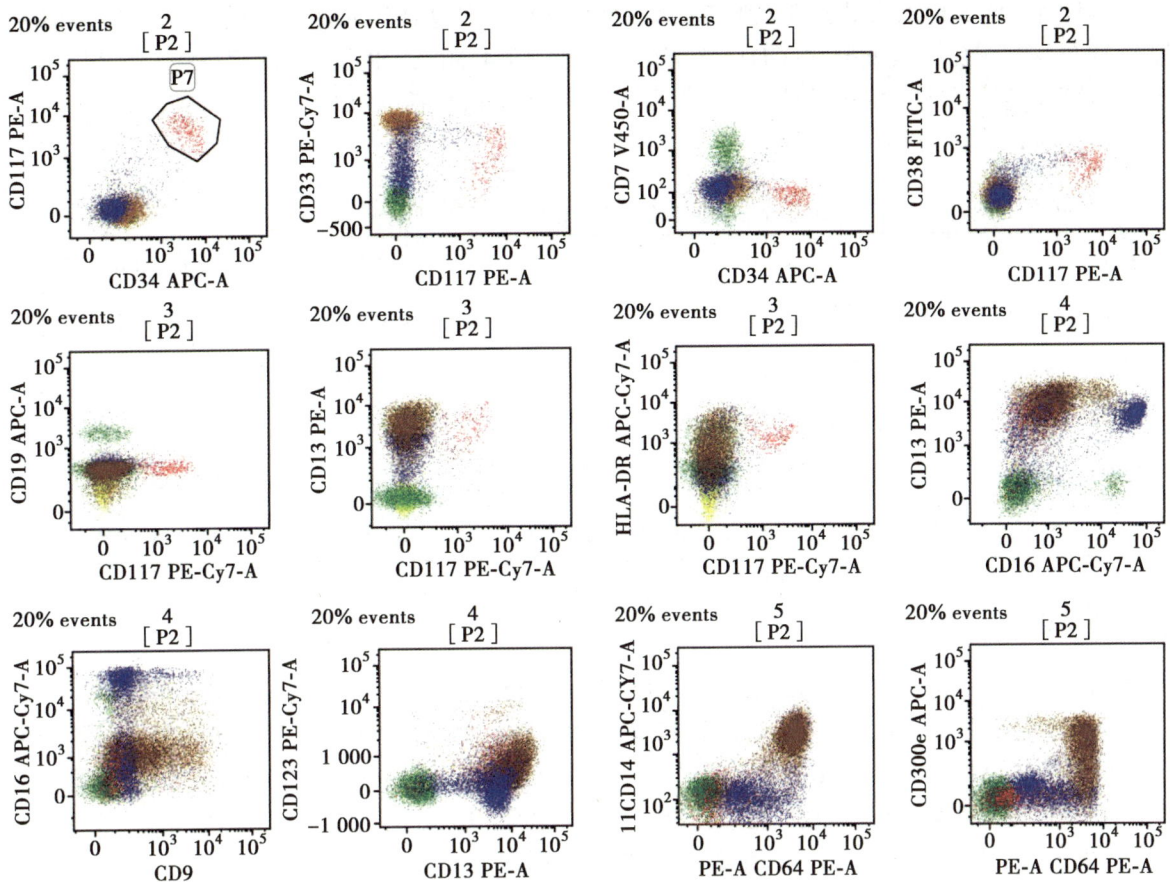

图 6-3-13　骨髓流式免疫表型

P5 单核细胞增多,伴分化发育异常;P7 原始/幼稚髓系细胞增多,伴表型异常

图 6-3-14　外周血单核细胞 CD14/CD16 表型分布

Mo1:CD14briCD16–、Mo2:CD14briCD16dim、Mo3:CD14–/dimCD16+

染色体核型:核型:46,XY

(三) 临床问题及诊断思路

1. 临床问题 1

患者的诊断是什么?

该患者为老年人,有脾大,外周血白细胞增高,其中单核细胞比例及绝对值计数均增高;骨髓涂

片、骨髓病理及流式检测均提示单核细胞增多。形态学单核细胞增高,但主要表现为成熟单核细胞形态,流式单核细胞免疫表型异常(CD14 荧光强度减低,CD4、HLA-DR 及 CD13 部分表达),但不能区分反应性和肿瘤性单核;NGS 检测到多个强临床意义的变异,包括 ASXL1、CBL、SRSF2、TET2;明确诊断为 CMML,详见表 6-3-7。

表 6-3-7 NGS 的 CMML 相关基因突变检测

基因	突变命名	外显子	突变频率(测序深度)
ASXL1	NM_015338:c.2893C>T(p.R965*)	exon13	44.7%(3771X)
CBL	NM_005188:c.1139T>C(p.L380P)	exon8	2.3%(2373X)
SRSF2	NM_003016:c.284C>A(p.P95H)	exon1	46.5%(2794X)
TET2	NM_001127208:c.5663A>T(p.N1888I)	exon11	51%(3398X)
	NM_001127208:c.5669_5676del(p.N1890Tfs*13)	exon11	47.9%(3350X)

🤔 诊断思路 1

患者血象单核细胞增多需考虑反应性和肿瘤性单核细胞的鉴别。反应性单核细胞增多见于病毒、细菌等急慢性感染、自身免疫性疾病等,病因去除后单核细胞数量可恢复正常;肿瘤性单核细胞见于髓系肿瘤的 AML-M5、CMML。两者需通过临床病史、症状、体征、外周血单核细胞数量、骨髓形态学检测、流式免疫表型分析、细胞遗传学检测和分子生物学检测等进行鉴别。本例病史半年,单核细胞增多大于 3 个月,无因反应性单核细胞增多的疾病,所以首先考虑髓系肿瘤的可能,病程呈慢性经过,慢性单核细胞增殖性肿瘤可能性大。

🤔 诊断思路 2

细胞遗传学和分子生物学检测在诊断 CMML 中发挥重要作用。常规染色体核型分析常检测到的核型有:+8、-7/7q-、-Y、复杂核型、-20/del(20))、+21。FISH 常检测到:TET2 缺失、NF1 缺失、ETV6 缺失。NGS 可检测到多个 CMML 常见的基因突变,见表 6-3-8。WHO 慢性粒单核细胞白血病诊断标准见表 6-3-9 和表 6-3-10。

表 6-3-8 CMML 常见的基因突变

突变类型	涉及基因
涉及 DNA 甲基化的表观遗传基因突变	TET2、DNMT3A、IDH1 及 IDH2
涉及染色质修饰的表观遗传基因突变	ASXL1、EZH2、BCOR 及 SUZ12
涉及前体 mRNA 剪接途径的基因突变	SF3B1、SRSF2、U2AF1 及 ZRSR2
涉及细胞信号传导通路的基因突变	RAS 通路基因(NRAS、KRAS、NF1、CBL、PTPN11)和 JAK2
涉及转录因子和核小体组装的基因突变	RUNX1 和 SETBP1
涉及 DNA 损伤反应的基因突变	TP53 和 PHF6

ASXL1、TET2 和 SRSR2 被认为是 CMML 相关突变。提示预后不良的基因突变包括 ASXL1、DNMT3A、NRAS、RUNX1、SETBP1、TP53。潜能未定的克隆造血/衰老相关的克隆造血(CHIP/ARCH)相关的基因包括 ASXL1、DNMT3A、TET2,所以,与其他 CMML 相关的基因相比,其突变的诊断意义相对较低

表 6-3-9　2016 年 WHO 慢性粒单核细胞白血病（CMML）诊断标准

1. 外周血持续性单核细胞增多 ≥ 1×10^9/L，伴白细胞分类中单核细胞比例 ≥ 10%

2. 不符合 BCR-ABL1+CML、PMF、PV 或 ET 的诊断标准

3. 无 PDGFRA、PDGFRB、FGFR1 重排，或 PCM1-JAK2（特别对伴嗜酸细胞增多的病例需要进行基因检测，排除阳性者）

4. 外周血或骨髓中原始细胞<20

5. 髓系细胞一系或多系发育异常。如无发育异常或极轻微，应满足上述全部 1~4 的诊断标准，同时满足以下两项中的任一项，仍可诊断 CMML

6. 造血细胞存在获得性克隆性细胞或分子遗传学异常

7. 或单核细胞增多持续至少 3 个月，并除外引起单核细胞增多的其他原因

表 6-3-10　2022 年 WHO 慢性粒单核细胞白血病（CMML）诊断标准更新

先决条件标准

①持续绝对（≥ 0.5×10^9/L）和相对（≥ 10%）的外周血单核细胞增多

②原始细胞占外周血和骨髓中细胞的比例<20%[a]

③不符合慢性粒细胞白血病或其他骨髓增殖性肿瘤的诊断标准[b]

④不符合髓系 / 淋系肿瘤伴酪氨酸激酶融合的诊断标准[c]

支持标准

①发育异常涉及 ≥ 1 个髓系系别[d]

②获得性克隆细胞遗传学或分子异常

③外周血单核细胞亚群的异常分群[e]

诊断要求

所有病例都必须有先决条件标准

如果是单核细胞增多 ≥ 1×10^9/L：必须满足一个或多个支持标准

如果是单核细胞增多 ≥ 0.5 和<1×10^9/L：必须满足支持标准 1 和 2

注：a. 原始细胞及其等同物包括原粒细胞，原始单核细胞和幼稚单核细胞。

b. 骨髓增殖性肿瘤（MPN）可能在疾病出现时或疾病过程中与单核细胞增多有关；这种病例可以很像 CMML。在这些情况下，有 MPN 的病史记录排除 CMML。MPN 特征在骨髓中的存在和 / 或 MPN 相关突变（JAK2，CALR 或 MPL）的高负荷倾向于支持 MPN 伴单核细胞增多而不是 CMML。

c. 嗜酸性粒细胞增多的病例应特别排除髓系 / 淋系肿瘤伴酪氨酸激酶融合的诊断标准。

d. 形态发育异常应该存在于骨髓中造血谱系细胞的 ≥ 10。

e. 基于在没有已知的活动性自身免疫疾病和 / 或全身性炎症综合征的情况下检测到增加的经典群单核细胞（>94%）

📝 **知识点**

基于外周血白细胞计数的 CMML 分型，基于外周血和骨髓原始细胞病例的CMML 分型及更新

CMML 的"增殖型"和"增生异常型"之间的分子和临床存在差异，特别是与 RAS/MAPK 信号传导途径异常有关的差异，有必要加以区分。

骨髓增生异常（MD-CMML）：WBC<13×10^9/L

骨髓增殖性（MP-CMML）：WBC ≥ 13 × 10⁹/L

2016年版WHO根据外周血和骨髓原始细胞比例将CMML分为3型，分别为：CMML-0（外周血原始细胞<%，骨髓原始细胞<5%）、CMML-1和CMML-2。鉴于CMML-0预后意义有限，在2022年WHO将其删除，仅保留CMML-1和CMML-2亚型。

CMML-1：外周血<5%，骨髓<10%

CMML-2：外周血5%~19%，骨髓10%~19%

📝 **知识点**

CMML中原始细胞的定义、异常单核细胞的定义及识别

2016年WHO强调了对原始单核细胞、幼稚单核细胞、形态不典型成熟单核细胞（异常单核细胞）的形态识别。CMML的原始细胞包括原始粒细胞、原始单核细胞及幼稚单核细胞。异常单核细胞不能计数为原始细胞。异常单核细胞与正常的原始、幼稚单核细胞相比，它的染色质更致密，核更扭曲折叠，胞质量更丰富且略呈灰色；异常单核细胞与正常成熟单核细胞相比，它的胞体偏小、核染色质更疏松、胞质中等程度嗜碱性。

🧠 **2. 临床问题2**

流式诊断CMML的作用？

CMML的外周血和骨髓中可见到大量异常的单核细胞，这种异常的单核细胞是成熟的单核细胞，但形态上往往会介于幼稚和成熟单核细胞之间，容易与原始和幼稚单核细胞相混淆，所以，可通过流式免疫表型分析对异常单核细胞进行鉴别。另外外周血单核细胞亚群鉴定有利于CMML的诊断。

🧠 **诊断思路**

CMML患者的外周血和骨髓单核细胞会出现不同程度的异常表达，常见的如CD14、CD33表达减弱，HLA-DR、CD13、CD36、CD64、CD4、CD15等抗原表达减弱或部分缺失表达，CD56强表达，异常表达CD2。粒系细胞会出现不同程度的表型异常。CD34⁺的原始髓系细胞比例增加或出现免疫表型的异常。

流式细胞术在单核细胞门控时需注意，某些单核细胞的阳性标记如CD64、CD33，经典型单核细胞可能会低水平表达，所以建议特定抗体排除的方法，排除外周血或骨髓中成熟和不成熟的粒系细胞及其他系列细胞。在CD45/SSC门控图中，排除T细胞（CD7+/SSC^low）、NK细胞（CD56⁺/SSC^low/int）、B细胞（CD24⁺/SSC^low）、未成熟和成熟粒细胞（CD24⁺/SSC^int/high）、残留粒细胞（CD16⁺⁺）、嗜酸及嗜碱性粒细胞（CD16⁻CD14⁻），最后再回到CD45/SSC图，以精确确定单核细胞进行分析。

部分Ph-MPN病例伴有单核细胞增多，有研究发现，PV、ET、PMF的中间型和非经典型单核细胞比例增高，而经典型单核细胞比例降低。另外HLA-DR表达增强，血清可溶性CD163（单核细胞活化的生物标记物）水平升高，这些提示了PV、ET、PMF疾病的单核细胞高活化状态，而这三种疾病的单核细胞CD56⁺的表达频率也增高。所以，在进行MPN相关疾病检测时要关注单核细胞不同亚型的变化情况，以进一步积累肿瘤炎症和肿瘤免疫相关的免疫细胞变化状态。

单核细胞的发育包括原始单核细胞、幼稚单核细胞、成熟单核细胞和巨噬细胞4个阶段，各阶段的抗原表达特点如表6-3-11。

表 6-3-11　单核细胞各期抗原表达特点

抗原	原始单核细胞	幼稚单核细胞	单核细胞	巨噬细胞
CD34	+	–	–	–
CD117	+	+/–	–	–
CD38	+	+	+	+
HLA-DR	+	+	+/++	+
MPO	–/+	–/+	–/+	–/+
CD13	+	dim/+	++	+
CD33	++	++	++	++
CD4	–	dim/+	+	+
CD36		+	+	+
CD64	–/dim	++	++	+
CD14	–	+	++	++
CD11c	–/dim	+	++	+
CD11b	–/dim	+	++	++
CD15	–	+	+	+
CD16				+
CD68	–	+	+	+
CD163	–	–	–	+

注：–,阴性；dim,弱阳性；+/–,部分阳性、部分阴性；+,阳性；++,强阳性

根据 CD14 和 CD16 的表达情况,可以将外周血单核细胞分为经典型(Mo1/cMo)、中间型(Mo2/iMo)及非中间型(Mo3/ncMo)三个亚群。单核细胞三个亚群的免疫表型见表 6-3-12。

表 6-3-12　CMML 外周血单核细胞表型分型

单核细胞表型分型	表型定义	比例
经典型(Mo1)	$CD14^{bri}/CD16^-$	≥94%
中间型(Mo2)	$CD14^{bri}/CD16^+$	<20%
非经典型(Mo3)	$CD14^{dim}/CD16^+$	<5%

Mo1 具有吞噬功能,Mo2 可促进炎症反应,Mo3 发挥抗病毒、监视功能。正常人群中外周血的 Mo1 占总的单核细胞比例<85%,而 CMML 患者与正常人群、反应性单核细胞增多症患者及其他血液病患者相比,其外周血单核细胞中的 Mo1 比例明显升高,≥94% 为界值,其诊断 CMML 的敏感性和特异性分别为 90.6% 和 95.1%,该研究认为这一指标有望取代 WHO 所要求的单核细胞增多大于 3 个月这一要求,成为新的诊断标准。CMML 的 Mo1 比例升高,相应的 Mo2 和 Mo3 比例下降,这种比例关系的变化与 CMML 的亚群分类无关。

3. 临床问题 3

CMML 的鉴别诊断包括哪些?

单核细胞增多可以是反应性的,也可以是肿瘤性的,所以,诊断 CMML 需要与反应性单核细胞增

多症和伴单核细胞增多的克隆性血液系统疾病相鉴别。

(1)反应性单核细胞增多症:反应性单核细胞增多症:亚急性细菌性心内膜炎、结核病、疟疾感染、EB病毒感染、梅毒、伤寒、锥虫病、药物毒性反应、皮质类固醇治疗、GM-CSF治疗、副肿瘤(T细胞淋巴瘤、霍奇金病、实体瘤)、慢性和急性自身免疫性疾病、结节病和慢性肝炎合并肝硬化时,可以出现反应性单核细胞增多症,应仔细询问病史,必要时进行相关实验室检查以除外这些可导致反应性单核细胞增多的可能原因和疾病。

(2)与伴有单核细胞增多的MPN相鉴别:伴单核细胞增多的克隆性血液系统疾病包括:MDS伴单核细胞增多、单核细胞AML、MPN伴单核细胞增多、GATA2缺陷伴单核细胞增多、幼年型粒单细胞白血病(JMML)和组织细胞增多症等。MPN伴单核细胞增多在PV、ET、PMF中均可见到,有研究发现PV伴单核细胞增多症患者存在不利的细胞遗传学异常,包括+8、7/7q−、i(17q)、5/5q−、12p−、inv(3)或11q23重排和SRSF2突变。而PMF伴单核细胞增多症患者有明显的血小板减少症、更高的循环原始细胞、临床症状较重和ASXL1突变。此外,单核细胞增多也与较差的生存率有关,可作为侵袭性疾病生物学的标志。关于单核细胞增多及其不同急变单核细胞亚型的变化还需要更多的统计和研究。

五、骨髓增生异常/骨髓增殖性肿瘤伴SF3B1突变和血小板增多

(一)疾病概述

2008年MDS/MPN不能分类中有一个暂定病种,称为难治性贫血伴环形铁粒幼细胞和血小板增多(RARS-T),2016年WHO将该疾病确定为一个正式病种,称为骨髓增生异常/骨髓增殖性肿瘤伴环形铁粒幼细胞和血小板增多(MDS/MPN-RS-T),以突出其MDS和MPN重叠综合征的特点。2022年WHO又将该疾病重新命名为MDS/MPN伴SF3B1突变和血小板增多,突出了SF3B1突变致病的作用。

MDS/MPN-RS-T突出了其具有骨髓增生异常综合征伴环形铁粒幼细胞增多(MDS-RS)和MPN中原发性血小板增多症(ET)的双重血液学特点,所以外周血既存在出环形铁粒幼性贫血,又存在血小板明显增高导致的高血栓事件。这种双重特点并非MDS-RS和ET的简单重合,而是通过二代测序所观察到的不同分子谱揭示了它们在临床表现、结局以及预后等方面各不相同。

MDS/MPN-RS-T的经典发病机制为,首先出现体细胞的SF3B1突变导致线粒体铁过载,红细胞无效生成以及贫血,形成典型的伴有明显增多的环形铁粒幼红细胞的骨髓发育异常,之后体细胞发生二次打击/突变,出现MPN相关的突变(如JAK2 V617F、MPL等),引起巨核细胞的增殖及血小板计数增高,最终导致MDS/MPN-RS-T的典型表现。该疾病属于罕见血液肿瘤,临床经过相对惰性。

(二)经典病例

患者女,82岁,以"头晕、乏力1个月,加重5天"为主诉入院。门诊查血常规WBC 9.13×10⁹/L,Hb 99g/L,PLT 1 092×10⁹/L,中性粒细胞4.5×10⁹/L,单核细胞0.4×10⁹/L,嗜酸性粒细胞0.04×10⁹/L。入院查体:中度贫血貌,有轻度黄疸,全身浅表淋巴结未及肿大,肝脾肋下未触及。腹部彩超示:脾大,厚约5.1cm,长径约13.6cm。

骨髓细胞学检测:骨髓增生明显活跃,粒红比值=0.67:1,各阶段细胞可见,原始粒细胞3.2%。红系比例占54.0%,晚幼红细胞比值增高,可见核出芽、偶见胞体偏大幼红细胞。成熟红细胞大小不一,色素充盈尚可。淋巴细胞占7.6%,形态未见明显异常。单核细胞可见。全片可见巨核细胞大于200个,分类25个,其中颗粒巨核细胞20个、产板巨核细胞5个。偶见三圆巨核细胞及胞体偏大巨核细胞。血小板尾部可见片状聚集、散在超多见。铁染色:外铁:(+);内铁:Ⅰ型:18%,Ⅱ型:28%,Ⅲ型:9%,Ⅳ型:8%;环铁:26%。结果见图6-3-15和图6-3-16。

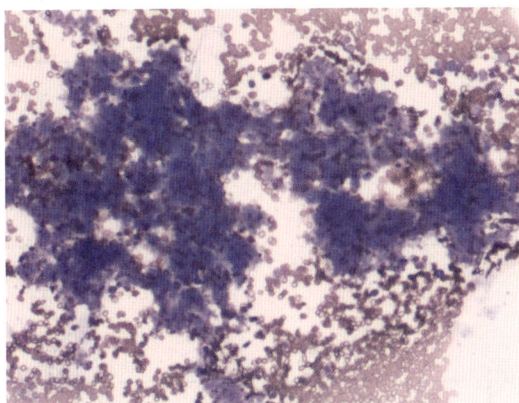

图 6-3-15 骨髓涂片血小板聚集(×100)

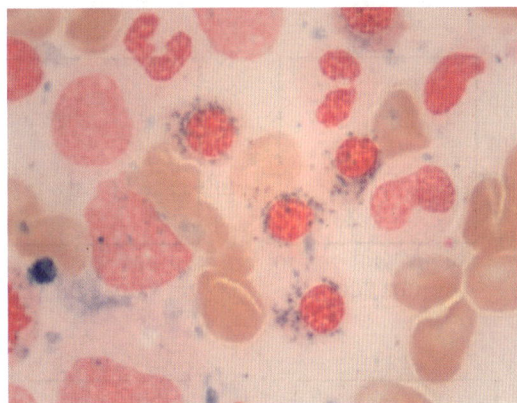

图 6-3-16 骨髓铁染色环形铁粒幼细胞增多(×100)

骨髓活检：骨髓有核细胞增生极度活跃；粒/红比例减低；粒系以较成熟阶段细胞为主，偏幼稚细胞散在少见；红系增生明显，以中晚幼红细胞为主；巨核细胞较多见，有的胞体小、分叶少；淋巴细胞散在可见；骨髓间质主要为脂肪空泡，未见网状纤维增生。易见单圆核、双圆核巨核细胞，可见分叶少巨核细胞。结果见图 6-3-17。

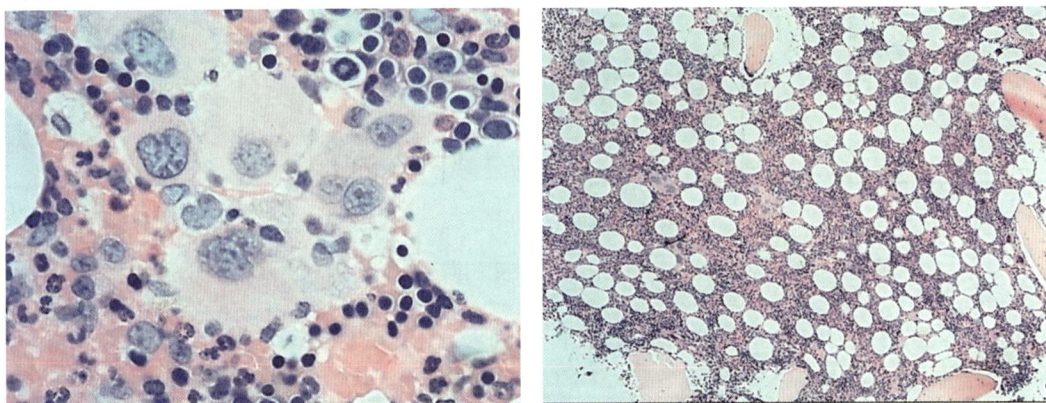

图 6-3-17 骨髓活检增生极度活跃，巨核细胞多见(×40)

流式免疫表型分析：CD34$^+$CD117$^+$ 细胞占有核细胞总数约 1.6%，为原始/幼稚髓细胞，其免疫表型为 CD34$^+$，CD117$^+$，CD33$^+$，HLADR$^+$，CD13$^+$；粒细胞相对比例正常，其免疫表型 CD11b，CD16，CD13，CD15 未见明显表达紊乱。结果见图 6-3-18。

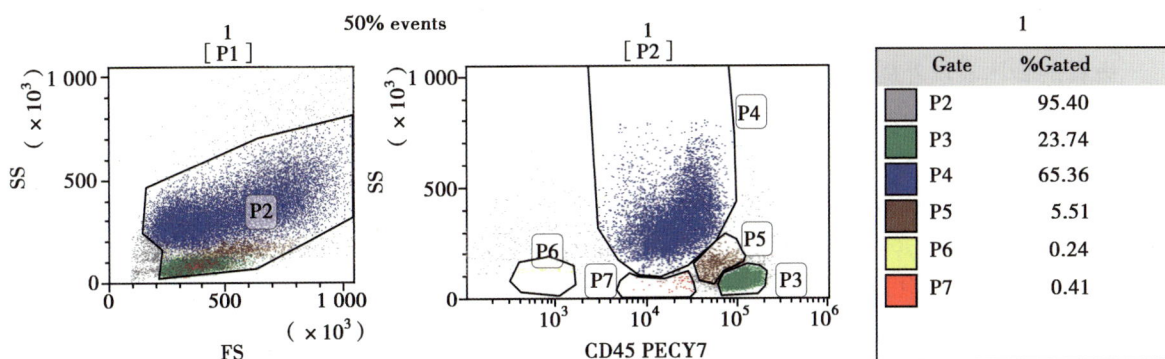

Gate	%Gated
P2	95.40
P3	23.74
P4	65.36
P5	5.51
P6	0.24
P7	0.41

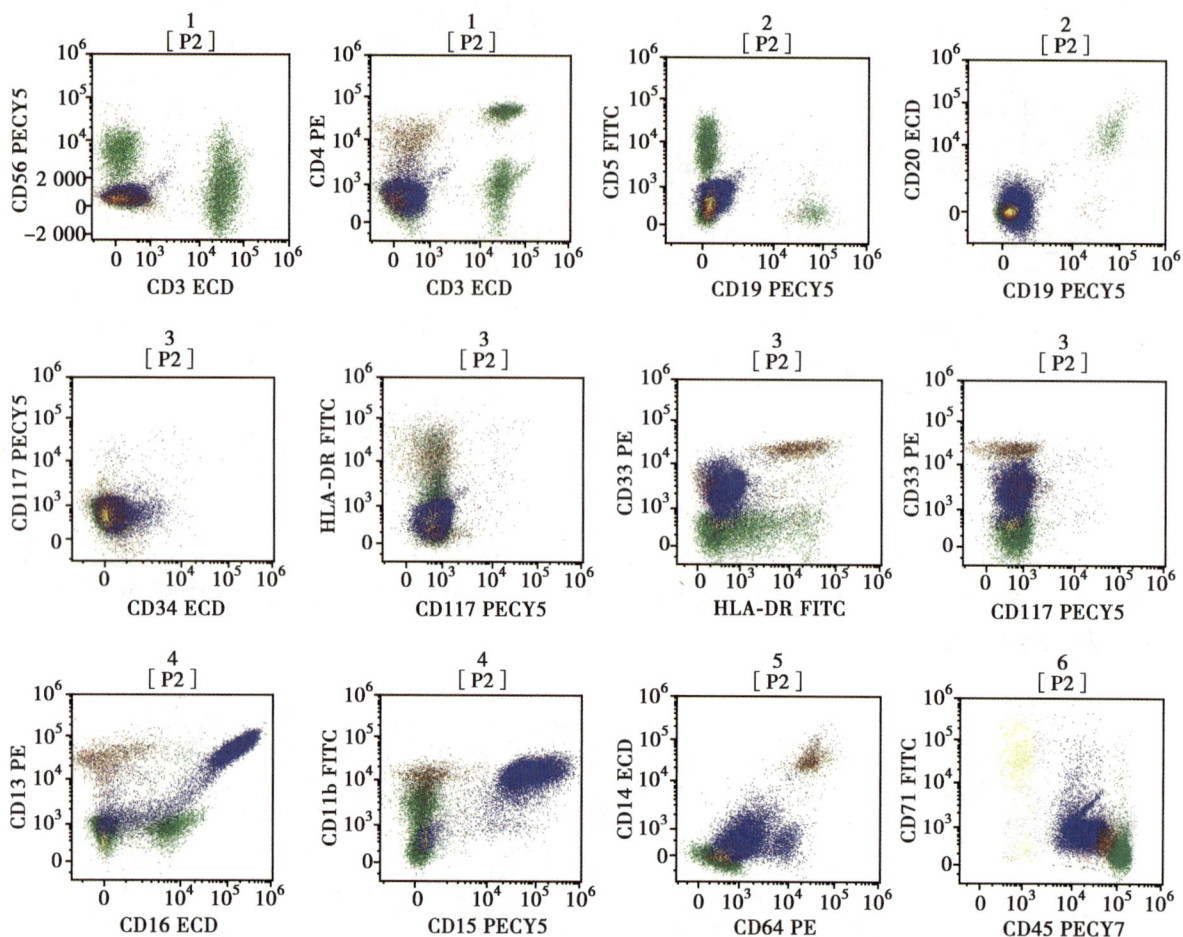

图 6-3-18　MDS/MPN 伴 SF3B1 突变和血小板增多流式免疫表型分析

BCR-ABL（FISH 及 PCR 检测）阴性,CALR 基因及 MPL 基因突变阴性。二代测序检测 MPN 相关的 74 个基因,检测到 2 个强临床意义的 1 类突变,分别为:JAK2 基因 p.V617F 突变,突变率 13.10%,测序深度 2142X;SF3B1 基因 p.K666T 突变,突变率 11.60%,测序深度 2945X。诊断为 MDS/MPN-RS-T。予羟基脲 0.5g,3 次 /d 口服。定期复查血常规,血小板计数下降,贫血逐渐改善,患者一般状况良好。

（三）临床问题及诊断思路

1. 临床问题 1

患者的诊断是什么?

患者的临床表现外周血有中度贫血,白细胞正常,血小板计数明显升高;骨髓形态学检测增生明显活跃,原始粒细胞<5%,红系增生明显,可见核出芽,铁染色环形铁粒幼红细胞达 26%,巨核细胞大于 200 个,见三圆巨核和胞体偏大的巨核细胞;骨髓活检亦检测到有核细胞增生极度活跃,红系增生明显,巨核细胞增多,易见单圆核、双圆核;流式原始髓系细胞占 1.6%,未见其他表型异常的细胞。BCR-ABL 融合基因检测阴性。NGS 检测到 1 类强临床意义的变异,为 JAK2 V617F 和 SF3B1 基因突变。经以上 MICM 检测整合分析,明确诊断为 MDS/MPN-RS-T。

诊断思路 1

患者老年人,外周血有血细胞减少(红细胞计数)和血细胞增多(血小板计数)同时存在,查体有脾大,骨髓形态学检查有髓系发育不良、无效造血和骨髓异常增殖并存的现象,环形铁粒幼细胞明显增多。首先想到的是 MDS/MPN 相关的疾病,MDS-MPN-RS-T 可能性大。进一步完善分子生物学检测,NGS 检测到 SF3B1 和 JAK2 V617F 基因突变,证实了骨髓增生不良和异常增殖并存的克隆特点,明确诊断为 MDS/MPN-RS-T。

💬 诊断思路 2

MDS-MPN-RS-T 诊断中如何定义环形铁粒幼细胞的数量,以及与 SF3B1 的关系。

MDS-MPN-RS-T 诊断中要求骨髓红系病态造血伴环形铁粒幼细胞占红系前体(幼红细胞)的 15% 以上,并且 SF3B1 突变存在时环形铁粒幼细胞仍需 ≥15%。MDS/MPN-RS-T 的诊断标准见表 6-3-13。

表 6-3-13 2016 年 WHO 关于 MDS/MPN-RS-T 的诊断标准

1. 骨髓红系病态造血相关的贫血,伴或不伴多系病态造血,环形铁粒幼细胞[a]占幼红细胞 ≥15%;外周血原始细胞比例<1% 且骨髓原始细胞<5%

2. 持续性血小板增多(≥450 × 10^9/L),伴难治性贫血

3. SF3B1 突变阳性[b],或 SF3B1 突变阴性者近期未接受可解释 MDS/MPN 特征的细胞毒性或生长因子治疗

4. 无 BCR-ABL1 融合基因,无 PDGFRA、PDGFRB 或 FGFR1 基因重排,无 PCM1-JAK2,无 t(3;3)(q21;q26),无 inv(3)(q21q26) 或 del(5q)[c]

5. 无 MPN、MDS(排除 MDS-RS)或其他类型的 MDS/MPN 既往史

注:a. 即使检测出 SF3B1 突变,环形铁粒幼红细胞也至少达到 15%;b. SF3B1 突变同时伴 JAK2 V617F,CALR 或 MPL 基因突变,对诊断是强有力的支持;c. 符合 MDS 诊断标准的病例存在孤立的 del(5q)

📝 知识点

环形铁粒幼细胞(RS)的定义和疾病类型。

红系前体细胞在普鲁士蓝染色后,环细胞核分布的线粒体呈现为蓝黑色颗粒,若这种颗粒 ≥5 个,且至少覆盖核周长的 1/3,这种细胞即为 RS。RS 中沉积在核周线粒体中的铁以铁蛋白的形式存在。铁粒幼细胞性贫血是血红蛋白合成过程中,由于血红素合成障碍或铁利用障碍导致的一组疾病,常表现为骨髓形成中环形铁粒幼细胞,导致红系无效造血,引起贫血。所以 RS 的存在通常意味着线粒体铁过载和红细胞生成无效,机体可能并不缺铁,甚至铁足量或过量,但是机体却不能充分利用铁进行血红蛋白的合成。骨髓 RS 增多可见于多种克隆性血液病和非克隆性血液病。

RS 定义的两类髓系肿瘤包括伴有 RS 的骨髓增生异常综合征(MDS-RS)和伴有 RS 和血小板增多的 MDS/MPN-RS-T。

RS 相关的非克隆性疾病包括过量饮酒、铅中毒、铜缺乏、维生素 B_6(吡哆醇)缺乏、药物治疗(氯霉素、异烟肼、吡嗪酰胺等)、先天性铁粒幼细胞性贫血(CSA)等。

📝 知识点

SF3B1 基因突变与 RS 的关系

SF3B1 基因突变与 RS 存在因果关系。剪接因子 3B 亚基(SF3B1)等剪接体相关基因突变

在 MDS 及 MDS/MPN 肿瘤性疾病的发生、发展中发挥了重要作用。SF3B1 突变会影响铁代谢相关基因的剪接,干扰造血干/组细胞的增殖及分化,进一步破坏幼红细胞线粒体铁的稳态,导致铁过载,形成环形铁粒幼细胞。常表现为骨髓形态学检测到环形铁粒幼细胞增多。在 MDS/MPN-RS-T 中,SF3B1 基因突变达 80% 以上,60% 具有 JAK2 V617F 突变,小于 10% 的病例与血小板生成素受体 MPL 或 CARL 突变同时存在。

2. 临床问题 2

流式细胞术在 MDS/MPN-RS-T 疾病诊断中的价值?

MDS/MPN-RS-T 的诊断主要依据骨髓形态学特征以及分子学特征性基因谱明确诊断,流式可辅助评估原始髓系细胞的数量,免疫表型是否异常,疾病进展时原始细胞的数量及表型的改变,同时发现可能存在的其他系列的小克隆。

3. 临床问题 3

MDS/MPN-RS-T 的鉴别诊断主要有哪些?

鉴别诊断中,重要的是要排除与骨髓中 RS 相关的 ET 或反应性血小板增多症、与 MDS-RS 鉴别诊断等。与 RS 相关的疾病的鉴别诊断可分为克隆性血液病和非克隆性疾病,诊断流程见图 6-3-19。

(1)反应性血小板增多症:引起反应性血小板增多最常见的原因有感染、炎症、缺铁性贫血等。感染及炎症可通过感染相关指标 CRP、PCT、病原微生物学检测及临床表现等可进行鉴别。缺铁性贫血外周血可出现血小板增多,贫血表现为小细胞低色素性,血清铁检测减低,骨髓铁染色缺铁,铁剂治疗后血小板恢复。

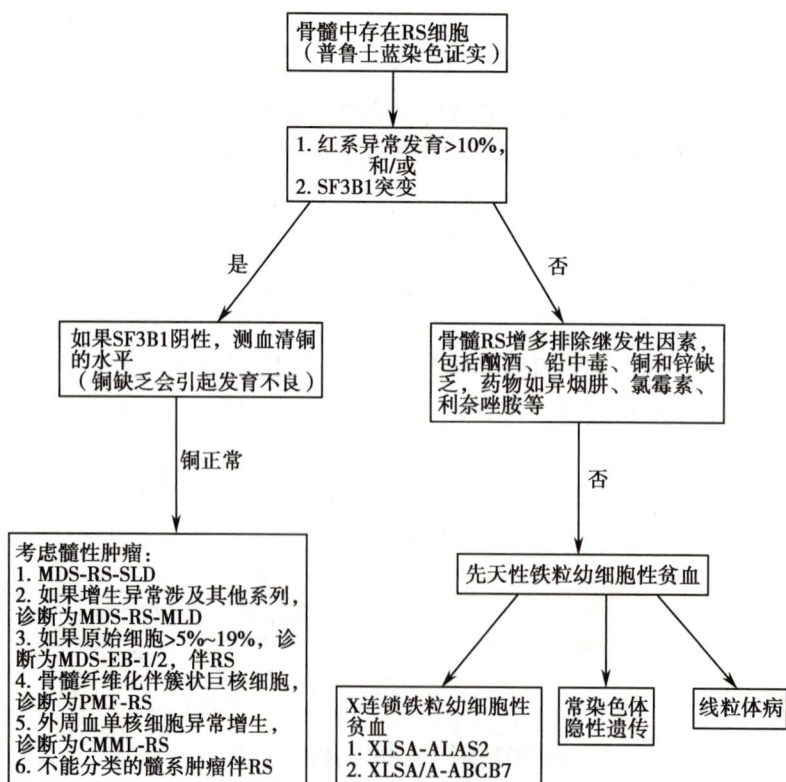

图 6-3-19 MDS/MPN-RS-T 诊疗流程图

（2）原发性血小板增多症（ET）：ET 后骨髓纤维化可见巨核细胞的增生但无病态造血和环形铁粒幼细胞数量的明显增多。

（3）与 MDS-RS 鉴别：MDS-RS 是一种风险较低的 MDS，伴有单系或多系异型增生（MDS-RS-SLD/MLD）、骨髓原始细胞<5%、外周血原始细胞<1% 和、BM 中 RS 细胞≥15% 或≥5% 且同时伴有 SF3B1 突变。MDS/MPN-RS-T，是 MDS/MPN 的一个亚型，具有 MDS-RS-SLD 的诊断特征，伴有血小板计数≥450×10⁹/L 和大的非典型巨核细胞。SF3B1 突变见于≥80% 的 MDS-RS-SLD 和 MDS/MPN-RS-T 患者，并且与 BM RS 的存在密切相关；MDS/MPN-RS-T 患者还表现出 JAK2 V617F（50%）、DNMT3A、TET2 和 ASXL1 突变。细胞遗传学异常在两者中都不常见。诊疗流程见图 6-3-19。

（袁小庚　岳保红）

第四节　淋巴系恶性增殖性血液疾病的流式检测

一、成熟 B 细胞恶性增殖性疾病的流式检测

B 淋巴细胞增殖性疾病（B cell lymphoproliferative diseases，BLPD）分为免疫性（或反应性）和肿瘤性两大类，前者是由免疫反应所引起的 B 淋巴细胞增生性疾病，常伴 B 淋巴细胞形态异常，多为良性，但也可发展成恶性；后者指的是 B 淋巴细胞克隆性增殖形成的一组异质性肿瘤，又称为 B 细胞淋巴瘤。根据 2022 年 WHO 淋巴细胞肿瘤分类，B 淋巴细胞增殖性疾病分为 B 细胞为主的肿瘤样病变、前驱 B 细胞肿瘤（B 细胞淋巴母细胞白血病/淋巴瘤）、成熟 B 细胞肿瘤、霍奇金淋巴瘤、浆细胞肿瘤和其他与副蛋白相关的疾病，每一大类再细分不同的亚型（超过 70 种实体分类）。由此可见 B 淋巴细胞增殖性疾病分类繁多，临床表现及病理形态多样，是诊断病理学中最为困难和复杂的领域之一。目前由于流式细胞术（flow cytometry，FCM）对"B 细胞为主的肿瘤样病变"和"霍奇金淋巴瘤"的诊断价值有限，"前驱 B 细胞肿瘤"和"浆细胞肿瘤"在其他章节作详细描述，因此本节着重介绍 FCM 在"成熟 B 细胞肿瘤"中的应用。2022 年 WHO 淋巴细胞肿瘤分类将成熟 B 细胞肿瘤分为 12 大类共 47 个实体亚型，其诊断需要综合组织形态学、免疫表型、遗传学和分子生物学以及临床特征。随着科学研究及临床应用的深入开展，FCM 作为与免疫组织化学相补充的检测方法，以其快速、客观、定量等优点在成熟 B 细胞淋巴瘤诊断、亚型分类、分期以及微小残留病灶（MRD）监测中发挥了重要的作用。

（一）经典病例

患者女，65 岁，2019 年 6 月发现足底扁平肿物，初伴疼痛，按"鸡眼"治疗后出现溃疡，2020 年 3 月起肿物逐渐增大。2020 年 4 月行左足底肿物活检，活检结果为黑色素瘤（肢端型）。遂于 2020 年 6 月 4 日行局麻下左足底皮肤恶性肿瘤扩大切除术 + 左腹股沟前哨淋巴结活检术，术后病理示左腹股沟淋巴结肿瘤转移。2020 年 7 月 23 日及 9 月 18 日，两次胸部 CT 检查均见右肺上叶尖段结节（12mm×10mm），考虑恶性病变，转移瘤可能，但需与原发周围型肺癌鉴别。经介入科门诊阅片后认为穿刺难度较大，不建议行穿刺活检，因此其肺部结节性质未明。药物治疗方案兼顾转移性黑色素瘤和肺癌，遂于 2020 年 9 月 25 日至 2020 年 12 月 9 日行紫杉醇 + 贝伐珠单抗 + 拓益免疫治疗 4 程，过程顺利。4 程化疗后 2020 年 12 月 25 日复查 CT 结果显示肺部病灶稳定，但左腹股沟淋巴结进展，遂于 2021 年 1 月 11 日行全麻下左腹股沟淋巴结清扫术 + 盆腔淋巴结清扫术。术后病理活检结果显示股管、盆腔和腹股沟淋巴结均见恶性肿瘤转移，结合病史及免疫组化结果符合转移性恶性黑色素瘤。2021 年 1 月 26 日起行帕博利珠单抗 +Ipilimumab 双免治疗数个疗程。发病以来未见肝脾明显肿大，但 2022 年 10 月一次常规复诊中发现血常规白细胞（16.33×10⁹/L）、淋巴细胞比例（64.3%）及其绝对

值（10.5×10^9/L）均异常升高，血红蛋白和血小板正常，转至血液科就诊。2022 年 10 月 18 日行外周血和骨髓形态学和免疫分型检查。骨髓涂片可见骨髓增生活跃，骨髓和外周血淋巴细胞分别占 62.0%、75.0%，均以成熟淋巴细胞为主。成熟淋巴细胞体积偏小，浆量少，核形圆，偶见凹陷，核染色质均匀（图 6-4-1）。

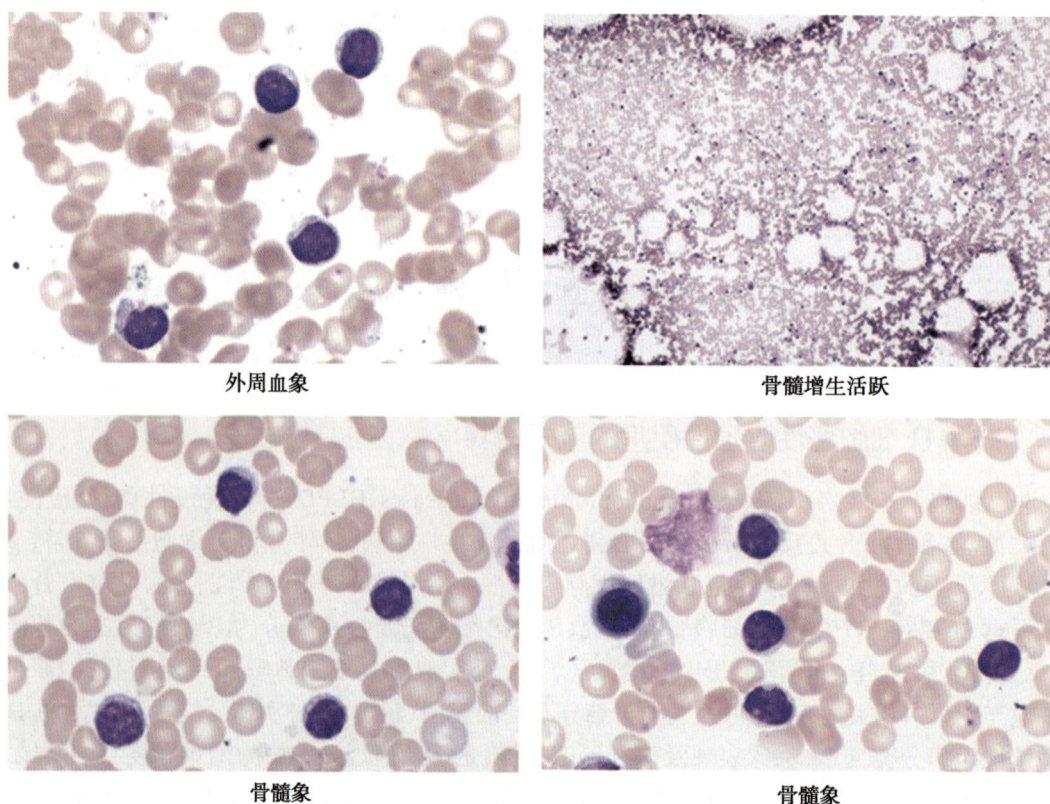

外周血象	骨髓增生活跃
骨髓象	骨髓象

图 6-4-1　外周血和骨髓涂片（瑞氏染色）

骨髓流式细胞免疫分型检测可见红色细胞群（P7）占有核细胞 45.46%，占淋巴细胞 83.74%，表达 CD19、CD5、CD23、Kappa（dim to mod）、CD20（mod）、CD22（mod to bri）、CD200（bri）、CD11c、CD81（neg to dim），不表达 Lambda、CD79b、FMC-7、CD10、CD38、CD34、CD2、CD138、CD7、CD103、CD25、CD13、CD33。细胞小，颗粒性小，为胞膜轻链单克隆表达的成熟小 B 淋巴细胞（图 6-4-2）。该流式图未展示通过 FSC-A 和 FSC-H 去除粘连细胞 P1 门的二维点图，本章节其余流式图均不展示此图。外周血免疫分型结果与骨髓标本一致，通过计算外周血单克隆成熟 B 淋巴细胞计数为 8.72×10^9/L。

（二）临床问题及诊断思路

1. 临床问题 1

根据病史、临床表现和实验室检查，该患者最可能的诊断是什么？

该患者恶性黑色素瘤诊断是明确的，2022 年 10 月血常规白细胞及淋巴细胞绝对值增高，骨髓和外周血涂片均显示体积偏小和浆量少的成熟淋巴细胞明显增高，且流式免疫分型均发现有高比例的胞膜轻链单克隆表达的成熟小 B 淋巴细胞，表型表达不除外慢性淋巴细胞白血病/小淋巴细胞淋巴瘤（chronic lymphocytic leukemia/small lymphocytic lymphoma，CLL/SLL）的可能（慢淋评分 3~4 分），外周血单克隆成熟 B 淋巴细胞计数为 ≥5×10^9/L，该患者最有可能的诊断为恶性黑色素瘤合并慢性淋巴细胞白血病。

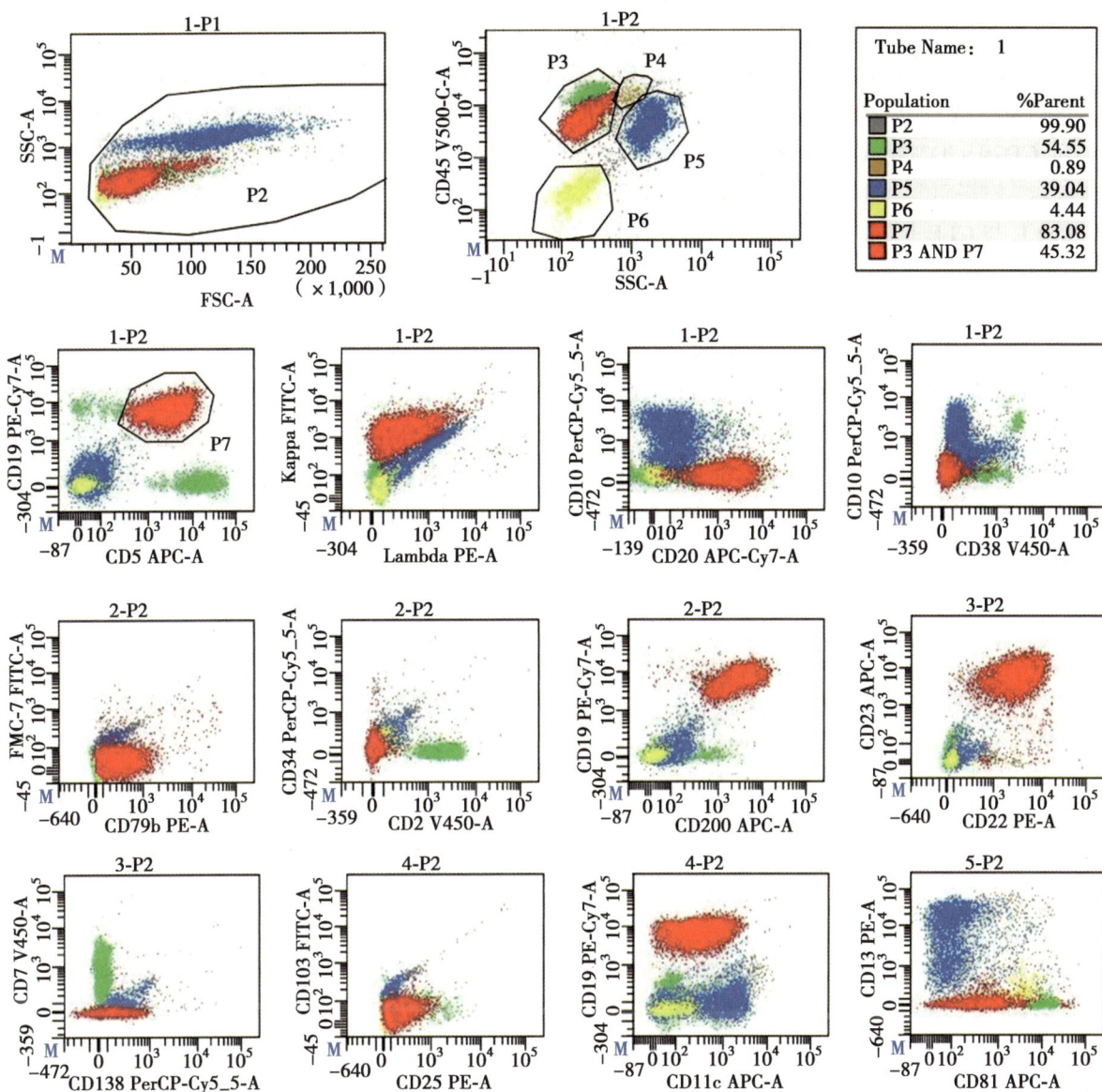

图 6-4-2　CLL/SLL 典型流式细胞分析散点图

诊断思路 1

　　该患者外周血出现数量 ≥ 5 × 10⁹/L 的单克隆成熟 B 淋巴细胞，免疫表型慢淋评分 3~4 分，形态学亦显示成熟小淋巴细胞显著增多。综合所有的检查结果，可诊断为慢性淋巴细胞白血病（CLL），而非小淋巴细胞淋巴瘤（SLL）。

知识点

　　CLL/SLL 为最常见的 B 细胞慢性淋巴增殖性疾病（B cell chronic lymphoproliferative diseases, B-CLPD），主要发生在中老年人群，以小淋巴细胞在外周血、骨髓、脾脏及淋巴结聚集为主要特征。根据"中国慢性淋巴细胞白血病 / 小淋巴细胞淋巴瘤的诊断与治疗指南（2022 年版）"达到以下 3 项标准可以诊断 CLL：①单克隆 B 淋巴细胞计数 ≥ 5 × 10⁹/L；②外周血涂片特征性的表现为小的、形态成熟的淋巴细胞显著增多，其细胞质少、核致密、核仁不明显、染色质部分聚集，并易见涂抹细胞；外周血淋巴细胞中不典型淋巴细胞及幼稚淋巴细胞<55%；③典型流式免疫表型：CD19⁺、CD5⁺、CD23⁺、CD200^{bri}、CD10⁻、FMC-7⁻、CD43⁺、CD81$^{dim/-}$；膜表面免疫球蛋白sIg、CD20、CD22 及 CD79b 弱表达（dim）。

SLL 与 CLL 是同一种疾病的不同表现，约 20% 的 SLL 会进展为 CLL。SLL 指非白血病患者，具有 CLL 的组织形态与免疫表型特征，因此两者不能通过 FCM 进行鉴别。SLL 主要累及淋巴结和/或肝、脾及骨髓，外周血 B 淋巴细胞<5×10⁹/L。CLL 与 SLL 的主要区别在于前者主要累及外周血和骨髓，而后者则主要累及淋巴结和骨髓。SLL 的诊断应经淋巴结活检组织病理学检查证实。

单克隆 B 淋巴细胞增多症（monoclonal B-cell lymphocytosis，MBL）是指健康个体外周血存在低水平的单克隆 B 淋巴细胞，并排除 CLL/SLL 与其他 B-CLPD。MBL 多数为 CLL 表型，但也存在其他表型的 MBL。几乎所有的慢淋都是由 MBL 进展而来，它被认为是慢淋的前驱病变，但并非所有的 MBL 都会发展成为慢淋。MBL 可能会自发消失，或保持稳定，或进展为 CLL 及其他 B-CLPD。CLL、SLL 及 MBL 的鉴别诊断详见表 6-4-1。

表 6-4-1　CLL、SLL 及 MBL 的鉴别诊断

	外周血单克隆 B 细胞	外周血单克隆 B 细胞 ≥5×10⁹/L	淋巴结和/或肝脾肿大
MBL	+	-	-
SLL	+	-	+
CLL	+	+	+/-

诊断思路 2

确认单克隆性对于成熟 B 细胞淋巴瘤的诊断至关重要，可通过 FCM、遗传学及分子生物学来检测克隆性。FCM 主要通过检测 B 细胞胞膜轻链（sIg）限制性表达明确克隆性，恶性成熟 B 细胞的免疫表型特征为 sIg 轻链限制性表达和抗原异常表达。当 κ∶λ>3∶1 或<0.3∶1 时提示单克隆性。少数成熟 B 细胞淋巴瘤患者不表达 κ 和 λ（CD19 阳性且 sIg 阴性细胞>25%），也提示 B 细胞的单克隆性，必要时可检测胞质轻链以确定其克隆性。

诊断思路 3

CLL/SLL 具有典型流式免疫表型，可根据慢淋 RMH 积分系统将 CLL/SLL 与其他 B-CLPD 进行鉴别。

📝 知识点

RMH 是英国马斯登皇家医院（Royal Marsden Hospital，RMH）三个单词首字母缩写，详细积分准则见表 6-4-2。通常 CLL 的 RMH 评分为 4~5 分，其他 B-CLPD 为 0~2 分，积分为 3 分时需要通过 FISH 来进一步验证疾病类型。CLL 评分只是满足大多数病例，如果出现一项不符，就需要结合其他特征。有表型不太典型的慢淋，也有表型像慢淋的其他小 B 淋巴瘤，甚至有时候典型 5 分都不是慢淋。因此欧洲流式协会建议在慢淋诊断评分系统基础上加做 CD81、CD200 和CD43，CLL/SLL 通常 CD81^{dim}，CD200^{bri}，CD43^{bri}，可更好地辅助诊断 CLL/SLL。

表 6-4-2　慢性淋巴细胞白血病的 RMH 免疫标志积分系统

免疫标志	积分	
	1	0
CD5	阳性	阴性
CD23	阳性	阴性
FMC7	阴性	阳性
sIg	弱表达	中等 / 强表达
CD22/CD79b	弱表达 / 阴性	中等 / 强表达

2. 临床问题 2

该患者确诊 CLL 后应如何治疗？ CLL/SLL 的预后如何？

不是所有 CLL 都需要治疗，当具备一定的临床指征时才开始治疗。该患者虽然诊断为 CLL，但因未达到治疗指征，仅需进行随访，现阶段先继续恶性黑色素瘤的治疗方案。

诊断思路 1

当出现以下情况之一时 CLL 应进行治疗：①出现进行性骨髓衰竭，血红蛋白和 / 或血小板进行性减少；②巨脾或进行性脾大及脾区疼痛；③进行性淋巴结肿大；④进行性外周血淋巴细胞增多，如 2 个月内淋巴细胞增多 > 50%，或倍增时间 < 6 个月；⑤ CLL/SLL 导致的有症状的脏器功能异常（如：皮肤、肾、肺、脊柱等）；⑥出现自身免疫性溶血性血细胞减少，糖皮质激素治疗无效；⑦疾病相关症状，包括 6 个月内无其他原因出现体重下降 ≥ 10%、极度疲劳、非感染性发热（超过 38.0℃）≥ 2 周、盗汗；⑧临床试验：符合所参加临床试验的入组条件。不符合上述治疗指征的患者，每 2~6 个月随访 1 次，随访内容包括临床症状及体征，肝、脾、淋巴结肿大情况和血常规等。本病例患者因未达到上述治疗指征，仅进行随访，但另一确诊肿瘤"恶性黑色素瘤"则仍需继续治疗。

诊断思路 2

CLL/SLL 一般病程进展缓慢，多数呈惰性病程。回顾患者检查报告，发现该患者在初次就诊时外周血常规白细胞已升高至 14.26×10^9/L，淋巴细胞比例及绝对值分别达到 68.4% 和 9.75×10^9/L。患者治疗恶性黑色素瘤过程中进行的 31 次血常规有 30 次的白细胞计数高于正常参考范围，均值为 13.39×10^9/L，在化疗期间仍保持高位水平。淋巴细胞比例也有 29 次高于正常参考范围，均值为 58.9%。淋巴细胞绝对值从始至终均高于正常参考范围，均值为 8.03×10^9/L。结合患者历次血常规结果，不能排除在确认恶性黑色素瘤时外周血也存在数量较多的单克隆成熟 B 淋巴细胞。但该患者治疗期间曾多次及多部位进行淋巴结活检，结果均为黑色素瘤细胞转移，未见 CLL 细胞的浸润。因此，即使一开始同时诊断为恶性黑色素瘤合并慢性淋巴细胞白血病，因为未达到上述的 CLL 治疗指征，仍然是先治疗恶性黑色素瘤，CLL 疾病则密切随访。

诊断思路 3

CLL 表型的 MBL 分成"低计数"和"高计数"两类。低计数组是外周血淋巴细胞 < 0.5×10^9/L，临床上极少进展，一般不需要常规随访；高计数组外周血淋巴细胞 ≥ 0.5×10^9/L，其生物学行为与 CLL Rai 0 期类似，应每年常规随访 1 次。

慢淋本身的免疫缺陷、化疗药物的影响、病毒感染及基因异常等因素会导致慢淋患者免疫监视功能减弱,从而导致慢淋患者较易发生第二肿瘤,其发生率约是同龄健康人群的 3 倍。第二肿瘤常见的有 Kaposi 肉瘤、恶性黑色素瘤、喉癌、肺癌等。有研究观察了 106 名未经任何治疗的慢淋患者,发现伴 del(13)(q14.3)遗传学异常的患者更容易并发第二肿瘤。此外还发现若患者同时有 del(13)(q14.3)和其他异常遗传学时,比起伴单一 del(13)(q14.3)的患者发生第二肿瘤的概率更高。这些研究数据表明,慢淋患者并发第二肿瘤与遗传因素高度相关。

诊断思路 4

CLL 虽然病程进展缓慢,但往往难以治愈。慢淋患者的中位生存期约 10 年,但不同患者预后存在高度异质性。部分患者可向幼淋巴细胞白血病、弥漫大 B 细胞淋巴瘤或霍奇金淋巴瘤等其他恶性淋巴瘤转化。Richter 转化的定义为既往或同时诊断为 CLL/SLL 的患者发生高级别淋巴瘤。既往接受过化疗及免疫治疗的 CLL/SLL 患者的 Richter 转化发生率为每年 0.5%~1%。

知识点

临床上评估慢淋预后最早最广泛使用 Rai 和 Binet 两种临床分期系统,主要依据血常规、肝脾肿大以及淋巴结受累情况作出分期,反映了肿瘤的负荷和骨髓衰竭情况。但由于这两种临床分期系统不能预测早期患者疾病是否进展以及进展的速度,因此目前推荐应用 CLL 国际预后指数(CLL-IPI)进行综合预后评估。CLL-IPI 纳入了有明确预后价值的慢淋生物标志,包括了 TP53 缺失和 / 或突变、IGHV 基因突变状态、β2-MG、临床分期、年龄,可将 CLL 患者分为低危、中危、高危与极高危组。

3. 临床问题 3

如何利用 FCM 鉴别 CLL/SLL 与其他类型的成熟 B 细胞淋巴瘤?

成熟 B 细胞淋巴瘤往往需要综合病理、形态、流式、遗传及分子生物学与临床特征才能做准确诊断,虽然 FCM 在其诊断和亚型分类中发挥了重要作用,但目前除了 CLL/SLL 和毛细胞白血病(hairy cell leukemia,HCL)可以依据典型的免疫表型确诊外,其余类型的成熟 B 细胞淋巴瘤均需以淋巴结病理学检查作为诊断的主要标准。

诊断思路 1

免疫分型对淋巴瘤诊断最大的帮助就是定系别和定阶段,首先得明确细胞的起源,是 B 细胞、T 细胞还是 NK 细胞。目前成熟 B 细胞淋巴瘤 FCM 检测通常采用两步法,甚至三步法来优化抗体和样本用量,以达到对不同亚型淋巴瘤的精准诊断。一线初筛的抗体主要包括 CD45、CD19、CD20、CD5、CD10、Kappa 和 Lambda 等能确定 B 细胞系列的标志;二线抗体需要 CD22、CD23、CD79b、FMC-7、CD38、CD43、CD200、CD81、CD103、CD25、CD11c、Bcl-2、cKappa、cLambda、TdT、CD34 等能明确 B 细胞阶段性或对亚型鉴别诊断有辅助作用的标志。抗体选择建议参考国际认可的标准化方案或专家共识(如 Euroflow、ICCS)中推荐的荧光染料和克隆号,细胞胞质内抗原检测优先选择小分子荧光素如 FITC。

大多数成熟 B 淋巴瘤细胞表达成熟 B 细胞标志物（CD19、CD20、CD23、CD79b、FMC-7 等），且胞膜轻链呈单克隆表达。某些类型淋巴瘤具有独特的免疫学特征，结合前向散射光（FSC）和 CD5、CD10 等抗原的表达特征可以对成熟 B 细胞淋巴瘤进行进一步区分归类。对于大部分小 B 细胞淋巴瘤，FCM 结合遗传学结果可以做出分型诊断。对于大 B 细胞淋巴瘤由于累及部位所限以及样本制备中的细胞破坏，其确诊更多地依赖组织标本的病理活检。

📝 知识点

虽然 FCM 对大多数成熟 B 细胞淋巴瘤的诊断起辅助作用，但熟悉掌握各种常见的成熟 B 细胞非霍奇金淋巴瘤（B-cell non-Hodgkin's lymphoma，B-NHL）的免疫特征将有助于亚型的鉴别诊断，以下为临床常见的成熟 B 细胞淋巴瘤典型的免疫表型。

1）CLL/SLL：如前所述 CLL/SLL 具有典型的免疫表型，可以用 FCM 确诊。但应注意 CD5+B 淋巴瘤除了 CLL/SLL 外，少数 PLL、MZL、LPL、discordant DLBCL 也可出现类似慢淋表型，因此诊断需谨慎，结合临床症状和形态学确定诊断比较稳妥。此外，也可以用 FCM 检测慢淋的两个预后标志 CD38 和 ZAP-70。

2）套细胞淋巴瘤（mantle cell lymphoma，MCL）：利用 FCM 可很好地鉴别 CLL/SLL 和 MCL，因为两者除了均表达 CD5 外，其余的标志表达通常呈相反趋势。比如 MCL 的胞膜轻链免疫球蛋白、CD20、CD22、CD79b、CD81、FMC-7 表达较强，CLL/SLL 则呈弱阳性甚至阴性；MCL 一般不表达 CD23、CD200 和 CD43，而 CLL 则呈强表达。MCL 变异型不表达 CD5，可能出现 CD10 的表达。几乎所有患者表达 CyclinD1，即使是 CD5 阴性的患者，但 CyclinD1 通常需要病理或 FISH 检测而非 FCM。

以一例通过病理活检确诊为 MCL 的患者骨髓免疫分型流式图为例，详见图 6-4-3，图中可见红色细胞群（P7）占有核细胞 27.99%，占淋巴细胞 49.71%，表达 CD19、CD5、Kappa（bri）、CD20（bri）、CD79b（bri）、CD22（mod）、FMC-7、CD81（bri），不表达 Lambda、CD23、CD200、CD10、CD38、CD138、CD103、CD25、CD11c、CD34、CD7、CD2、CD13。细胞小，颗粒性小，为胞膜轻链单克隆表达的成熟小 B 淋巴细胞，免疫表型符合典型的 MCL。

3）边缘区淋巴瘤（marginal zone lymphomas，MZL）：MZL 通常不表达 CD5 和 CD10，CD11c 常阳性，约 1/3 的病例可表达 CD23。但有大约 5% 的患者 CD5 可阳性，易与 CLL 混淆；伴浆样分化的 MZL 需与淋巴浆细胞淋巴瘤（lymphoplasmacytic lymphoma，LPL）进行鉴别；外周血中出现绒毛状细胞可见于带绒毛的脾边缘区淋巴瘤（splenic marginal zone lymphoma，SMZL），需要与 HCL 进行鉴别。

4）LPL 与巨球蛋白血症（waldenstrom macroglobulinemia，WM）：WM 属于 LPL 亚类，定义为具有骨髓受累和单克隆 IgM 的 LPL。LPL 较少见，与其他伴浆样分化的 B-NHL 不易鉴别。LPL 通常由小 B 淋巴细胞、浆细胞样淋巴细胞及浆细胞三种细胞组成。LPL 中的 B 细胞表型与 MZL 类似，LPL 中的浆细胞通常表达 CD38、CD138、CD19 及 CD45，而浆细胞肿瘤的异常浆细胞 CD45 及 CD19 阴性常见。

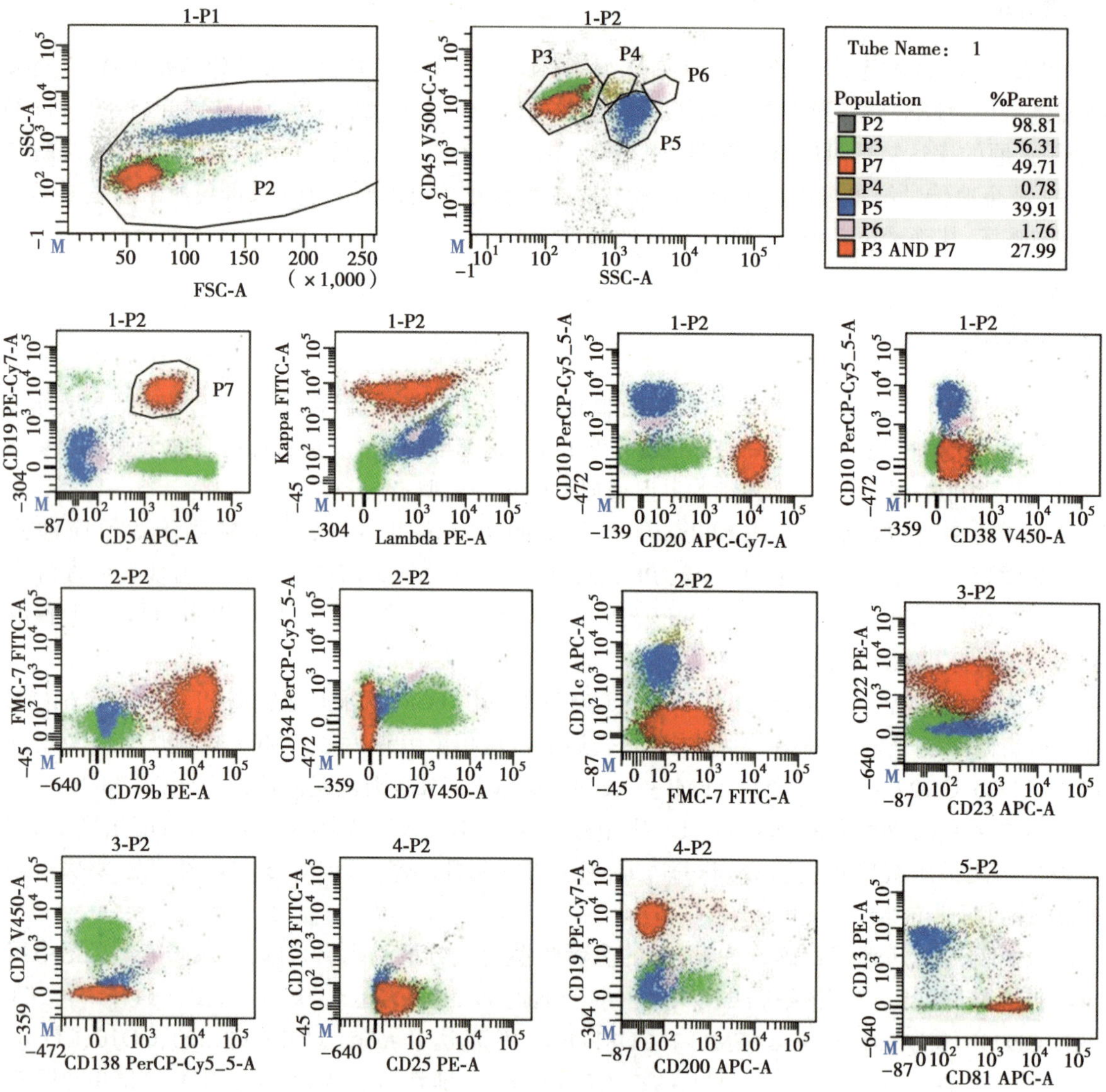

Tube Name： 1

Population	%Parent
P2	98.81
P3	56.31
P7	49.71
P4	0.78
P5	39.91
P6	1.76
P3 AND P7	27.99

图 6-4-3　套细胞淋巴瘤典型流式细胞分析散点图

5）B 幼淋巴细胞白血病（B-prolymphocytic leukaemia，B-PLL）：B-PLL 患者外周血中幼稚淋巴细胞占淋巴细胞比例≥55%，单克隆淋巴瘤细胞除了表达成熟 B 细胞相关抗原外，FMC7 阳性，CD5 和 CD23 大多阴性，少数 CD5 和 CD23 阳性，CD11c、CD25 和 CD103 阴性。

6）HCL：HCL 具有特征性免疫表型，可用 FCM 诊断。HCL 典型的免疫表型为强表达 CD45 和 B 系标志（CD19、CD20、CD22），限制性胞膜轻链、CD103、CD25、CD11c 及 CD123 亦呈强阳性，但 CD5 及 CD10 不表达。HCL 肿瘤细胞胞质丰富，通常 FSC 和 SSC 偏大。

7）变异型毛细胞白血病（hairy cell leukaemia variant，HCL-v）：HCL-v 表达成熟 B 细胞相关抗原，CD103、CD11c 和 FMC7 通常阳性，但 CD25、CD123 和 Annexin A1（免疫组化检测）阴性。

8）滤泡性淋巴瘤（follicular lymphoma，FL）：FL 来源于滤泡中心（生发中心）B 细胞，除了表达 B 系相关抗原 CD22、CD20、CD19 及 cCD79a 外，典型 FL 还表达 CD10、BCL-2，不表达 CD5 及 CD23。

9）Burkitt 淋巴瘤（Burkitt lymphoma，BL）：儿童 BL 通常表达 CD10，成人 BL 表型多变，经常与 DLBCL 难以区分。流式可检测到 BL 的 Ki-67 增殖指数超过 90%，表达 B 系相关抗原，

CD38,BCL-2 阴性或弱阳性。

10）弥漫大 B 细胞淋巴瘤（diffuse large B-cell lymphoma,DLBCL）：DLBCL 的特点是 FSC 和 SSC 较大,表达 B 系标志 CD19、CD20、CD22、cCD79a 及 CD79b,但可能丢失一个或多个。约 25%~50% 的病例表达 CD10,10% 的病例表达 CD5,可表达 CD23 及 CD25,Ki-67 增殖指数通常 大于 40%。图 6-4-4 为成熟 B 细胞淋巴瘤的典型免疫表型鉴别诊断流程图,先按照细胞大小区分小 B 和大 B 细胞,再按照 CD5 和 CD10 的表达分亚类。

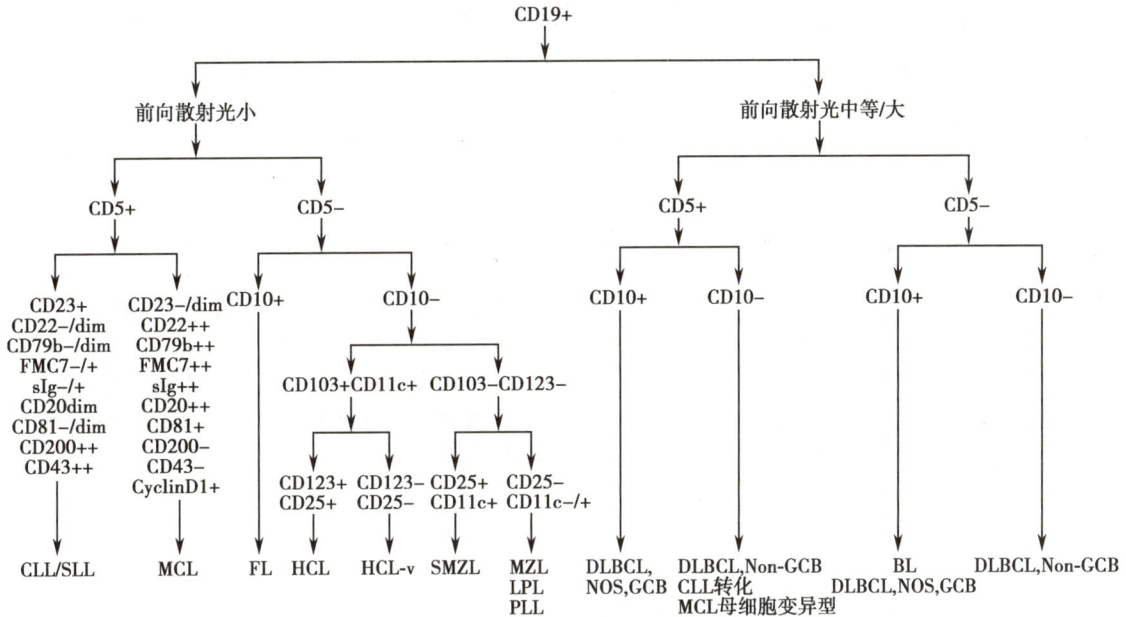

图 6-4-4　成熟 B 细胞淋巴瘤的典型免疫表型鉴别诊断流程图

4. 临床问题 4

如何利用 FCM 检测成熟 B 细胞淋巴瘤微小残留病灶（minimal residual disease,MRD）？

相较于成熟 T/NK 细胞淋巴瘤,成熟 B 细胞淋巴瘤的 FCM-MRD 检测方案在临床实践中更为广泛应用,其原因在于成熟 B 细胞淋巴瘤的克隆性比较明确,而 T/NK 细胞淋巴瘤病例往往缺乏明确的克隆性依据。原则上,凡是能制备成单个细胞悬液的标本均可用 FCM 进行 MRD 检测,比如骨髓、外周血、脑脊液,甚至是组织标本。由于需要用 CD45 和 CD19 设门（已占据两个通道）,建议用 8 色以上的流式细胞仪检测 B-NHL 的 MRD,以提高其灵敏度。

诊断思路

B-NHL 的 MRD 检测方案通常包括 CD45、CD19、CD20,再根据各种类型的 B-NHL 免疫表型特点增加不同的标志。国内大多数医院会选择同时检测胞膜轻链 Kappa 和 Lambda,但由于其检测需要孵育洗涤 3 次,操作烦琐,因此越来越多的研究尝试用其他标志物取代胞膜轻链。比如 CLL/SLL 除表达 CD5 外,CD20、CD22、CD23、CD79b、CD81 表达可见明显下调或消失,而 CD200、CD43 高表达。根据这些免疫表型特点,利用八色单管方案（CD19、CD20、CD5、CD43、CD79b、CD81、CD22、CD23）,获取白细胞总数达 2×10^6 时,检测灵敏度可达 10^{-5}。利用 CD45、CD19、CD20、CD5、CD200、CD23、CD62L、CD3 进行套细胞淋巴瘤 MRD 检测灵敏度可达 10^{-4}。毛细胞白血病 MRD 可用 CD45、CD19、

CD20、CD103、CD25、CD11c、CD123、CD3 检测，灵敏度也可达 10^{-4}。

以一例 CLL 治疗后利用八色方案检测外周血 MRD 的流式图为例，见图 6-4-5。红色细胞群（P6）占有核细胞 0.82%，占淋巴细胞 5.47%，表达 CD19、CD5、CD20（dim），不表达 Kappa、Lambda、CD10、CD38。

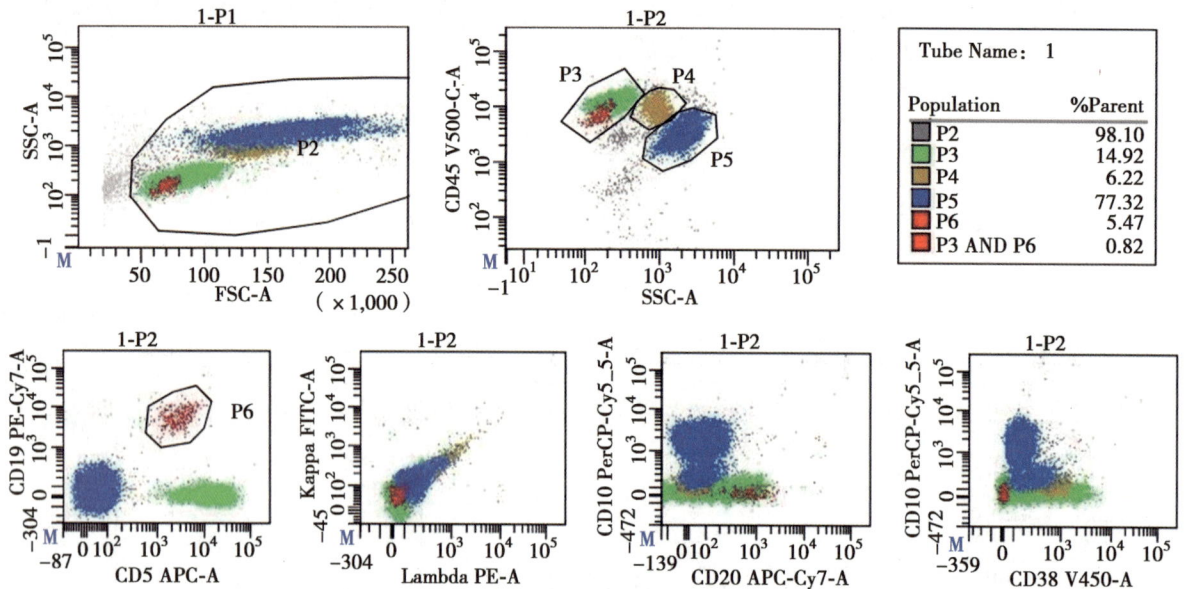

图 6-4-5　慢性淋巴细胞白血病 MRD 检测流式细胞分析散点图

二、T 细胞大颗粒淋巴细胞白血病的流式细胞术检测

大颗粒淋巴细胞（large granular lymphocytes，LGL）占外周血淋巴细胞的 5%~25%，其特点是胞质丰富，含有嗜天青颗粒。嗜天青颗粒含有溶解细胞的成分，如穿孔素和颗粒酶。穿孔素是一种细胞溶解蛋白，通过在靶细胞的细胞膜上打孔来诱导细胞凋亡。颗粒酶是一种在病毒感染的细胞中诱导细胞凋亡的蛋白酶。LGL 分为两大类：T 细胞和 NK 细胞。

T 细胞大颗粒淋巴细胞（T-cell large granular lymphocytes，T-LGL）白血病是一种以外周血中大颗粒淋巴细胞持续（>6 个月）增多［通常在（2~20）×10^9/L］为特征的异源性疾病，病因不明。T-LGL 白血病是最常见的 LGL 异常性疾病，约占 LGL 白血病总病例的 85%，占成熟 T 细胞白血病的 2%~3%。其中 95% 以上为 TCR 重排 αβ 型，1%~5% 为 γδ 型。中位年龄在 60 岁左右，只有 10% 的患者年龄在 40 岁以下，无性别差异。T-LGL 白血病是一种慢性和惰性疾病，一般是被偶然发现，但它们与中性粒细胞减少、自身免疫性溶血性贫血和获得性红细胞再生障碍等疾病的发病原因相关。该种情况下很少引起淋巴结肿大但可引起脾肿大。T-LGL 白血病的诊断基于 LGL 的持续增多（>6 个月），特征性的免疫表型及 TCRβ/γ 基因重排。

（一）经典病例

患者，男，48 岁。因 "发现白细胞异常 1 周" 入院。查体发现脾大，其余无异常。血常规（五分类）中性粒细胞（%）4.3%，中性粒细胞（#）0.37×10^9/L，淋巴细胞（%）91.1%，淋巴细胞（#）7.98×10^9/L，嗜酸细胞（%）0.2%，红细胞计数 1.66×10^{12}/L，血红蛋白 64.0g/L，血细胞比容 18.5%，平均 RBC 体积 111.4fL，平均血红蛋白含量 38.6pg，RBC 分布宽度 SD 56.3fL；血浆 EB 病毒核酸定量检测未检出；2020 年 10 月 23 日，F034_EB 病毒核酸检测（外周血单个核细胞）：EB 病毒 DNA（外周血单个核细胞）<500 拷贝/ml；2020/10/26 PET/CT 全身显像（融合＋衰减校正）检查诊断：①双肺微小结节，代

谢无增高；双肺下叶纤维增殖灶。上述建议动态观察。②双侧颈部淋巴结增多，代谢无增加，建议动态观察。细胞学诊断申请骨髓及血细胞学诊断申请单病理诊断：异常成熟小淋巴细胞增生，淋巴瘤不排除。骨髓活检免疫组化提示异常成熟 T 淋巴细胞显著增生，考虑 T 细胞淋巴瘤骨髓浸润。流式免疫分型提示约 23.8%T 淋巴细胞（占全部有核细胞）表达 CD3、CD8、CD5^{dim}、CD7^{dim}、CD2、TCRαβ、CD57、CD45RA、cCD3，不表达 CD4、CD56、TCRγδ、CD45RO、Ki-67、CD30，为异常表型成熟 T 淋巴细胞，结合免疫表型可疑 T-LGL。TCRvβ 检测提示 CD3$^+$CD5^{dim+}CD7^{dim+} 异常表型成熟 T 淋巴细胞约占全部有核细胞 23.8%，TCRvβ 检测 24 个亚单位，单克隆表达 Vb2（阳性率 93.3%）。受体基因重排检测到 *TCRBB*、*TCRBC*、*TCRGA*、*TCRGB* 克隆性重排基因片段，二代测序检测到 *TNFAIP3* 基因突变（A437Efs*37）、*STAT3* 基因突变（D661Y）及 *BRAF* 基因突变（K601N）。

（二）临床问题及诊断思路

临床问题

根据病史、临床表现和血象、骨髓象特征，该患者最可能的诊断是什么？

根据患者的病史，脾大，无淋巴结肿大，血象提示淋巴细胞比例及绝对计数增高，骨髓活检提示异常成熟 T 淋巴细胞显著增生，该患者最可能的诊断是 T 细胞淋巴瘤。

诊断思路

根据病史、临床表现、血象及骨髓象提示患者最可能的诊断是 T 细胞淋巴瘤，流式免疫分型进一步分析异常淋巴细胞表型为 CD8、CD57 阳性的细胞毒表型 T 细胞，TCRvβ 检测提示为单克隆性，受体基因重排检测到 TCRBB、TCRBC、TCRGA、TCRGB 克隆性重排基因片段，二代测序检测到 TNFAIP3 基因突变（A437Efs*37）、STAT3 基因突变（D661Y）及 BRAF 基因突变（K601N），提示患者最可能诊断是 T 细胞大颗粒淋巴细胞（T-LGL）白血病。

诊断 T-LGLL 至少需要满足以下四个标准中的三个：①独特的 T 细胞群体，共表达一种或多种自然杀伤细胞相关抗原（CD16、CD56 或 CD57），常伴 CD2 或 CD5 的表达降低；②通过 T 细胞受体基因重排或流式细胞术检测，获得 T 细胞克隆性证据；③骨髓活检中细胞毒性 T 细胞窦内浸润；④异常 T 细胞群体持续 6 个月以上，伴随原因不明的细胞减少。另外，28%~75% 的 T-LGL 以及 30%~48% 的 CLPD-NK 患者体细胞存在信号转导和转录激活因子 3（STATA3）和 STAT5B 功能性变。流式细胞术在诊断中的作用主要是鉴定异常细胞的免疫表型和克隆性，见图 6-4-6。

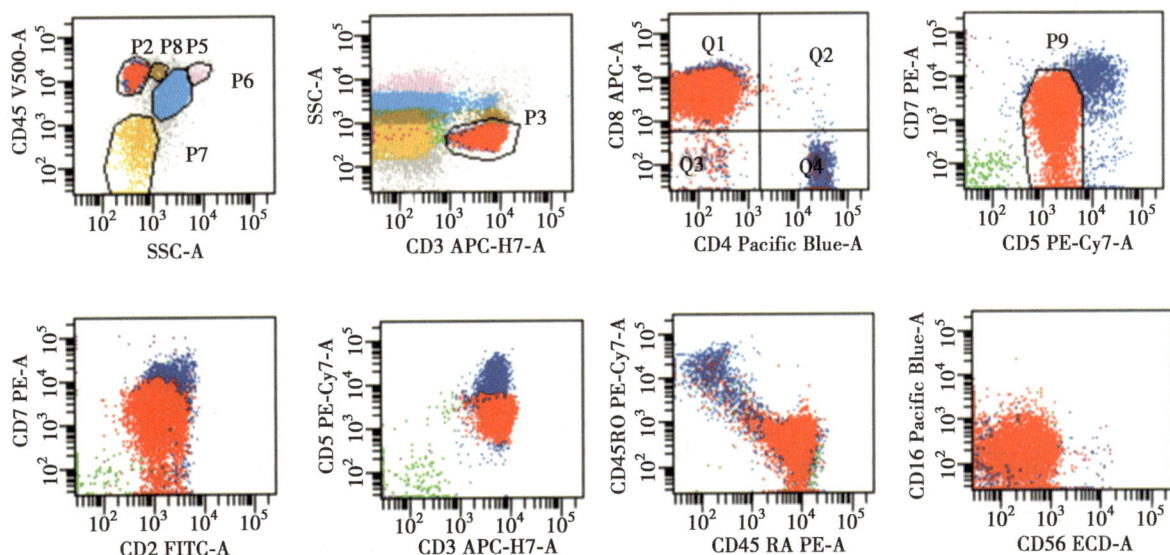

图 6-4-6　T 细胞大颗粒淋巴细胞白血病骨髓流式免疫表型分析

流式细胞免疫表型特征：在 CD45/SSC 散点图中，红色细胞群约占全部有核细胞 23.8%，此类细胞表达 CD3、CD8、CD5dim、CD7dim、CD2、TCRαβ、CD57、CD45RA、cCD3，不表达 CD4、CD56、TCRγδ、CD45RO、Ki-67、CD30，为异常表型成熟 T 淋巴细胞，免疫表型符合 T-LGL 的免疫表型特征

鉴别诊断

　　人体在多种情况下会出现反应性或暂时性的 LGL 增生，如脾切除术后、实体器官或骨髓移植后、病毒感染、实体瘤及非霍奇金淋巴瘤等，反应性 LGL 增殖是典型的多克隆或寡克隆性增生，因此鉴别的要点在于 LGL 的单克隆性评估。疑难病例中，如单克隆性难以鉴定、循环中 LGL 水平较低以及合并其他血液系统疾病时，需要进行骨髓免疫组织化学，8 个 CD8$^+$/TiA1$^+$ 细胞或 6 个颗粒酶 B1$^+$ 淋巴细胞呈簇状分布是 LGLL 的特征性病理学表现。此外，许多自身免疫性疾病与 LGLL 相关，并且有非常相似的临床表现，临床医生需要对这些疾病的特征及鉴别要点有着清晰的认识才能给出合理的诊断以及治疗方案（图 6-4-7）。

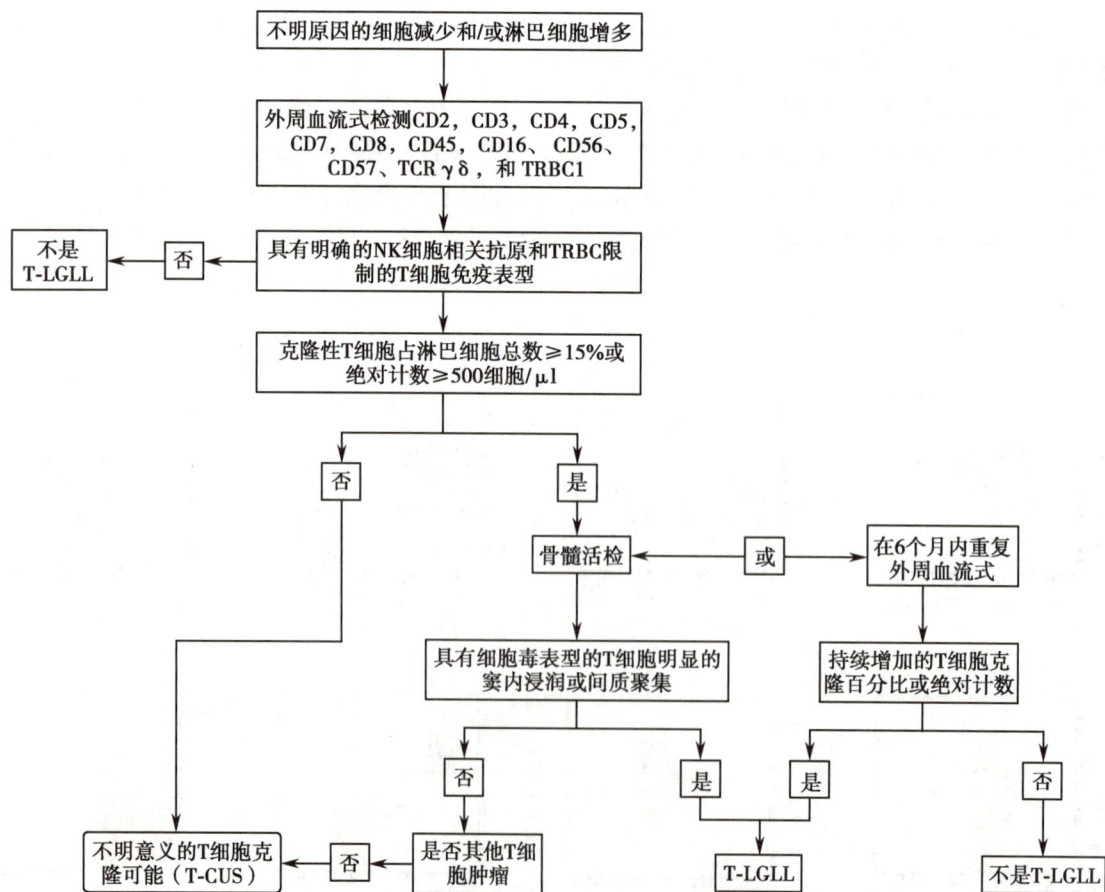

图 6-4-7　T 细胞大颗粒淋巴细胞白血病疾病诊断思路

三、NK 细胞慢性淋巴增生性疾病的流式细胞术检测

慢性 NK 细胞淋巴增生性疾病(chronic lymphoproliferative disorder of NK cells, CLPD-NKs)是一种罕见的异质性疾病。其特点是外周血中 NK 细胞计数持续(>6 个月)升高(通常为 ≥ 2 × 10⁹/L),其发病机制尚不明确,但认为可能与病毒感染有关。临床表现为持续的 LGL 增多,无发热、肝、脾肿大或淋巴结肿大等。白血病 NK 细胞的中位绝对计数为 2.3 × 10⁹/L,可出现粒细胞减少及贫血,然而与惰性 T-LGL 白血病相比,其发生率较低且严重程度也低,一般不合并中性粒细胞减少、纯红细胞再生障碍及类风湿关节炎,偶伴血管炎或肾病综合征。CLPD-NK 主要发生在成人,患者年龄中位数为 60 岁,性别无明显差异。与 EBV 相关的侵袭性 NK 细胞白血病不同,没有种族或遗传易感性。因为缺乏克隆标志,很难区分反应性和肿瘤性疾病,慢性 NK 细胞白血病的诊断很难确立。

与 CLPD-NK 诊断显著相关的 4 个指标是:① NK 细胞计数>10⁹/L;②至少 2 个 KIR 受体表达缺失的 KIR 限制性模式(CD158a<9%,CD158b<12%,和 / 或 NKB1<4%);③ CD94 或 NKG2A 的高表达(>77%);④ STAT3、STAT5B、TET2 和 TNFAIP3 基因的突变,4 项指标都满足诊断 CLPD-NK 的敏感性为 83%,特异性为 96%。

四、侵袭性 NK 细胞白血病的流式细胞术检测

侵袭性 NK 细胞白血病的特征是 NK 细胞型 LGL(NK-LGL)的全身性增殖、强烈的 EBV 相关性和侵袭性的临床病程。侵袭性 NK 细胞白血病预后极差,多见于亚洲人群,患者最常见的是年轻人到中年人,中位年龄为 40 岁,男女比例相似。WHO 将其独立分型,其约占所有 LGL 疾病的 10%,发病与 EB 病毒感染高度相关。患者常表现为高热、肝脾肿大、贫血、中性粒细胞和血小板减少,可有淋巴结肿大,80% 患者可出现黄疸、肝功能异常、LDH 升高。本病临床进程呈高度侵袭性,病情凶险,可出现凝血异常、噬血细胞综合征、多脏器功能衰竭及肿瘤溶解综合征,患者常在短期内死亡,中位生存期 2 个月。

经典病例

患者,女,27 岁;因 "反复发热 2 周" 入院,体格检查无特殊。辅助检查:血常规(五分类)白细胞计数 1.94 × 10⁹/L,红细胞计数 2.71 × 10¹²/L,血红蛋白 81.0g/L,细胞因子 IL-1β,IL-2R,IL-6,IL-8,IL-10,TNF-α 白细胞介素 2:3 687U/ml,白细胞介素 8:126.0pg/ml,白细胞介素 10:67.9pg/ml,肿瘤坏死因子 α:89.3pg/ml。

EB 病毒核酸检测(外周血单个核细胞)EB 病毒 DNA(外周血单个核细胞):7.77×10⁵ 拷贝 /ml,血浆 EB 病毒核酸定量检测血浆 EB 病毒核酸:4.66×10⁴ 拷贝 /ml,EB 病毒核酸检测(外周血单个核细胞)EB 病毒 DNA(外周血单个核细胞):3.65×10⁵ 拷贝 /ml。骨髓细胞学提示:粒系统比例偏高,髓象偶见噬血现象;骨髓活检提示 NK 细胞显著增生。流式细胞学免疫分型提示(图 6-4-8):约 0.22% 细胞(占全部有核细胞)考虑为异常表型 NK 细胞可能性大,不表达 CD8、CD57、CD16,Ki-67 阳性率 70.8%。穿孔素蛋白在 NK 细胞上表达正常,在 CTL 细胞上表达正常;颗粒酶(Granzyme)B 在 NK 细胞上表达明显减低。EBV-Sorting 提示 NK 细胞上病毒拷贝数最高,二代测序提示 UNC13D 存在错义突变。PET/CT 全身显像(融合 + 衰减校正)。检查诊断:扫描范围内全身骨髓弥漫性糖代谢增高,脾肿大并代谢弥漫增高;双侧颈部、锁骨上区、腋窝、腹膜后小淋巴结增多,部分糖代谢稍高。后复查细胞学幼稚淋巴细胞占 11% 骨髓象,细胞胞体中等,胞质量略丰富,呈蓝色,部分拖尾,核圆形或凹陷,染色质浓淡不均,核仁显隐不一。

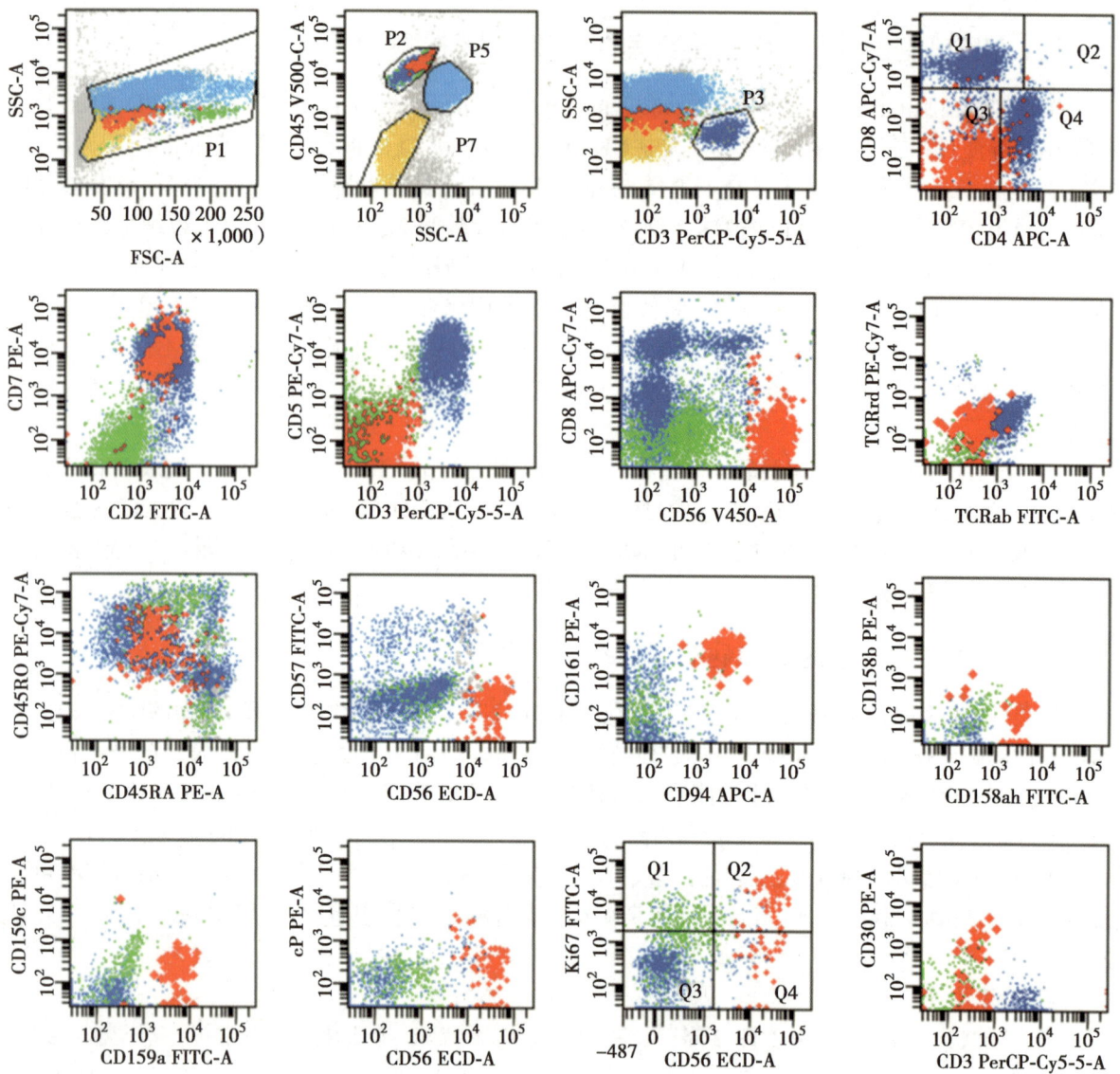

图 6-4-8　侵袭性 NK 细胞白血病的流式检测结果图

流式细胞免疫表型特征：在 CD45/SSC 散点图中，红色细胞群约占全部有核细胞 0.22%，此类细胞表达 CD45、CD56bri、CD7、CD2、CD45RO、CD159a、Ki-67 阳性率 70.8%，不表达 CD3、CD5、CD4、CD8、CD16、CD45RA、CD57、CD159c、CD30、胞质穿孔素、cCD3，考虑为异常表型 NK 细胞可能性大

临床问题

根据病史、临床表现和血象、骨髓象特征，该患者最可能的诊断是什么？

年轻患者，反复发热 2 周，血象三系减少，EBV 拷贝数高，骨髓可见噬血现象，流式细胞术检测到异常表型 NK 细胞，Ki-67 增殖指数高，该患者最可能的诊断是侵袭性 NK 细胞白血病。

病例的诊断思路和诊疗过程中相关的实验室检查：

青年患者，反复发热 2 周，血象三少，存在噬血细胞综合征临床表现，EBV 拷贝数高，骨髓可见噬血现象，流式细胞学检测到异常表型 NK 细胞，Ki-67 增殖指数高，可疑 NK 细胞淋巴瘤，可排除 CLPD-NK 的诊断。二代测序亦检测到 UNC13D 噬血突变，患者 PET/CT 全身显像（融合 + 衰减校正）检查诊断：扫描范围内全身骨髓弥漫性糖代谢增高，脾肿大并代谢弥漫增高；双侧颈部、锁骨上区、腋窝、腹膜后小淋巴结增多，部分糖代谢稍高。首发症状不是在鼻部，无局部临床症状，因此最大的可能性是侵袭性 NK 细胞白血病。后来复查骨髓细胞学幼稚淋巴细胞占 11%，细胞胞体中等，胞质量略丰富，呈蓝色，部分拖尾，疾病持续进展，进一步提示侵袭性 NK 细胞白血病的可能。

ANKL 的临床和形态学特征与 2017 年 WHO 分类中的相同，最新版 WHO 仍归属于 EBV 阳性 T 和 NK 细胞淋巴增殖性疾病。目前对 ANKL 的诊断国内外尚无统一标准，骨髓中 NK 细胞的异常大颗粒淋巴细胞比例没有明确的规定，但其较公认的诊断标准常基于三个因素：实验室特征（细胞形态学及免疫表型），侵犯部位和临床特征。流式细胞术在诊断中的作用主要是鉴定异常细胞的免疫表型和克隆性，进行诊断和鉴别诊断。研究分析中发现有一部分患者骨髓细胞形态学检查显示异常肿瘤 NK 细胞的分类比例低于 5%，在此情况下，流式细胞学检查对于 ANKL 的早期诊断具有更高的敏感性和特异性，表明其检测阳性率高于其他检查。

ANKL 需要和结外 NK/T 细胞淋巴瘤、慢性 NK 细胞淋巴增殖性肿瘤（CLPD-NK）、大颗粒 T 淋巴细胞白血病（T-LGLL）进行鉴别。结外 NK/T 与 ANKL 临床表现存在差异，ANKL（约 40 岁）的年龄中位数小于 ENKL（约 50 岁）。鼻型（NKTCL）通常首发症状是局部的，如鼻出血、鼻腔溃烂及肿物等，病变相对局限，但在进展期会播散至其他器官；非鼻型 NKTCL 其原发病变部位通常是皮肤、消化道、肺、脑、肾上腺、乳腺、睾丸及软组织，较少浸润骨髓。无论治疗如何，ANKL 预后都非常差，而 ENKL 的局部病变可能对化疗或放疗有关联。慢性 NK 增殖性疾病和大颗粒 T 淋巴细胞白血病病程一般惰性，大多数患者没有症状，无发热，无肝、脾及淋巴结肿大，异常 NK 细胞表型 Ki-67 增殖指数一般较低。

流式细胞术可以用于该疾病哪些诊疗环节？

流式细胞术可用于肿瘤性淋巴细胞的表型鉴定、克隆性鉴定及与其他淋巴瘤的鉴别诊断；合并噬血细胞综合征时，流式细胞术可用于细胞因子检测，NK 细胞活性、NK 细胞 CD107a 及穿孔素颗粒酶检测。

疾病诊断思路及小结：

实验室检查常见血清转氨酶、LDH 和 FasL 水平升高；血常规显示全血细胞进行性减少，大多数患者 EB 病毒核酸检测含量增高，符合噬血细胞综合征的诊断标准；外周血和骨髓细胞涂片的形态学检查通常显示体积中等或较大的肿瘤细胞，其肿瘤细胞形态表现为核形不规则，染色质较粗，可见核仁 1~3 个，胞质量中等丰富，染蓝色，可见粗大黑色的嗜碱性颗粒，部分细胞可见空泡、伪足样突起及拖尾；骨髓活检病理切片显示异常 NK 肿瘤细胞的侵犯程度为多样性，分布方式可以呈现灶型、间质型、弥漫型及窦内型等多种方式，多见于间质型，与弥漫型的急性白血病不同，同时骨髓病理细胞形态学典型的特点显示常见到数量不等的吞噬型组织细胞；典型 ANKL 的免疫表型为 $CD2^+$、$sCD3^-$，胞质 $CD3^+$、$CD56$ 灶状 $^+$、$CD16^+$、$CD57^-$，髓系和 B 淋巴细胞标记阴性；基因重排显示 T 淋巴细胞受体（TCR）和免疫球蛋白重链基因重排（IGH）常为多为阴性；细胞遗传学分析 ANKL 大多数呈高度复杂核型异常，缺乏特异性的染色体异常，其中最常见的核型异常 del(6)(q21q25)。

五、T 细胞幼淋细胞白血病（T-PLL）的流式细胞术检测疾病概述

T 幼淋细胞白血病（T-cell Prolymphocytic Leukemia, T-PLL）是一种侵袭性 T 细胞白血病，以胸腺后 T 细胞成熟表型的中小型幼淋细胞增殖为特征，累及外周血、骨髓、淋巴结、肝、脾和皮肤。T-PLL 是一种罕见的 T 细胞淋巴增生性疾病，常表现为肝脾肿大和全身性淋巴结病。大多数患者年龄在 50 岁以上，男女比例约为 2 : 1。外周血淋巴细胞计数显著升高（通常 >100 000/μl），血清免疫球蛋白正常，HTLV-1 的血清学检测结果为阴性。常伴有贫血和血小板减少。可观察到皮肤渗出和浆液性渗出。一般说来，T-PLL 具有侵袭性的临床病程，中位生存期 <1 年，尽管偶尔也有自发缓解的病例。外

周血淋巴细胞计数升高,具有典型的幼淋巴细胞异常形态及免疫表型;流式细胞仪或分子学方法证实有异常 T 淋巴细胞克隆基本可确诊。

(一) 经典病例

35 岁男性患者因"面部水肿 1 个月,确诊 T 细胞幼淋巴细胞白血病 2 周"入院;查体:生命体征正常,意识清楚,精神一般。无明显贫血貌,颈部、锁骨上、腋窝,腹股沟淋巴结可触及肿大,最大约 1cm×0.8cm 大小,活动度可,无触痛。胸骨无明显压痛,两肺未闻及明显啰音。心律齐,心音可,未闻及杂音,腹平,腹壁未见明显静脉曲张,腹未触及异常包块,腹部无压痛,无反跳痛,肝肋下未及,脾脏肋下 4.5cm。右足部内侧面可见皮肤破溃伴有少量渗液,全身未见出血点,未见其他异常。入院后完善相关检查:血常规(五分类):白细胞计数 32.74×10⁹/L,中性粒细胞(%)2.0%,中性粒细胞(#)0.67×10⁹/L,淋巴细胞(%)94.1%,淋巴细胞(#)30.80×10⁹/L,单核细胞(#)1.22×10⁹/L,红细胞计数3.95×10¹²/L,血红蛋白 127.0g/L;2018 年 9 月 11 日行骨髓穿刺检查,骨髓细胞学:异常淋巴细胞比例偏高骨髓象,请结合流式进一步分型确诊。骨髓融合基因检查均为阴性。骨髓抗原受体基因重排:检测到 TCRBA、TCRGB 克隆性重排基因片段。骨髓活检结果:考虑 T 细胞淋巴瘤骨髓侵犯。骨髓流式免疫分型:在本次试验检测范围内,约 62.72% 细胞(占全部有核细胞)考虑为恶性成熟 T 细胞,细胞小,Ki-67 阳性率为 9.34%,可疑 T 细胞淋巴瘤可能性大。骨髓染色体检测:核型诊断:46,XY(11)。结论:染色体形态欠佳,仅 11 个中期分裂象可供分析,未见明显异常。

(二) 临床问题及诊断思路

根据病史、临床表现和血象、骨髓象特征,该患者最可能的诊断是什么?

患者颈部、锁骨上、腋窝,腹股沟淋巴结可触及肿大淋巴结,血常规:白细胞计数 32.74×10⁹/L,淋巴细胞(%)94.1%,淋巴细胞(#)30.80×10⁹/L,骨髓细胞学可见异常淋巴细胞比例偏高骨髓象,流式免疫分型检测到约 62.72% 的恶性成熟 T 淋巴细胞,不表达幼稚标记,该患者最可能的诊断是 T 细胞淋巴瘤。

病例的诊断思路和诊疗过程中相关的实验室检查;

该患者有全身淋巴结肿大的临床表现,血常规淋巴细胞计数明显增高,达到 30.80×10⁹/L;流式免疫分型检测到高比例的异常成熟 T 淋巴细胞,表达 CD7、CD2、CD5、CD8、CD3、TCRab,不表达 TdT、CD1a、CD10、CD34、CD57,此表型可以排除幼稚 T 淋巴细胞,大颗粒淋巴细胞白血病,可疑 T 细胞幼淋巴细胞白血病。

2019 年,T-PLL 国际研究组就本病提出了 3 个主要诊断标准,包括:淋巴细胞>5×10⁹/L,具有典型的幼淋巴细胞异常免疫表型;有异常 T 淋巴细胞克隆,通过流式细胞仪或分子方法证实;典型的遗传损害(TCL1 或 MTCP1 改变或 14 号染色体异常)。如果 3 个主要标准都满足,T-PLL 的诊断就可以建立。同时,如果遗传损害较小(即较为少见的基因损害)或临床有特定部位受累且满足前 2 个标准,也可以诊断为 T-PLL。典型的病例一般胞质 TCL-1 阳性,但也有学者报道 T-PLL 患者外周血单个核细胞并未发现 TCL1 高表达。总之,鉴于 T-PLL 的罕见性、侵袭性及个体差异性,结合临床资料、细胞形态、免疫表型、细胞和分子遗传学特征是诊断 T-PLL 的主要手段。流式细胞术免疫表型分析是 T-PLL 重要诊断和鉴别手段。

图片说明:患者骨髓流式免疫表型分析:①多色流式细胞分析散点图;②流式细胞免疫表型特征:在 CD45/SSC 散点图中,红色细胞群约占全部有核细胞 62.72%,此类细胞表达 CD45ᵈⁱᵐ、CD7、CD8、CD2ᵈⁱᵐ、TCRabˢᵗʳ、CD5ˢᵗʳ、CD99、CD45RAᵈⁱᵐ、CD3ˢᵗʳ、CD229、cCD3,少部分表达 Ki-67(阳性率为 9.34%),不表达 CD117、CD19、CD56、CD34、CD4、CD13、CD4、TCRrd、CD33、CD123、CD1a、CD10、CD45RO、CD57、PD-1、CD30、TCL-1、TdT、cMPO、cCD79a,考虑为恶性成熟 T 细胞可能性大(图 6-4-9)。

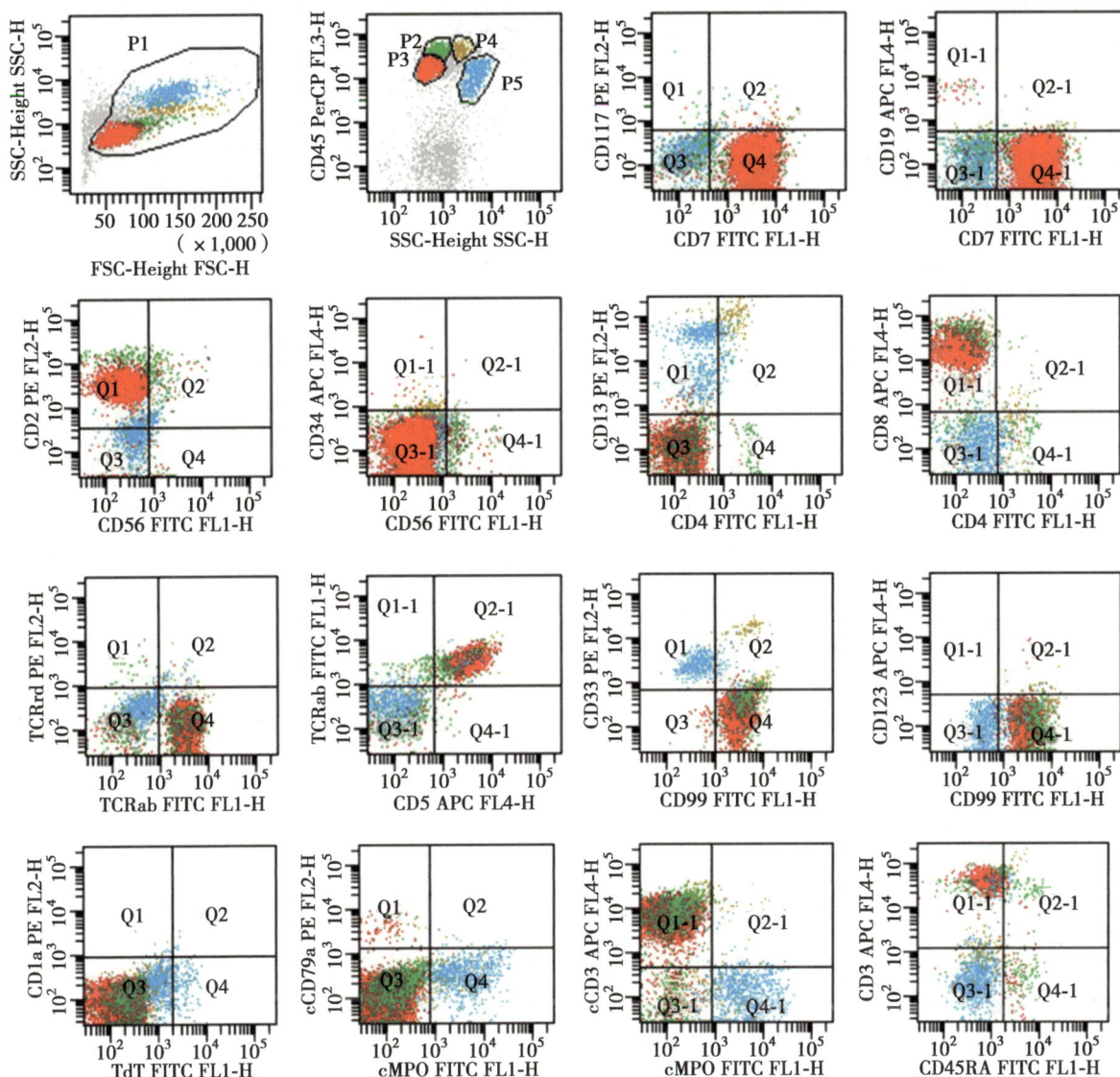

图 6-4-9　T 细胞幼淋细胞白血病（T-PLL）的流式检测结果图

鉴别诊断

　　T-PLL 需与成人 T 细胞白血病 / 淋巴瘤（ATLL）、T 大颗粒淋巴细胞白血病（T-LGL）、Sezary 综合征（SS）等成熟 T 细胞肿瘤疾病鉴别。T-PLL 强表达 CD7，而其他成熟 T 细胞肿瘤 CD7 表达弱或不表达。$CD4^+CD8^+$ 亚型为 T-PLL 特有的表型（表 6-4-3）。

表 6-4-3　T-PLL 的免疫表型和最相关的鉴别诊断

鉴别诊断	免疫表型
T-PLL	$cyTCL1^+$（> 90%），$CD3^+$（> 80%），$CD4^+$（60%），$CD5^+$（100%），$CD7^+$（> 90%），$CD8^+$（15%），$CD4^+CD8^+$（25%）
T-ALL	Tdt^+，$CD34^+$，$CD1a^+$，$CD99^{bri+}$
PTCL 白血病期	$cyTLC1^-$

鉴别诊断	免疫表型
T-LGL	CD8$^+$,CD57$^+$,CD16$^+$
Sezary 综合征	CD7$^-$,CD26$^-$,CD4$^+$,CD25$^+$
ATLL	CD4$^+$,CD25$^+$,HTLV1$^+$

流式细胞术可以用于该疾病哪些诊疗环节？

流式细胞术免疫表型分析是 T-PLL 重要诊断和鉴别手段,是鉴定异常淋巴瘤细胞的有力手段,2019 年 T-PLL 国际研究组提出流式细胞术评估骨髓里 T-PLL 表型的异常细胞的比例可用来评估疾病是否达到完全缓解。

疾病诊断思路及小结:

患者常见的首发表现为血细胞减少,主要为贫血和血小板减少。大多数患者有脾肿大、B 症状、淋巴结肿大和淋巴细胞增多,少数患者发生浆液性积液和皮肤受累。在细胞形态学上,T-PLL 可分为 3 种类型:75% 为经典型,即典型幼稚淋巴细胞;20% 为小细胞变异型,细胞体积比经典型小,光镜下核仁可能不明显,但电镜检查可证实此类细胞有核仁存在;5% 为 Sezary 细胞样变异体型,具有非常不规则或"脑状"的核轮廓,与 Sezary 细胞相似。T-PLL 患者的 T 细胞群通常表达胞质 CD3、CD2、CD5 和 CD7,但不表达 TdT 和 CD1a,胞膜 CD3 不表达或低表达。尽管存在 CD4$^-$/CD8$^+$(13%)和 CD4$^+$/CD8$^+$(21%)这两种亚型,但绝大部分病例均为 CD4$^+$/CD8$^-$(65%)表型。该类患者通常高表达CD52,不表达 NK 细胞相关标志。高表达 CD7 而 CD25 有时也会表达,注意结合其他相关结果与成人 T 细胞白血病和 Sezary 综合征鉴别。典型的分子遗传异常是 TCL1 或 MTCP1 改变或 14 号染色体异常。鉴于 T-PLL 的罕见性、侵袭性及个体差异性,结合临床资料、细胞形态、免疫表型、细胞和分子遗传学特征是诊断 T-PLL 的主要手段。

六、儿童 EBV 阳性 T 细胞和 NK 细胞淋巴组织增殖性疾病的流式细胞术检测

儿童 EBV 相关 T 细胞和 NK 细胞淋巴组织增生性疾病可分为两大类:儿童系统性 EBV 阳性 T 细胞淋巴瘤和慢性活动性 EBV 感染。这两种情况在亚洲人以及中美、南美和墨西哥的美洲原住民中出现的频率都有所增加。儿童系统性 EBV 阳性 T 细胞淋巴瘤的临床病程非常严重,通常伴有噬血细胞综合征。

T 细胞型和 NK 细胞型的慢性活动性 EBV 感染具有广泛的临床表现,从惰性、局限性的水痘样淋巴增生性疾病和严重的蚊子叮咬过敏,到更多的系统性疾病,以发热、肝脾肿大和淋巴结病为特征,有或没有皮肤表现。此外,后续条件的形态特征也存在显著的重叠。因此,与临床特征相关联是准确诊断的关键。

儿童 EBV$^+$T 和 NK 淋巴增殖性疾病是一组不常见的疾病,主要影响儿童,但少数也发生在成人。这组疾病在 2022 年 ICC 中进行了重大修订。在 2017 年 WHO 分类中,确认了两大类,即具有皮肤和系统性的慢性活动 EBV(CAEBV)感染和儿童系统性 EBV$^+$T 细胞淋巴瘤。儿童 EBV 阳性 T 和 NK 细胞淋巴增殖性疾病现在分为 4 大类:种痘样水疱病(HV)LPD、严重蚊叮过敏、慢性活动性 EBV(CAEBV)病和童年系统性 EBV 阳性 T 细胞淋巴瘤。儿童严重蚊叮过敏和系统性 EBV$^+$T 细胞淋巴瘤的标准和形态特征保持不变。

七、成人 T 细胞白血病 / 淋巴瘤的流式细胞术检测

成人 T 细胞白血病 / 淋巴瘤(ATLL)是一种成熟的 T 细胞肿瘤,通常由高度多形性的淋巴样细胞组成。该病通常广泛传播,由人类逆转录病毒 HTLV-1 引起。大多数患者表现为广泛的淋巴结和

外周血受累。见到多形核淋巴细胞是本病特征之一,约占外周血 10% 以上。白血病细胞通常表现为所谓的花瓣样或多形核淋巴细胞(花细胞)的多叶外观。肿瘤细胞表达 T 细胞相关抗原(CD2、CD3、CD5)和 HTLV-1 的单克隆性整合,但通常缺乏 CD7。大多数病例为 CD4 阳性,CD8 阴性。ATLL 最常发生在 HTLV-1 流行地区,估计在 HTLV-1 携带者中的频率为 2.5%。ATLL 仅见于成人,患者平均年龄为 58 岁。男女之比为 1.5∶1。ATLL 为全身性疾病,预后极差,中位生存期仅 6 个月。

八、结外 NK/T 细胞淋巴瘤的流式细胞术检测

(一)疾病概述

结外 NK/T 细胞淋巴瘤,鼻型(extranodal NK/T-cell lymphoma,nasal-type,ENKTCL)是一种罕见的侵袭性非霍奇金淋巴瘤,与 EB 病毒感染密切相关。ENKTCL 具有明显地域差异性,主要发生在东亚和拉丁美洲,西方国家少见。该病理类型多见于成年男性,中位年龄 50~60 岁,主要部位为鼻腔、鼻咽部、口咽部、韦氏环、上呼吸道和胃肠道,亦可侵犯皮肤、睾丸、唾液腺和软组织等结构。ENKTCL 的临床表现并不典型,中线部位破坏(如鼻中隔穿孔、硬腭穿孔等)是其突出的面部特征,而 B 症状(发热、盗汗、体重下降)与其他 NHL 并无显著性差异,但可引起继发性噬血细胞综合征。由于缺乏典型的临床表现,该病的诊断常依靠影像学检查,确诊则需进行鼻内镜活检以明确病理分型,外周血 EBV 的检出对患者的分期及预后也具有重要价值。

(二)经典病例

31 岁女性患者,患者于 2021 年 9 月晨起洗漱时,触左颌下时有疼痛,次日包块明显,疼痛消,于当地医院行血常规及颈部软组织 CT 检查;CT 示:左侧下颌部软组织密度影,建议 MRI 检查;后遵医嘱,行抗炎抗感染治疗后包块未消,遂行 MRI 检查,示:左侧颌下腺边缘异常信号考虑为肿大淋巴结;双侧颈部、颌下。左锁骨上窝多发肿大淋巴结,淋巴瘤?转移?请结合临床,建议穿刺活检。查骨髓细胞形态学:可见吞噬现象;骨髓流式:约 0.2%NK 细胞(占全部有核细胞)为异常表型 NK 细胞,不表达 CD7、CD8、CD57、CD45RA,Ki 阳性率 81.1%,可疑 NK 细胞淋巴瘤;骨髓 Ig/TCR 重排检测:阴性;2021 年 11 月 2 日血 Sorting EBV:NK 细胞 1.287×10⁶/2×10⁵;淋巴结穿刺活检组织流式:约 26.2% 细胞(占全部有核细胞)考虑为异常表型 NK 细胞可能性大,不表达 CD7、CD8、CD57,细胞 SSC 大,Ki-67 阳性率 81.2%,考虑侵袭性 NK 细胞淋巴瘤可能性大。穿刺组织病理诊断:(颈部)NK/T 细胞淋巴瘤(鼻型)免疫组化:肿瘤细胞 CD3(+),CD43(+),CD56(+),GrB(+),TIA-1(+),CD4(+),CD8(-),CD2(-),CD7(-),CD5(-),λ(+)>κ(+),CD30(约 10% 中等强度 +),CD30(阳性对照)(+),P53(中等-强 +),CD20(-),CD20(阳性对照)(+),CD19(-),CD22(-),PAX5(SP34)(-),CD10(-),BCL2(SP66)(+),BCL6(-),CyclinD1(-),SOX11(-),IgD(-),C-MYC(-),CD21(-),CD23(-),CD35(-),LEF1(-),ALK-1A4(-),MUM1(-),PCK(-),Ki-67(LI 约 60%);分子检测:EBER-ROCH(+),EBER CISH(阳性对照)。

(三)临床问题及诊断思路

根据病史、临床表现和血象、骨髓象特征,该患者最可能的诊断是什么?

患者左侧颌下区软组织肿胀,淋巴结增大,双侧颈部、颌下、左锁骨上窝多发肿大淋巴结,流式细胞学免疫分型检测到异常表型 NK 细胞,可疑结外 NK 细胞淋巴瘤。

相关的实验室检查;

根据患者存在左下颌病变及双侧颈部、颌下、左锁骨上窝多发肿大淋巴结的临床表现,需要考虑淋巴瘤的可能性,完善骨髓检查的同时进行组织病活检,组织样本同时送检了病理和流式免疫分型。骨髓中流式初筛约 0.2%NK 细胞(占全部有核细胞)不表达 CD7、CD8,可疑为异常表型 NK 细胞,后加做完善其他 NK 细胞标记,CD57、CD45RA 不表达,Ki-67 阳性率 81.1%,表明 NK 细胞淋巴瘤可能性大,后送检穿刺组织的流式免疫分型检查,检测到 26.2% 的同样表型异常 NK 细胞,基本确定 NK

细胞淋巴瘤的诊断,最后穿刺组织病理证实 NK/T 细胞淋巴瘤(鼻型)的诊断。

梳理相关知识点:

WHO 第 5 版(2022)造血淋巴肿瘤分类中去掉了"鼻型"的限定,改成了结外 NK/T 细胞淋巴瘤,而在 2022 年 ICC 中,结外 NK/T 细胞淋巴瘤-鼻型(ENKTCL)的定义和临床和形态学特征与 2017 年 WHO 分类中的相同,而。2022ICC 保留了"鼻型"限定词,强调其好发鼻腔和上呼吸道,较少见于皮肤、胃肠道、睾丸、软组织或其他器官。鼻区域以外的病例具有相同的形态学特征,即以血管损伤和破坏、明显坏死、细胞毒性表型和与 EBV 相关的肿瘤为特征。回顾性研究表明,ENKTCL 中,EBV 感染是所有患者中最明显的关联,EBV 检出率高达 90% 以上,这是该病理类型最重要的临床特点。流式细胞术在鉴定肿瘤细胞的 NK 细胞表型中可起到重要辅助诊断作用,但免疫表型对鼻型 ENKTCL 并无特异性,需要结合患者的病史,临床表现,EBV-sorting 等检查综合判断亚型,详见图 6-4-10。

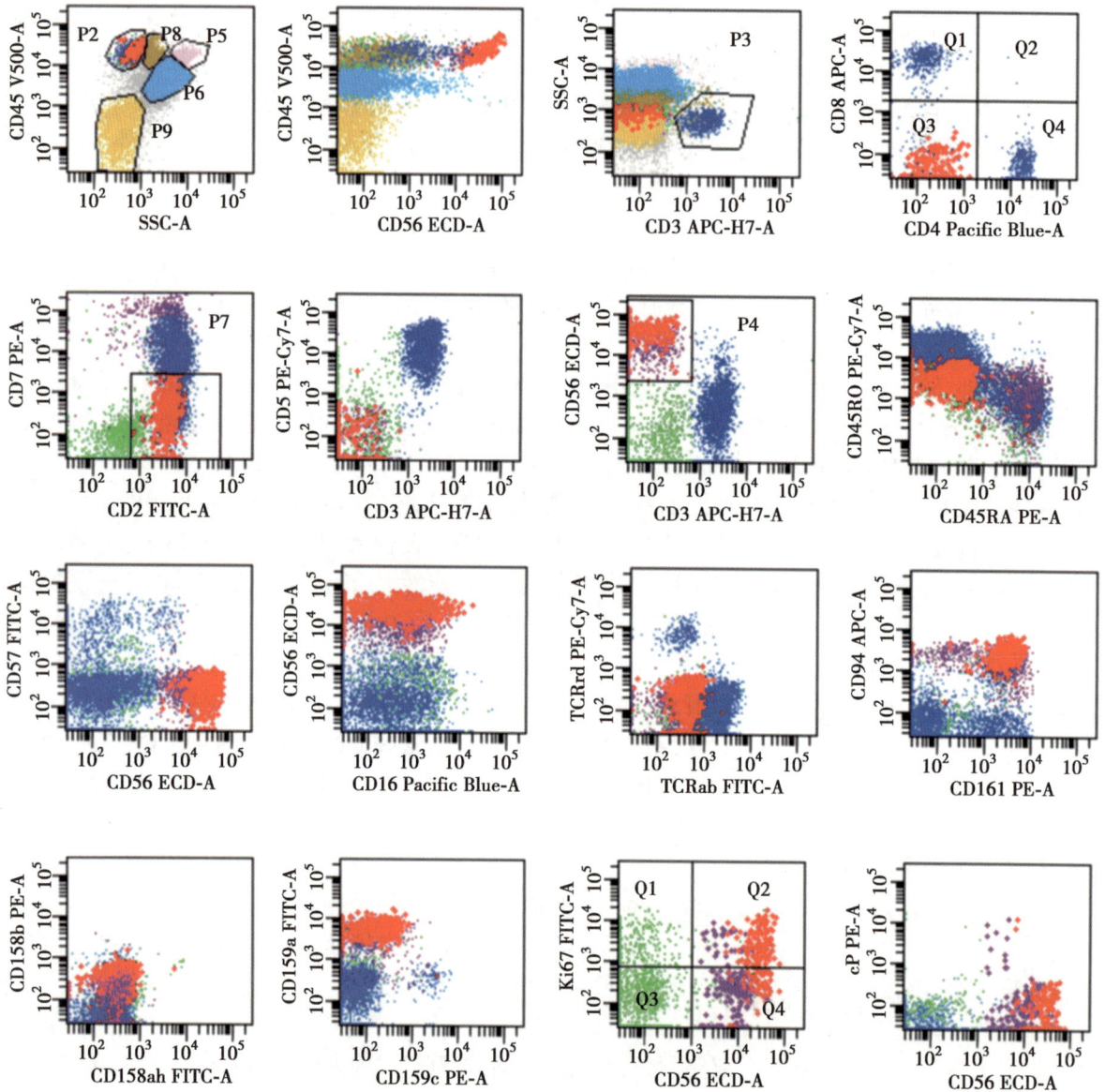

图 6-4-10　结外 NK/T 细胞淋巴瘤的流式细胞术检测

流式细胞免疫表型特征:在 CD45/SSC 散点图中,红色细胞群约占全部有核细胞 0.2%,此类细胞表达 CD2、CD56^bri、CD45RO、CD94、CD161、CD159a、Ki-67(阳性率 81.1%),部分表达 CD16、cCD3,不表达 CD3、CD4、CD5、CD7、CD8、CD57、CD45RA、TCRγδ、TCRαβ、CD159c、CD158b、CD158ah、CD158e,表型不正常,考虑为异常表型 NK 细胞

由于本病缺乏特异性的临床表现及影像学检查,病理复杂,易导致误诊漏诊,从出现临床症状到明确诊断经历 2 个月至 1 年,中位时间约为 4.8 个月。而由误诊导致的误治包括抗生素的使用,又进一步掩盖了病情,延误治疗。常见的需要鉴别的疾病包括鼻窦炎、鼻炎、面部蜂窝织炎、淋巴结结核、深部真菌病,相对少见的如韦格纳肉芽肿、淋巴瘤样肉芽肿病、梅毒、其他类型非霍奇金淋巴瘤、非淋巴组织肿瘤等。

流式细胞术主要可用于 ENKTCL 肿瘤细胞的表型鉴定,从而辅助疾病的诊断和鉴别诊断;合并噬血细胞综合征时,流式细胞术可用于检测细胞因子、NK 细胞活性、杀伤毒性检测等。

疾病诊断思路及小结:

ENKTCL 常见的临床表现以局部症状为主,包括鼻塞、鼻出血、疼痛、肿胀,逐渐形成溃疡、穿孔、肉芽肿病变,部分患者可伴随全身症状,出现发热、盗汗、体质量下降,查体见面中线部位毁损性破坏。患者起病时可合并噬血细胞综合征。本病影像学检查中,病灶处 CT 平扫可见均匀密度软组织肿块影,多侵犯单侧鼻腔鼻窦,可伴随骨破坏,累及面部皮肤。确诊依赖病理组织学及免疫组化结果。病理特征为坏死背景下淋巴瘤细胞的弥漫性浸润,常围绕并侵入、破坏血管壁,形成洋葱皮样改变,使组织大片坏死。镜下淋巴瘤细胞大小不一,可见有丝分裂的多形性细胞,以及各种炎症细胞,如粒细胞、巨噬细胞和浆细胞等。通常而言,ENKTCL 90% 起源于 NK 细胞,10% 起源于细胞毒 T 细胞、γδT 细胞,ENKTCL 典型的异常 NK 细胞免疫表型包括:表达 CD2、CD56,CD7 多丢失或表达减弱,不表达 CD3、CD5 及其他系别标记,组化 TIA-1、GranzymeB 阳性,Ki-67 增殖指数高,原位杂交 EBER(+),TCR 重排阴性。

九、肝脾 T 细胞淋巴瘤的流式细胞术检测

(一) 疾病概述

肝脾 T 细胞淋巴瘤(hepatosplenic T-cell lymphoma, HSTL)是结外淋巴瘤的一种侵袭性亚型,大多数患者表现为 B 症状、肝脾肿大(通常较大)、无淋巴结病、中度贫血和明显的血小板减少。有外周血液受累的患者可出现白细胞增多症,预后不良。肿瘤是由于细胞毒性 T 细胞的增殖所致,通常是 γδT 细胞类型,此种类型以成年男性为主,少数是 αβ 类型(女性多见)。它通常由中等大小的淋巴样细胞组成,表现为明显的脾、肝和骨髓的血窦浸润性病变。HSTL 是一种罕见的淋巴瘤,在西方和亚洲国家都有报道。它占所有外周 T 细胞淋巴瘤的 1%~2%。高发于青少年和青壮年(确诊时中位年龄:35 岁),男性多见。高达 40% 的病例发生在慢性免疫抑制的情况下,特别是在实体器官移植受者或患有自身免疫性疾病的患者中,最常见的是用硫嘌呤或抗 TNF 药物治疗的克罗恩病。在临床表现基础上,结合免疫分型及受体基因重排、FISH 及核型等即可确诊。

(二) 经典病例

患者,男,17 岁;因"发现皮肤散在出血点 2 个月余"入院。入院查体合作,全身皮肤可见散在出血点,肝肋下 2.0cm,脾肋下 5.0cm,余未见明显异常。入院后完善相关检查:2020 年 10 月 29 日血常规:白细胞计数 32.28 × 10⁹/L,中性粒细胞 5.15 × 10⁹/L,血红蛋白 99.0g/L,血小板计数 59.0 × 10⁹/L;乳酸脱氢酶 > 1 867U/L。入院后行骨髓穿刺,2020 年 10 月 30 日细胞学示:考虑急性白血病骨髓象;融合基因均为阴性;患者于 2020 年 10 月 31 日开始行 IA 方案化疗(艾诺宁 12mg/m², day1~3,阿糖胞苷 100mg/m², day1~7),辅以水化、碱化、利尿,并成分输血。后流式免疫分型示:约 38.3% 细胞(占全部有核细胞)为异常表型 γδT 淋巴细胞,可疑为 γδT 细胞淋巴瘤;骨髓活检免疫组化示:考虑 T 细胞淋巴瘤骨髓侵犯;AML 一代基因突变未检测到;FISH 检测结论:1.i(7q)的染色体异常 2.+8 号染色体。2020 年 11 月 9 日行骨髓穿刺,细胞学示:T 细胞淋巴瘤治疗后,幼淋占 73% 骨髓象;Ig/TCR 重排结

论:TCRGA、TCRGB 克隆性重排基因片段;流式免疫分型示:约 34.5% 细胞(占全部有核细胞)为异常表型 γδT 淋巴细胞可能性大;淋巴瘤 157 基因筛查(二代测序)结果:未检出致病或潜在致病性肿瘤相关体细胞突变。

（三）临床问题及诊断思路

临床问题

根据病史、临床表现和血象、骨髓象特征,该患者最可能的诊断是什么?

患者青年男性,以皮肤出血、肝脾肿大为主要临床表现,白细胞稍高,细胞学考虑急性白血病,但流式免疫分型检测到异常成熟表型 γδT 淋巴细胞,最可能的诊断为 γδT 细胞淋巴瘤。

诊断思路 1

流式免疫分型检测到异常成熟表型 γδT 淋巴细胞,Ig/TCR 重排结论:TCRGA、TCRGB 克隆性重排基因片段,临床表现主要是骨髓、肝脾受累,结外组织,如皮肤、皮下组织或肠道无侵犯,细胞学观察到淋巴瘤细胞具有原始细胞的特征,故不考虑其他变种的 γδT 细胞淋巴瘤,肝脾淋巴瘤可能性最大。

诊断思路 2

流式免疫分型检测到异常成熟表型 γδT 淋巴细胞,FISH 检测存在 i(7q)的染色体异常及 +8 号染色体,再结合临床表现可确诊。

WHO 第 5 版(2022 年)造血淋巴肿瘤分类中肝脾 T 细胞淋巴瘤变化不大。该病好发于青年男性,常见发热、肝脾大、血细胞减少、肝功能异常、EB 病毒多阴性;免疫分型属于成熟 T 细胞淋巴瘤,绝大多数为 TCRγδ 型(约占 75%),极少数为 TCRαβ 型(约占 25%);骨髓血窦浸润具有高度特征性,虽然浸润病灶通常是微小的,但能通过免疫组织化学染色突显出来,因此是一个重要的诊断标准。均有 TCR 基因克隆性重排;25%~68% 病例染色体核型有 i7q 的特征性改变,8%~53% 病例合并 +8 染色体异常。γδ 型 HSTCL 综合诊断并不困难,但是形态学却极易误诊。流式细胞术在 γδ 型 HSTCL 中有重要的辅助诊断作用,因为现在很少进行脾切除术,大多数诊断都是在骨髓样本上进行的,且有 TCRγδ 特异性流式抗体,能够精准地识别异常细胞群,详见图 6-4-11。

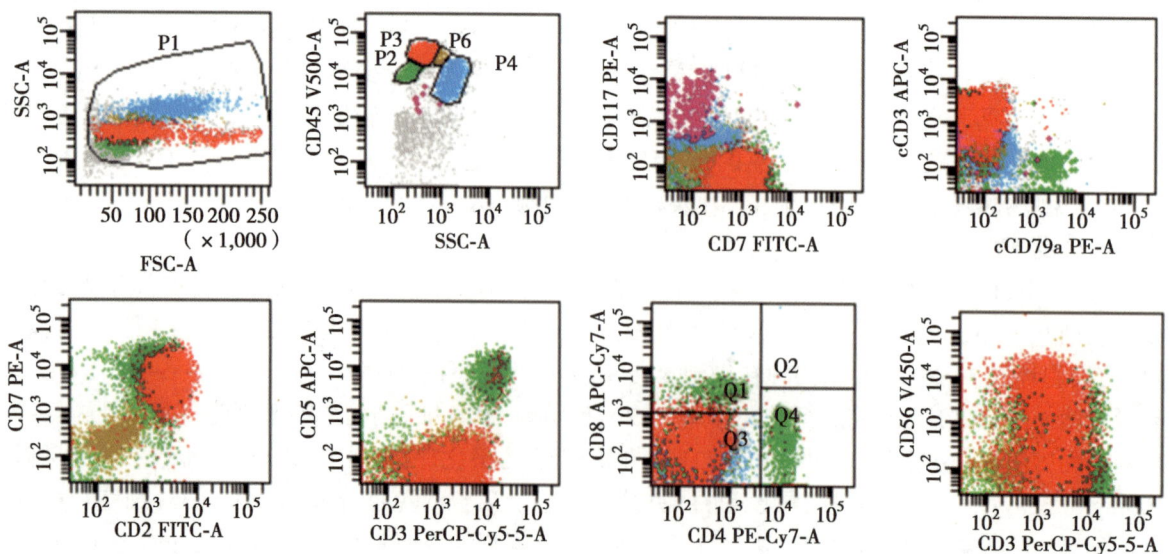

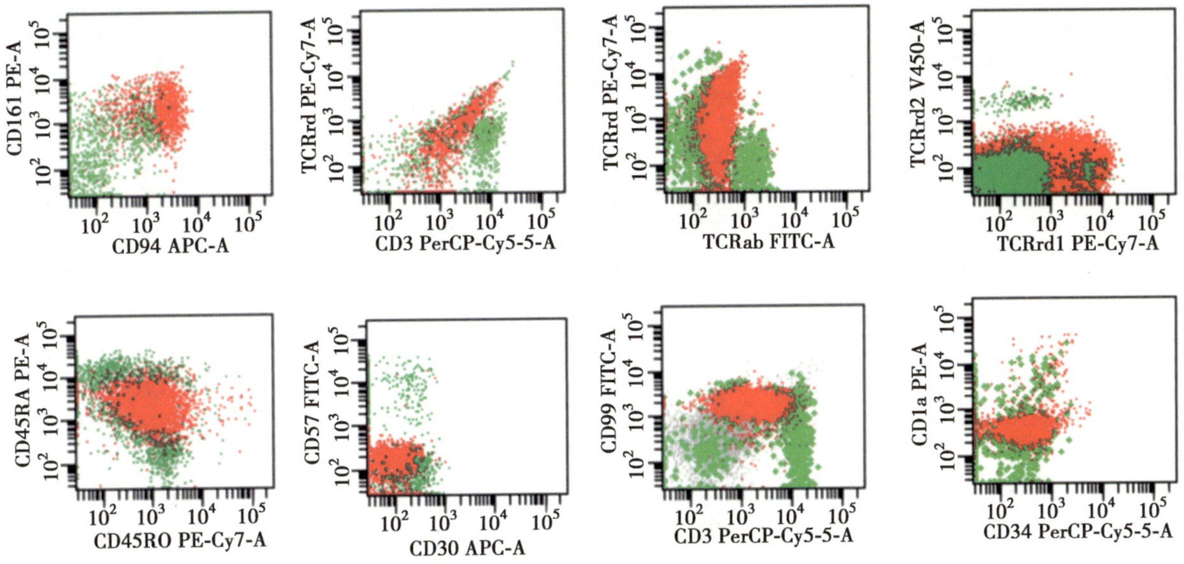

图 6-4-11 肝脾 T 细胞淋巴瘤患者骨髓流式免疫表型分析

流式细胞免疫表型特征：在 CD45/SSC 散点图中，红色细胞群约占全部有核细胞 38.3%，此类细胞表达 CD3^{dim}、CD2、CD7^{dim}、cCD3、CD99、CD94、CD161、CD38、CD11b^{dim}、TCRγδ^{dim}，部分表达 CD56、TCRvδ1，不表达 MPO、cCD79a、CD34、TdT、CD117、CD8、CD4、CD5、CD57、TCRαβ、TCRvδ2、CD16、CD45RA、CD45RO、CD30、CD1a、CD10、CD14、CD64、CD300e、CD15、HLA-DR、CD13、CD33，Ki-67 阳性率 48.9%，CD45 强阳性，SSC 大，考虑为异常表型 γδT 淋巴细胞可能性大

🧠 鉴别诊断

脾脏和骨髓的主要鉴别诊断是与 T 细胞大颗粒淋巴细胞白血病（T-LGLL），这是一种具有不同临床和实验室表现的慢性惰性淋巴增殖性疾病；以及与侵袭性 NK 细胞白血病（ANKL）鉴别，这是一种累及脾脏、肝脏和骨髓的疾病，并且在年轻患者中也出现暴发性临床病程。ANKL 的显著特征是在大多数情况下与 EBV 相关、NK 细胞来源且通常有白血病表现。在骨髓活检中，ANKL 细胞呈弥漫性间质浸润模式（表 6-4-4）。

表 6-4-4 肝脾 T 细胞淋巴瘤（HSTCL）、T 细胞大颗粒淋巴细胞白血病（T-LGLL）和
侵袭性 NK 细胞白血病（ANKL）的鉴别诊断

	HSTCL	T-LGLL	ANKL
流行病学	主要是年轻人（中位年龄 35 岁），M>F，免疫抑制	老年人（中位年龄>60 岁），M=F	成年人，在亚洲和拉丁美洲
临床特征	B 症状、血细胞减少、显著的脾肿大，无淋巴结肿大	中性粒细胞减少、可变淋巴细胞增多、脾肿大、自身免疫表现、无淋巴结病	可能存在 B 症状、不同程度的白血病扩散、血细胞减少、噬血细胞综合征、淋巴结病和脾肿大
临床过程	侵袭性	惰性	侵袭性、暴发性或亚急性
累及器官	脾脏、肝脏、骨髓	脾、骨髓、外周血、肝	骨髓、外周血、脾脏、其他器官（肝脏、淋巴结、皮肤等）
脾	红髓受累，白髓常萎缩	红髓受累，常为增生性白髓	红髓（轻微）受累
骨髓	细胞过多，选择性窦内浸润	细胞过少、窦和间质浸润、B 细胞小结、+/- 成熟停滞	间质和弥漫性，少量至密集的淋巴浸润；噬血细胞增多症常见

	HSTCL	T-LGLL	ANKL
细胞学	中等大小的单形细胞有时绒毛状突起	小淋巴细胞异型性极少,细胞质丰富,有嗜天青颗粒	中大型多形性淋巴细胞,嗜天青颗粒
EB 病毒	阴性	阴性	阳性
免疫表型	CD3$^+$CD4$^-$CD5$^-$CD8$^{-/+}$CD56$^{+/-}$CD57$^-$,TIA1$^+$,TCRγδ>αβ	CD3$^+$CD4$^{-/+}$CD5$^+$CD7$^{-/+}$CD8$^+$CD56$^-$CD57$^+$,TIA1$^+$perforin$^+$/GzB$^+$,TCRαβ>γδ	sCD3$^-$cCD3$^+$CD4$^-$D5$^-$CD8$^-$CD16$^+$CD56$^+$CD57$^-$TIA1$^+$,穿孔素$^+$/GzB$^+$,TCR$^-$
遗传学	异 7q;突变:STAT5B(35%)、STAT3(罕见)、表观遗传学(SETD2、INO80、TET3、SMARCA2)	突 变:STAT3(30%~40%)、STAT5B(罕见)	缺失(6q),缺失(11q);突变:STAT3(20%)、TP53(30%~35%)、其他(DDX3X、BCOR、TET2)

流式细胞术可以用于该疾病哪些诊疗环节?

流式细胞术在异常 T 淋巴细胞的表型鉴定,克隆性鉴定中具有重要意义,能帮助明确疾病的诊断并进行疾病鉴别诊断和分期。

疾病诊断思路及小结:

患者为年轻男性,有贫血,血小板减少,肝脾肿大,皮肤散在出血点、白细胞增高的临床表现,存在白血病或淋巴瘤的可能性。完善骨髓细胞学检查,细胞学考虑急性白血病,进一步流式免疫分型初筛检测到异常细胞 CD45 强阳性,SSC 较正常淋巴细胞大,表达 CD2,弱表达 CD3、CD7,CD56 部分阳性,不表达 CD4、CD8、CD5,可疑为异常 NK.T 淋巴细胞,后进一步完善 NK.T 其他相关标记,加做 CD94、CD161、CD45RO、cCD3、TCRγδ 均表达,TCRvδ1 弱表达,不表达 CD30、CD57,Ki-67 阳性率 48.9%,确定为侵袭性的 γδT 细胞淋巴瘤,结合患者肝脾肿大等临床表现,可疑是肝脾 γδT 细胞淋巴瘤;后建议进一步加做遗传学检查,FISH 检测存在① i(7q) 的染色体异常;② +8 号染色体,均为 HSTCL 中最常见的遗传学异常,进一步支持 HSTCL 的诊断。

十、蕈样霉菌病的流式细胞术检测

(一) 疾病概述

蕈样肉芽肿(mycosis fungoides,MF)是一种原发于皮肤的表皮型 T 细胞淋巴瘤,其特征是大脑状核的中小型 T 淋巴细胞浸润。蕈样肉芽肿一词只能用于典型病例,其特征是斑块、斑块和肿瘤的演变,或具有相似临床病程的变异型病例。蕈样肉芽肿是最常见的皮肤 T 细胞淋巴瘤,约占所有原发皮肤淋巴瘤的 50%。大多数患者是成年人 / 老年人,但也可以在儿童和青少年中观察到这种疾病。男女比例为 2:1。MF 通常表现为皮肤惰性红斑鳞片或斑块,常伴有瘙痒,类似于常见的炎症性皮肤病,如湿疹或牛皮癣。这些病变可能会起伏多年,最终发展为皮肤肿瘤形成。蕈样霉菌病在早期表现不明显,而且其临床症状与其他皮肤病类似,很容易延误诊治,导致蕈样霉菌病快速进入下一阶段,增加治疗难度。通过流式细胞仪的研究可以检测到循环中的 MF 细胞。

(二) 经典病例

患者,男,50 岁;主诉:原发性皮肤 T 细胞淋巴瘤综合治疗 4 年。现病史:患者于 2015 年 7 月在医院皮肤病理活检:观察到体积较大的蕈样霉菌病细胞以及 Pautrier 微脓肿,诊断为原发性皮肤 T 细胞淋巴瘤(蕈样肉芽肿),后行阿维 A 胶囊 + 黑光照射治疗。后定期复查,未见复发。于 2018 年 8 月出现右足背部包块,考虑复发,后继续行阿维 A 胶囊 + 黑光照射治疗。于 2019 年 6 月就诊,行 PET/CT 示:"T 细胞淋巴瘤综合治疗后、甲状腺癌术后";右手掌内侧(2~3 掌骨间)异常软组织结块影,代谢增高,考虑恶性肿瘤病变(淋巴瘤浸润?)可能,建议行活检以明确。患者于 2019 年 6 月来院就诊,复查血常规基本正常。后于 2019 年 6 月 21 日开始行右手掌内侧(2~3 掌骨间)软组织结块区放疗,CTV 5 000cGy/25F,过程顺利。2019 年 10 月发现右侧手背 + 上肢皮肤肿物,入院后复查血常规、血生化基本正常。后行右侧手背 + 上肢皮肤表面肿瘤局部电子线放疗,CTV 4 400cGy/22F,过程顺利。今患者来院就诊,门诊以"原发性皮肤 T 细胞淋巴瘤"收入院。入院后复查血常规、血生化基本正常。2019 年 12 月 19 日肿瘤代谢显像(PET/CT):右侧上肢近肱骨头处、右侧腋窝、右侧手掌内侧、左侧跟腱内侧及右侧足底结节或肿块,代谢增高,结合临床考虑淋巴瘤浸润可能。后行经皮腋窝包块穿刺活检,细胞学示:非霍奇金淋巴瘤可能性大。流式检测到异常淋巴细胞约占淋巴结全部有核细胞 26.2%,表达 CD3^{bri}、CD4、CD2、CD45RO、TCRαβ、cCD3、CD28^{dim},部分表达 Ki-67(阳性率 19.7%),不表达 CD7、CD5、CD8、CD45RA、CD57、CD16、CD56、CD103、CD25、CD26、CD30、CD10、CD1a、CD38、TCRγδ,考虑为异常表型成熟 T 淋巴细胞可能性大。组织样本受体基因重排检测到 TCRBA、TCRBB、TCRGA 克隆性重排基因片段,二代测序检测到 NOTCH2 基因突变(P2384L),病理示:外周 T 细胞淋巴瘤,结合病史符合原发性皮肤 T 细胞淋巴瘤(蕈样肉芽肿)。期间监测血糖,诊断为糖尿病,予以降糖治疗。后于 2019 年 12 月 25 日开始行 GEMOX 方案化疗第 1 周期,其间出现Ⅱ度粒细胞减少,予以升白治疗后血象恢复正常后出院。

（三）临床问题及诊断思路

❓ **临床问题**

根据病史、临床表现和流式表型、病检结果,该患者最可能的诊断是什么?

患者既往外院皮肤病理活检及免疫组化诊断原发性皮肤 T 细胞淋巴瘤(蕈样肉芽肿),后经多次阿维 A 胶囊 + 黑光照射治疗及局部放疗,疾病复发进展;本次局部皮肤肿块穿刺流式免疫表型,肿瘤细胞表达 CD4、CD45RO、CD2、CD3、CD5,不表达 CD7,支持皮肤 T 细胞淋巴瘤(蕈样肉芽肿),典型地表现为斑片期、斑块期和肿瘤的组合,缺乏 Sezary 综合征的血液学标准,因此最可能的诊断是皮肤 T 细胞淋巴瘤(蕈样肉芽肿)。

病例的诊断思路和诊疗过程中相关的实验室检查:

患者发病初期皮肤病变,皮肤病理活检:观察到体积较大的蕈样霉菌病细胞以及 Pautrier 微脓肿,诊断为原发性皮肤 T 细胞淋巴瘤(蕈样肉芽肿),后疾病反复发作进展,再次行组织活检,病理及免疫组化仍然考虑蕈样肉芽肿,组织流式免疫分型肿瘤细胞表达 CD4、CD45RO、CD2、CD3、CD5,不表达 CD7,考虑 T 细胞淋巴瘤,受体基因重排检测到 TCRBA、TCRBB、TCRGA 克隆性重排基因片段,再结合患者的临床病史,具有斑片期、斑块期、肿瘤期的临床进程,均支持皮肤 T 细胞淋巴瘤(蕈样肉芽肿)的诊断。

梳理相关知识点(疾病最新分类诊断标准、专家共识、流式细胞术在诊断和治疗监测中的作用);

WHO 第 5 版(2022 年)造血淋巴肿瘤分类中蕈样霉菌分类变化不大,仍然属于原发性皮肤 T 细胞淋巴瘤类别。蕈样霉菌病局限于皮肤,而且多发于中老年人,特别是 55 岁以上,患病率大幅度增加。目前临床上根据皮损损害情况和形态将其分为以下三种类型:①斑片期。大量出现在躯干部位,以红斑、苔藓化和脱屑为主,部分患者出现瘙痒,病情发展 2~5 年后会进入下一阶段。②斑块期。此阶段部分红斑会集中并出现斑块,斑块类似银屑病或者湿疹,瘙痒感强烈。③肿瘤期表现为无痛肿块,出现破裂会有疼痛感。此阶段病变或扩散至全身。流式细胞术主要是鉴别肿瘤细胞免疫表型,通常表达 CD4、CD45RO、CD2、CD3、CD5,不表达 CD7,不表达滤泡辅助 T 细胞相关标记,帮助辅助诊断,详见图 6-4-12。

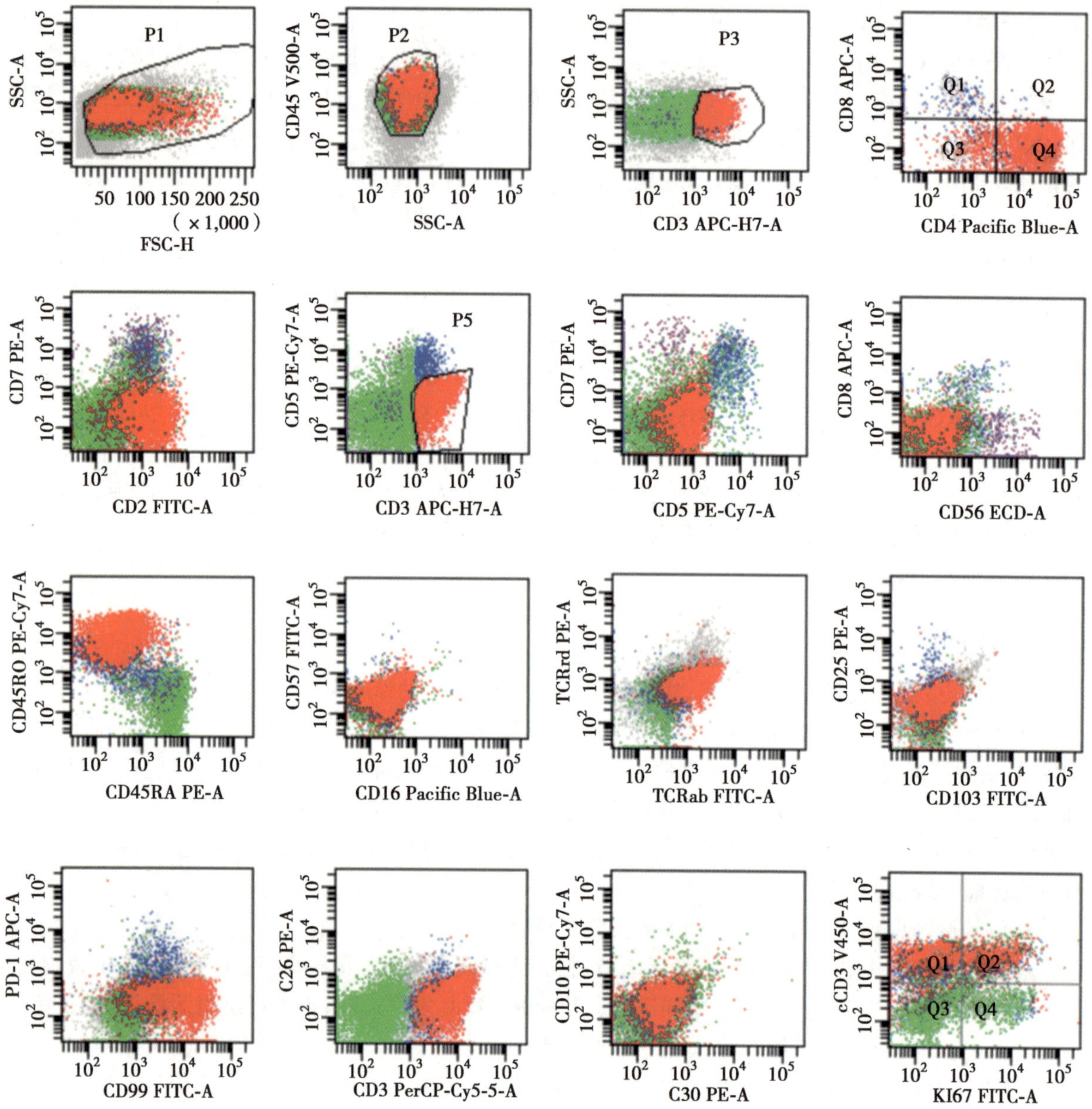

图 6-4-12　蕈样霉菌病的患者淋巴结流式免疫表型分析

流式细胞免疫表型特征：在 CD45/SSC 散点图中，红色细胞群约占全部有核细胞 26.2%，表达 CD3^bri、CD4、CD2、CD45RO、TCRαβ、cCD3、CD99，部分表达 Ki-67（阳性率 19.7%），不表达 CD7、CD5、CD8、CD45RA、CD57、CD16、CD56、CD103、CD25、CD26、CD28、CD30、CD10、CD1a、CD38、CD19、CD20、TCRγδ，考虑为异常表型成熟 T 淋巴细胞可能性大

🧠 鉴别诊断

　　由于蕈样霉菌病与某些皮肤病有类似之处，所以在诊断过程中易出现误诊：①蕈样霉菌病在斑片期和炎性皮肤病的区别：病变程度相似，但是普通炎性皮肤病无亲表皮性。对于疑似蕈样霉菌病患者，需要结合病情进展以及多次活检才能确诊。②蕈样霉菌病在斑块期与皮肤原发外周 T 细胞淋巴瘤的区别：后者肿瘤细胞体积普遍偏大，细胞核有明显区别，不会出现脑回状。③出现大细胞转化的蕈样霉菌病与 CD30^+ 间变形大细胞淋巴瘤区别：两种疾病在病理学以及免疫组化中表现无任何差异，需要结合病史进行具体推断。通常情况下，蕈样霉菌病一般会按照斑片、斑块、肿瘤的进程发展。

流式细胞术可以用于该疾病哪些诊疗环节？

流式细胞术主要可用于淋巴瘤细胞表型鉴定及疾病微小残留病变监测，但对诊断 MF 价值有限。

疾病诊断思路及小结：

MF 的明确诊断，特别是斑片/斑块期疾病，是具有挑战性的，因为它的许多临床和病理特征是非特异性的，并与反应过程重叠。许多患者在获得明确诊断之前多年都有湿疹、牛皮癣或红皮病的症状。从症状起病到确诊的平均时间为 3~4 年，但可能超过 40 年。主要根据临床上的特点与组织学的指征，早期诊断一般均需做活检确定。因此当临床上怀疑为本病时，应及时做活检，且往往需连续切片方能找到特异性病变。早期浅表病变可用锐利的刀片仅削取病变处的表皮，连续切片寻找 Pautrier 微脓肿，同时做细胞涂片检查。但即使如此，有时仍不易确诊，因此对本病诊断应慎重，应临床病变特征与病理及免疫组化及其他相关检查结果密切结合，必要时密切随访，多次取材。

十一、Sezary 综合征的流式细胞术检测

（一）疾病概述

Sezary 综合征（Sezary syndrome，SS）的定义是红皮病、全身性淋巴结病以及皮肤、淋巴结和外周血中与克隆性相关的深脑回状肿瘤 T 细胞（Sezary 细胞）的三联症。本病的确切病因尚不明，发病率占所有皮肤 T 细胞淋巴瘤的不到 5%。多见于成人及年龄>60 岁的患者，男性居多。患者常出现红皮病和全身性淋巴结病，其他特征有瘙痒、脱发、外翻、手掌或足底过度角化和营养不良。

诊断 SS 的标准是：Sezary 细胞绝对计数 ≥1 000/μl；CD4/CD8 比值>10 或 T 细胞克隆的证据；免疫表型异常，如丢失一个或多个 T 细胞相关抗原。临床特征包括红皮病、掌底和足底过度角化，以及全身性淋巴结病。可能会出现瘙痒和脱发。SS 是一种侵袭性疾病，5 年存活率为 10%~20%。

（二）经典病例

男性患者 34 岁，3 年半前无明显诱因右小腿屈侧近端部最先起一钱币大小淡红色皮疹，不高出皮面，其上有针尖大小紫癜，压之不褪色，伴剧烈瘙痒，患者未予重视，后皮疹渐增多，融合成片，泛发双小腿，遂来皮肤科门诊就诊（2016 年 10 月 23 日），诊断为"湿疹"，予以外用药及口服药治疗（具体不详），效果欠佳，皮疹仍有新发，累及双大腿、臀腰部，瘙痒无缓解。半年前患者发现双前臂亦有类似皮疹，右小腿皮疹行组织病理检查加免疫组化检查，提示蕈样肉芽肿，2017 年 2 月 22 日收住院，完善相关检查，淋巴细胞亚群：CD4⁺/CD8⁺ 比值：11.4，抗原受体基因重排（外周血＋骨髓）：检测到 TCRBA、TCRBC、TCRGA 单克隆性重排基因片段，（北京协和医院会诊）骨髓片见 Sezary 细胞，血涂片中 Sezary 细胞占 34%，予重组人干扰素及 PUVA+NB-UVB 治疗，定期门诊复诊。2019 年 11 月外周血流式免疫分型：淋巴细胞约占有核细胞的 81%，比例明显增高，其中 CD2-CD3⁺ 细胞约占淋巴细胞比例 11.5%，同时表达 CD4、CD5、TCRa/β，考虑为异常表型 T 淋巴细胞。流式结果分析见图 6-4-13。皮肤病理：角化过度，表皮萎缩，基底细胞空泡化，散在淋巴细胞移入表皮，真皮浅层可见淋巴细胞大致呈苔藓样浸润，真皮中下部附属器周围可见较多的淋巴细胞浸润。直接免疫荧光：IgG（-）、C3（-）、IgA（-）、IgM（-）。外周血片细胞学检查（2019 年 11 月 16 日）：白细胞形态及分类：淋巴：0.71（其中异常淋巴：0.30）；单核：0.09；分叶核：0.20；淋巴细胞比例增高，可见大量形态异常淋巴细胞。口服 MTX 治疗，后患者 MTX 不耐受，自行停药。2020 年 2 月白细胞进行性升高，全身皮疹进行性加重，至湖北省肿瘤医院就诊，完善相关检查，行吉西他滨两周期化疗。2020 年 5 月 10 日开始行阿扎胞苷联合 BCL-2 抑制剂（自备）治疗。2020 年 9 月前往深圳医院行 PD-1 单抗至 12 月，11 月始行干扰素治疗，于 2021 年 2 月行预处理化疗（具体不详）后于 2021 年 3 月 2 日~3 日回输 CD4 CAR-T 细胞治疗，后出现 3 级 CRS，行血浆置换治疗。2021 年 4 月复查达 CR。于 2021 年 7 月再发皮疹，复查复发，给予

西达苯胺口服治疗,疗效欠佳,11月停用西达苯胺;2021年12月开始干扰素治疗。皮疹未好转,瘙痒明显,2022年4月17日再次就诊某医院,骨髓细胞学示:异常淋巴细胞占6%,可见涂抹细胞。腹壁皮肤病理考虑 Seezary 综合征。考虑淋巴瘤进展。4月21日起给予 AZA0.1g,第1~7天联合西达苯胺 10mg/d,每周5天减轻肿瘤负荷,4月24日行吉西他滨 1 000mg,4月26日使用替雷利珠单抗(PD-1抑制剂)200mg,皮肤瘙痒较前稍缓解。

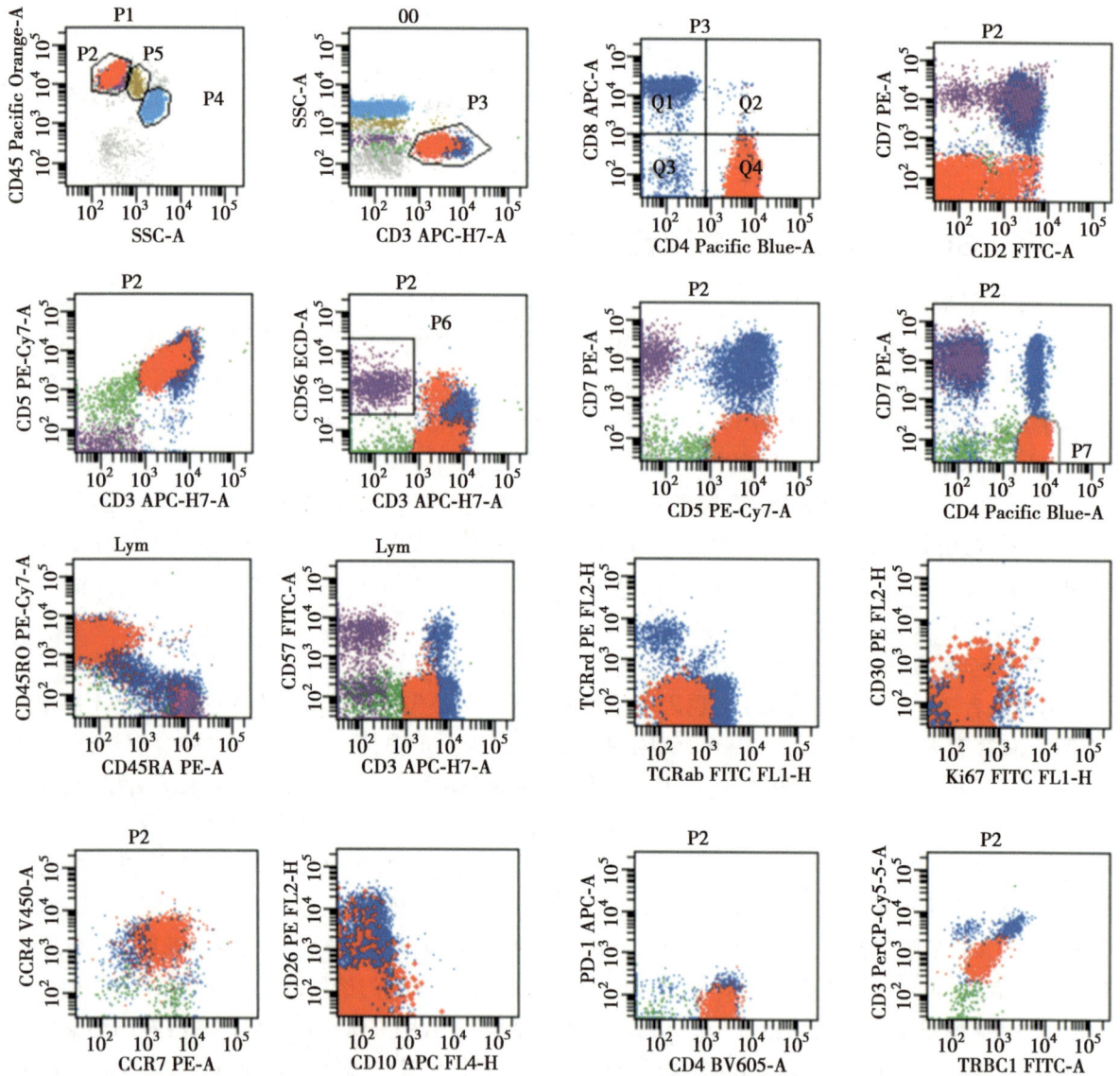

图 6-4-13　Sezary 综合征的患者外周血流式免疫表型分析

流式细胞免疫表型特征:在 CD45/SSC 散点图中,红色细胞群约占全部有核细胞 26.2%,表达 CD3^{dim}、CD4、CD5、CD45RO、TCRαβ、TRBC1^{dim}、cCD3、CD99、CCR4、CCR7,部分表达 CD2,不表达 CD7、CD8、CD45RA、CD57、CD16、CD56、CD103、CD25、CD26、CD28、CD30、CD10、PD-1、CD19、CD20、TCRγδ、Ki-67,考虑为异常表型成熟 T 淋巴细胞可能性大

(三)临床问题及诊断思路

🧠 临床问题

根据病史、临床表现和流式表型、病检结果,该患者最可能的诊断是什么?

患者有全身多发皮疹及皮疹行组织病检加免疫组化检查提示蕈样肉芽肿的病史及临床表现,流式淋巴细胞亚群:CD4$^+$/CD8$^+$比值:11月4日,外周血流式免疫分型提示淋巴细胞约占有核细胞的81%,其中CD7$^-$CD26$^-$CD4$^+$CD5$^+$CD2$^-$CD3^{dim+}TCRaβ$^+$异常T淋巴细胞约占淋巴细胞比例11.5%,抗原受体基因重排检测到TCRBA、TCRBC、TCRGA单克隆性重排基因片段,骨髓片见Sezary细胞,血涂片中Sezary细胞占34%,患者最可能的诊断是Sezary综合征。

病例的诊断思路和诊疗过程中相关的实验室检查:

最初患者出现局部皮疹,后来皮疹逐步增多,此过程中需要与反应性皮炎相鉴别;皮肤组织病理进一步检查提示蕈样肉芽肿,排除了湿疹反应性皮炎等诊断。进一步入院完善血液学相关检查,淋巴细胞亚群:CD4$^+$/CD8$^+$比值:11月4日,抗原受体基因重排(外周血＋骨髓):检测到TCRBA、TCRBC、TCRGA单克隆性重排基因片段,骨髓片见Sezary细胞,血涂片中Sezary细胞占34%,及外周血流式免疫分型提示淋巴细胞约占有核细胞的81%,其中CD7$^-$CD26$^-$CD4$^+$CD5$^+$CD2$^-$CD3^{dim+}TCRaβ$^+$异常T淋巴细胞,达到了Sezary综合征诊断标准,即可确定诊断。

SS虽然与蕈样真菌病密切相关,但却是一个独立的类型,WHO第5版(2022年)造血淋巴肿瘤分类中强调其临床表现的原发部位以及在成熟T细胞白血病中鉴别诊断的重要性,属于成熟T细胞和NK细胞白血病类别。在所有SS患者中,T淋巴细胞亚群比例均明显升高,且CD4$^+$/CD8$^+$比值均>10;所有患者均检测到克隆性表达TCR-vβ的细胞亚群;同时所有患者CD4$^+$CD7$^-$细胞比例均>40%,CD4$^+$CD26$^-$细胞比例均>30%,符合SS诊断标准。2017年欧洲癌症治疗研究组织(EORTC)皮肤淋巴瘤工作组委员会对于流式的共同意见是用流式检测外周血中异常T淋巴细胞的绝对计数更实用客观,外周血中CD4$^+$CD7$^-$或CD4$^+$CD26$^-$淋巴细胞绝对计数<250/μl为B0期,(250~1 000)/μl为B1期,>1 000/μl为B2期,外加T细胞克隆。因此外周血FCM检测对红皮病患者的病因诊断具有重要的辅助作用,尤其是对SS患者的明确诊断和疾病分期具有重要意义。对于不同炎症性皮肤病的鉴别,FCM可能有一定帮助,外周血流式免疫表型分析见图6-4-13。

🔍 **鉴别诊断**

SS与成人T细胞白血病/淋巴瘤(ATLL)具有重叠的形态和免疫表型特征。ATLL发生在较年轻的年龄组,并与HTLV-I有关。少数T-PLL病例的肿瘤细胞可能为Sezary细胞样。T-PLL细胞通常为CD7$^+$细胞。在外周血和组织中Sezary细胞有时候类似单核细胞。但单核细胞通常表现为较丰富的胞质,核较少卷曲,并表达CD14、CD64等单核细胞相关标志(表6-4-5)。

表6-4-5　T淋巴细胞白血病(T-PLL)、成人T细胞白血病/淋巴瘤(ATLL)和
真菌样肉芽肿(MF)/Sezary综合征(SS)的临床病理特征

特征	T-PLL	ATLL	MF/SS
年龄中位数/年	>50	50	55~60
男:女	2	1.5	2
相关	*ATM*	HTLV-1	未知
皮肤受累/%	15	15	100
免疫表型	CD3$^+$,CD4$^+$,CD7$^+$,部分CD4$^+$/CD8$^+$	CD3$^+$,CD4$^+$,CD7$^-$	CD3$^+$,CD4$^+$,CD7$^-$,CD26$^-$
总体预后	侵袭性的	侵袭性的	MF:惰性 SS:侵袭性的

流式细胞术在异常 T 淋巴细胞的表型鉴定,克隆性鉴定及外周血异常细胞的绝对计数中都具有重要意义,能帮助明确疾病的诊断和分期。

对于红皮病患者除详细询问病史、仔细查体、多部位组织病理检查外,建议进行外周血 FCM 检查,尤其是对 TCR-vβ 的克隆性检测、淋巴细胞亚群分析及全 T 细胞免疫表型检测,以早期识别并积极干预由淋巴瘤引起的红皮病患者。

十二、外周 T 细胞淋巴瘤,非特殊类型的流式细胞术检测

(一)疾病概述

外周 T 细胞淋巴瘤是比较少见的淋巴瘤,属于成熟 T 淋巴细胞或 NK/T 淋巴细胞的恶性增殖性疾病。非特指型外周 T 细胞淋巴瘤(peripheral T-cell lymphoma, not otherwise specified, PTCL-NOS)是指排除其他已知的 PTCL 独立病种后诊断的一类疾病,是西方国家最常见的 PTCL 亚型。在中国,其发病率仅次于结外鼻型 NK/T 细胞淋巴瘤,约占 PTCL 的 15%。西方国家 PTCL-NOS 发病率高于中国,发病年龄段偏高,但年龄比例差别不大,男性高于女性。临床表现一般以淋巴结肿大为首发表现,发现时一般已处于Ⅲ、Ⅳ期,肝脏、骨髓、胃肠道和皮肤等结外器官经常受累,腋窝腹股沟淋巴结也常有侵犯。同时伴有发热、乏力、盗汗、消瘦等症状。PTCL-NOS 无独特的临床表现、细胞形态、免疫表型及遗传学特征,因而它是 T 细胞淋巴瘤中的排除性的诊断。PTCL-NOS 的临床病程呈侵袭性,常规治疗疗效不佳,易复发,生存差。

(二)经典病例

68 岁男性患者,主诉:确诊外周 T 细胞淋巴瘤 3 个月余。患者 3 个月余前自述"受凉"后出现全身肌肉及关节酸胀,无发热、咳嗽,无胸闷气促,无腹痛、腹泻。后肌肉及关节酸胀逐渐缓解,患者渐感乏力,伴盗汗、低热,以夜间为主,伴体重减轻。患者于 2021 年 1 月 15 日因"胸闷气促"至当地医院就诊,肠镜示回盲瓣隆起性质待定;2021 年 1 月 28 日 PET/CT 全身显像(融合 + 衰减校正);检查诊断:①双侧扁桃体区代谢增高;肠管散在局灶性代谢增高;左侧腮腺深部、双侧颈部、双侧锁骨上区、肝门区、肠系膜、腹膜后及双侧髂外多发淋巴结肿大,代谢增高;多发骨髓不均匀代谢增高;以上考虑淋巴瘤浸润可能性大。双侧腋窝区、纵隔及双肺门、双侧腹股沟区淋巴结增多,部分代谢轻度增高,建议定期复查。②脾大,代谢无增高。骨髓细胞学:考虑淋巴瘤骨髓浸润可能;骨髓流式:约 12.5% 细胞(占全部有核细胞)为异常表型成熟 T 淋巴细胞,不表达 CD10、CD30、CD57、PD-1、CXCR5,考虑为 T 细胞淋巴瘤可能性大。流式结果分析见图 6-4-14。骨髓高通量测序:检出 DNMT3A 错义突变、JAK2 错义突变、DDX3X 移码缺失、TET2 错义突变、TET2 移码缺失、ARID1A 无义突变。回盲部肠镜病理组织活检提示:(回盲部)外周 T 细胞淋巴瘤,非特指。免疫组化,肿瘤细胞 CD2(+)CD3(+)CD4(+)CD43(+)CD5(部分 +)CD7(部分 +)TIA-A(散在 +)PD-1(散在 +)MUM-1(+)GATA3(+)CD25(散在 +)CD56(+/-)CD8(-)GrB(-)CD30(VENTANA)(-,阳性对照 +),CD19(-),PCK(-),Ki-67 LI 约 90%。

(三)临床问题及诊断思路

🤔 临床问题

根据病史、临床表现和流式表型、病检结果,该患者最可能的诊断是什么?

患者全身多发淋巴结肿大,骨髓细胞学考虑淋巴瘤骨髓浸润,骨髓流式细胞学检测要异常表型成熟 T 淋巴细胞,回盲部肠镜病理组织活检提示外周 T 细胞淋巴瘤,该患者最可能的诊断是外周 T 细胞淋巴瘤。

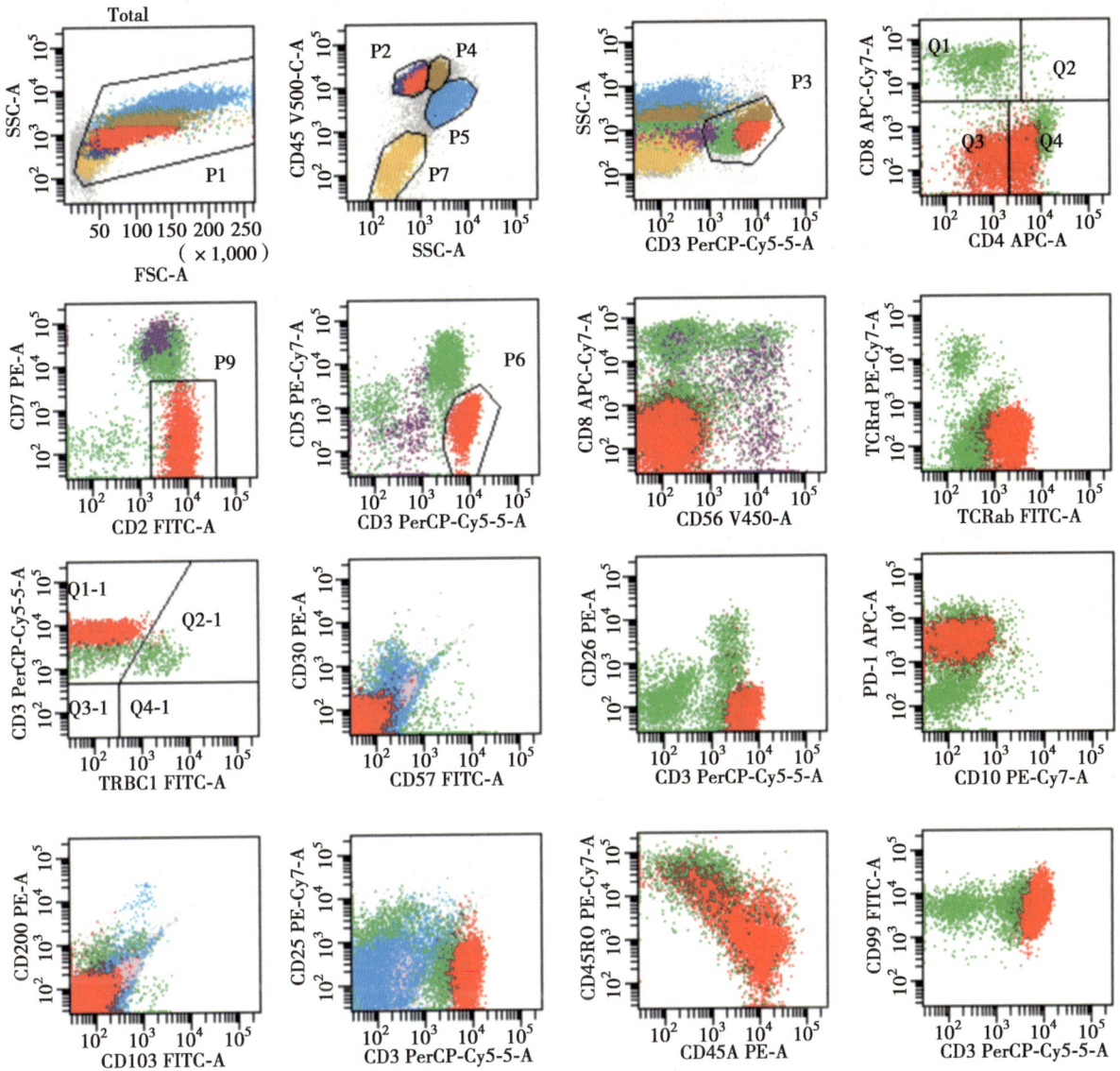

图 6-4-14　外周 T 细胞淋巴瘤的患者骨髓流式免疫表型分析

流式细胞免疫表型特征：在 CD45/SSC 散点图中，红色细胞群约占全部有核细胞 12.5% 细胞（占全部有核细胞）表达 CD3^{bri}、CD2^{bri}、CD5^{dim}、TCRαβ、CD45RA、CD99、CD25^{dim}、cCD3、PD-1^{dim}，部分表达 CD4、cKi-67（阳性率 47.3%），不表达 CD8、CD7、CD56、TCRγδ、CD26、CD45RO、CD57、CD30、CD103、CD200、CD10、TRBC1，表型不正常，考虑为异常表型成熟 T 淋巴细胞，可疑 T 细胞淋巴瘤

相关的实验室检查：

患者感全身肌肉及关节酸胀，乏力，伴盗汗、低热，以夜间为主，伴体重减轻，影像学提示全身多发淋巴结肿大，提示存在淋巴瘤的可能性。后查骨髓细胞学考虑淋巴瘤骨髓浸润，骨髓流式免疫分型进一步鉴定异常淋巴细胞为成熟阶段 T 淋巴细胞，最终病理组织确诊外周 T 细胞淋巴瘤，非特指型。

在 WHO 第 5 版（2022 年）造血淋巴肿瘤分类中，外周 T 细胞淋巴瘤非特指型（PTCL-NOS）仍然是一种异质性类别，是一种排除性诊断，特别是要排除结节型滤泡 T 辅助细胞淋巴瘤等。在 WHO 新分类中，PTCL-U 在形态学上还有两个变异型，而不作为独立类型。淋巴上皮样细胞淋巴瘤

（lymphoepithelioidlymphoma），又称 Lennert's 淋巴瘤。瘤细胞弥散分布或滤泡间浸润，以小淋巴细胞为主，核轻度不规则。有很多上皮样组织细胞呈灶状分布。可见透明细胞，R-S 样细胞、嗜酸性粒细胞和浆细胞常见，内皮细胞肥大的小血管不多。T 区变异型淋巴瘤。能见残留滤泡，肿瘤细胞以滤泡间浸润为特征，以小或中等大小细胞为主，核无明显多形性，透明细胞和 R-S 样细胞最常见。内皮细胞肥大的小血管增多，反应性细胞多，包括嗜酸性粒细胞、浆细胞和上皮样组织细胞。根据基因表达谱（GEP），两个分子亚组（PTCL-TBX21 和 PTCL-GATA3）已鉴定出来，分别类似 T 辅助性 1 型（Th1）和 Th2 细胞。虽然 PTCL-GATA3 具有统一的分子遗传学，但 PTCL-TBX21 是异质性的，可能包括一个具有细胞毒基因表达程序和侵袭性表现的亚型。然而，目前关于 PTCL-NOS 这些可能的生物学变异的表观遗传、临床病理背景和预后影响的认知被认为不足以证明其作为"亚型"的正式地位。流式细胞术在淋巴瘤细胞的表型鉴定中能起到重要辅助作用，能帮助鉴别排除其他类型的外周 T 细胞淋巴瘤，并进行微小残留病变监测（图 6-4-15）。

🧠 鉴别诊断

鉴别诊断包括各种反应性淋巴结病、ALCL、滤泡辅助 T 细胞淋巴瘤和霍奇金淋巴瘤等。淋巴上皮样细胞（Lennert）变异型中出现上皮样组织细胞簇可类似弓形虫病、结节病或其他类型的肉芽肿性淋巴结炎。滤泡型可能类似滤泡性淋巴瘤或以结节淋巴细胞为主的霍奇金淋巴瘤。肿瘤性 T 淋巴细胞缺乏滤泡辅助 T 细胞免疫表型（CD10、BCL-6、PD1、CXCL13、CD200、CXCR5），这点可与滤泡辅助 T 细胞淋巴瘤相鉴别；当病变累及鼻腔、鼻咽，应与结外 T/NK 淋巴瘤鉴别，进一步检查 CD56、EBV、TIA-1 或颗粒酶 B，如阳性支持 T/NK 淋巴瘤的诊断。病变累及皮肤应与蕈样真菌病（mycosis fungoides，MF）及间变大细胞淋巴瘤（anaplastic large cell lymphoma，ALCL）鉴别，典型的皮肤损害、脑回状细胞及 Pautrier 微脓肿，T 细胞除表达 CD3、CD45RO 外，还表达 CD4 及不表达 CD7、CD26，支持 MF 的诊断。临床上皮肤损害较为局限、CD30 及 ALK 阳性支持 ALCL 的诊断。患者年轻，纵隔肿大为主要表现，应与前体 T 母细胞淋巴瘤 / 白血病（precursor T lymphoblastic lymphoma/leukemia，T-LBL/ALL）鉴别，该病常有骨髓侵犯，瘤细胞表达 TdT、CD34、CD1a，CD99 强阳性是主要标志。

流式细胞术可以用于该疾病哪些诊疗环节？

流式细胞术在异常 T 淋巴细胞的表型鉴定，克隆性鉴定及微小残留病变中都具有重要意义，能帮助明确疾病的诊断和鉴别诊断，监测治疗效果（图 6-4-15）。

疾病诊断思路及小结：

PTCL-NOS 无独特的临床表现、细胞形态、免疫表型及遗传学特征，因而它是 T 细胞淋巴瘤中的排除性的诊断。约半数患者有全身症状，包括发热、盗汗、消瘦及皮肤瘙痒。可累及淋巴结、结外脏器或组织。累及淋巴结时，临床表现为淋巴结进行性增大，可有疼痛，可单个或融合成块，在胸腔、腹腔深部的肿大淋巴结，压迫邻近器官引起咳嗽、胸闷及气促。多数患者淋巴结外部位侵犯更常见，包括鼻腔、鼻咽、口咽、鼻窦、扁桃体、皮肤和皮下软组织、肝、脾、骨髓、胃肠道、肺、甲状腺等。它的形态学主要表现为：淋巴结结构破坏，瘤细胞弥散分布，瘤细胞形态多样，可为小、中等或大细胞，多为混合存在。T 细胞相关抗原（CD3、CD2、CD5、CD43、CD45RO）阳性，B 细胞相关抗原（CD20、CD19、CD79a）阴性，CD99 与正常 T 淋巴细胞相似，不表达 CD16、CD56、CD10、CD25、CD26、CD57、PD-1、CD200 等，排除其他特殊类型的外周 T 细胞淋巴瘤，可诊断。

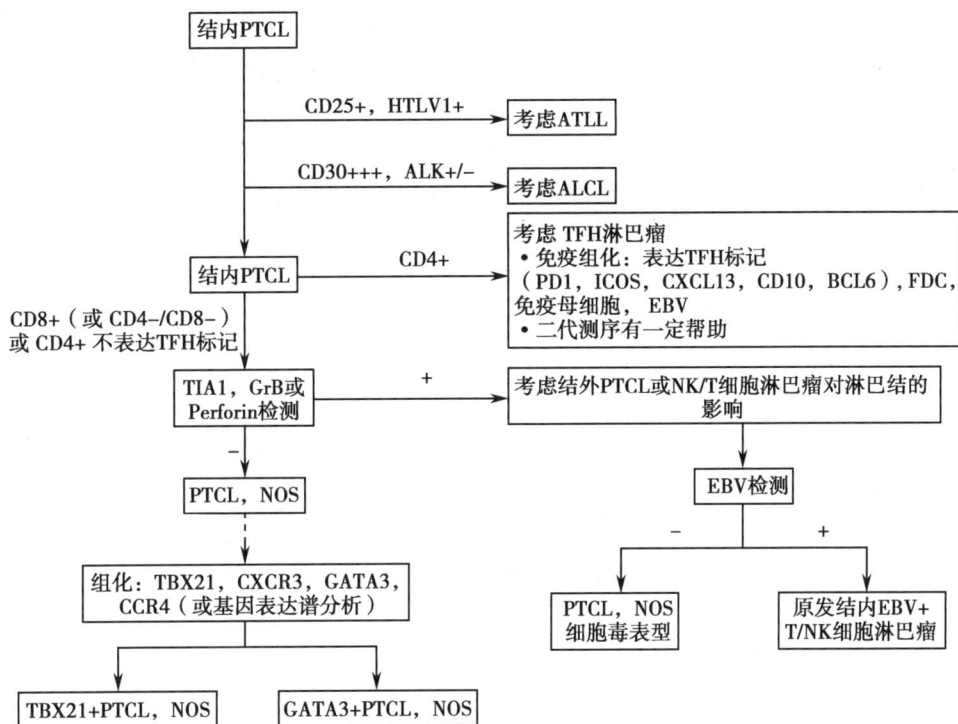

图 6-4-15　外周 T 细胞淋巴瘤的疾病诊断思路

十三、淋巴结 T 滤泡辅助（TFH）细胞淋巴瘤，血管免疫母细胞型

（一）疾病概述

血管免疫母细胞 T 细胞淋巴瘤（AITL）是成熟 T 细胞肿瘤的一个亚型，起源于生发中心的滤泡辅助 T 细胞（TFH）。TFH 细胞是位于生发中心的一种特殊的 CD4+T 细胞亚群。这些细胞在 B 细胞的选择和建立对外来抗原的强大免疫反应中起着重要作用。AITL 确切病因或危险因素目前尚不清楚，对比其他外周 T 细胞淋巴瘤，既往研究发现 EB 病毒（EBV）阳性 B 细胞存在于 97% 的 AITL 肿瘤中。

AITL 以全身性淋巴结病、肝脾肿大、贫血和高丙种球蛋白血症为特征。它约占所有非霍奇金淋巴瘤的 2%。发病高峰在 60 岁至 70 岁之间，无明显的性别倾向。临床表现为以免疫失调和免疫缺陷为特征的临床综合征，首发症状表现为全身淋巴结肿大，伴随出现 B 症状（如发热、盗汗、体质量明显降低）、肝脾大，常可见骨髓浸润。部分患者可出现皮疹、胸腔和腹腔积液、关节痛、关节炎等。患者也常因免疫失调合并感染。已观察到与 AITL 相关的各种自身免疫性疾病，如自身免疫性溶血性贫血、多发性关节炎、类风湿性关节炎、自身免疫性甲状腺炎和血管炎。AITL 临床表现多样，不易确诊，超过 80% 的患者诊断即晚期，且疾病进展快，预后较差，5 年总生存（OS）率仅 32%~41%，5 年无进展生存（PFS）率 18%~38%，5 年无事件生存（EFS）率仅 18%。

（二）经典病例

61 岁女性患者，因"发现颈部淋巴结肿大 1 个月余，咳嗽、胸闷气喘 5 天"入院，查体合作双上肢可见散在陈旧性红疹。双侧颈部及锁骨上淋巴结可触及肿大，质地中，边界欠清，伴局部压痛，腹膨隆，脾肋下可触及两横指，双下肢重度凹陷性水肿。入院后完善相关检查，2021 年 5 月 13 日自身免疫性肝炎组合（AIH）抗核抗体核颗粒型 1∶100，抗核抗体胞质颗粒型 1∶100。2021/05/13 免疫检查（IgG.IgA.IgM.C3.C4）免疫球蛋白 G 24.0g/L，免疫球蛋白 M 7.72g/L，补体 C3 0.33g/L，补体 C4 0.06g/L。病理会诊示淋巴结血管免疫母细胞性 T 细胞淋巴瘤。（肿瘤组织内含较多 EB 病毒阳性的淋巴细胞，考虑为活化 B 细胞阳性,提示合并 EB 病毒阳性的 B 淋巴细胞增生性病变。原单位免疫组化:肿瘤细胞 CD3、CD5、CD10、PD1 和 Bcl6(+),CD21(FDC 网略不规则增生),CD20⁻,Ki-67 LI 约 70%。2021 年 5 月 13 日彩超常规检查,检查诊断:①双侧胸腔积液;②腹腔积液。2021 年 5 月 13 日,CT-胸部及心脏平扫,检查诊断:双侧胸腔积液伴双肺膨胀不全;双侧颈部、锁骨下、腋窝及纵隔、心膈角、腹膜后淋巴结增多增大;心包少许积液。骨髓涂片细胞学提示增生低下,外周血涂片可见异型淋巴细胞。2021 年 5 月 15 日 PET/CT 全身显像(融合 + 衰减校正)。

检查诊断:①全身多处淋巴结增多增大(双侧颈部、双侧腋窝、纵隔、腹腔及腹膜后、盆腔及双侧腹股沟),代谢增高;脾脏代谢增高。上述考虑淋巴瘤浸润性病变可能。盆腹腔积液。②双侧胸腔积液。③脾脏多发低密度影,代谢未见明显异常,请结合临床。④全身骨(髓)代谢增高,请结合临床。骨髓流式初步报告提示可见约 0.5%T 细胞(约占全部有核细胞)考虑为异常表型成熟 T 淋巴细胞可能性大,部分表达 CD10,免疫表型符合血管免疫母细胞性 T 细胞淋巴瘤;骨髓受体基因重排检测到 IGHD、TCRBA 克隆性重排基因片段,二代测序检测到 *RHOA* 基因突变(G17V)、*IDH2* 基因突变(R172T)、*TET2* 基因突变(S1087Ffs*17)、*CTNNB1* 基因突变(S45F)、*CD28* 基因突变(F51V)。结合病史及相关检查结果,考虑血管免疫母细胞淋巴瘤ⅣB 期。

(三) 临床问题及诊断思路

临床问题

根据病史、临床表现和流式表型、病检结果,该患者最可能的诊断是什么?

61 岁女性患者,存在皮疹及全身多发淋巴结肿大及胸腔积液的临床表现,流式检测到异常成熟 T 淋巴细胞,受体基因重排检测到 IGHD、TCRBA 克隆性重排基因片段,最可能的诊断可能是外周成熟 T 细胞淋巴瘤。

诊断思路

患者,存在皮疹及全身多发淋巴结肿大及胸腔积液的临床表现,高度怀疑淋巴瘤,查骨髓流式细胞学可见约 0.5%T 细胞(约占全部有核细胞)考虑为异常表型成熟 T 淋巴细胞可能性大,部分表达 CD10;骨髓受体基因重排检测到 IGHD、TCRBA 克隆性重排基因片段,二代测序检测到 *RHOA* 基因突变(G17V)、*IDH2* 基因突变(R172T)、*TET2* 基因突变(S1087Ffs*17)、*CTNNB1* 基因突变(S45F)、*CD28* 基因突变(F51V),*RHOA^{G17V}* 或 *IDH2^{R172}* 是 TFH 淋巴瘤的分子特征,特别是 AITL 型,均提示可能为滤泡辅助 T 细胞淋巴瘤。病理会诊示淋巴结血管免疫母细胞性 T 细胞淋巴瘤。(肿瘤组织内含较多 EB 病毒阳性的淋巴细胞,考虑为活化 B 细胞阳性,提示合并 EB 病毒阳性的 B 淋巴细胞增生性病变。)原单位免疫组化:肿瘤细胞 CD3、CD5、CD10、PD1 和 Bcl6(+),CD21(FDC 网呈不规则增生),CD20⁻,Ki-67 LI 约 70%,可确立淋巴结 T 滤泡辅助(TFH)细胞淋巴瘤,血管免疫母细胞型的诊断。

2022 年刚出版的 ICC 将滤泡辅助 T 细胞(TFH)起源的系统性淋巴瘤统一为一个病种:TFH 淋巴瘤,该病种具有 3 种亚型:血管免疫母细胞型(AITL)、滤泡型和非特指型。根据定义,该病种仅限于原发性淋巴结或全身性疾病患者,排除原发皮肤 CD4⁺ 中小 T 细胞淋巴增殖性疾病或具有 TFH 表型皮肤淋巴瘤的其他特定亚型。三种 TFH 淋巴瘤亚型的鉴别标准基本不变,主要依靠形态学和免疫结构,特别是肿瘤微环境和滤泡树突细胞(FDC)的分布。流式细胞术可以进行肿瘤细胞的表型鉴定,确定其为滤泡辅助 T 细胞来源,同时可辅助进行鉴别诊断(图 6-4-16)。

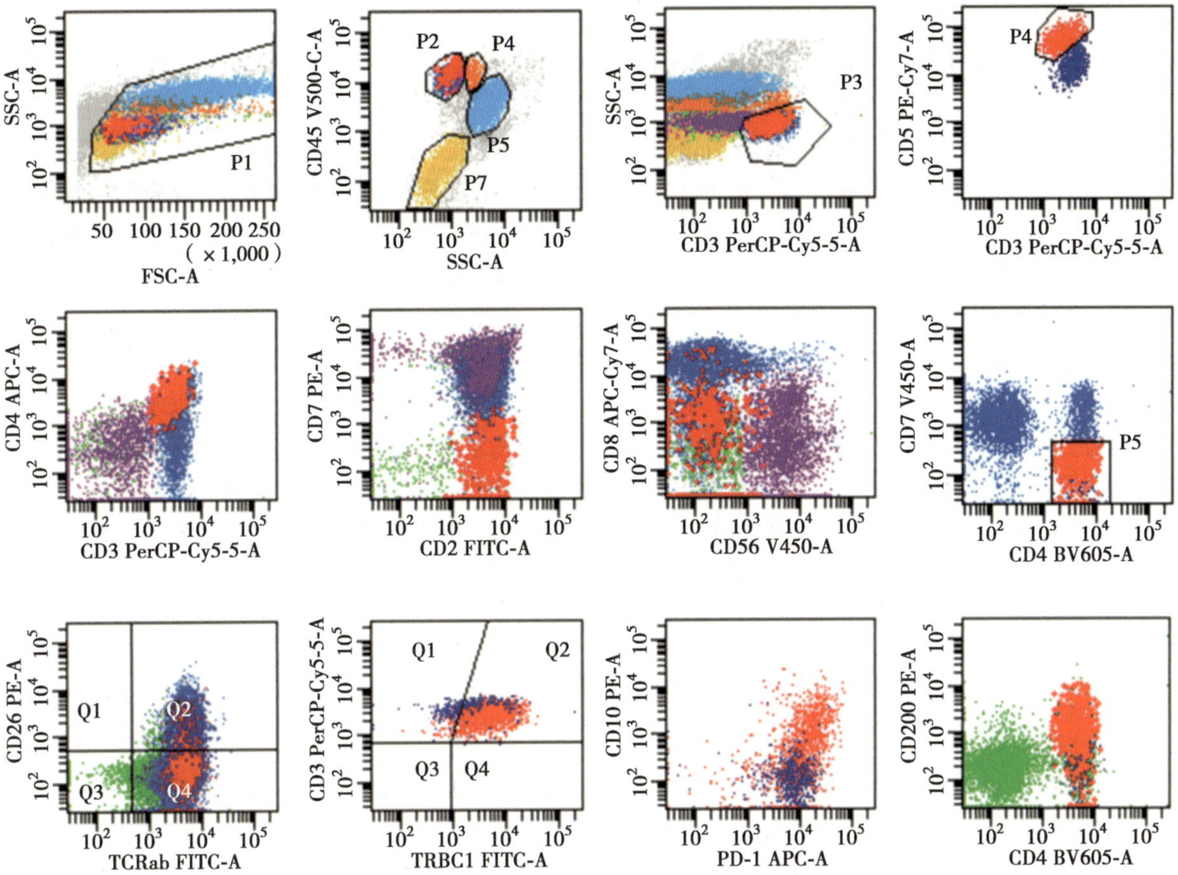

图 6-4-16　淋巴结 T 滤泡辅助（TFH）细胞淋巴瘤患者骨髓流式免疫表型分析

流式细胞免疫表型特征：在 CD45/SSC 散点图中，红色细胞群约占全部有核细胞 0.5% 表达 CD3^{dim}、CD4、CD5^{bri}、CD2、TCRαβ、TCRγδ、TRBC1、CD10、PD-1，部分表达 CD200，不表达 CD8、CD7、CD56、CD26，为异常表型成熟 T 淋巴细胞，可疑 T 细胞淋巴瘤，滤泡辅助 T 细胞表型

鉴别诊断

　　AITL 必须与各种病毒感染和胶原血管病变、外周 T 细胞淋巴瘤，非特指型、富含 T 细胞的大 B 细胞淋巴瘤变异型（TCHRLBCL）、霍奇金淋巴瘤和一些反应性淋巴结增生相鉴别。外周 T 细胞淋巴瘤，非特指型（PTCL-NOS）与 AITL 都表达 T 细胞免疫标记，但 AITL 表现为 CXCL13、PD-1、CD10、Bcl-2、CD200 等高表达，且 AITL 常伴有高内皮小静脉增生；富于 T 细胞的大 B 细胞淋巴瘤主要以 T 细胞增生为主，中间镶嵌着些许异形大细胞，这些大细胞表达 B 细胞标记，形态中心母细胞样及免疫母细胞样，而 AITL 肿瘤细胞表达 T 细胞及 TFH 免疫标记。混合细胞性经典型霍奇金淋巴瘤通常表现为典型的 Reed-Sternberg 细胞或 Reed-Sternberg 细胞变异体，缺乏增生的 FDC 网也可能是一个有帮助的鉴别特征。淋巴结反应性增生其淋巴结结构完整，无分支状高内皮小静脉及滤泡树突细胞增生、透明的肿瘤细胞及 EBV$^+$ 的 B 免疫母细胞、R-S 细胞样 B 细胞，通常缺乏克隆性 TCR 基因重排。

　　流式细胞术可以用于该疾病哪些诊疗环节？

　　AITL 恶性细胞表达泛 T 细胞分化抗原 CD2、CD3 和 CD5，主要的增殖细胞呈 CD4$^+$，有时也呈 CD8$^+$。TFH 是 AITL 的起源细胞，流式细胞学主要可以对肿瘤细胞进行表型鉴定，确定其滤泡辅助 T 细胞表型。在组织学确诊困难情况下，流式细胞术检测外周血循环中 CD3$^-$CD4$^+$T 细胞是 AILT 的典型免疫学特征，可帮助进行疾病诊断和鉴别诊断及疾病分期，监测评估治疗效果。

疾病诊断思路及小结：

首先，结合患者的病史和临床表现，该病的临床特征是全身性淋巴结病（Ⅲ或Ⅳ期疾病）、肝脾肿大、皮疹、B症状、多克隆性高丙种球蛋白血症和自身免疫性溶血性贫血；其次AITL具有独特的临床病理特征：恶性TFH细胞占比少，背景细胞复杂，混杂大量免疫细胞、B细胞、浆细胞、组织细胞和上皮细胞等，干扰对肿瘤细胞的识别；约80%的AITL淋巴结结构完全破坏；高内皮微静脉组成的树枝状血管增生明显；透明细胞积聚是AITL的典型形态学特征；90%以上患者可见滤泡树突状细胞增生；偶可见Reed-Sternberg细胞样大细胞，表达B细胞表型，呈EBV阳性；TFH是AITL的起源细胞，其相关免疫表型为程序性死亡受体1（PD-1）、CD10、BCL-6、CXC趋化因子配体13（C-X-C motif chemokine ligand 13，CXCL13）、可诱导共刺激因子（inducible co-stimulator，ICOS）、淋巴细胞活化分子（signaling lymphocyte activation molecule，SLAM）相关蛋白（associated protein，SAP）和CXCR5。AITL典型染色体异常是3、5、11q13、18、19、22q和X染色体的增益和扩增以及13q的丢失；基因检测可检测到T细胞受体（TCR）基因克隆性重排和EBER阳性；AITL存在部分基因的高频突变，包括TET2、IDH2、DNMT3A突变，TCR信号转导途径（FYN和CD28等）和Ras同源基因家族成员A（RHOA）的突变，$RHOA^{G17V}$或$IDH2^{R172}$是TFH淋巴瘤AITL型的分子特征。该患者具有TFH淋巴瘤AITL型典型的临床表现，流式免疫表型、受体基因重排和基因突变。

十四、间变大细胞淋巴瘤的流式细胞术检测

（一）疾病概述

间变性大细胞淋巴瘤（anaplastic large cell lymphomas，ALCL）是一组T细胞恶性肿瘤，由大的侵袭性较强的间变性$CD30^+$细胞组成，胞核多形，常呈马蹄形，胞质丰富。肿瘤细胞有在淋巴结窦内聚集生长的趋势，类似于转移性肿瘤。约占成人非霍奇金淋巴瘤的3%和儿童淋巴瘤的10%~20%，以男性多见。ALCL中最常见的染色体异常是t(2；5)(p23；q35)，即2号染色体上的间变性淋巴瘤激酶（anaplastic lymphoma kinase，ALK）基因和5号染色体上的核仁磷酸蛋白（nucleophosmin，NPM）基因易位产生了融合基因NPM-ALK。根据ALK蛋白的表达状态，可将ALCL分为ALK阳性（ALK^+ALCL）和ALK阴性（ALK^-ALCL）以及乳房假体相关间变性大细胞淋巴瘤。ALK^+ALCL多见于儿童或年轻人，中位年龄为30岁。ALK^-ALCL多见于中老年人，中位年龄为55岁。ALCL患者就诊时多为晚期（Ⅲ~Ⅴ期，约65%），多伴有B症状。结外受累部位多为皮肤、软组织、骨、肺、肝、骨髓，中枢神经系统受累罕见。本章节讨论间变性大细胞淋巴瘤，ALK阳性亚型。

（二）经典病例

患儿，男，9岁，因"腹痛10天，发现颈部及腹部肿块3天"入院。入院查体：右侧锁骨上可触及约2.5cm×2cm大小肿物，质硬，触痛，不易推动。左侧锁骨上未触及明显肿物，肝脾肋下未及。脐右旁可触及黄豆大小肿物，质硬，触痛，不易推动。脐中线下约2cm可触及黄豆大小肿物，质硬，不易推动。左侧腹股沟区可触及约1cm×2cm大小肿物。入院完善相关检查：2021年1月6日，白细胞计数$12.16×10^9$/L，中性粒细胞（%）69.0%，中性粒细胞（#）$8.38×10^9$/L，淋巴细胞（%）19.7%，红细胞计数$4.79×10^{12}$/L，血红蛋白123.0g/L，血小板计数$309.0×10^9$/L；肝胆胰脾彩超示：肝脏切面形态正常，实质光点分布尚均匀，肝内未见局限性异常回声。脾厚3.2cm，内未见异常回声。腹部肿块彩超示：①上腹部壁腹膜实质性病灶；②腹腔多发实质性病灶；③腹壁多发低回声病灶。PET/CT局部显像（融合+衰减校正）：双侧颈部、双侧锁骨上、下区、前中纵隔，左侧内乳区、双侧腋窝、心膈角、左侧膈肌脚、腹盆腔多发肿大淋巴结，代谢增高；双侧胸膜多发结节，代谢增高，伴左侧胸腔积液；左侧髂肌肿大，代谢增高；伴左侧髂骨骨皮质破坏，左侧肩胛骨代谢增高；右侧枕后、颈背部、左侧腰后方、腹壁皮下多发结节，代谢增高；双侧多处肋间隙、左侧侧冈下肌、左侧臀大肌、右大腿下段缝匠肌代谢增高；结合病史考虑为淋巴瘤浸润灶。T-SPOT结果判断无反应性。淋巴结活检流式提示：约60.5%细

胞(占全部有核细胞)表达 CD45^{bri}、CD4、CD56、CD30、CD25、CD3、CD13、HLA-DR,考虑为异常表型成熟 T 淋巴细胞可能性大,由于强表达 CD30,可疑为间变 T 细胞淋巴瘤。融合基因示:NPM-ALK 融合基因阳性,骨髓融合基因定量:5.55%;血融合基因定量:0.78%,未检测到 Ig/TCR 重排。淋巴结活检:(颈部淋巴结)间变性大细胞瘤,ALK 阳性。免疫组化:CD30(VENTANA)(约 100% 强 +,阳性对照 +)、ALK-1A4(+)、GrB(+)、CD4(+)、CD43(+)、CD2(少许 +)、CD3(少许 +)、CD7(部分 +)、EMA(+)、MUM1(+)、CD99(+)、BCL-2(少许 +)、BCL-6(约 30% 弱 +)、C-MYC(约 60% 中等 +)、Ki-67(LI 约 80%)、CD5(-)、CD20(-,阳性对照 +)、CD19(-)、PAX-5(-)、CD10(-)、CD138(-)、TdT(-,阳性对照 +)、CD34(-);分子检测:EBER CISH(-,阳性对照 +)。

(三)临床问题及诊断思路

临床问题

根据病史、临床表现和流式表型、病检结果,该患者最可能的诊断是什么?

根据患者全身淋巴结肿大,代谢增高,腹部占位,颈部淋巴结组织穿刺物流式检测到 CD30 强阳性的异常表型成熟 T 淋巴细胞,组织病理进一步证实,该患者最可能的诊断是间变性大细胞瘤,ALK 阳性。

诊断思路

患者为 9 岁儿童,有全身多发淋巴结肿大,代谢增高,腹部占位的临床表现,需要考虑的疾病主要有淋巴瘤和实体瘤。淋巴结组织穿刺流式检测到约 60.5% 细胞(占全部有核细胞)表达 CD45^{bri}、CD4、CD56、CD30、CD25、CD3、CD13、HLA-DR,考虑为异常表型成熟 T 淋巴细胞可能性大,由于强表达 CD30、CD25,可疑为间变 T 细胞淋巴瘤,后检测到 NPM-ALK 融合基因,基本可确定间变大细胞淋巴瘤,ALK 阳性的诊断,组织病理亦支持该诊断。

2022 年最新国际共识分类(ICC)将间变性大细胞淋巴瘤分成四类:ALK+ALCL、ALK-ALCL、原发皮肤 ALCL 和乳房移植相关 ALCL(升级为了明确病种),其中 ALK-ALCL 又分为预后较好 DUSP22-R 遗传亚型和预后较差的 TP63-R 遗传亚型。流式细胞术可对异常肿瘤性淋巴细胞进行表型鉴定,检测出表达 CD30 的异常表型 T 淋巴细胞,存在抗原表达异常,从而进行疾病诊断和鉴别诊断,并在治疗过程中进行微小残留病变监测评估治疗效果。

鉴别诊断

所有大细胞 CD30$^+$ 肿瘤都应列入鉴别诊断(表 6-4-6)。

表 6-4-6　间变性大细胞淋巴瘤的鉴别诊断

疾病类型	形态特征	免疫表型	分子/遗传学
ALCL,ALK$^+$	马蹄形,聚集性生长	CD30$^+$,ALK$^+$,EMA$^+$,CD43$^+$,Pan-T$^\pm$ TIA1$^\pm$,granzyme B$^\pm$	TCR 重排,ALK 基因重排
ALCL,ALK$^-$	马蹄形,聚集性生长	CD30$^+$,ALK$^-$,EMA$^\pm$,CD43$^+$,Pan-T$^\pm$, TIA1$^\pm$,granzyme B$^\pm$	TCR 重排,无 ALK 易位
DLBCL,ALK$^+$	马蹄形,聚集性生长	CD30$^-$,CD138$^+$,ALK$^+$,EMA$^+$,cIgA$^+$, CD20$^-$,CD79a$^-$,CD3$^-$	IGH 重排,t(2;17)(p23;q23)
DLBCL,间变型	间变性大细胞	CD20$^+$,CD79a$^+$,CD30$^\pm$,EMA$^\pm$,ALK$^-$	IgH 重排,无 ALK 易位
PTCL、NOS,以大细胞为主	多形性细胞	Pan-T$^+$,CD30$^\pm$,EMA$^\pm$,ALK$^-$,BCL-2$^+$, TIA-1$^\pm$	TCR 重排,无 ALK 易位

疾病类型	形态特征	免疫表型	分子/遗传学
霍奇金淋巴瘤	Reed-Sternberg 细胞	CD15$^+$,CD30$^+$,CD45$^-$,ALK$^-$,CD20$^\pm$, EBV$^\pm$	无特殊的
转移癌	不典型的成团细胞, 通常呈聚集性生长	Cytokeratine$^+$,CD45$^-$,CD30$^\pm$	没有 TCR 或 IGH 重排

DLBCL,弥漫性大 B 细胞淋巴瘤;PTCL,NOS,外周 T 细胞淋巴瘤,非特指型

流式细胞术主要用于肿瘤性淋巴细胞的表型鉴定,详见图 6-4-17。

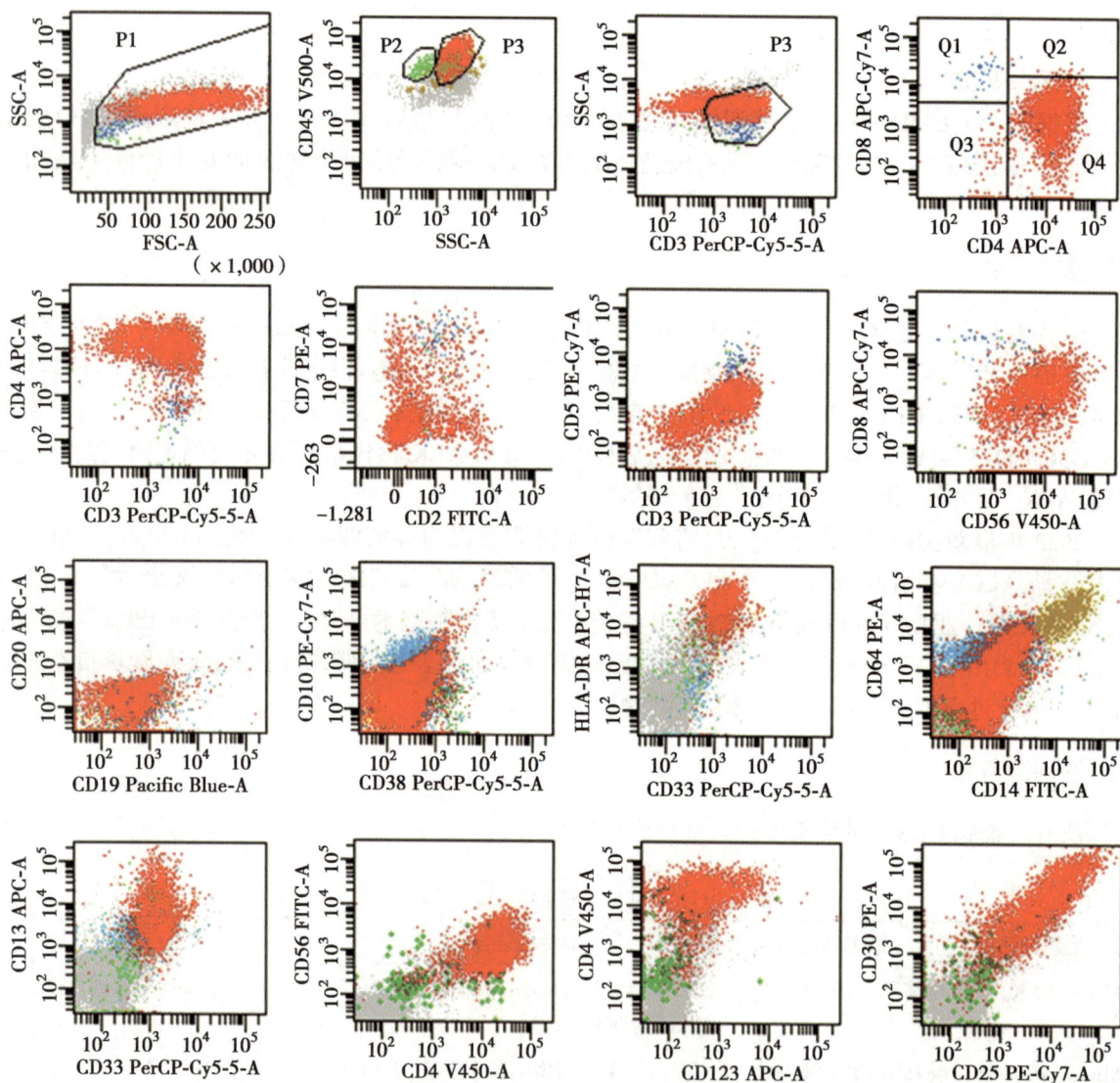

图 6-4-17　间变性大细胞淋巴瘤的患者淋巴结穿刺流式免疫表型分析

流式细胞免疫表型特征:在 CD45/SSC 散点图中,红色细胞群约占全部有核细胞 60.5%,表达 CD45^{bri}、CD4、CD56、CD30^{bri}、CD25^{bri}、CD3、CD13、CD33、HLA-DR,不表达 CD8、CD5、CD7、CD2、CD19、CD20、CD10、CD38、Kappa、Lambda、CD64、CD15、CD117、CD34、CD123,细胞大,SSC 大,考虑为异常成熟 T 淋巴细胞可能性大。由于表达 CD25,强表达 CD30,可疑为间变 T 细胞淋巴瘤

疾病诊断思路及小结：

9岁儿童患者，全身多发淋巴结肿大及腹部占位，需要考虑造血系统肿瘤和实体瘤。颈部淋巴结组织穿刺，初筛异常细胞强表达CD45，可排除实体瘤；表达CD4、CD56，部分表达CD3、CD7、CD2，细胞大，CD45/SSC图上异常细胞位于单核细胞区域，这时候需要考虑的可能性有几种：异常单核细胞，DC细胞肿瘤和CD4阳性的T细胞淋巴瘤。进一步加做完善单核髓系标记，表达CD13、HLA-DR，不表达CD64、CD14、CD33，不支持单核细胞；加做CD123阴性，可排除pDC，加做CD30、CD25强阳性，可疑为间变T细胞淋巴瘤。后加做融合基因进一步证实存在NPM-ALK融合基因，病理免疫组化确认间变性大细胞瘤，ALK阳性的诊断。

（池沛冬　毛　霞）

第五节　浆细胞肿瘤的免疫分型

一、浆细胞肿瘤的概述及流式免疫分型应用

（一）浆细胞肿瘤的概述及分类

浆细胞是B细胞系中终末分化、不分裂的效应细胞。B祖细胞在骨髓中经历最初的非抗原依赖发育过程，获得产生完整的IgM免疫球蛋白；然后转移到脾脏。继发抗原依赖发育阶段通常由于抗原暴露引发，从而导致记忆B细胞和长寿浆细胞的形成。浆细胞是体液免疫的主要媒介，分泌由两条相同的轻链和两条重链组成的完整的免疫球蛋白。重链主要有五类，分别是μ、δ、γ、α、ε，对应于免疫球蛋白的主要类别IgM、IgD、IgG、IgA和IgE。在每个免疫球蛋白分子中，重链结合轻链Kappa或轻链Lambda。浆细胞的发育和功能受到严格调控，浆细胞疾病由肿瘤浆细胞的单克隆增殖引起，从偶然在无症状个体中检出、到危及生命的情况，临床表现多样、初诊误诊率高，构成了广泛的疾病谱系。

1. 浆细胞肿瘤WHO定义及分类　浆细胞肿瘤是由分泌免疫球蛋白、具有重链转换的、处于分化末端的B细胞单克隆扩增形成的肿瘤，它分泌单一同源性（单克隆）免疫球蛋白（或其组成成分），称为M-蛋白。在第5版世界卫生组织（WHO）造血与淋巴组织肿瘤分类中，浆细胞肿瘤不再属于成熟B细胞肿瘤类别，而是隶属于新设立的浆细胞肿瘤和其他伴副蛋白疾病这一独立类别（表6-5-1）：此类别中包括了单克隆丙种球蛋白病、单克隆免疫球蛋白沉积病、重链病和浆细胞肿瘤4个种类。

表6-5-1　浆细胞肿瘤和其他伴有副蛋白的疾病

单克隆丙种球蛋白病
冷凝集素病
意义未明的IgM单克隆丙种球蛋白病
意义未明的非IgM单克隆丙种球蛋白病
具有肾脏意义的单克隆丙种球蛋白病

单克隆丙种球蛋白沉积病

免疫球蛋白相关(AL)淀粉样变性　原发性淀粉样变性

单克隆丙种球蛋白病沉积病　轻链病和重链病

重链病

Mu 重链病

Gamma 重链病

Alpha 重链病

浆细胞肿瘤

浆细胞瘤

多发性骨髓瘤

浆细胞肿瘤伴相关副肿瘤综合征

POEMS 综合征

TEMPI 综合征

AESOP 综合征

浆细胞骨髓瘤是浆细胞肿瘤中最为常见的一种类型,是发生在骨髓的多灶性、恶性浆细胞肿瘤,临床又称为多发性骨髓瘤(multiple myeloma,MM)、骨髓瘤病、骨髓浆细胞瘤和 Kahler 病等。MM 约占恶性肿瘤的 1%,占血液系统肿瘤的 10%~15%,并且是血液系统恶性疾病死亡率的 20%。近年来,随着人口的老龄化,MM 发病率有增多的趋势,为(2~4)/10 万。MM 不发生在儿童,罕见于 30 岁以下的成人;随着年龄的增长发生率增加,大约 90% 的病例发生在 50 岁以上,以 50~60 岁之间为多,男性发病率高于女性,其比例约为 3 : 2。

2. 发病机制　MM 的发病机制尚未明确,感染或其他慢性疾病过程中慢性抗原刺激和曾暴露于特殊的毒性物质或射线都与浆细胞骨髓瘤发病率增加有关。抗原刺激产生多个良性克隆,之后某原因诱导突变,导致浆细胞恶性转化。MM 发病具有遗传的倾向性,MM 患者直系亲属的患病率是普通人的 3.7 倍以上。约一半的 MM 患者存在染色体的异常。白细胞介素 -6(IL-6)作为 MM 细胞极为重要的生长因子与骨髓瘤疾病的形成和恶化有密切关系。

3. 临床特点　MM 以骨髓中浆细胞恶性克隆性增生、血清或尿液中出现单克隆免疫球蛋白或其成分(M 蛋白)、正常免疫球蛋白受到抑制以及广泛性溶骨病变和 / 或骨质疏松为特征,可出现相应靶器官损害(CRAB:高钙血症、肾功能不全、贫血、骨损)。大多数患者有完整的临床、实验室、影像和病理表现。70% 的骨髓瘤患者诊断时放射影像研究显示有与骨痛和高钙血症有关的溶骨性病损,骨质疏松症或骨折。单克隆轻链蛋白尿损害肾小管导致肾衰;正常免疫球蛋白的数量下降可能是反复感染的部分原因;贫血(67%)是骨髓被肿瘤细胞取代和肾损害使促红细胞生成素丢失的结果。97% 的患者在血清或尿中发现 M- 蛋白(IgG 50%,IgA 20%,轻链 20%,IgD,IgE,IgM 和双克隆 <10%);大约 3% 的病例是非分泌型。血清 M- 蛋白 IgG 常 >30g/L,IgA>20g/L。90% 的患者多克隆 Ig 下降(低于正常的 50%)。其他实验室检查有高血钙(20%),肌酸酐升高(20%~30%),高尿酸血症(>50%)和低蛋白血症(约 15%)。

(二)FCM 免疫分型在浆细胞肿瘤诊疗中的应用

浆细胞肿瘤临床表现多样,初诊误诊率高。其中 MM 发病率已超过急性白血病位居血液系统恶性肿瘤发病率第二位,成为血液系统常见的恶性肿瘤之一。传统对 MM 的诊断主要依靠骨髓形态学、M 蛋白和溶骨病变。随着免疫学、细胞遗传学、分子生物学等领域的不断发展进步，国内外对 MM 免疫表型特点、染色体、基因突变、预后因素、生存期因素等方面深入研究，对 MM 生物学行为、MM 分期以及临床各预后指标的相关性有了更深刻的认识。人们发现流式细胞术（flow cytometry，FCM））对恶性浆细胞的识别有独特的优势，对于浆细胞肿瘤的诊断、鉴别诊断及临床分型、治疗选择、预后评估都有着重要的意义。

1. 经典病例 1

患者男，48 岁。主因"排泡沫尿 3 个月余"入院。入院后完善相关检查：血常规 WBC 5.28×10^9/L，NEUT 2.70×10^9/L，Hb 88g/L，PLT 204×10^9/L。血涂片形态学检查：白细胞数正常范围，分类以中性分叶核粒细胞及淋巴细胞为主，形态大致正常；部分成熟红细胞缗钱状排列；血小板不少。尿常规：尿蛋白（3+），隐血（1+）。生化：肌酐 CREA 116μmol/L，葡萄糖 GLU 6.9mmol/L，钙 Ca 2.20mmol/L，ALB 33.6g/L，GLB 63.5g/L，血皮质醇 0 AM：血皮质醇 0 AM 1.80μg/dl。β2 微球蛋白测定：2 529.16μg/L；免疫球蛋白检测：κ 链 2.88g/L，λ 链 39.36g/L，IgA 59.30g/L，IgM 0.07g/L，IgG 3.44g/L。肺肿瘤组合 + 恶性肿瘤标记物检测 + 肝炎系列 + 糖化血红蛋白 + 促肾上腺皮质激素（ACTH）：未见异常。急诊感染筛查组合及心肌标志物组合：未见异常。VEGF 82.18pg/ml。血免疫固定电泳：IgA-λ 型。血游离轻链：κ 链 4.96g/L，λ 链 57.86g/L，Fk/λ=0.085 7。尿本周（–）。血本周（–）。心电图：窦性心律，左心室高电压。

临床问题 1

根据病史、临床表现和血象特征，该患者最可能的诊断是什么？

患者中年男性，以蛋白尿、肾功能损害为主要临床表现，血象提示贫血，部分成熟红细胞呈缗钱状排列，血清 IF 可见 IgA-λ 型 M 蛋白，正常免疫球蛋白受到抑制，最可能的诊断是多发性骨髓瘤。

临床问题 2

如果要确诊多发性骨髓瘤需要完善什么检查？

对于临床疑似 MM 的患者，应完成基本检测项目。在此基础上，有条件者可进行对诊断病情及预后分层具有重要价值的项目检测，中国多发性骨髓瘤诊治指南（2022 年修订）里面给出了指引，详见表 6-5-2：

表 6-5-2　多发性骨髓瘤的检测项目

项目		具体内容
基本检查项目	血液检查	血常规、肝肾功能（包括白蛋白，乳酸脱氢酶，尿酸）、电解质（包括钙离子）、凝血功能、血清蛋白电泳（包括 M 蛋白含量）、免疫固定电泳（必要时加做 IgD）、β-2 微球蛋白、C- 反应蛋白、外周血涂片（浆细胞比例）、血清免疫球蛋白定量（包括轻链）
	尿液检查	尿常规、蛋白电泳、尿免疫固定电泳、24h 尿轻链
	骨髓检查	骨髓细胞学涂片分类、骨髓活检 + 免疫组化（骨髓免疫组化建议应包括针对如下分子的抗体：CD19、CD20、CD38、CD56、CD138、κ 轻链、λ 轻链）
	影像学检查	全身 X 线平片，包括头颅、骨盆、四肢骨，全脊柱（包括胸椎、腰骶椎、颈椎）
	其他检查	胸部 CT、心电图、腹部 B 超

项目		具体内容
对诊断或预后 分层有价值的 项目	血液检查	血清游离轻链 心功能不全及怀疑合并心脏淀粉样变性或轻链沉积病患者,检查心肌酶谱、肌钙蛋白、B 型钠尿肽或 N 末端 B 型利钠肽原
	尿液检查	24h 尿蛋白谱(多发性骨髓瘤肾病及怀疑淀粉样变者)
	骨髓检查	流式细胞术(建议抗体标记采用 4 色以上,应包括针对如下分子的抗体:CD19、CD38、CD45、CD56、CD20、CD138、κ 轻链、λ 轻链;有条件的单位加做 CD27、CD28、CD81、CD117、CD200、CD269 等的抗体,建议临床研究时开展) 荧光原位杂交(建议 CD138 磁珠分选骨髓瘤细胞或行胞质免疫球蛋白染色以区别浆细胞),检测位点建议包括:IgH 易位、17p⁻(p53 缺失)、13q14 缺失、1q21 扩增;若 FISH 检测 IgH 易位阳性,则进一步检测 t(4;14)、t(11;14)、t(14;16)、t(14;20)等
	影像学检查	局部或全身低剂量 CT 或全身或局部 MRI(包括颈椎、胸椎、腰骶椎、头颅)、PET-CT
	其他检查	怀疑淀粉样变性者,需行腹壁皮下脂肪、骨髓或受累器官活检,并行刚果红染色。怀疑心功能不全及怀疑合并心脏淀粉样变性者,需行超声心动图检查,有条件可行心脏磁共振检查

PET-CT 为正电子发射计算机断层显像;MRI 为磁共振成像

完善相关检查—心脏彩超:左房增大,左心室收缩及舒张功能正常,右心室收缩功能正常(EF 74%)。PET-CT:全身多骨骨髓异常信号,部分骨质破坏,代谢增高,考虑多发性骨髓瘤(弥漫性骨髓浸润),请结合骨穿及相关实验室检查;余扫描部位 PET/CT 显像未见异常高代谢病灶。

该患者进一步完善了骨髓穿刺检查,骨髓象:骨髓增生活跃,骨穿可见 12% 浆细胞,其胞体大小不等,胞质丰富,灰蓝色,泡沫感,胞核类圆形偏位,核染色质致密,核仁不清;粒系占 38%,红系占 18%,淋巴细胞、单核细胞比例、形态大致正常;全片可见 10 个颗粒巨核细胞,血小板不少,骨髓涂片和流式细胞分析散点图详见图 6-5-1 和图 6-5-2。

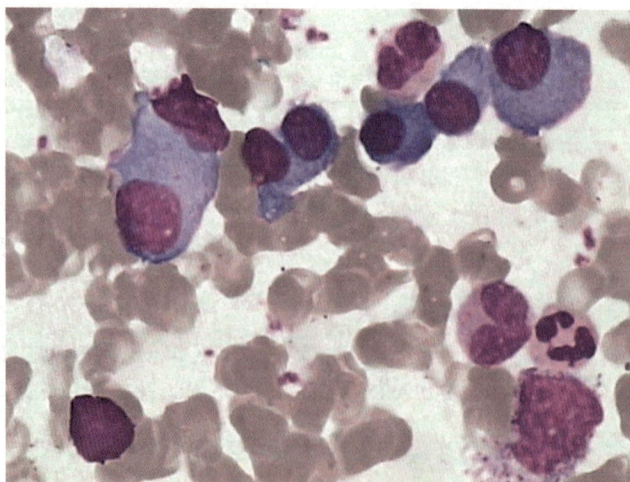

图 6-5-1 骨髓涂片(瑞氏染色,×1 000)

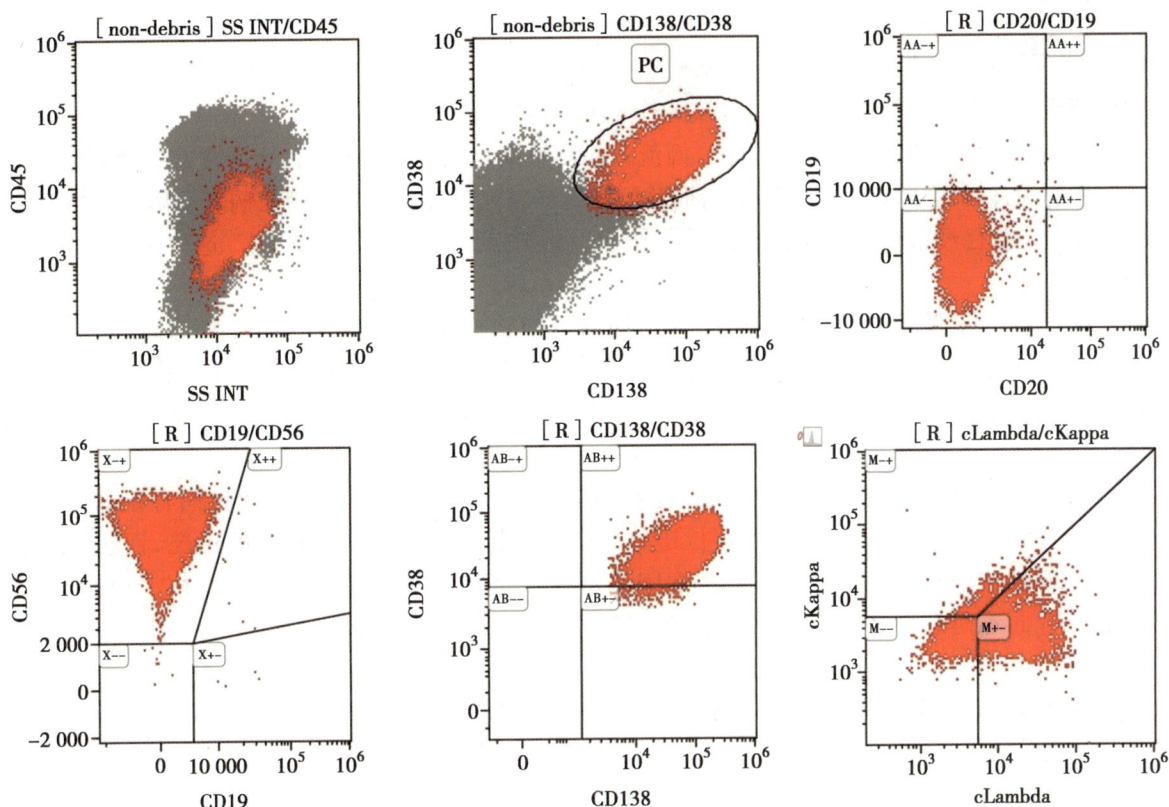

图 6-5-2　流式细胞分析散点图

骨髓流式细胞免疫分型分析浆细胞发现一群免疫表型异常浆细胞,占有核细胞比例为 3.6%。免疫分型结果分析:骨髓(左髂前):采用 CD45/CD138/CD38/SSC 设门圈出浆细胞分析发现其免疫表型异常:浆细胞位于 CD45dim/neg 区域,抗原表达:阳性表达 CD56、CD38、CD138,cλ;而 CD19、CD20、cκ 阴性;胞质免疫球蛋白检测发现限制性表达胞质 λ 轻链。

临床问题 3

FCM 免疫表型分析在浆细胞肿瘤诊疗中有何意义?

正常骨髓中,浆细胞数量很少(<1% 有核细胞),而在不同种类的浆细胞肿瘤中浆细胞数量及形态是有很大不同的。例如初诊 MM,肿瘤浆细胞比例通常比较高,而且异型性明显;而治疗后的 MM、一些肿瘤负荷不高的浆细胞肿瘤,浆细胞数量往往不多,且形态往往接近正常。FCM 免疫表型分析是浆细胞疾病诊断与鉴别诊断的重要手段:通过正确的设门策略和相应免疫标记检测,首先可以判断是否为浆细胞疾病。此外识别恶性细胞是定性疾病关键的一步,流式细胞术可以通过检测浆细胞表面标记及胞质免疫球蛋白轻链(cytoplasmic kappa,cκ 或 cytoplasmic lambda,cλ)限制性表达进而鉴定浆细胞良恶性及克隆性,从而区分反应性浆细胞增多症和恶性浆细胞疾病。

FCM 免疫分型在浆细胞肿瘤的应用包括:识别肿瘤性浆细胞,鉴别正常、反应性浆细胞增多及其他伴浆样分化的 B 淋巴瘤;量化肿瘤性浆细胞占总浆细胞比例,估计疾病的进展风险;浆细胞肿瘤治疗后 MRD 水平与生存、预后相关;此外在新药研发中,作为临床试验治疗效果的替代指标,加速药物研发及监管机构批准新药。因而 FCM 免疫分型被列入浆细胞肿瘤基本检查项目和对诊断或预后分层有价值的项目。

如何看待浆细胞比例在形态涂片和流式检测不一致问题？

此病例骨髓涂片浆细胞比例达 12%，而流式检测浆细胞比例仅 3.5%，临床中常常会遇到浆细胞比例在形态涂片和流式检测不一致问题，而我们知道准确定量骨髓中浆细胞比例对于诊断 MM 至关重要。大量文献已经报道流式细胞术检测浆细胞比例往往低于骨髓形态学检测。这种比例差别的原因如下：

骨髓标本的质量不同：第一步骨髓穿刺抽取的初诊标本首先用于骨髓涂片形态学检测，第二步抽取的标本才用于免疫分型及细胞遗传学检测，第二步抽取的标本往往会存在不同程度的血液稀释导致标本质量降低，这是导致流式细胞术检测浆细胞比例低于形态学检测最主要的原因。

检查方法不同：流式细胞术检测的是送检标本中浆细胞整体、平均的比例；而骨髓涂片形态学检查往往是选取骨髓小粒附近的部位进行，因为这些部位更能反映骨髓的情况，而这些部位浆细胞比例也更高；此外形态学评估浆细胞比例往往是在骨髓涂片体尾交界部位、浆细胞分布较多的位置而不是选取随机视野，这些因素都可能导致流式细胞术检测浆细胞比例低于形态学检测。

标本处理方法不同：流式细胞术检测 MM 骨髓标本，特别是要进行免疫球蛋白检测之前必须对标本进行充分洗涤，浆细胞体积较大、在洗涤、离心过程中可能存在被破坏、丢失，也可能导致流式细胞术检测浆细胞比例低于形态学检测。

一些 MM 细胞表达 CD56，CD56 作为一种黏附分子介导的同质性黏附作用也可能导致流式细胞术检测 MM 比例低于形态学检测。

据此，国内外共识认为在 MM 诊断标准中 MM 细胞比例仍然要以骨髓涂片形态学或骨髓活检来评估。流式细胞术免疫表型检测对浆细胞良、恶性判断有独特的诊断价值。在预后评估方面，虽然 FCM 检测浆细胞比例低于形态学检测，但是有研究表明，两者之间有很好的相关性，肿瘤细胞负荷低或 MRD 检测时采用多参数 FCM 更敏感，对预后的判断要优于传统的形态学或者 M 蛋白检测。

临床问题 5

结合患者的临床表现及影像检查及实验室检验结果，患者最终的诊断结果是什么？

患者的最终诊断为多发性骨髓瘤（IgA-λ 型，R-ISS Ⅱ期）

📝 **知识点**

综合参考美国国立综合癌症网络（NCCN）及国际骨髓瘤工作组（IMWG）的指南，意义未明单克隆免疫球蛋白增多症（monoclonal gammopathy of undetermined significance，MGUS）、冒烟型骨髓瘤（smoldering multiple myeloma，SMM）和活动性 MM（active multiple myeloma，aMM）的诊断标准见表 6-5-3。

表 6-5-3　MGUS、SMM 和 aMM 的诊断标准

诊断	标准
MGUS	血清 M 蛋白<30g/L 或 24 小时尿轻链<0.5g 或骨髓单克隆浆细胞比例<10%；且无 SLiM CRAB
SMM	血清 M 蛋白 ≥30g/L 或 24 小时尿轻链 ≥0.5g 或骨髓单克隆浆细胞比例 ≥10% 和 / 或组织活检证明为浆细胞瘤；且无 SLiMCRAB
aMM[a]	骨髓单克隆浆细胞比例 ≥10%[b] 和 / 或组织活检证明为浆细胞瘤[c]；且有 SLiMCRAB 特征之一[d]

注意：MGUS 为意义未明单克隆免疫球蛋白增多症；SMM 为冒烟型骨髓瘤；aMM 为活动性多发性骨髓瘤。a. 由于克隆性浆细胞合成及分泌免疫球蛋白能力的差异，有 1%~2% 的骨髓瘤患者 M 蛋白鉴定阴性，骨髓浆细胞 ≥10%，诊断为"不分泌型 MM"，但 M 蛋白鉴定仍是判断浆细胞克隆性的重要方法，也是评估疗效的重要手段，应在"基本检查项目"中常规进行。b. 浆细胞单克隆性可通过流式细胞术、免疫组化，及免疫荧光的方法鉴定其轻链 κ/λ 限制性表达。判断浆细胞比例应采用骨髓细胞涂片和活检方法而非流式细胞术计数。由于骨髓瘤浆细胞具有灶性分布的特点，若骨髓涂片的浆细胞比例低于 10%，不仅需要多部位穿刺，而且骨髓活检病理切片通常发现更高比例的浆细胞。在多部位穿刺骨髓中克隆性浆细胞<10% 的患者，要关注到一种特殊类型的骨髓瘤"巨灶型骨髓瘤（macrofocalmultiplemyeloma）"是指单处或多处骨破坏病灶，单发病灶常伴周围软组织或淋巴结累及。c. 组织活检证明为单克隆浆细胞瘤是指骨相关或者髓外组织病灶的病理结果。d. 骨骼、肾脏等终末器官损害也偶有发生，若证实这些脏器的损害由于克隆浆细胞所致，可进一步支持诊断和分类。CRAB：[C]校正血清钙>2.75mmol/L［校正血清钙(mmol/L)= 血清总钙(mmol/L)−0.025× 血清白蛋白浓度(g/L)+1.0(mmol/L)，或校正血清钙(mg/dl)= 血清总钙(mg/dl)− 血清白蛋白浓度(g/L)+4.0(mg/dl)]；[R]肾功能损害(肌酐清除率<40ml/min 或血清肌酐>177μmmol/L)；[A]贫血(血红蛋白低于正常下限 20g/L 或<100g/L)；[B]溶骨性破坏，通过影像学检查(X 线片、CT、MRI 或 PET-CT)显示 1 处或多处溶骨性病变。SLiM：[S]骨髓单克隆浆细胞比例 ≥60%；[Li]受累 / 非受累血清游离轻链比 ≥100(受累轻链数值至少 ≥100mg/L)；[M]MRI 检测有>1 处 5mm 以上局灶性骨质破坏

📝 **知识点**

MM 的临床类型：根据 M 蛋白类型，可以将 MM 分为以下 8 种临床类型：IgG 型、IgA 型、IgM 型、IgD 型、IgE 型、轻链型、双克隆型以及不分泌型。以 IgG 型、IgA 型最多见。进一步可根据 M 蛋白的轻链型别分为 Kappa（κ）型和 Lambda（λ）型。

MM 的分期：按照传统的 Durie-Salmon（DS）分期体系（表 6-5-4）和修订的国际分期体系（R-ISS）（表 6-5-5）进行分期：

表 6-5-4　Durie-Salmon 分期体系

分期	分期标准
I 期	满足以下所有条件： 1. 血红蛋白>100g/L 2. 血清钙 ≤2.65mmol/L（11.5mg/dl） 3. 骨骼 X 线片：骨骼结构正常或孤立性骨浆细胞瘤 4. 血清或尿骨髓瘤蛋白产生率低：(1)IgG<50g/L;(2)IgA<30g/L;(3)本周蛋白<4g/24h

分期	分期标准
Ⅱ期	不符合Ⅰ和Ⅲ期的所有患者
Ⅲ期	满足以下1个或多个条件：
	1. 血红蛋白<85g/L
	2. 血清钙>2.65mmol/L（11.5mg/dl）
	3. 骨骼检查中溶骨病变大于3处
	4. 血清或尿骨髓瘤蛋白产生率高：(1)IgG>70g/L；(2)IgA>50g/L；(3)本周蛋白>12g/24h
亚型	
A亚型	肾功能正常［肌酐清除率>40ml/min或血清肌酐水平<177μmol/L（2.0mg/dl）］
B亚型	肾功能不全［肌酐清除率≤40ml/min或血清肌酐水平≥177μmol/L（2.0mg/dl）］

表6-5-5 国际分期体系（ISS）及修订的国际分期体系（R-ISS）

	ISS的标准	R-ISS的标准
Ⅰ期	β2-MG<3.5mg/L和白蛋白≥35g/L	ISSⅠ期和非细胞遗传学高危患者同时LDH正常水平
Ⅱ期	不符合Ⅰ和Ⅲ期的所有患者	不符合R-ISSⅠ和Ⅲ期的所有患者
Ⅲ期	β2-MG≥5.5mg/L	ISSⅢ期同时细胞遗传学高危患者[a]或者LDH高于正常水平

注：β2-MG为β2微球蛋白；a. 细胞遗传学高危指间期荧光原位杂交检出del(17p),t(4;14),t(14;16)

2. 经典病例2

患者男,63岁,主因"双下肢水肿伴乏力8个月余"入院。患者8个月余前无明显诱因出现双下肢水肿,当地医院查肌酐180μmol/L,予对症支持治疗后好转。7个月余前患者无明显诱因出现皮肤发黑,伴四肢麻木针刺感,未予特殊处理,2个月前患者双下肢水肿及四肢麻木针刺感加重,伴双下肢乏力,遂住院治疗。

体格检查:生命体征平稳,查体:轻度贫血貌,全身皮肤及黏膜无黄染、出血点、瘀斑;舌体稍肥厚,四肢皮肤可见色素沉着。肝脾触诊不满意,无叩击痛。左下肢肌力2级,右下肢肌力3级。

血常规:WBC 10.80×10⁹/L,中性粒细胞8.19×10⁹/L,淋巴细胞13.4%,Hb 94g/L,PLT 386×10⁹/L。

体液免疫:IgG 11.60g/L,IgA 4.88g/L,IgM 1.09g/L,Kappa轻链10.60g/L,Lambda轻链4.91g/L。

血清免疫固定电泳:IgA-λ及κ双克隆条带,Freeκ/Free λ轻链:1.05;

尿本周蛋白:阳性,类型为κ游离轻链型+λ游离轻链型。

全腹CT:少量腹水,为渗出改变;门静脉主干增宽,门静脉高压。腹膜后多发小-稍大淋巴结;双侧胸腔少量积液;右下肺炎症;双肺下叶间隔增厚,心脏增大,待排肺水肿。

予利尿、护肾、抗感染等对症支持治疗,患者进行性尿量减少,Cr升至403μmol/L,开始予血液透析治疗;后为进一步治疗就诊我院。

入院诊断：M 蛋白查因；胸腔积液（双侧）；腹腔积液。

？ 临床问题 1

M 蛋白查因的诊断思路是什么？

？ 诊断思路

M 蛋白产生的细胞基础是浆细胞和 / 或 B 细胞。临床上浆细胞疾病常常会有单克隆免疫球蛋白 -M 蛋白检出。但是 M 蛋白除了可见于浆细胞疾病，还可见于其他一些血液系统疾病及非血液系统疾病，应注意鉴别。

📝 知识点

M 蛋白不仅可以见于血液系统疾病如浆细胞疾病、淋巴瘤等，也可以见于慢性炎症、自身免疫性疾病（例如系统性红斑狼疮、类风湿性关节炎）、慢性肝病、脂肪代谢障碍、内分泌系统疾病，也有报道在化疗后、放疗后及骨髓移植后出现 M 蛋白血症（表 6-5-6）。与 M 蛋白相关的疾病有些是惰性的或进展非常缓慢的，而有些是恶性的、进展较快、导致靶器官损伤、功能衰竭，所以早期诊断及鉴别诊断十分重要。

MM 需与可出现 M 蛋白的其他浆细胞疾病相鉴别：比如意义未明的单克隆免疫球蛋白增多症、巨球蛋白血症、原发性淀粉样变性、孤立性浆细胞瘤（骨或骨外）、POEMS 综合征。此外，还需与反应性浆细胞增多症、转移性癌的溶骨性病变、浆母细胞性淋巴瘤、单克隆免疫球蛋白相关肾损害等鉴别。

表 6-5-6　单克隆免疫球蛋白血症

B/ 浆细胞系统疾病	继发性单克隆免疫球蛋白升高
意义未明的单克隆免疫球蛋白增多症	慢性炎症
多发性骨髓瘤	自身免疫性疾病
髓外浆细胞瘤	慢性肝病
孤立性骨髓瘤	变态反应性疾病
浆细胞白血病	脂肪代谢障碍
骨硬化性骨髓瘤（POEMS 综合征）	肿瘤
淀粉样变	其他血液系统疾病
重链病	内分泌系统疾病
Waldemström 巨球蛋白血症	其他
B 淋巴细胞淋巴瘤	
慢性淋巴细胞白血病	

入院完善相关检查：

血皮质醇：0 AM 9.30μg/dl；8 AM 9.70μg/dl；ACTH：19.74pmol/L；甲状腺组合 Ⅱ：TSH 10.530μIU/ml，游离 T3 2.800pmol/L，性激素组合 Ⅰ：PRL 38.25ng/ml，睾酮 < 0.13ng/ml，血 VEGF

1 146.46pg/ml

骨髓涂片:浆细胞占 3.5%,形态大致正常。

骨髓病理诊断:(骨髓)骨髓增生稍活跃,粒红系细胞比例稍增高,均以偏成熟阶段为主,可见分叶核巨核细胞,并可见灶性胞质丰富、核偏位细胞增生,结合免疫组化结果及临床,考虑为骨髓浆细胞增生,未见轻链限制性表达。刚果红(−)。

腹部彩超:肝脏增大;脾脏增大,胆、胰未见明显异常。

全身 PET-CT:①所见诸骨未见明确骨质破坏征象,代谢未见明显异常;②脾脏轻度肿大;腹腔大量积液,肠系膜水肿;双侧胸腔中量积液(并双肺压缩性不张);全身皮下软组织水肿;双侧腋窝及髂血管旁多个稍大淋巴结,代谢未见增高,考虑反应性增生。

肌电图提示:上下肢周围神经重度混合性损害,F 波异常。

临床问题 2

患者骨髓涂片及骨髓病理未提示明显异常,M 蛋白是否为反应性 / 继发性单克隆免疫球蛋白,如何甄别?

进一步完善流式免疫分型,去寻找 M 蛋白产生的细胞基础:

B 细胞免疫表型大致正常:

分析浆细胞有 4 个亚群,详见图 6-5-3:

B细胞免疫表型大致正常:

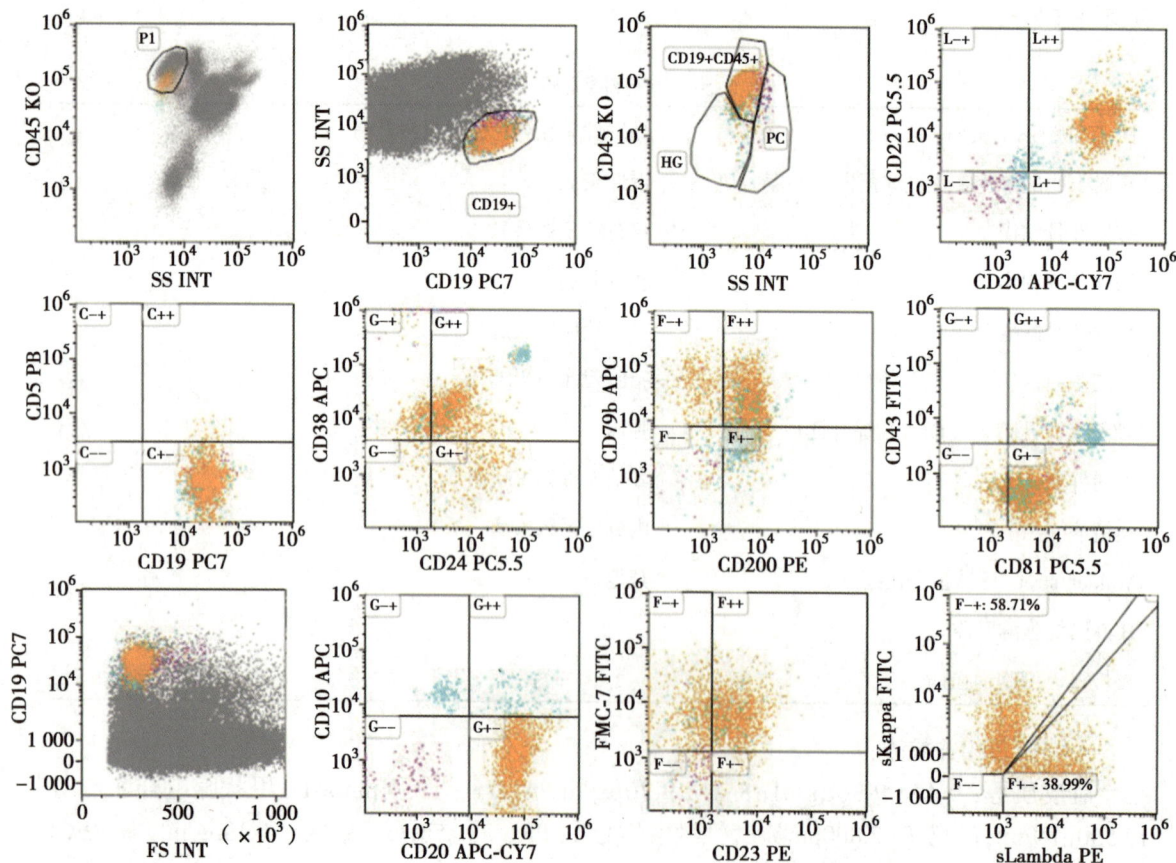

分析浆细胞有4个亚群：

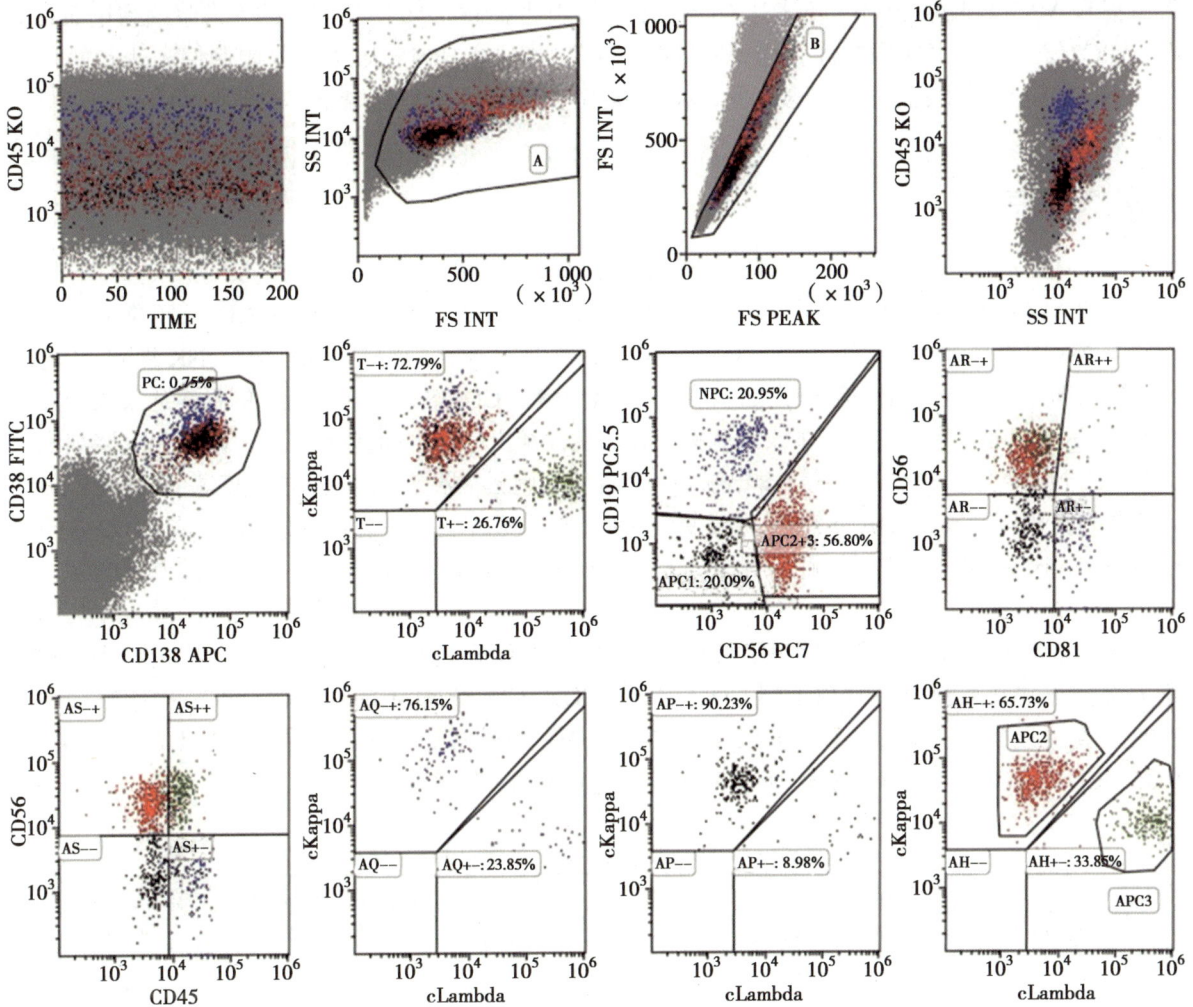

图 6-5-3　流式细胞分析散点图

FCM 浆细胞免疫表型分析发现了：

一群浆细胞免疫表型正常（normal plasma cell，NPC）：

NPC—CD45$^+$CD138$^+$CD38$^+$CD56$^-$CD19$^+$CD81$^+$cKappa/cLambda=3.2：1

三群异常浆细胞分别是（abnormal plasma cell，APC）：

APC1—CD45^{dim}CD138$^+$CD38$^+$CD56$^-$CD19$^-$CD81^{dec}cKappa$^+$cLambda$^-$

APC2—CD45^{dim}CD138$^+$CD38$^+$CD56$^+$CD19$^-$CD81^{dec}cKappa$^+$cLambda$^-$

APC3—CD45$^+$CD138$^+$CD38$^+$CD56$^+$CD19$^-$CD81^{dec}cKappa-cLambda$^+$

诊断思路 1

没有单一的表型标记物可以区分正常 / 反应性浆细胞与恶性浆细胞。因此，异常表型的定义必须同时考虑多个参数，包括浆细胞表面标记及胞质轻链检测，协同分析这些参数有助于区分正常 / 反应性浆细胞和恶性浆细胞。

此患者 B 细胞是多形性（polytypic），免疫表型大致正常（sκ：sλ=3：2）。CD38/CD138/SSC 设门圈出总浆细胞后，仔细分析浆细胞免疫标记，存在抗原表达异质性的四群浆细胞：正常浆细胞 NPC（蓝色细胞群），位于 CD45 阳性区域，表达 CD19，CD81，不表达 CD56，部分表达 cκ，部分表达 cλ， cκ∶cλ=3∶1;而在 CD45^{dim} 区域,存在 3 群异常浆细胞,均不表达 CD19,CD81 表达减弱,其中一群异常浆细胞 APC1(黑色细胞群),不表达 CD56,限制性表达 cκ;CD56 明显阳性的异常浆细胞里面有两群:APC2(红色细胞群),限制性表达 cκ;APC3(绿色细胞群),CD45 表达稍强,限制性表达 cλ。同时存在不同轻链限制性表达的肿瘤浆细胞,这也正是血、尿电泳呈现双克隆条带的细胞基础。

📝 知识点

浆细胞免疫表型及 FCM 检测

FCM 检测浆细胞疾病的骨架抗体应包括 CD38、CD138、CD19、CD56 及 CD45,正常 PCs 表达 CD38 的水平远远高于外周血(PB)和 BM 中的任何其他血细胞:如单核细胞、NK 细胞、活化 T 淋巴细胞、CD34$^+$ 幼稚细胞和 B 细胞前体(B 祖细胞)。CD138 在造血系统中的强表达仅限于浆细胞,因此它是一种相对特异的浆细胞标记物。良性和反应性浆细胞有相似的免疫表型,浆细胞 CD45 异质性表达、SSC/FSC 高于淋巴细胞。恶性浆细胞通常限制性表达胞质免疫球蛋白轻链,1/3 病例可能限制性表达表面 Ig 轻链;光学特性 SSC/FSC 增强;泛 B 细胞抗原如 CD19 或 CD22 常阴性,在一小部分病例中 CD20 阳性,常常与 t(11,14)转位异常相关;CD19 阳性浆细胞骨髓瘤罕见。

无论浆细胞疾病类别,恶性浆细胞具有独特的免疫表型,区别于正常或反应性的浆细胞(表 6-5-7)。绝大部分正常浆细胞为 CD19$^+$CD56$^-$CD45$^+$CD20$^-$CD27$^+$CD28$^-$CD81$^+$CD117$^-$CD200$^{-/+}$,异常浆细胞的免疫表型可以表现为 CD38、CD19、CD45、CD27、CD81 的异常低表达或不表达,以及 CD20、CD28、CD56、CD117、CD200 的异常表达,而且限制性表达 cκ 或 cλ 轻链。

表 6-5-7　鉴别良恶性浆细胞常用的表面抗体

抗原	正常表达谱 (正常浆细胞表达百分比)	异常表达谱	MM 细胞异常表达 百分比	诊断及检测的 必要性
CD19	阳性(>70%)	阴性	95%	必不可少
CD56	阴性(<15%)	强阳性	75%	必不可少
CD117	阴性(0%)	阳性	30%	推荐采用
CD20	阴性(0%)	阳性	30%	推荐采用
CD28	阴性/弱表达(<15%)	强阳性	15%~45%	推荐采用
CD27	强阳性(100%)	弱阳性/阴性	40%~50%	推荐采用
CD81	阳性(100%)	弱阳性/阴性	未见报道	建议采用
CD200	弱阳性(<15%)	强阳性	未见报道	建议采用

💭 诊断思路 2

FCM 检测浆细胞肿瘤时的胞质抗原标记—胞质免疫球蛋白轻链检测

正常和恶性浆细胞都不表达或弱表达膜表面免疫球蛋白,而强表达胞质内免疫球蛋白和轻链,这也是浆细胞的特征性标志。正常人体中 κ 轻链占 65%,λ 轻链 35%,比例接近 3∶2。如果胞质 κ∶λ≥4∶1 或 λ∶κ≥2∶1 时,均可提示为克隆性浆细胞,如果比例邻近异常时就应该警惕了,要注意检查设门方法是否妥当,是否存在良恶性浆细胞混杂在一起分析。换句话说,浆细胞胞质免疫球蛋白轻链表达分析一定是在结合物理参数、细胞表面标记(例如 CD19,CD56,CD81 等)精确设门的基础上,例如这个病例,如果不分层精确设门,仅看总浆细胞轻链表达比例约为 3∶1,是大致正常的,这也是为什么分析总浆细胞,骨髓病理免疫组化染色会提示"考虑为骨髓浆细胞增生,未见轻链限制性表达",血清游离轻链比值 Freeκ/Freeλ 轻链:1.05 也在大致正常范围),FCM 的优势就是即使在低肿瘤负荷下仍能结合浆细胞表面标记进行精确设门,逐个分析不同浆细胞群的轻链限制性表达,从而找出各个肿瘤浆细胞克隆。

实践中选择什么样的抗体组合取决于实验条件及临床需要来确定。欧洲骨髓瘤网络 EMN 认为:CD38、CD138、CD19、CD56 对浆细胞良恶性的区分度可以达到近 90%;联合 CD27、CD28、CD117、CD20 可以增加区分度至 95%,再联合胞质 Kappa 与 Lambda,区分度可达近 100%。有争议的是:是否一定需要检测胞质 Kappa 与 Lambda 轻链,毕竟检测胞质免疫球蛋白轻链需要洗涤、透膜,步骤较多,易造成浆细胞的丢失,在美国,大多数实验室认为在浆细胞膜抗体检测数量足够多的情况下足以区分不同性质浆细胞,因此不用检测胞质轻链;而在欧洲及国内大多实验室认为胞质免疫球蛋白轻链的限制性表达对于确定克隆性浆细胞是最直接的证据,特别在使用膜抗体相对较少时,建议进行检测,可以交互验证。

临床问题 3

根据临床表现和血象、骨髓象特征及影像、肌电图检查,该患者最可能的诊断是什么?

患者无明显诱因出现皮肤发黑,伴四肢麻木针刺感,肝脾大,血小板增高、激素水平改变,VEGF 增高,出现多个单克隆浆细胞及 M 蛋白,最可能的诊断是 POEMS 综合征。

诊断思路 1

多发性神经病变、器官肿大、内分泌病、M 蛋白、皮肤改变(POEMS)综合征是一种由隐匿的浆细胞肿瘤引起的副肿瘤综合征。该综合征的主要诊断标准包括多神经病变、克隆性浆细胞紊乱、硬化性骨病变、血管内皮生长因子升高和 Castleman 病的存在。次要特征包括器官肿大、内分泌病变、特征性皮肤变化、乳头水肿、血管外容量过载和血小板增多。由于该综合征罕见,容易被误诊为其他神经系统疾病,最常见的是慢性炎性脱髓鞘多神经病变,因此诊断常常被延迟。POEMS 综合征的诊断应符合三个主要标准,其中两个必须包括多发神经病变和单克隆浆细胞增殖,以及至少一个次要标准。POEMS 综合征的诊断要特别强调综合性诊断的重要性,详见表 6-5-8。

表 6-5-8　POEMS 诊断标准(2019)

强制标准	1. 多发神经病变(通常是脱髓鞘)
	2. 单克隆浆细胞增殖(几乎总是 λ)
其他主要标准(至少 1 项)	Castleman 病
	骨硬化病灶
	VEGF 升高
次要标准	器官肿大(脾肿大,肝大,淋巴结肿大)
	血管外超负荷(水肿、胸腔积液或腹水)
	内分泌病(肾上腺、甲状腺、垂体、性腺、甲状旁腺、胰脏)
	皮肤改变(色素沉着、多毛症、肾小球样血管瘤、血容量过多、肢端青紫症、潮红、白指甲)
	视神经盘水肿
	血小板增多/红细胞增多症
其他症状和体征	杵状指、体重减轻、多汗症、肺动脉高压/限制性肺病、血栓性疾病、腹泻、维生素 B$_{12}$ 值低

POEMS 综合征的诊断应结合临床表现和实验室检查,对本病认识不足易导致漏诊。神经病变合并以下任何一种症状都应该警惕 POEMS 综合征的可能,需要进一步完善检查:单克隆免疫球蛋白(尤其轻链是 Lambda 型);血小板增多;全身水肿;或视神经盘水肿。任何被诊断患有慢性炎性脱髓鞘多神经病变(CIDP)对标准 CIDP 治疗无应答者应被视为疑似 POEMS 综合征患者,应进行额外的检查建立或排除 POEMS 综合征的诊断。

> ### 📝 知识点
>
> POEMS 综合征的发病机制尚不清楚。POEMS 综合征的区别于多发性骨髓瘤(MM)的独特表现包括以下:(a)主要症状通常为神经病变、内分泌疾病功能障碍和容量过载;(b)显性症状与骨痛,骨髓浆细胞极度浸润,或肾衰竭很少甚至不相关;(c)VEGF 水平高;(d)大多数病例出现骨硬化病变;(e)总体生存率显著优于 MM;(f)POEMS 综合征的肿瘤浆细胞往往是 Lambda 克隆较多。

二、浆细胞肿瘤的流式微小残留病检测

不同种类的浆细胞肿瘤的微小残留病(Minimal residual disease,MRD)流式检测具有相似性,其中 MM 的流式 MRD 临床应用及标准化是最成熟的,已经纳入诊疗指南,下面重点介绍。

随着干细胞移植、蛋白酶体抑制剂及一些免疫调节剂的使用,MM 的疗效及预后得到了显著的改善,但是作为一种生存期短、不可治愈的恶性血液病,大多数 MM 患者仍然面临复发,而体内残存的 MM 细胞是疾病进展和复发的根本原因。传统的检测手段如形态学、血清蛋白电泳等无法更加精确掌握 MM 的治疗反应情况,在很大程度上模糊了是否需要进一步治疗的判断,从而影响了疾病的预后的评估。一系列研究表明,流式细胞监测残留骨髓瘤细胞是预测患者治疗及自体干细胞移植后 MM 患者非持续性 CR 的独立预后因子。因此从 2011 年开始国际骨髓瘤组织(IMWG)提出了严格意义上的 CR(stringent complete remission,sCR):满足 CR 标准的同时要求免疫表型 CR—采用多参数 FCM 分析无克隆浆细胞;分子生物学 CR—ASO-PCR 反应阴性。分子生物学、分子遗传学、免疫学等方法技术的运用使 MM 微小残留病变的检测经历了从定性到定量的飞跃,从量的角度分析病情变化,当患者 MRD 检测持续阳性或负荷逐渐增多,则可早期预报 MM 可能出现复发;同时 MRD 检测可以判断不同治疗方案的疗效,指导 MM 个体化治疗;此外 MRD 检测有助于判断合适的移植时机,提高移植成功率减少复发率。

(一)经典病例

患者女,63 岁,确诊多发性骨髓瘤 7 年余,复治。患者 7 年余前在我科诊断为多发性骨髓瘤(IgG-κ 型,ⅢA 期),确诊后予 PAD 方案化疗 4 疗程,后序贯自体外周血造血干细胞移植术,予反应停维持治疗。2017 年 3 月复查提示肿瘤复发。开始行放射治疗。后予 VD 方案化疗 3 疗程 +PAD 方案化疗 2 疗程。2019 年 1 月初疾病再次进展,予 IRCD 方案化疗 3 疗程,后予达雷妥尤单抗 +VD 方案化疗,现为复治入院,随后骨髓进行检测 MM MRD。

(二)临床问题及诊断思路

❓ 1. 临床问题 1

什么是 MM MRD,评估方法有哪些?

MRD 是指 MM 在诱导化疗或骨髓移植,达到临床和血液学的完全缓解,而体内残存微量 MM 细胞的状态,这些 MM 细胞的增殖和扩散是复发的根源。

传统判断 MM 治疗效果完全缓解(complete remission,CR)条件之一是基于血清和尿液中检测不到 M 蛋白持续 6 周以上,骨髓涂片和 / 或骨髓活检中浆细胞比例<5%,没有软组织浆细胞瘤。但是 M 蛋白检测常常显示不同患者间及治疗前后高度的变异性。此外,由于 M 蛋白的半衰期比较长,特别是 IgG 型 M 蛋白,因此临床上不大可能从治疗终点等待 3 个月甚至 12 个月去判断患者是否 CR,维持治疗通常是在 nCR(nCR 是指除了 M 蛋白,其他条件符合 CR)时开始,但 M 蛋白的存在又可能导致评估维持治疗反应的困难。血清游离轻链半衰期短些,能更快反映患者的治疗反应,然而鉴于治疗后正常多克隆浆细胞再生,血清游离轻链(sFLC)比率恢复正常,免疫组化用于反映少量的克隆浆细胞不够准确,用于 MRD 监测尚不够敏感。骨髓形态学检测对于评估 MRD 也有着重要意义,但经过治疗的 MM 患者,MM 细胞形态不如初诊时典型,形态学上区分浆细胞良、恶性有时候会有困难,这些评估方法的局限性在很大程度上模糊了是否需要进一步治疗的判断,从而影响了疾病的预后的评估。

目前判断 MM 治疗效果是采用了更先进的手段精确检测 MM 细胞克隆(例如 PCR,NGS,MFC)(表 6-5-9)、检测 MM 细胞分泌产物(例如用质谱检测游离轻链、重链)及检测 MM 细胞播散(PET/CT,全身 MRI)。国际骨髓瘤组织 IMWG 提出的 sCR 标准更是直接纳入多参数流式细胞术 MFC、ASO-PCR 精准评估骨髓中残留的 MM 细胞,结合正电子发射断层扫描 / 计算机断层扫描(PET/CT)分析骨髓外病变(EMD)。流式细胞术 MRD 检测在 MM 患者中的适用率高(适用所有患者,即使初发免疫表型未知)、特异性和敏感度高($<10^{-4}$)、TAT 时间短;成为定义高质量完全缓解、预测和 MM 患者治疗监测的首选方法之一。

知识点

表 6-5-9　MM MRD 检测常用方法比较

检测技术	优点	局限性
MFC (≥8 色)	几乎适用于所有患者	骨髓局灶浸润导致可能取样影响
	技术普及性高	骨髓外病变 EMD 患者应用受限
	结果稳定,具有可重复性	需要新鲜标本(36 小时内)
	敏感性高($10^{-4} \sim 10^{-6}$)	需要资质的操作规范的实验室进行
	可直接定量残留细胞	仅能检测浆细胞的克隆性,不能同时检
	结果报告不依赖基线数据	测其他细胞
	操作可标准化(EuroFlow)	
	时效性:价格便宜报告周期 2~3 小时	
ASO-PCR	适用范围 60%~70% 技术普及性一般	无 IgH 突变患者不适用 骨髓局灶浸润导致可能取样影响
	特异性高;敏感性高($10^{-5} \sim 10^{-6}$)	骨髓外病变 EMD 患者应用受限

检测技术	优点	局限性
	可以检测所有 Ig 序列的表型 结果可重复性 不需要即刻处理样本 有操作标准（EuroMRD）	与初诊数据比较是必需的 报告周期长（初诊需要 3~4 周确定靶克隆,随访检测>5 天） 间接定量 MRD 水平 花费较高
NGS	适用范围接近 90% 高特异性和敏感性（10^{-6}） 能够检测所有 Ig 克隆表型 检测无需新鲜标本 操作可标准化（LymphoSIGHT）	技术普及性较低 骨髓局灶浸润导致可能取样影响 骨髓外病变 EMD 患者应用受限 与初诊数据比较是必须的 报告周期长（一般需要数天到 1 周） 间接定量 MRD 水平
PET/CT	几乎适用于所有患者 敏感性高（4mm） 可检测髓外病变 EMD 可用于骨髓局灶浸润患者 结果报告不依赖基线数据 检测操作周期 3~4 小时	技术普及性较低 严重贫血的患者适用受限 缺乏统一操作规范和图像解读标准 结果可重复性差 花费较高

2. 临床问题 2

流式 MM MRD 检测原理及分析前注意事项?

诊断思路

FCM 检测 MM MRD 的原理是通过分析浆细胞表面或胞内抗原的表达模式来识别只在恶性浆细胞中出现而正常浆细胞不存在或者比例极低的免疫表型。MRD 检测的敏感性取决于标本质量,收集的细胞数及抗体组合的检测能力。从分析前、分析中和分析后各检测环节中任何一个环节的失控都可能导致 MM MRD 结果的偏差。

分析前阶段是最容易出现问题和最难控制的环节,做好分析前质量控制至关重要。做 MM MRD 检测的标本多采用骨髓标本,最好在标本采集后 36 小时内进行检测,标本采集后超过 48 小时检测无意义。此外严重溶血或有凝块的标本为不合格标本,需退回重新采集。如果不能检测到骨髓特有的细胞成分（例如有核红细胞、肥大细胞、B 祖细胞及早期髓系前体细胞等）,那么要注明这样的标本不适合做 MRD 检测。如果仅仅检测到恶性浆细胞,而没有正常浆细胞或者骨髓特有的细胞成分只能说 MRD 阳性,但要注明此标本可能不能代表骨髓,不适合做定量评估

流式 MM MRD 的灵敏度很大程度取决于所获取的细胞总数有关。要达到 10^{-5} 的检测敏感性,并以检出 ≥30 个异常浆细胞为判断标准,至少要求 3×10^{6} 个可分析细胞。计算 MRD 定量结果的方法为异常细胞占所有白细胞或有核细胞的百分比。有核细胞不仅包含白细胞数量,也包括骨髓中的其他有核成分如有核红细胞,该计算方法受红细胞裂解效果影响较大,裂解过度则分母偏小,裂解不彻底则分母偏大。

分析此患者的流式 MM MRD 及分析中的注意事项(图 6-5-4)。

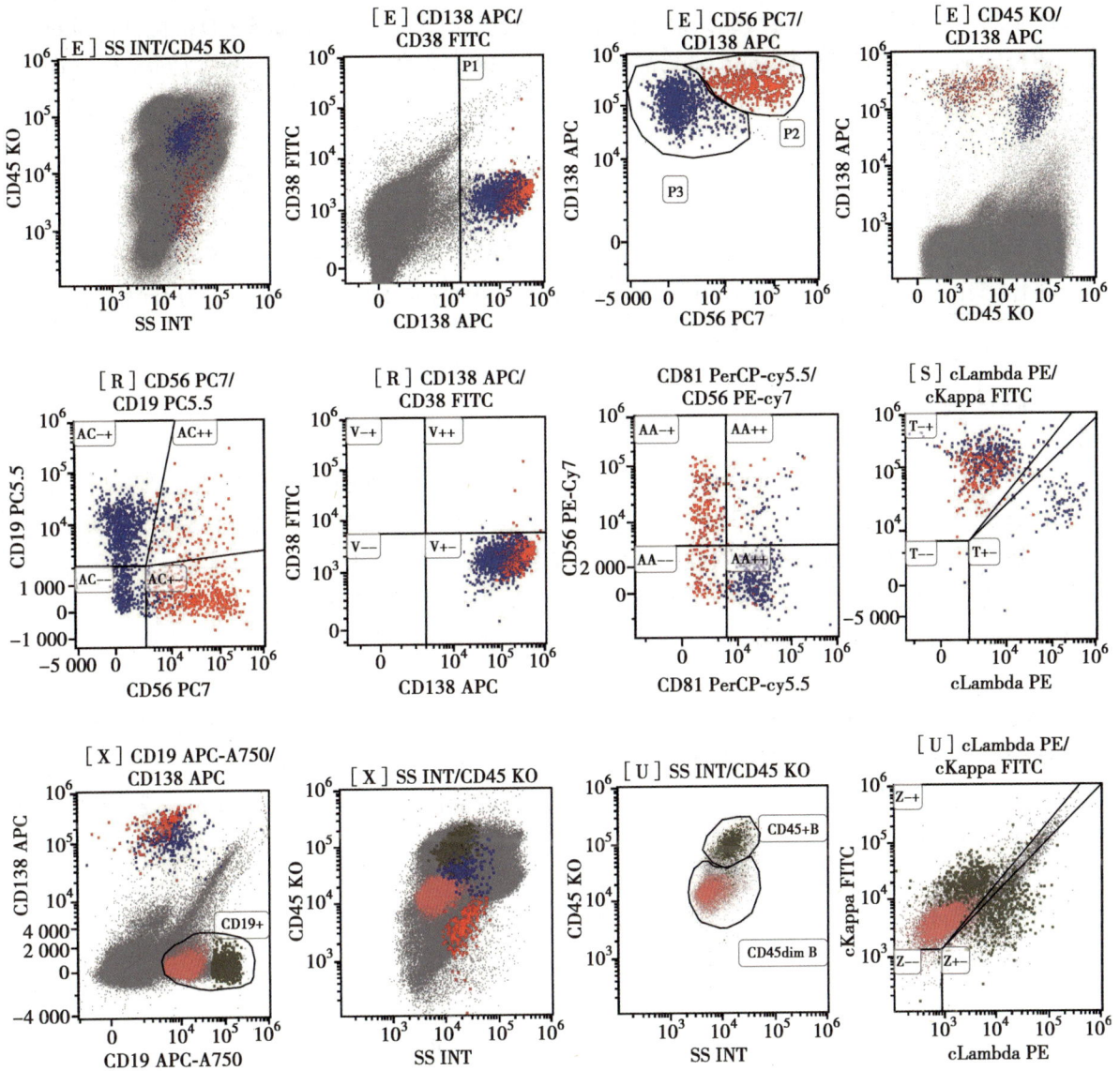

图 6-5-4　流式细胞分析散点图

　　MM MRD 检测结果:共检测 132 万有核细胞。CD138$^+$ 浆细胞,占有核细胞比例约为 0.13%,其中表型异常浆细胞(P2,红色细胞群),占总浆细胞比例约为 31.2%,占有核细胞比例约为 0.04%,位于 CD45$^{dim/-}$ 区域:

　　表达　　CD138、CD56、cκ;

　　不表达　　CD38(0.2%)、CD19、CD45、cλ;

　　结论:MM MRD 阳性。

　　分析 B 细胞,CD45$^+$CD19$^+$ 成熟 B 细胞免疫表型大致正常(Kappa:Lambada =1.8:1)CD45^{dim}CD19$^+$B 祖细胞假性限制性表达 Kappa 链。

　　分析中应该注意的设门策略:通常去除细胞碎片和粘连后,确定总浆细胞群体使用 5 个参数:

CD38/CD138/CD45/FSC/SSC。需要注意的是 CD138 是比较脆弱的抗原,如果标本没能及时检测,特别是 48 小时后浆细胞表面 CD138 表达会逐渐减弱,这时可能会影响用 CD138 设门。

使用 CD38 免疫靶向治疗药物可影响表达 CD38 的细胞检测。这种情况下仍采用惯用的 CD38vsCD138、CD45vsCD38 设门策略就有可能漏检。这例患者的流式散点图显示,残留的 MM 细胞 CD38 几乎完全阴性(0.2%),因此在第一步圈总浆细胞的时候,一定不能漏掉 CD38 阴性区域(P1)。在病史已知使用达雷妥尤单抗,或正常、异常浆细胞 CD38 均阴性但病史不详,设门方案应做出调整,尝试使用不同的标记组合设门如 CD138 vs CD45、CD138 vs CD56 等,或者纳入一些新的浆细胞设门抗体(表 6-5-10)。

表 6-5-10　用于靶向治疗的标记物及替代设门标记物

当前用于靶向治疗的标记物	CD269(BCMA)CD319(SLAM-7)CD38 CD56 CD279(PD-1)CD138
可用于替代设门的标记物	CD38ME IRF4 P63(VS38c)CD48 CD54 CD86 CD150 CD229 CD272 CD319

知识点

达雷妥尤单抗(Daratumumab,Dara)是一种人源化抗 CD38 单抗,对 CD38 表位具有高亲和力,通过多种机制诱发表达 CD38 的浆细胞死亡,包括补体介导的细胞毒效应(CDC),抗体依赖的细胞毒性作用(ADCC),抗体依赖性细胞吞噬作用(ADCP)和 Fc 介导交叉连接 - 诱导凋亡。但这种免疫靶向治疗药物可遮蔽或清除细胞表面抗原表达,给流式细胞术诊断、监测治疗反应带来了挑战。Dara 单抗可在输注数月后仍使得常规抗 CD38 单抗检测浆细胞表面 CD38 为阴性。

Dara 单抗本身是一种人源化 IgG1κ mAb,使用后对流式、电泳检测都可能会有干扰。这种干扰与 Dara 浓度、细胞上 CD38 表位多少及肿瘤负荷有一定关系。B 祖细胞同样高表达 CD38,Dara 单抗结合 B 祖细胞表面的 CD38 分子,荧光标记的抗 Kappa 轻链抗体结合 DARA 的 Kappa 轻链,可以在 B 祖细胞表面造成 Kappa 轻链的假性限制性表达,详见图 6-5-5。同样的道理,在 DARA 单抗治疗后,可能会影响流式 MM MRD 假阳性,所以此时结合评估浆细胞表面标记非常重要,如果表面标记表达模式均是正常,仅仅胞质轻链出现 Kappa 限制性表达的浆细胞不能视为残留的 MM 细胞,应结合更多的实验室检测。

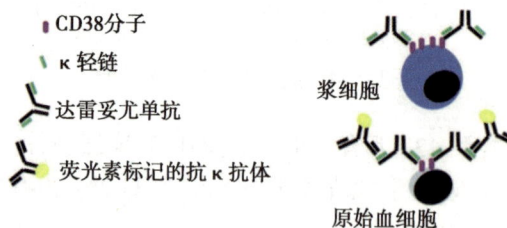

图 6-5-5　达雷妥尤导致 B 祖细胞出现假性 Kappa 限制性表达

4. 临床问题 4

流式骨髓瘤 MRD 检测报告内容?

流式 MM 骨髓瘤 MRD 检测报告内容应包括:①检测报告中首先包含患者及标本信息,标本状态如有凝块,特殊原因未能及时检测或稀释等情况均应注明。②MRD 结果报告为"阳性"或"利用所选抗体组合,本次检测未识别出免疫表型异常细胞"。③ MRD 如果为阳性,应描述报告所见异常浆细胞数量及异常浆细胞占白细胞或有核细胞百分比,并描述异常浆细胞的免疫表型,以对应的正常造血细胞为参照,描述异常细胞的各种抗原表达与否以及表达强度,散射光(FSC 和 SSC)信号有异常时也应提示。④报告获取的白细胞或有核细胞总数。同时报告方法学 LOD 和 / 或 LLOQ。⑤报告中应出具一系列散点图,显示异常(高亮突出)和正常细胞群体的抗原表达及散射光信号。⑥其他内容:MRD 报告中应显示抗体组合(包括荧光素)、样本制备方法以及仪器型号。注明红细胞裂解方法,以及有核细胞计数时是否使用核酸染料染色等。尽可能描述骨髓中正常细胞组分,以反映骨髓质量状态。

(陈耀铭　欧阳涓)

—— 参考文献 ————————————————————————

1. 王建祥, 肖志坚, 沈志祥, 等. 邓家栋临床血液学 (第 2 版). 上海: 上海科学技术出版社, 2020.

2. 中华医学会血液学分会. 骨髓增生异常综合征中国诊断与治疗指南 (2019 年版). 中华血液学杂志, 2019, 40 (2): 89-97.

3. Swerdlow SH, Campo E, Harris NL, et al. WHO Classification of Tumours of Haemapoietic and Lymphoid Tissues. France: International Agency for Research on Cancer, 2017.

4. Porwit A, van de Loosdrecht AA, Bettelheim P, et al. Revisiting guidelines for integration of flow cytometry results in the WHO classification of myelodysplastic syndromes-proposal from the International/European LeukemiaNet Working Group for Flow Cytometry in MDS. Leukemia, 2014, 28 (9): 1793-1798.

5. van de Loosdrecht AA, Kern W, Porwit A, et al. Clinical application of flow cytometry in patients with unexplained cytopenia and suspected myelodysplastic syndrome: A report of the European Leukemia Net International MDS-Flow Cytometry Working Group. Cytometry B Clin Cytom, 2023, 104 (1): 77-86.

6. Khoury JD, Solary E, Abla O, et al. The 5th edition of the World Health Organization Classification of Haematolymphoid Tumours: Myeloid and Histiocytic/Dendritic Neoplasms. Leukemia, 2022, 36 (7): 1703-1719.

7. Ko BS, Wang YF, Li JL, et al. Clinically validated machine learning algorithm for detecting residual diseases with multicolor flow cytometry analysis in acute myeloid leukemia and myelodysplastic syndrome. EBio Medicine, 2018, 37: 91-100.

8. Ogawa S. Genetics of MDS. Blood, 2019, 133 (10): 1049-1059.

9. Kennedy JA, Ebert BL. Clinical Implications of Genetic Mutations in Myelodysplastic Syndrome. J Clin Oncol, 2017, 35 (9): 968-974.

10. 郑卫东, 周茂华. 实用流式细胞分析技术. 广州: 广东科技出版社, 2012.

11. 中国中西医结合学会检验医学专业委员会. 急性白血病系别判断的流式细胞免疫分型专家共识. 中华检验医学杂志, 2021, 44 (12): 1113-1125.

12. Khoury JD, Solary E, Abla O, et al. The 5th edition of the World Health Organization Classification of Haematolymphoid Tumours: Myeloid and Histiocytic/Dendritic Neoplasms. Leukemia, 2022, 36 (7): 1703-1719.

13. van Dongen JJ, Lhermitte L, Böttcher S, et al. EuroFlow antibody panels for standardized n-dimensional flow cytometric immunophenotyping of normal, reactive and malignant leukocytes. Leukemia, 2012, 26 (9): 1908-1975.

14. Savaşan S, Buck S, Gadgeel M, et al. Flow cytometric false myeloperoxidase-positive childhood B-lineage acute lymphoblastic leukemia. Cytometry B Clin Cytom, 2018, 94 (3): 477-483.

15. Oberley MJ, Li S, Orgel E, et al. Clinical Significance of Isolated Myeloperoxidase Expression in Pediatric B-Lymphoblastic Leukemia. Am J Clin Pathol, 2017, 147 (4): 374-381.

16. 江梅, 郭海燕, 聂益军, 等. 多参数流式细胞术在 AML-1/ETO 阳性急性髓系白血病诊断中的应用研究. 实验与检验医学, 2020, 38 (1): 9-12, 35.

17. 中华医学会血液学分会实验诊断学组. 急性髓系白血病微小残留病检测与临床解读中国专家共识 (2021 年版). 中华血液学杂志, 2021, 42 (11): 889-897.

18. Short NJ, Jabbour E, Albitar M, et al. Recommendations for the assessment and management of measurable residual disease in adults with acute lymphoblastic leukemia: A consensus of North American experts. Am J Hematol, 2019, 94 (2): 257-265.

19. Wei H, Liu X, Wang Y, et al. Optimized clinical application of minimal residual disease in acute myeloid leukemia with RUNX1-RUNX1T1. Exp Hematol, 2021, 96: 63-72.

20. Alaggio R, Amador C, Anagnostopoulos I, et al. The 5th edition of the World Health Organization Classification of Haematolymphoid Tumours: Lymphoid Neoplasms. Leukemia, 2022, 36 (7): 1720-1748.

21. Bene MC, Castoldi G, Knapp W, et al. Proposals for the immunological classification of acute leukemias. European Group for the Immunological Characterization of Leukemias (EGIL). Leukemia, 1995, 9 (10): 1783-1786.

22. Patel SS, Weinberg OK. Diagnostic workup of acute leukemias of ambiguous lineage. Am J Hematol, 2020, 95 (6): 718-722.

23. Aggarwal N, Weinberg OK. Update on Acute Leukemias of Ambiguous Lineage. Clin Lab Med, 2021, 41 (3): 453-466.

24. 中国中西医结合学会检验医学专业委员会. 流式细胞术检测脑脊液肿瘤细胞的专家共识. 中华检验医学杂志, 2021, 44 (8): 679-689.

25. Gong X, Lin D, Wang H, et al. Flow cytometric analysis of cerebrospinal fluid in adult patients with acute lymphoblastic leukemia during follow-up. Eur J Haematol, 2018, 100 (3): 279-285.

26. Thastrup M, Marquart HV, Levinsen M, et al. Flow cytometric detection of leukemic blasts in cerebrospinal fluid predicts risk of relapse in childhood acute lymphoblastic leukemia: a Nordic Society of Pediatric Hematology and Oncology study. Leukemia, 2020, 34 (2): 336-346.

27. Popov A, Henze G, Verzhbitskaya T, et al. Absolute count of leukemic blasts in cerebrospinal fluid as detected by flow cytometry is a relevant prognostic factor in children with acute lymphoblastic leukemia. J Cancer Res Clin Oncol, 2019, 145 (5): 1331-1339.

28. Arber DA, Orazi A, Hasserjian R, et al. The 2016 revision to the World Health Organization (WHO) classification of myeloid neoplasms and acute leukemia. Blood, 2016, 127 (20): 2391-2405.

29. Rita A, Catalina A, Ioannis A, et al. The 5th edition of the World Health Organization Classification of Haematolymphoid Tumours: Lymphoid Neoplasms. Leukemia, 2022, 36 (7): 1720-1748.

30. Orianne WB, Peter B, Jeroen L, et al. ELN iMDS flow working group validation of the monocyte assay for chronic myelomonocytic leukemia diagnosis by flow cytometry. Cytometry, 2023, 104 (1): 66-76.

31. Alexander C, Priyadarshini K, Qi Gao, et al. Abnormal B-lymphoblasts in myelodysplastic syndromes and myeloproliferative neoplasms other than chronic myeloid leukemia. Cytometry, 2023, 104 (3): 243-252.

32. Vitor LB, Gabriel DB, Felipe CA, et al. Philadelphianegative myeloproliferative neoplasms display alterations in monocyte subpopulations frequency and immunophenotype. Med Oncol, 2022, 39 (12): 223.

33. 中国抗癌协会血液肿瘤专业委员会, 中华医学会血液学分会, 中国慢性淋巴细胞白血病工作组. 中国慢性淋巴细胞白血病/小淋巴细胞淋巴瘤的诊断与治疗指南 (2022 年版). 中华血液学杂志, 2022, 43 (5): 353-358.

34. 中华医学会血液学分会白血病淋巴瘤学组, 中国抗癌协会血液肿瘤专业委员会, 中国慢性淋巴细胞白血病工作组. B 细胞慢性淋巴增殖性疾病诊断与鉴别诊断中国专家共识 (2018 年版). 中华血液学杂志, 2018, 39 (5): 359-365.

35. 中国抗癌协会血液肿瘤专业委员会. 流式细胞学在非霍奇金淋巴瘤诊断中的应用专家共识. 中华病理学杂志, 2017, 46 (4): 217-222.

36. Alaggio R, Amador C, Anagnostopoulos I, et al. The 5th edition of the World Health Organization Classification of Haematolymphoid Tumours: Lymphoid Neoplasms. Leukemia, 2022, 36 (7): 1720-1748.

37. Bernués M, Durán MA, Puget G, et al. Genetics of Lymphocytes Influences the Emergence of Second Cancer in Chronic Lymphocytic Leukemia. Anticancer Res, 2014, 34 (5): 2311-2314.

38. Impact of Immune Parameters and Immune Dysfunctions on the Prognosis of Patients with Chronic Lymphocytic Leukemia. Cancers (Basel), 2021, 13 (15): 3856-3878.

39. Eric D Hsi. Hematopathology. 3rd ed. Amsterdam: Elsevier, 2019.

40. Shi M, Olteanu H, Jevremovic D, et al. T-cell clones of uncertain significance are highly prevalent and show close resemblance to T-cell large granular lymphocytic leukemia. Implications for laboratory diagnostics. Mod Pathol, 2020,

33 (10): 2046-2057.

41. Swerdlow SH, Campo E, Harris NL, et al. WHO Classification of Tumours of Haematopoietic and Lymphoid Tissues (Revised 4th edition). IARC: Lyon, 2017.

42. Pastoret C, Desmots F, Drillet G, et al. Linking the KIR phenotype with STAT3 and TET2 mutations to identify chronic lymphoproliferative disorders of NK cells. Blood, 2021, 137 (23): 3237-3250.

43. 刘梅, 张瑞, 毛亚菲, 等. 侵袭性 NK 细胞白血病的实验室特征及诊疗进展. 河北医药, 2022, 44 (06): 933-937.

44. Alaggio R, Amador C, Anagnostopoulos I, et al. The 5th edition of the World Health Organization Classification of Haematolymphoid Tumours: Lymphoid Neoplasms. Leukemia, 2022, 36 (7): 1720-1748.

45. Kameoka J, Takahashi N, Noji H, et al. T-cell prolymphocytic leukemia in Japan: is it a variant. Int J Hematol, 2012, 95 (6): 660-667.

46. Staber PB, Herling M, Bellido M, et al. Consensus criteria for diagnosis, staging, and treatment response assessment of T-cell prolymphocytic leukemia. Blood, 2019, 134 (14): 1132-1143.

47. 赖美芳, 李菲. T 幼淋巴细胞白血病遗传学及诊疗的研究进展. 中国实验血液学杂志, 2021, 29 (06): 1977-1981.

48. 张时全, 郝春成, 葛晓峰. 结外鼻型 NK/T 细胞淋巴瘤的临床病理特征及诊疗现状. 现代肿瘤医学, 2022, 30 (12): 2275-2280.

49. Alaggio R, Amador C, Anagnostopoulos I, et al. The 5th edition of the World Health Organization Classification of Haematolymphoid Tumours: Lymphoid Neoplasms. Leukemia, 2022, 36 (7): 1720-1748.

50. 代爽, 刘小琴, 周洁, 等. 血管免疫母细胞性 T 细胞淋巴瘤的研究进展. 白血病淋巴瘤, 2021, 30 (10): 630-633.

51. 刘艳荣, 邵宗鸿. 多参数流式细胞术检测急性白血病及浆细胞肿瘤微小残留病中国专家共识 (2017 年版). 中华血液学杂志, 2017, 38 (12): 11.

52. 中国医师协会血液科医师分会, 中华医学会血液学分会. 中国多发性骨髓瘤诊治指南 (2022 年修订). 中华内科杂志, 2022, 61 (5): 8.

53. Dispenzieri A. POEMS Syndrome: 2019 Update on diagnosis, risk-stratification, and management. American Journal of Hematology, 2019, 94 (7): 812-827.

54. Jiang XY, Luider J, Shameli A. Artifactual Kappa Light Chain Restriction of Marrow Hematogones: A Potential Diagnostic Pitfall in minimal Residual Disease Assessment of Plasma Cell Myeloma Patients on Daratumumab. Cytometry B Clin Cytom, 2020, 98 (1): 68-74.

55. Bruno Paiva, Jesus F San-Miguel, Hervé Avet-Loiseau. MRD in multiple myeloma: does CR really matter?Blood, 2022, 140 (23): 2423-2428.

第三篇

流式细胞术在临床各类疾病诊断中的应用

第七章

流式细胞术在细胞免疫检查中应用的概述

第一节　细胞免疫基本概念

一、免疫应答

人体的免疫系统由免疫器官、免疫细胞、免疫分子组成。强大的免疫系统有条不紊地执行着免疫监控、免疫自稳以及免疫防御的三大功能。这三大功能主要是通过免疫应答（immune response，Ir）来实现。免疫应答是指机体受到抗原刺激后，体内的抗原特异性淋巴细胞对抗原进行识别，进而发生活化、增殖、分化、凋亡等，产生包括抗原的摄取、处理、加工、呈递、抗原的识别、免疫细胞的活化、分化以及效应细胞和效应分子相互作用等一系列免疫效应过程。

免疫应答的本质是识别"自己"与"非己"，正常情况下，机体对"自己"的抗原形成天然免疫耐受，对"非己"抗原进行排除，以维持机体内环境平衡和稳定的生理功能。异常情况下，机体对"非己"抗原产生过度免疫应答即可导致超敏反应的发生，或产生过低免疫应答可引发免疫缺陷病、严重感染及恶性肿瘤；当机体攻击"自己"抗原的时候，则会引起自身免疫性疾病。

免疫应答可根据抗原的接触时间分为初次免疫应答和再次免疫应答。也可以根据识别的特点、获得形式以及效应机制分为固有性免疫（innate immunity）和适应性免疫（adaptive immunity）两大类。固有免疫是固有性的或先天性的，无需抗原激发即可获得，故亦称为先天性免疫或非特异性免疫，而适应性免疫是须在接触抗原后获得，亦称获得性免疫或特异性免疫。固有免疫是机体"抵御外敌"的第一道防线，同时，固有免疫相关的效应细胞和效应分子也参与启动及调节适应性免疫应答，但值得注意的是，固有免疫一般只针对外源性的抗原，而不针对机体自身抗原发生应答，故固有免疫异常一般不容易引发自身免疫性疾病。

二、免疫细胞

免疫细胞是执行适应性免疫应答的主力军，根据参与免疫应答和介导免疫效应的组分及细胞种类的不同，可将适应性免疫应答分为 T 细胞介导的细胞免疫（cellular immunity）和 B 细胞介导的体液免疫（humoral immunity）。狭义的细胞免疫一般指的是 T 细胞介导的免疫应答，即 T 细胞受到抗原刺激后，分化、增殖、转化为致敏 T 细胞，对抗原进行直接杀伤作用，此外，致敏 T 细胞可以通过释放细胞因子起协同杀伤作用。广义的细胞免疫还应包括吞噬作用以及 NK 细胞介导的细胞毒作用。细胞免疫是清除细胞内寄生微生物最为有效的防御反应，同时也是排斥同种移植物或肿瘤抗原的有效手段。T 细胞介导的免疫应答的特征是以单核细胞浸润为主的炎症反应和 / 或特异性的细胞毒性。B 细胞介导的免疫应答的特征则是以抗体参与的靶抗原清除。细胞免疫与体液免疫二者并非完全独立，它们是相互统一的，协同执行体内的免疫应答。

（一）固有免疫细胞

固有免疫细胞包括吞噬细胞（phagocyte）、固有免疫样淋巴细胞（innate-like lymphocyte，ILL）、天然杀伤细胞（nature killer cell，NK 细胞）、树突状细胞（dendritic cell，DC）及其他免疫相关细胞等。常见的吞噬细胞包括中性粒细胞、单核/巨噬细胞和树突状细胞。固有免疫样淋巴细胞：包括 B1 细胞，γδT 细胞、NKT 细胞。其他免疫相关细胞如嗜酸性粒细胞、嗜碱性粒细胞、肥大细胞、红细胞、血小板等。

1. **单个核吞噬细胞系统** 单个核吞噬细胞系统（mononuclear phagocyte system，MPS）包括骨髓前单核细胞（pre-monocyte）、外周血单核细胞（monocyte，Mon）和各种组织巨噬细胞（macrophage，MΦ）。单核细胞和巨噬细胞具有黏附细胞的特性，故也称之为黏附细胞。成熟的单核/巨噬细胞系统高表达 CD14 外，还表达 MHC 抗原、某些黏附分子和共刺激分子（如 B7 分子）、Fc 受体（FcγR Ⅰ、FcγR Ⅱ、FcγR Ⅲ）及多种细胞因子（如 IL-1、IL-6、IL-8、IL-12、IFN-γ、TNF-α、TGF-β、G-CSF、GM-CSF）模式识别受体（如清道夫受体、Toll 样受体）等。这些表面标志在单核/吞噬细胞的迁移、黏附、抗原的处理及提呈、吞噬中发挥重要作用，主要参与机体的免疫细胞活化、增殖和分化、抗微生物和细胞毒作用、炎症反应、组织修复、抗肿瘤及免疫调节等过程。

2. **固有免疫样淋巴细胞** γδT 细胞和 NKT 细胞是典型的固有免疫样淋巴细胞，其功能更接近于固有免疫细胞。γδT 细胞组成性表达 TCRγδ-CD3 复合物以及 CD2 分子，分布于黏膜上皮内的 γδT 细胞表型多为 CD8$(\alpha\alpha)^+$，而外周血中 γδT 细胞表型为 CD4$^-$CD8$^-$。γδT 细胞的功能是作为主要效应细胞参与皮肤黏膜局部早期抗感染免疫。此外，γδT 细胞还可通过分泌多种细胞因子（如 IL-2、IL-4、IL-6、IL-10、IFN-γ、TNF-α）参与免疫调节。NKT 细胞既表达 T 细胞的标志 αβTCR 及 CD3，同时也表达 NK 细胞的标志 CD56，是一类具有 CD1d 限制性而识别脂类和糖脂类抗原的 T 细胞，其主要功能是参与炎症反应以及免疫调节。

3. **自然杀伤细胞** 自然杀伤性细胞（natural killer cells，NK 细胞）是一类具有直接杀伤靶细胞功能的效应淋巴细胞。小鼠的 NK 细胞主要表达 NK1.1、DX5、NK-1、Thy-1、Ly49 等抗原，而人的 NK 细胞则主要表达 CD16（FcγR Ⅲ）、CD56、CD57、CD2、CD8、CD38 等，目前临床上主要是采用流式细胞术检测 CD16 及 CD56 的表达。NK 细胞主要通过参与抗感染以及抗肿瘤作用来发挥其非特异性杀伤作用，此外，也可以通过释放细胞因子参与机体的免疫调节。

4. **树突状细胞** 树突状细胞（dendritic cell，DC）细胞广泛分布于机体的所有组织和器官，其根据来源不同可分为髓样 DC（myeloid CD，MDC）和淋巴样 DC（lymphoid DC，LDC）或浆细胞样 DC（plasmacytiod DC，pDC）。成熟的 MDC 高表达 HLA-DR、CD1α 以及共刺激分子 CD40、CD80、CD86 等表面标志；而 pDC 可以由 CD14$^-$CD11c$^-$CD123$^+$ 的前体细胞在 IL-3 的诱导下分化而来。DC 的功能主要是参与抗原提呈、激活初始 T 细胞、参与 T、B 细胞的分化发育及记忆 T 细胞分形成、诱导免疫耐受，并通过分泌不同的细胞因子参与免疫调节。

5. **其他免疫相关细胞** 其他免疫相关细胞如嗜酸性粒细胞、嗜碱性粒细胞、肥大细胞、红细胞及血小板等，其功能主要是参与固有免疫应答，辅助调节适应性免疫应答，其主要的表面标志见表 7-1-1。

表 7-1-1 免疫相关细胞类型及其常用标志

免疫相关细胞类型	常用表面标志	生物学功能
嗜酸性粒细胞	CD3a、CD5a、CD567R、ECF-A 受体	参与 Ⅰ 型超敏反应；吞噬；抗寄生虫感染；抗病毒感染；产生炎症介质
嗜碱性粒细胞	FcR、CD3aR、CD5aR	介导超敏反应；发挥趋化；激活补体；产生炎症介质
肥大细胞	PRR、CD3a/CD5aR、IgEFcR	参与抗原提呈；释放促炎细胞因子
红细胞	补体受体（CR）	促进吞噬；清除循环免疫复合物；调节免疫应答
血小板	GP Ⅱb/Ⅲa（CD41/61）、CD62、CD63	凝血；参与免疫应答和炎症反应

（二）T/B 淋巴细胞

淋巴细胞根据其功能和表型一般可分为 T 淋巴细胞、B 淋巴细胞、NK 细胞等，T 淋巴细胞和 B 淋巴细胞则是机体执行适应性免疫应答的主力军，T 淋巴细胞主要参与细胞免疫，而 B 细胞主要参与体液免疫。

T 淋巴细胞简称为 T 细胞，又称之为胸腺依赖性淋巴细胞，成熟的 T 淋巴细胞由多功能造血干细胞经分化发育为淋巴样前体细胞进入胸腺，在胸腺中经历阳性选择和阴性选择等一系列有序的过程后分化为具有 MHC 限制性识别能力以及自身耐受性的成熟 T 淋巴细胞，继而离开胸腺迁移至外周血并在脾脏、淋巴结等相应的外周淋巴器官定居。

1. T 淋巴细胞　T 淋巴细胞表达多种表面标志，包括很多表面受体如 T 细胞受体（T cell receptor，TCR）、细胞因子受体（如 IL-1R、IL-2R、IL-4R、IL-6R 等）、其他表面受体如绵阳红细胞受体、补体受体、抗体受体等。这些受体在 T 淋巴细胞对抗原的特异性识别、与细胞因子产生免疫应答以及与其他免疫细胞相互作用等生物学过程中发挥着重要作用。此外，T 淋巴细胞表面还表达多种表面抗原，包括 MHC 抗原和分化抗原（CD 分子），这些表面抗原除参与 T 淋巴细胞特异性识别及活化外，同时也为 T 淋巴细胞的鉴别和分离提供了重要依据。

T 淋巴细胞亚群的分类：T 淋巴细胞根据其分子生物学特征或者细胞生物学功能分为不同的细胞亚群。

（1）一般根据 TCR 双肽链的构成不同，可将 T 淋巴细胞分为 αβT 细胞和 γδT 细胞，前者占据外周血 T 淋巴细胞比例的 90%~95%，除外周血外主要分布于外周淋巴组织，其表型大多为 TCRαβ$^+$CD3$^+$CD2$^+$，具有经典的 MHC 限制性，而 γδT 细胞在外周血中仅占 5%~10%，主要存在于黏膜上皮组织中，其主要表型为 TCRγδ$^+$CD3$^+$CD2$^+$，且大部分不表达 CD4 和 CD8 分子。

（2）根据 T 细胞表面的 CD4 和 CD8 分子的表达不同，可将 T 淋巴细胞分为 CD4$^+$T 细胞和 CD8$^+$T 细胞。CD4$^+$ 细胞还可根据其表面表达的 CD45 分子异构体的不同分为初始 T 细胞（naive T cell，CD4$^+$CD45RA$^+$）和记忆性 T 细胞（memory T cell，CD4$^+$CD45RO$^+$）。此外，CD4$^+$T 细胞还可以根据其所分泌的细胞因子的种类的不同分为 Th1（主要分泌 IL-2、IFN-γ、TNF-α 等）、Th2（主要分泌 IL-4、IL-6、IL-10 等）、Th9（主要分泌 IL-9）、Th17（主要分泌 IL-17、IL-17F、IL-21）等细胞亚群。

（3）根据 αβT 细胞的功能不同，可将 T 细胞分为初始 T 细胞（naive T cell，Tn）、效应 T 细胞（effector T cell，Te）、辅助性 T 细胞（helper T cell，Th）、记忆性 T 细胞（memory T cell，Tm）、细胞毒性 T 细胞（cytotoxic T cell，Tc）、调节性 T 细胞（regular T cell，Treg）等。其中效应 T 细胞根据功能的不同还可分为 Th1、Th2、Th9、Th17、滤泡辅助性 T 细胞（Tfh）等。具体见表 7-1-2。

表 7-1-2　CD4$^+$ 效应 T 细胞亚群及其特征

CD4$^+$ 效应 T 细胞亚群	特征性标志物	分泌的细胞因子	生物学功能
Th1	CCR5、Tim-3、Tbet、GATA-3	IL-2、IFN-γ、TNF-α	抗胞内菌，增强细胞毒作用和诱导Ⅳ型超敏反应，介导细胞免疫应答
Th2	CD30、CCR3、Tbet、GATA-3	IL-4、IL-6、IL-10	抗寄生虫感染，参与Ⅰ型超敏反应及体液免疫应答
Th9	CD96、GATA-3（基因）	IL-9、IL-10	介导某些炎症疾病
Th17	RORγt	IL-17、IL-17F、IL-21、IL-22	早期抗感染应答
Tfh	CXCR5、CD40L、ICOS	IL-21、IL-10	辅助 B 细胞应答

其中,调节性 T 细胞是一群具有免疫调节的 T 细胞亚群,按照起源可分为天然调节 T 细胞 (nature Treg,nTreg)、诱导性调节 T 细胞 (induced Treg,iTreg),其他具有调节功能的 T 细胞亚群还有 CD8⁺Treg、双阴性 T 细胞 (double negative T cell,DNT)。具体参见表 7-1-3。

表 7-1-3　调节性 T 细胞亚群及其特征性标志物

调节性 T 细胞亚群	特征性标志物
nTreg	CD4、CD25、FoxP3、LAG-3、Nrp1、CD5、CD45RO、L-选择素、CD38、CD62L、CD103、CTLA-4、GITR、OX-40L、Ly6、PD1
iTreg	CD4、CD25、FoxP3、
CD8⁺Treg	CD8$\alpha\alpha^+$、$\alpha\beta$TCR$^+$、CD122、CD25、CD45RC^{low}
DNT	$\alpha\beta$TCR$^+$CD4$^-$CD8$^-$CD25$^+$CD28$^-$CD30$^+$CD44$^-$

此外,CD8⁺T 细胞主要称之为细胞毒性 T 细胞,其根据 CD28 的表达也可分为 CD8⁺CD28⁺T 细胞亚群和 CD8⁺CD28⁻T 细胞亚群。前者经活化后可以产生 IL-2,后者不产生 IL-2 但是可对 IL-2 产生应答,该细胞亚群没有杀伤功能,主要通过抑制辅助性 T 细胞的活化而其调节免疫应答的作用。

2. B 淋巴细胞　B 淋巴细胞,简称 B 细胞,又可称之为骨髓依赖性淋巴细胞。B 细胞由骨髓中的造血干细胞分化发育而来,外周血淋巴细胞中约有 10%~20%B 细胞,大部分的 B 细胞主要定居于淋巴结以及脾脏。B 细胞表面标志也包括表面受体和表面抗原,B 细胞表面受体即 BCR,也称之为 mIg,可以特异性识别抗原分子。与 T 细胞相同的是,B 细胞也表达相应的细胞因子受体参与 B 细胞分化发育及增殖、活化等。此外,B 细胞还表达补体受体如 CD35 和 CD21,IgGFc 受体、丝裂原受体如 PWM、LPS 等。

成熟的 B 细胞表面还表达 MHCI 类和 II 类分子以及多种 CD 分子来参与 B 细胞的分化发育、活化和增殖。B 细胞表面的 CD 分子表达可因其处于不同的分化阶段而表达不同。最典型的 CD 分子为 CD19,几乎所有的 B 细胞表面均表达 CD19,且不受细胞是否活化的影响;与 CD19 不同的是,CD20 表达于 B 细胞表面,但是 B 细胞活化后逐渐丢失。B 细胞还可表达 CD21、CD23、CD40 等。

B 细胞根据其表面是否表达 CD5 分为两个不同的 B 细胞亚群。

(1)B1(CD5⁺)细胞:仅占 B 细胞总数的 5%,具有自我更新能力,成熟的 B1 细胞主要存在于胸腔、腹腔以及肠壁固有层,主要通过产生自身抗体或者抗细菌抗体等发挥非特异性免疫防御功能。

(2)B2(CD5⁻)细胞:即通常所说的 B 细胞,表达 MHC II 类分子,具有抗原提呈的功能,B 细胞可产生高亲和力的抗体,发挥体液免疫功能。此外,B 细胞还可表达 B7-1 分子与 T 细胞表面相应的受体分子 CD28 结合,共同产生协同袭击信号来辅助 Th 细胞活化。

(王红霞　郑　磊)

第二节　临床流式细胞术在细胞免疫评估中常见的项目

人体维持正常的免疫状态有赖于各种免疫细胞,特别是外周血中,淋巴细胞亚群之间的相互协调。正常情况下,人体外周血中淋巴细胞亚群的数目相对稳定的;但是当肿瘤、免疫缺陷性疾病、感染以及器官移植等发生后,可出现淋巴细胞数量及亚群比例的变化和/或免疫功能异常。在临床实验室检查中,通过检测 T 淋巴细胞(CD3⁺)、B 淋巴细胞(CD3⁻CD19⁺)、辅助性 T 淋巴细胞(CD3⁺CD4⁺)、细胞毒性 T 淋巴细胞(CD3⁺CD8⁺)及自然杀伤(NK)细胞(CD3⁻CD16⁺CD56⁺)的百分比和/或绝对值,全面了解人体内细胞免疫及体液免疫状态,评估机体免疫功能水平,可用于掌握和监测疾病的进程,为研究疾病的发生发展和临床治疗提供有效依据。

通过流式细胞术检测和分析细胞免疫分子已成为临床实验室的常规检测项目。利用荧光素标记的单克隆抗体特异性结合的抗原,可分析细胞的种类及功能。目前,流式细胞术用于临床疾病的细胞表面分子的常见的项目主要有:外周血 TBNK 淋巴细胞亚群计数、T/B 淋巴细胞精细分型、活化 T 淋巴细胞检测、单核细胞 HLA-DR 检测、中性粒细胞 CD64 指数、细胞因子等,现以较为普及的六色流式细胞术为例进行介绍。

一、外周血 TBNK 淋巴细胞亚群绝对计数项目

1. 方法原理　用荧光素标记的 CD3、CD4、CD8、CD19、CD16、CD45 和 CD56 单克隆抗体与外周血单细胞结合,用流式细胞仪器分析 T、B 和 NK 细胞的百分比,再通过微球计数法,计算出各类细胞亚群的绝对计数。

2. 样本要求　EDTA-K2 抗凝标本,标本应尽量新鲜,并在采集后立刻进行处理和染色,否则应置于室温保存。不符合样本如有凝块或严重溶血导致白细胞损坏以及淋巴细胞亚群的改变或丢失的,应予以回退。

3. 仪器和分析软件　双激光六色流式细胞分析仪,流式仪器操作与分析软件。

4. 流式荧光抗体结合的 CD 分子

CD45:用于鉴别淋巴细胞,区分中性粒细胞和细胞碎片。

CD3/CD4/CD8:用于鉴别 T 淋巴细胞及其各大类亚群。

CD19:鉴别 B 淋巴细胞。

CD16/CD56:鉴别 NK 细胞。

5. 简要步骤　加入定量的 EDTA-K2 抗凝标本到绝对计数管中,加入荧光抗体标记各类细胞亚群,然后用红细胞裂解液后,混匀标本,用流式细胞仪记录各亚群的细胞数。

📝 **知识点**

微球计数法

利用微球进行淋巴细胞绝对计数的方法已被临床广泛认可,市面上大多数流式细胞仪,均可以使用微球进行细胞数量的绝对计数。

原理:根据微球的计数结果与绝对数量即可换算出目的细胞的绝对计数值。

简要步骤:将已知体积的外周血样本,直接加入含已知绝对数量微球的绝对计数微球管中,加入用于标记目的 CD 抗原的流式荧光抗体,待抗体标记完成后,混匀细胞悬液与微球后,用流式细胞仪检测,记录目的细胞与参比微球的数量。

计算公式:细胞(/μl)=获取细胞数 × Beads 总量 /Beads 获取数

---

6. TBNK 淋巴细胞亚群绝对计数项目参考值,详见表 7-2-1。

表 7-2-1　某临床实验室 TBNK 淋巴细胞计数正常参考范围

项目	抗原标记	参考区间	单位
总 T 细胞	$CD3^+$	50~84	%
CD4 细胞(辅助 / 诱导性 T 淋巴细胞)	$CD3^+CD4^+$	27~51	%
CD8 细胞(细胞毒 / 抑制性 T 淋巴细胞)	$CD3^+CD8^+$	15~44	%

项目	抗原标记	参考区间	单位
CD4/CD8 比值	CD3$^+$CD4$^+$/CD3$^+$CD8$^+$	0.71~2.78	–
NK 细胞	CD3$^-$CD16$^+$CD56$^+$	7~40	%
B 细胞	CD3$^-$CD19$^+$	4.33~17.10	%
双阳性 T 细胞	CD3$^+$CD4$^+$CD8$^+$/CD3$^+$	–	%
双阴性 T 细胞	CD3$^+$CD4$^-$CD8$^-$/CD3$^+$	–	%
淋巴细胞总数	L#	–	个/μl
总 T 细胞绝对计数	CD3$^+$#	955~2 860	个/μl
CD4 细胞绝对计数	CD3$^+$CD4$^+$#	550~1 440	个/μl

#：参考区间需要区分成年人和儿童，此参考值选取的人群年龄为：18~60 岁

7. TBNK 淋巴细胞亚群绝对计数项目临床意义

(1) T 淋巴细胞

1) 总 T 淋巴细胞(CD3$^+$T 细胞)计数：①升高：提示体内 T 细胞免疫功能增强，常见于淋巴细胞性甲状腺炎、重症肌无力、甲状腺功能亢进，以及器官移植后的排斥反应；②降低：提示体内的 T 细胞免疫功能减弱，主要见于各类免疫缺陷性病，如获得性免疫缺陷综合征(AIDS 或者 HIV 艾滋病患者)、先天性胸腺发育不全(T 细胞发育不良)及联合免疫缺陷病(SCID)等。也可见于接受放疗、化疗、糖皮质激素及免疫抑制剂的患者，以及恶性肿瘤、病毒感染(如：麻疹、流感)等患者体内。

2) CD4$^+$T 细胞：免疫应答的核心细胞，通过分泌细胞因子刺激 B 细胞活化并产生抗体，增强巨噬细胞杀伤胞内病原菌和递呈抗原的能力，同时强化 CD8$^+$T 细胞的细胞毒性力。CD4$^+$T 淋巴细胞计数是判断疾病进展、临床用药、疗效和预后的重要指标。①升高：类风湿性关节炎活动期 CD4$^+$T 细胞升高；②降低：CD4$^+$T 淋巴细胞是 HIV 感染最主要的靶细胞，HIV 感染人体后，出现 CD4$^+$T 淋巴细胞进行性减少，CD4$^+$/CD8$^+$T 淋巴细胞比值倒置，细胞免疫功能受损。HIV 引起的免疫异常除了 CD4$^+$T 淋巴细胞数量的减少，还包括 CD4$^+$T 淋巴细胞、B 淋巴细胞、单核巨噬细胞、自然杀伤(NK)细胞和树突状细胞的功能障碍和异常免疫激活。成人及 15 岁(含 15 岁)以上青少年，CD4$^+$T 淋巴细胞数<200 个/μl，可辅助诊断艾滋病。同时，针对 HIV 感染者并发的多项机会性感染，CD4$^+$T 细胞计数是诊断、疗效判断及启动预防性治疗的关键指标。患者应根据具体情况，以每 3 个月一次到每 12 个月一次的频率，定期监测 CD4$^+$T 细胞计数。此外，CD4$^+$T 淋巴细胞数<250 个/μl 是重症化的早期预警指标之一。

3) CD8$^+$T 细胞：是参与细胞杀伤作用的主要执行细胞。①升高：多见于自身免疫性疾病，如：系统性红斑狼疮(SLE)、病毒感染、恶性肿瘤、乙型肝炎病毒感染等疾病；②降低：常见于干燥综合征、类风湿性关节炎、1 型糖尿病、重症肌无力以及膜性肾小球肾炎等。

4) CD4$^+$/CD8$^+$T 细胞值：更能反映细胞免疫功能变化。①升高：可见于自身免疫性疾病，如类风湿性关节炎活动期、多发性硬皮症、系统性红斑狼疮、干燥综合征、重症肌无力等；②降低：常见于免疫缺陷病，如：HIV 艾滋病患者的比值常小于 0.5，恶性肿瘤，再生障碍性贫血等。

(2) B 淋巴细胞：①升高：常见于细菌、病毒感染，使机体体液免疫功能增强；自身免疫性疾病，如：类风湿性关节炎活动期、系统性红斑狼疮活动期、膜性肾病等；②降低：可见于重症呼吸道、消化道感染，机体免疫功能降低时。机体免疫功能降低时，见于临床严重病毒性感染、免疫抑制药的使用等。当患者接受了利妥昔单抗(抗 CD20)时，外周血中的 B 细胞因被靶向清除而无法被检测到。

(3) NK 细胞：NK 细胞是机体重要的免疫细胞，与一些疾病的发生、发展和转归密切相关，检测 NK 细胞是评价机体细胞免疫的重要指标。①升高：多见于骨髓瘤、移植排斥疾病、习惯性流产等；

②降低：常见于各种恶性肿瘤、免疫缺陷病、免疫抑制剂治疗后等。

8. 某临床实验室 TBNK 淋巴细胞亚群流式设门逻辑　详见图 7-2-1。

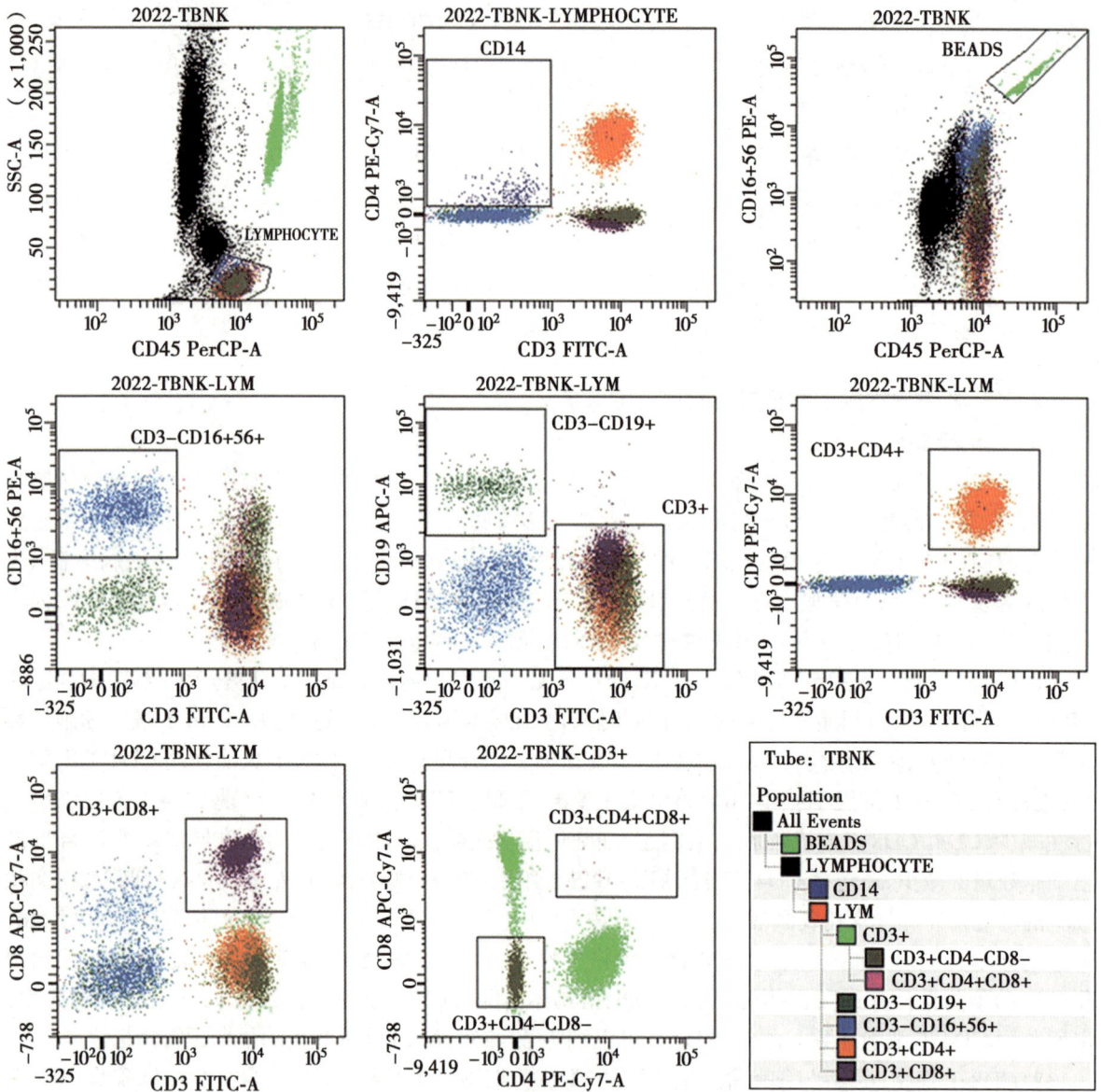

图 7-2-1　某临床实验室 TBNK 淋巴细胞亚群绝对计数项目流式设门逻辑

9. 注意事项

（1）对于长时间保存的样本，应注意可能出现一些弱表达抗原丢失情况。白细胞数量的显著变化会带来染色模式的变化，样本有白细胞数量异常的，应根据实际细胞数调整加样量。

（2）基于流式细胞术的外周血淋巴细胞亚群检测与分析方法，可分为相对计数和绝对计数两种。相对计数法是分析各亚群细胞占总淋巴细胞数的百分比，结果易受各类细胞亚群变化的影响；而绝对计数法可了解各类细胞亚群的独立变化，一种淋巴细胞亚群绝对计数的变化不会影响其他细胞亚群绝对计数的变化，但可能影响淋巴细胞亚群相对计数的变化。对于儿童感染性疾病，仅检测淋巴细胞亚群相对计数，对于评估儿童免疫状态存在较大局限。有些疾病会导致 T、B、NK 细胞同时增多或减少，如噬血细胞综合征可出现 3 种淋巴细胞同时减少，仅检测相对计数则无法发现异常，可能造成误判。因此,只分析各淋巴细胞亚群的百分比不能客观、准确地反映患者的免疫功能状况,建议同时检测与分析淋巴细胞亚群的相对计数和绝对计数。

二、T 精细分型和调节 T 细胞项目

1. T 细胞亚群精细分型常见分类　T 细胞根据其功能,可以分为很多亚型,各亚群之间和人体内的免疫细胞有很紧密的联系与协作,达到一种调控免疫的作用。例如:辅助性 T 细胞(helper T cells,Th),是 CD4$^+$T 细胞的一个亚群,对人体免疫系统有重要调节作用,其具有增强 B 细胞及其他 T 细胞功能活化的作用,在对胸腺依赖性抗原的抗体生成反应中,Th 细胞分泌细胞因子诱导 B 细胞产生抗体,此时,它可起到集中和缩抗原的作用;B 细胞识别半抗原时,在 B 细胞和 Th 细胞之间可构成一种"抗原桥",将两者连接在一起,B 细胞因而受到激活。Th 细胞不仅直接介导细胞免疫功能,还调节机体免疫应答反应,具有增强和扩大其他免疫细胞的功能,其所辅助的免疫细胞有多种,辅助的方式也不一致,所以 Th 细胞绝非一种单一群体而有亚群存在。

T 细胞根据其表面分子,在临床上常见的精细分型有:辅助 T 细胞记忆亚群(CD4$^+$CD45RO$^+$)、辅助 T 细胞初始亚群(CD4$^+$CD45RA$^+$)、细胞毒性 T 细胞激活亚群(CD8$^+$CD28$^+$)、细胞毒性 T 细胞抑制亚群(CD8$^+$CD28$^-$)、调节 T 细胞(Treg)/T4(CD4$^+$CD25$^+$CD127$^-$/CD4$^+$)、CD25$^+$T 细胞/T 细胞(CD3$^+$CD25$^+$/CD3$^+$)、CD25$^+$T4 细胞/T4 细胞(CD4$^+$CD25$^+$/CD4$^+$)、CD25$^+$T8 细胞/T8 细胞(CD8$^+$CD25$^+$/CD8$^+$)、HLA-DR$^+$T 细胞/T 细胞(CD3$^+$HLA-DR$^+$/CD3$^+$)、HLA-DR$^+$T4 细胞/T4 细胞(CD3$^+$CD4$^+$HLA-DR$^+$/CD4$^+$)、HLA-DR$^-$T8 细胞/T8 细胞(CD3$^+$CD8$^+$HLA-DR$^+$/CD8$^+$)等。

2. 样本要求　EDTA-K2 抗凝标本,标本应尽量新鲜,采集后标本应在 24 小时内完成检测。

3. T 淋巴细胞精细分型、调节 T 细胞、T 细胞活化项目参考范围,详见表 7-2-2。

表 7-2-2　某临床实验室 T 细胞精细分型项目及正常值参考区间

项目	抗原标记	参考区间	单位
辅助 T 细胞记忆亚群	CD4$^+$CD45RO$^+$	18~33	%
辅助 T 细胞初始亚群	CD4$^+$CD45RA$^+$	8.5~20	%
细胞毒性 T 细胞激活亚群(Tc)	CD8$^+$CD28$^+$	7.9~16	%
细胞毒性 T 细胞抑制亚群(Ts)	CD8$^+$CD28$^-$	12~23	%
调节 T 细胞(Treg)/T4	CD4$^+$CD25$^+$CD127$^-$	5~10	%
CD25$^+$T 细胞	CD3$^+$CD25$^+$	7.20~21.20	%
CD25$^+$CD4 细胞	CD4$^+$CD25$^+$	10.60~43.30	%
CD25$^+$CD8 细胞	CD8$^+$CD25$^+$	1.00~2.80	%
HLA-DR$^+$T 活化 T 细胞	CD3$^+$HLA-DR$^+$	6.70~14.60	%
HLA-DR$^+$T4 活化 T4 细胞	CD3$^+$CD4$^+$HLA-DR$^+$	1.80~10.00	%
HLA-DR$^+$T8 活化 T8 细胞	CD3$^+$CD8$^+$HLA-DR$^+$	4.70~22.00	%

4. 临床意义

(1)T 细胞精细分型项目的临床意义:在低病毒血症的慢性乙型病毒肝炎病毒(HBV)感染患者中,其 CD8$^+$T 细胞呈现非活化表型(CD38$^-$HLA$^-$DR$^-$CD62L$^-$)但具有细胞杀伤功能,在疾病发展中起重要作用当患者体内有 HBV 特异性的有功能的 CD8$^+$T 细胞时,可以抑制病毒复制,同时不对肝脏造

成损伤;反之,当 T 细胞不能抑制病毒复制时,便会直接引起肝损伤,同时还会招募非病毒特异性 T 细胞引起间接肝损伤。

在活动性肺结核外周血中,相较健康人的 CD4$^+$T 和 CD8$^+$T 细胞数明显下降,但是在疾病得到控制后,这两大 T 细胞亚群逐渐恢复正常;但是,记忆 / 效应 T 细胞以及终末分化的记忆 / 效应 T 细胞,在疾病控制后,数量会降低。

终末期肾病(ESRD)患者存在 T 细胞记忆表型的该表:初始 CD4$^+$T 细胞(CD4$^+$CD45RA$^+$CD45RO$^-$CCR7$^+$)和 CD8$^+$T 细胞减少。随后发生记忆 T 细胞扩增,伴效应记忆细胞 TEM(CD45RO$^+$CCR7$^-$)和 TEMRA(CD45RO$^-$CCR7$^-$)的增多。有研究报道发现,CD4$^+$CD28$^-$T 细胞的增多,会增加 ESRD 患者动脉粥样硬化斑块的不稳定性,降低其对促红细胞生成素的敏感性。ESRD 的 T 细胞亚群分布特点,可提示患者感染的风险,和患者在接受肾移植后发生急性排斥的概率。

对脊柱关节炎(SpA)、类风湿性关节炎(RA)和风湿性多肌痛 / 巨细胞动脉炎(PMR/GCA)患者的外周血和关节滑液中的淋巴细胞亚群进行分析,发现与正常健康人对照相比:SpA、RA 和 PMR/GCA 患者外周血中 CD3$^+$CD4$^+$CD28$^-$ 记忆 / 效应 T 细胞增多,且在 SpA 患者的滑液中该群细胞的比例有高于外周血的趋势,可能意味着这些疾病 / 患者存在免疫早衰。与外周血相比,SpA 患者滑液中的初始 T 细胞(CD4$^+$CD28$^+$CD45RA$^+$ 和 CD8$^+$CD28$^+$CD45RA$^+$)减少,记忆 T 细胞(CD4$^+$CD28$^+$CD45RO$^+$ 和 CD8$^+$CD28$^+$CD45RO$^+$)表达增多,可能与后者容易向炎症部位迁移有关。在 CD4$^+$CD28$^-$T 细胞的增加与 RA 患者的早期动脉粥样硬化表现有关,即该群细胞至少部分参与了 RA 的早期血管损伤。伴临床前期动脉粥样硬化的 RA 患者,外周血 CD4$^+$CD28$^-$T 细胞比例 > 15% 时,有更明显的颈动脉增厚(IMT)和更低的肱动脉内皮功能障碍。经过 TNF-α 单抗治疗后,CD28$^+$T 细胞可部分恢复。

在肿瘤疾病监测进程中,T 细胞精细分型有很重要的作用。对非小细胞肺癌(NSCLC)患者外周血、肿瘤组织(TT)、癌旁组织(ATT)、远处非肿瘤组织(DNTT)的淋巴细胞亚群进行分析发现:记忆 T 细胞(CD4$^+$CD45RO$^+$T 细胞和 CD8$^+$CD45RO$^+$T 细胞)和活化 T 细胞(CD8$^+$HLA-DR$^+$T 细胞)增多,但是调节性 T 细胞(Treg)(抑制 T 细胞)也增多,这或与肿瘤的免疫抑制微环境有关。前列腺癌患者放疗(RT)前后对比,外周血淋巴细胞亚群的变化:与分化程度更高的 T 细胞(CD27$^-$CD28$^+$ 和 CD27$^-$CD28$^-$ 效应 T 细胞)相比,放疗会损伤更多的纯真和早期记忆 T 细胞(CD4$^+$CD27$^+$T 细胞和 CD8$^+$CD27$^+$T 细胞),CD45RA$^+$T 细胞更易受放疗影响,易于诱导 T 细胞发生凋亡。

(2)Treg 细胞项目的临床意义:Treg 细胞的免疫抑制作用在保持机体的自身耐受性中发挥着决定性作用,其数量、定位及功能的异常与机体的自身免疫性疾病、慢性炎性反应、感染性疾病以及肿瘤等疾病发生发展有密切的联系。

自身免疫性疾病去除 Treg 或 Treg 功能丧失都可导致无法控制的多器官自身免疫性疾病,如:Ⅰ型糖尿病、多发性硬化症、类风湿性关节炎等。

肿瘤微环境中,Treg 细胞具有免疫抑制功能,能抑制 T 细胞对外来及自身抗原的免疫应答,许多肿瘤抗原为自身抗原,因此 Treg 细胞在维持对自身成分耐受的同时也会阻止机体对肿瘤细胞的免疫耐受。有研究表明,肿瘤患者的外周血和肿瘤局部 Treg 细胞增多,而且其数量与患者的肿瘤进展程度和预后呈负相关。

感染疾病 Treg 细胞可以通过抑制过强的免疫反应来限制组织损伤从而对机体有利,但在调节免疫反应中也会保留病原体,抑制效应性 T 细胞的功能,提高病原体的持续存在和传染给其他宿主的可能性,造成感染持续化。

5. 某临床实验 T 细胞精细分型、Treg 细胞、活化 T 细胞项目流式图设门逻辑 详见图 7-2-2~图 7-2-4。

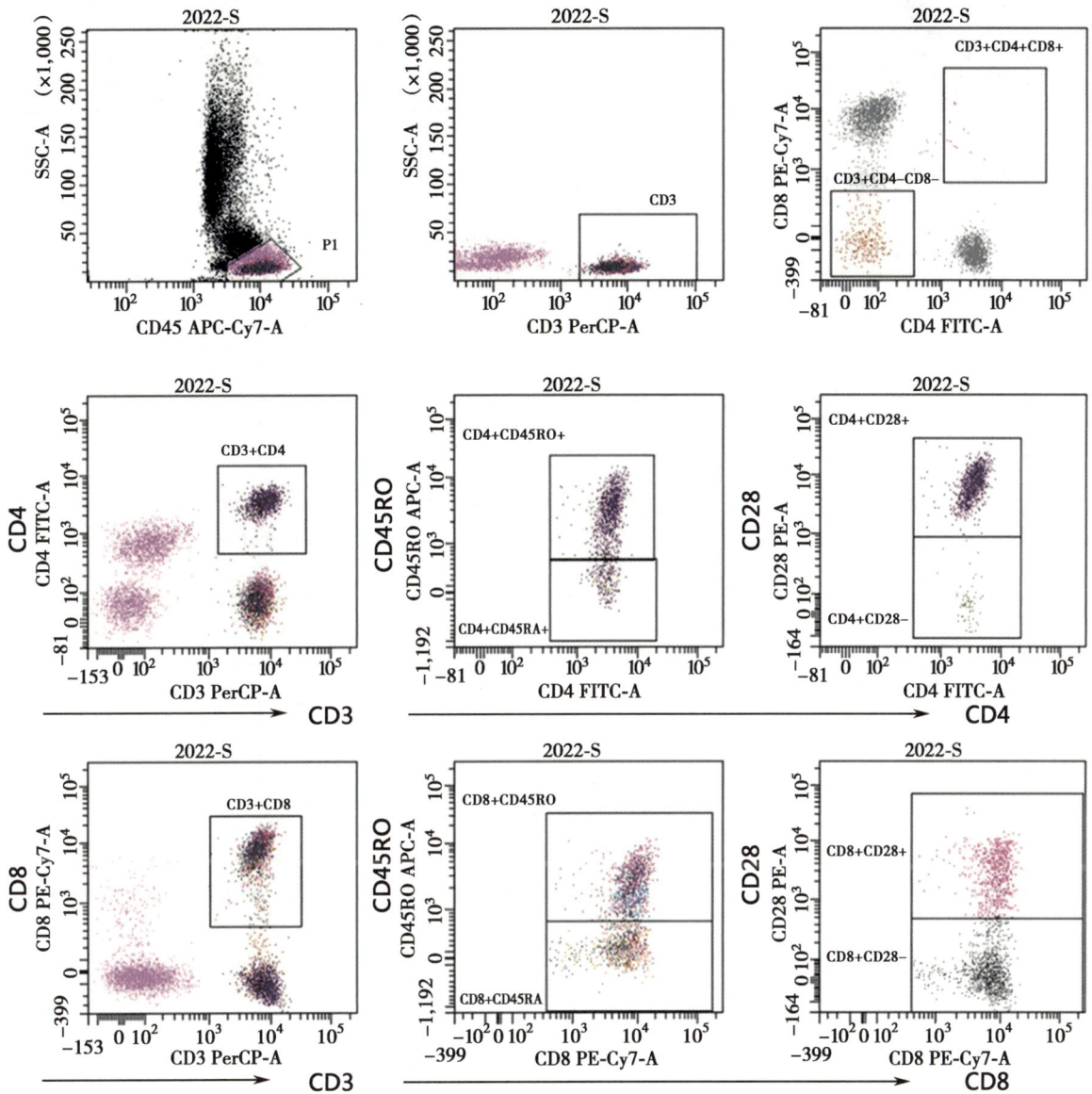

图 7-2-2　某临床实验室 T 细胞精细分型项目流式设门逻辑

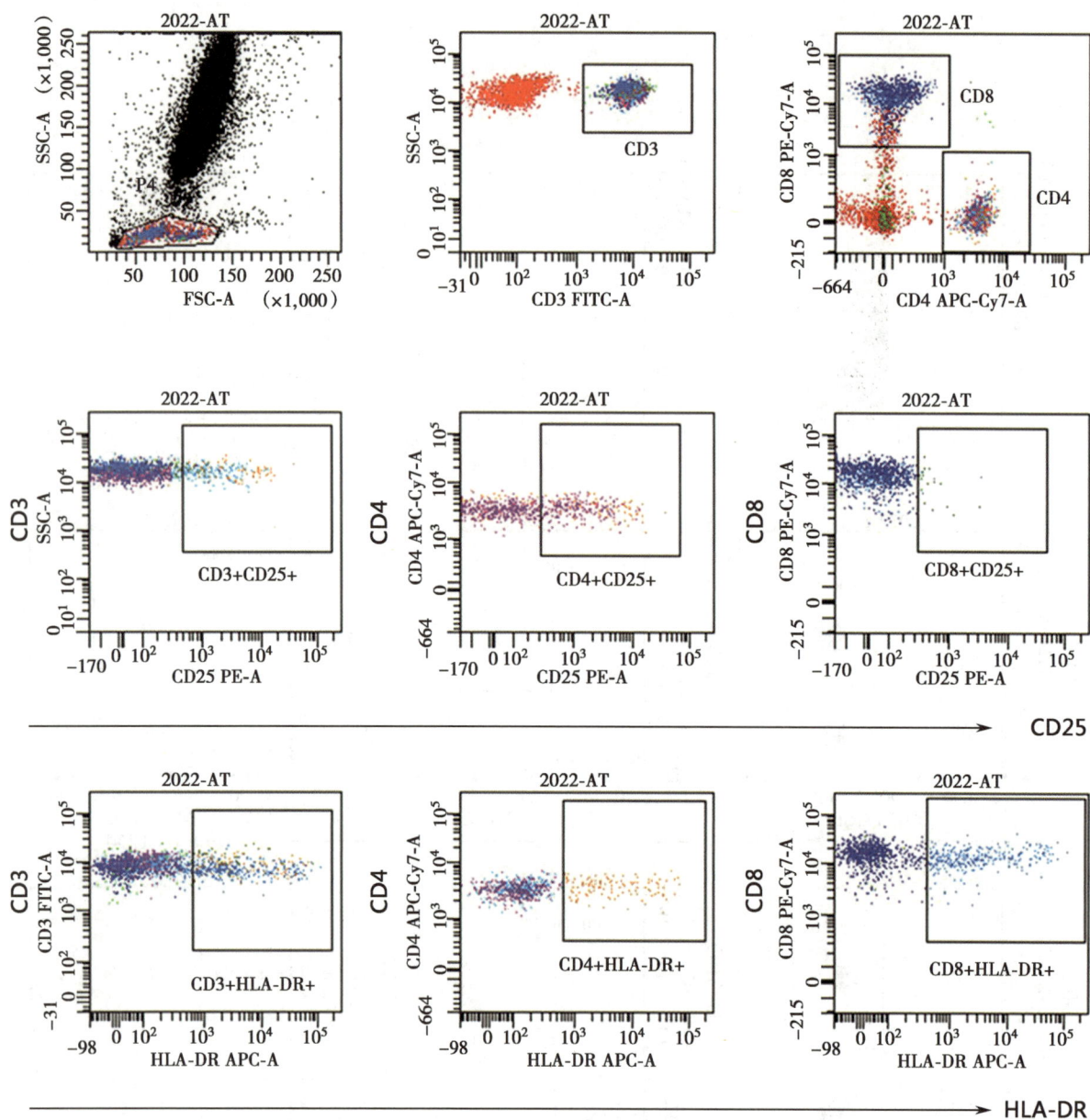

图 7-2-3　某临床实验室 T 细胞活化项目流式设门逻辑

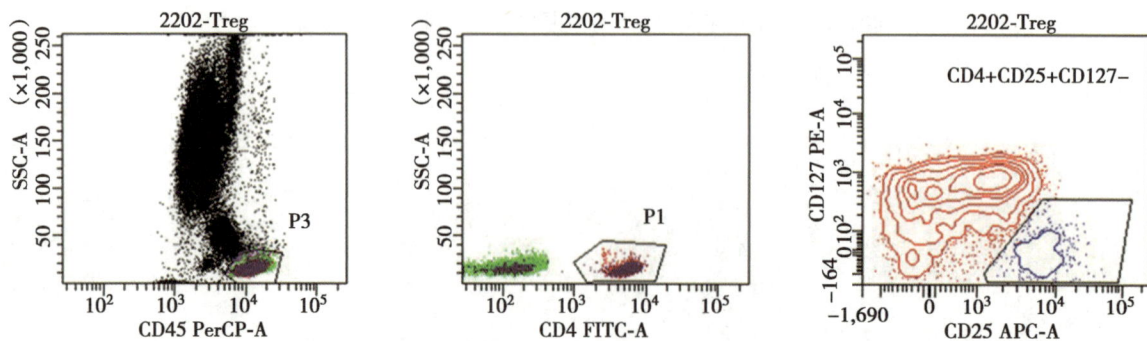

图 7-2-4　某临床实验室调节 T 细胞流式项目流式设门逻辑

三、B 淋巴细胞亚群精细分型和绝对计数项目

1. **B 细胞亚群分类及本项目的检测原理** 在自身免疫性疾病的发病机制中,疾病活动性的 B 细胞分泌自身抗体,对疾病的发生发展起到关键作用。此外,B 细胞还可与 T 细胞相互作用、释放细胞因子参与自身免疫的发生发展。外周血中的 B 细胞被激活后,逐步分化为外周血浆母细胞($CD3^-CD19^+CD20^-CD27^+CD38^+$),一部分形成短寿浆细胞;另一部分迁移入骨髓或炎症组织,形成长寿浆细胞,并在体内长期存活,称为浆母细胞。

用荧光素标记的 CD3、CD19、CD20、CD27、CD38 和 CD45 单克隆荧光抗体与外周血 B 细胞表面的 CD 分子结合,用流式细胞仪器分析 B 各亚群的百分比,再通过微球计数法,计算出各类细胞亚群的绝对计数。

2. **样本要求** EDTA-K2 抗凝标本,标本应尽量新鲜,采集后标本应在 24 小时内完成检测。

3. **B 淋巴细胞绝对计数和精细分型项目参考范围** 详见表 7-2-3。

表 7-2-3 某临床实验室 B 淋巴细胞绝对计数和精细分型项目参考范围

项目	抗原标记	参考区间	单位
B 细胞	$CD3^-CD19^+$	4.33~17.10	%
初始 B 细胞	$CD3^-CD19^+CD20^+CD27^+$	51.55~88.49	%
记忆 B 细胞	$CD3^-CD19^+CD20^-CD27^+$	10.64~45.77	%
浆母细胞	$CD3^-CD19^+CD20^-CD27^+CD38^+$	≤2.23	%
B 细胞绝对计数	$CD3^-CD19^+\#$	72.09~374.38	个/μl
初始 B 细胞绝对计数	$CD3^-CD19^+CD20^+CD27^+\#$	33.40~285.12	个/μl
记忆 B 细胞绝对计数	$CD3^-CD19^+CD20^-CD27^+\#$	13.12~107.53	个/μl
浆母细胞绝对计数	$CD3^-CD19^+CD20^-CD27^+CD38^+\#$	≤4.95	个/μl

4. **临床意义** B 淋巴细胞绝对计数,可用于监测临床肾病、自身免疫性疾病(类风湿关节炎、系统性红斑狼疮 SLE 等)等患者,在应用了抗 CD20 单克隆抗体(如:利妥昔单抗)治疗后,参与疾病活动性的 B 淋巴细胞被清除的情况。其中以外周血浆母细胞($CD3^-CD19^+CD20^-CD27^+CD38^+$)水平为常用监测指标,浆母细胞的数量与百分比与 SLE 疾病活动度的变化呈现出密切的相关性,是判断 SLE 疾病活动度、预测复发的敏感指标。

5. **B 淋巴细胞绝对计数和精细分型流式设门逻辑** 详见图 7-2-5。

四、感染指标(单核细胞 mHLA-DR 检测和中性粒细胞 nCD64 指数项目)

1. **HLA-DR 和 CD64 分子与感染性疾病的病情存在紧密的相关性** 单核细胞在机体固有免疫和获得性免疫中扮演着重要角色。正常情况下,单核细胞表面表达Ⅱ类主要组织相容性抗原 HLA-DR。HLA-DR 是单核细胞表面的重要抗原,它在活化特异性 T 细胞进行免疫应答过程中,对识别外来抗原具有关键性作用,与感染时抗原在 T 细胞的表达和启动炎性瀑布反应有关。在成人创伤、术后、肺炎等感染和脓毒症患者的外周血中,HLA-DR 表达明显降低,并与感染疾病严重程度存在一定相关性。

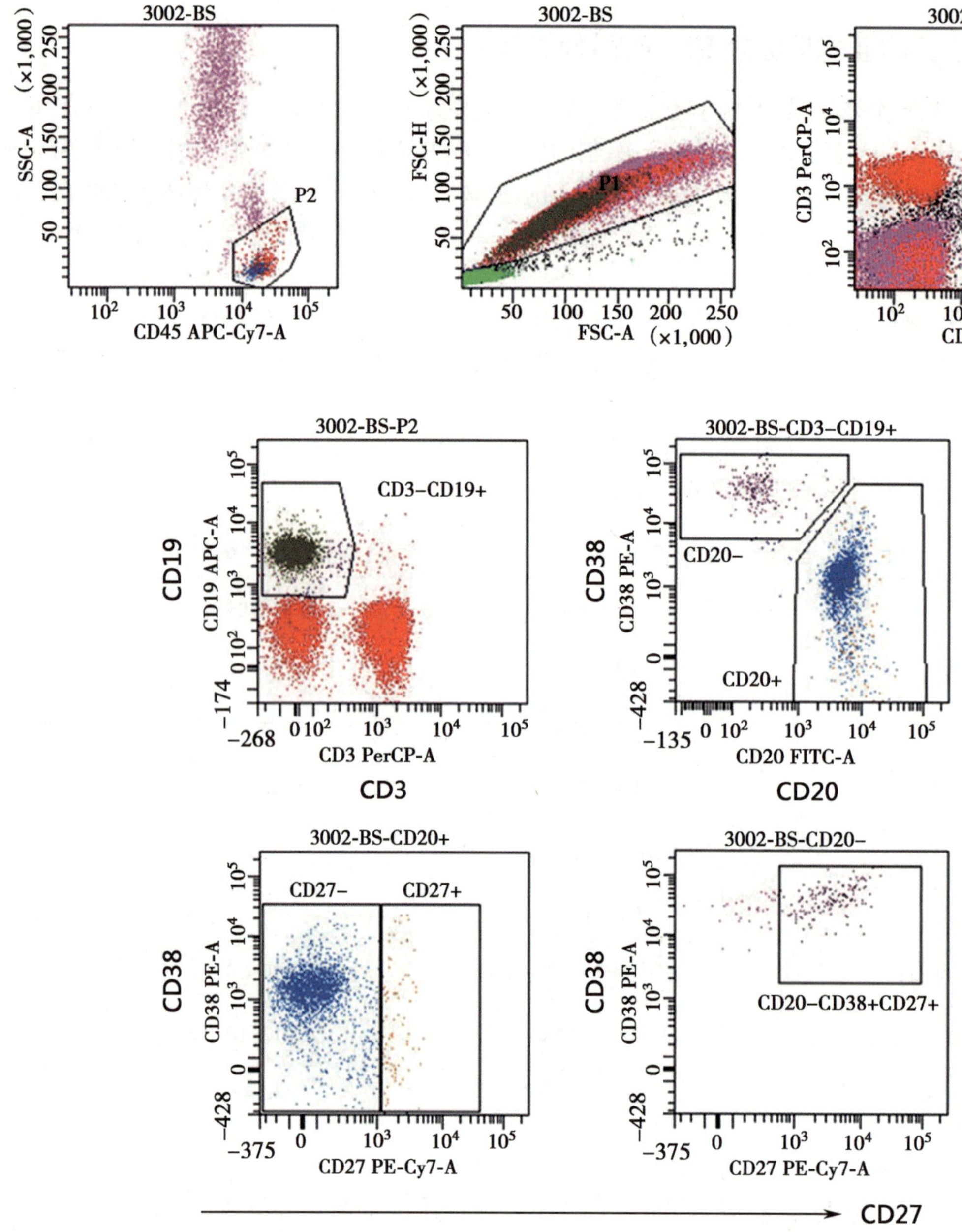

图 7-2-5 某临床实验室 B 淋巴细胞精细分型项目流式设门逻辑

中性粒细胞 CD64（nCD64）是一种高亲和力免疫球蛋白 IgG Fc 受体（Fcγ RI），正常情况下在中性粒细胞表面呈低水平表达，但在感染或炎症因子诱导时 nCD64 表达迅速增加。因 CD64 在单核细胞表面高表达且稳定，将其作为阳性对照；而在淋巴细胞表面不表达，作为阴性对照。nCD64 指数因其稳定性及准确性更高而被临床广泛使用，其计算公式为 nCD65 指数（成人）=（CD64MFI$_{PMN}$/CD64MFI$_{LYM}$）/（CD64MFI$_{MO}$/CD64MFI$_{PMN}$）。近年来，越来越多的研究表明，nCD64 指数可作为一项新指标，在临床上用于感染性疾病的早期诊断、病情监测和预后评估等方面。

2. **样本要求** EDTA-K2 抗凝标本，标本应尽量新鲜，采集后标本应在 24 小时内完成检测。

3. **单核细胞（mHLA-DR）检测和中性粒细胞指数 CD64 项目参考范围** 详见表 7-2-4。

表 7-2-4　某临床实验室单核细胞(mHLA-DR)检测和中性粒细胞指数 CD64 项目参考范围

项目	抗原标记	参考区间	单位
单核细胞(mHLA-DR)检测	HLA-DR	95~100	%
中性粒细胞 CD64 指数	CD64	0~1.03	–

4. 临床意义

(1)单核细胞(mHLA-DR)检测项目:动态监测患者外周血 mHLA-DR 表达水平,有助于相关预防治疗措施的选择和有效实施,在判断预后中有重要的临床价值。如在器官移植合并脓毒症的患者,CD14$^+$单核细胞的 mHLA-DR>30% 的生存率为 100%;而<30% 但能被免疫刺激治疗并迅速逆转的生存率为 90%;<30% 且不能被免疫刺激治疗逆转的生存率仅为 8%。一般认为,mHLA-DR 表达低于 30% 时,可认为单核细胞免疫麻痹,患者可能会面临发生感染合并症的危险。

(2)nCD64 指数:在人外周血中,CD64 主要分布在单核细胞、巨噬细胞、髓系前体细胞和 DC 表面,而在淋巴细胞表面不表达。机体正常情况下,中性粒细胞表面 CD64(nCD64)在处于静息状态的中性粒细胞表面呈低水平表达,一旦感染或者中性粒细胞暴露于细菌脂多糖后,其可被 γ 干扰素、粒细胞集落刺激因子及其他炎性因子激活,4~6 小时后活化的中性粒细胞表面 CD64 表达迅速增高,从而发挥抗感染作用,而单核细胞和淋巴细胞表面 CD64 的表达变化不大。因此,nCD64 的表达可以反映多种炎症情况下的感染状态。

5. 本项目中流式设门逻辑　单核细胞(mHLA-DR)检测详见图 7-2-6,nCD64 指数流式设门逻辑详见图 7-2-7。

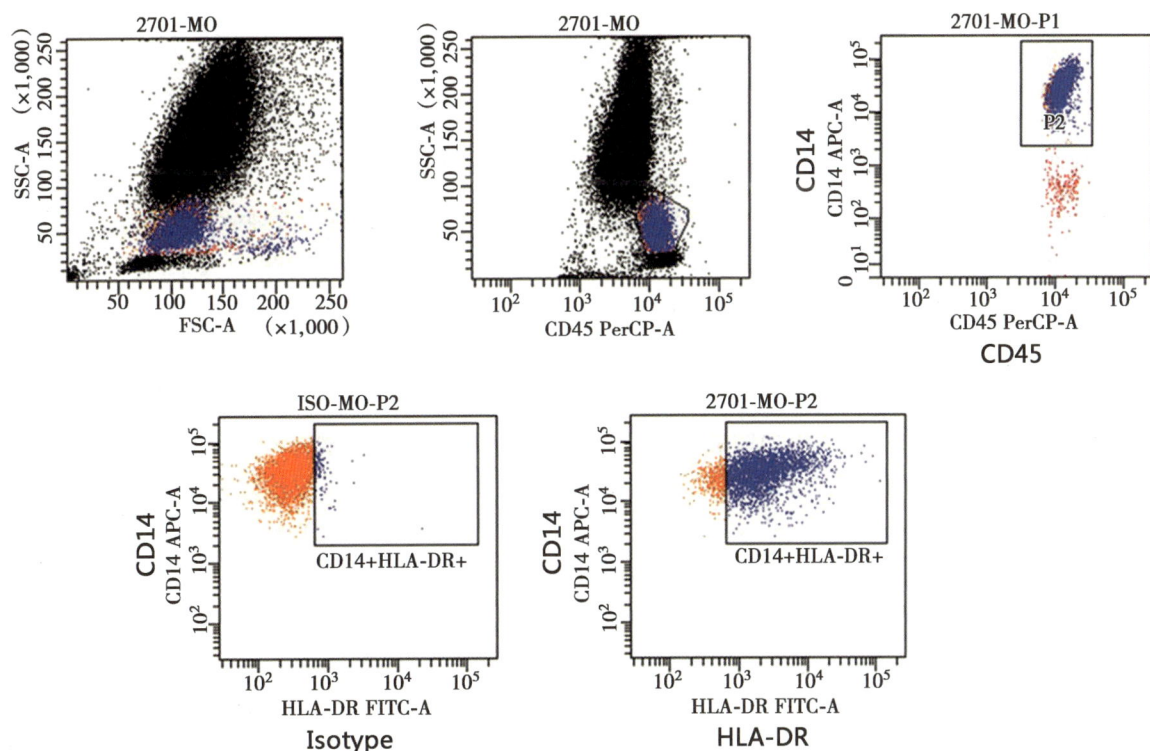

图 7-2-6　单核细胞(mHLA-DR)检测

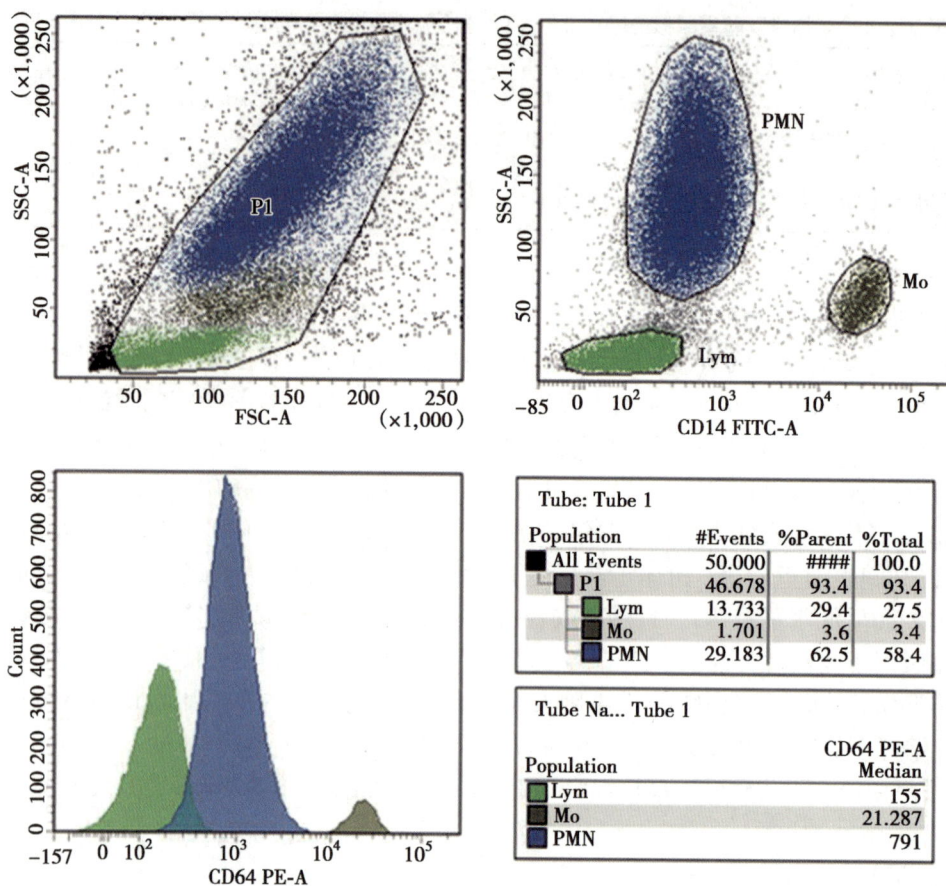

图 7-2-7　nCD64 指数流式设门逻辑

五、Th1、Th2、Th17 细胞因子

1. 临床实验室细胞因子检测方法　细胞因子(Cytokine)是由免疫原、丝裂原或其他因子刺激细胞所产生的具有广泛生物活性的小分子可溶性蛋白质的统称,为生物信息分子,具有调节固有免疫应答和适应性免疫应答,促进造血以及刺激细胞活化、增殖分化等功能。

流式细胞仪珠阵列(Cytometric Bead Array,CBA)是基于流式细胞仪的应用。不同大小或颜色的捕获微球用于多重免疫分析,已与特定抗体偶联。所述检测试剂提供与所述结合分析物的量成比例显示的荧光信号。当捕获的珠粒和检测试剂与含有目标细胞因子分析物的未知样品孵育时,形成三明治复合物(捕获的珠粒 + 细胞因子分析物 + 检测试剂)。这些复合物可以用流式细胞仪测量,以识别珠子和荧光检测器。

2. 样本要求　血清标本,标本应尽量新鲜,采集后标本应在 24 小时内完成检测。

3. 临床实验室细胞因子项目结果的参考范围　详见表 7-2-5。

表 7-2-5　某临床实验室细胞因子项目及参考范围

项目	英文缩写	参考区间	单位
白细胞介素 2	IL-2	0.00~5.71	pg/ml
白细胞介素 4	IL-4	0.00~2.80	pg/ml

项目	英文缩写	参考区间	单位
白细胞介素 6	IL-6	0.00~5.30	pg/ml
白细胞介素 10	IL-10	0.00~4.91	pg/ml
白细胞介素 17	IL-17	0.00~20.60	pg/ml
肿瘤坏死因子 -α	TNF-α	0.00~4.60	pg/ml
干扰素 -γ	IFN-γ	0.00~7.42	pg/ml

4. 细胞因子项目的临床意义　详见表 7-2-6。

表 7-2-6　细胞因子的临床意义

项目	分泌细胞	临床意义
IL-2	Th1	诱导活化 T 和活化 B 细胞的增殖；增强 NK 细胞毒活性，增强单核细胞和巨噬细胞杀伤肿瘤细胞和细菌能力
IL-4	Th2、Tc2、NK、NKT、γδT、肥大细胞	诱导 Th2 细胞；刺激活化 B、T、肥大细胞的增殖；上调 B 细胞、巨细胞 MHC Ⅱ类分子和 B 细胞的 CD23；下调 IL-12 从而抑制 Th1 分化；增强巨噬细胞胞吞作用；诱导免疫球蛋白切换至 IgG1 和 IgE
IL-6	Th2、单核、巨噬、树突骨髓基质细胞	促进髓系干细胞分化，促进 B 细胞分化为浆细胞；诱导急性期蛋白表达；增强 T 细胞增殖对 Th17 和 Tfh 定向分化很重要。
IL-10	Th、Tc、B、单核细胞巨噬细胞	抑制人 IL-2 分泌，抑制 Th1 细胞；下调单核细胞、巨细胞、树突状细胞的 MHC Ⅱ类分子和细胞因子（IL-12 等）产生，从而抑制 Th1 分化；抑制 T 细胞增殖；增强 B 分化
IL-17	Th17、NK、中性粒细胞	促炎性作用，炎症反应的早期启动因子，放大其他促炎因子的致炎效应；刺激上皮细胞内皮细胞、成纤维细胞表达 TNF、IL-1、IL-6、IL-8、G-CSF 等因子
TNF-α	单核细胞、巨噬细胞、树突状细胞、肥大细胞、NK 细胞、B 细胞	肿瘤细胞毒作用；增强中性粒细胞和巨噬细胞的胞吞作用；参与淋巴器官发育，抗病毒
IFN-γ	Th1、Tc1、NK	抑制病毒复制；增强 MHCI 类分子作用；活化巨细胞；诱导免疫球蛋白表达切换至 IgG2a；拮抗 IL-4 作用；抑制 Th2 增殖

5. 临床细胞因子 7 项 CBA 方法的流式图　详见图 7-2-8。

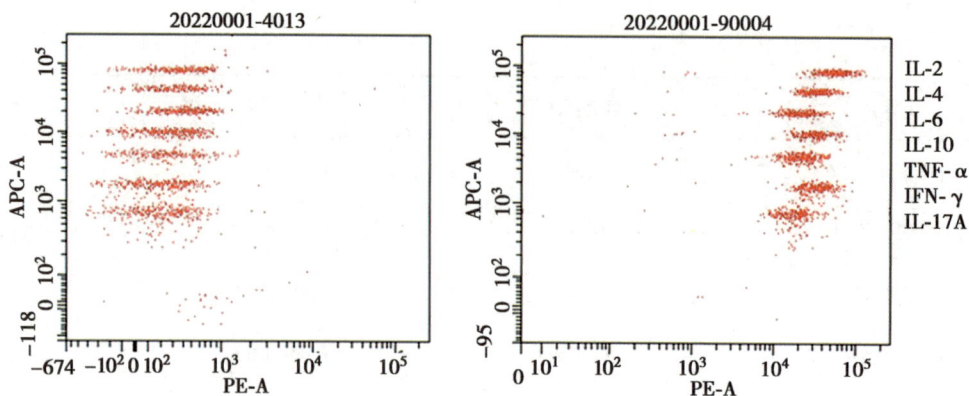

图 7-2-8　某临床实验室 Th1/Th2/Th17 细胞因子 CBA 检测项目的流式结果图

随着流式细胞术的发展,未来将会有更多的细胞免疫相关的研究被转化应用到临床疾病诊疗中,这些项目能够为疾病诊断、用药检测、预后判断带来更多的指导,这些研究成果能够造福更多的人群。接下来的章节中,本书详细介绍了流式细胞术在临床常见疾病诊疗中的应用,以期为临床一线工作者,提供流式细胞术对疾病诊疗的思路和用药指导。

(龚 英　郑 磊)

—— 参考文献

1. 龚非力. 医学免疫学. 北京: 科学出版社, 2009.

2. David C, Fajgenbaum MD, Carl H, et al. Cytokine Storm. N Engl J Med, 2020, 383: 2255-2273.

3. Mosmann TR, Cherwinski H, Bond MW, et al. Two types of murine helper T cell clone. I. Definition according to profiles of lymphokine activities and secreted proteins. J. Immunol, 1986, 136: 2348-2357.

4. Bettelli E, Kuchroo VK. IL-12-and IL-23-induced T helper cell subsets: birds of the same feather flock together. J Exp Med, 2005, 201: 169-171.

5. Batten M, Li J, Yi S, et al. Interleukin 27 limits autoimmune encephalomyelitis by suppressing the development of inter-leukin 17-producing T cells. Nat Immunol, 2006, 7: 929936.

6. Bettelli E, Korn T, Oukka M, et al. Induction and effector functions of T (H) 17 cells. Nature, 2008, 453: 1051-1057.

7. Liu X, Leung S, Wang C, et al. Crucial role of interleukin-7 in T helper type 17 survival and expansion in autoimmune disease. Nat Med, 2010, 16: 191-197.

8. Meyer Zu, Horste G, Wu C, et al. RBPJ controls development of pathogenic Th17 cells by regulating IL-23 receptor expression. Cell Rep, 2016, 16: 392-404.

9. Lindemans CA, Calafiore M, Mertelsmann AM, et al. Interleukin-22 promotes intestinal sem-cell-mediated epithelial regeneration. Nature, 2015, 528: 560-564.

10. Botta D, Fuller MJ, Marquez-Lago TT, et al. Dynamic regulation of T follicular regulatory cell responses by interleukin 2 during influenza infection. Nat Immunol, 2017, 18: 1249-1260.

11. Cossarizza A, Chang HD, Radbruch A, et al. Guidelines for the use of flow cytometry and cell sorting in immunological studies (third edition). Eur J Immunol, 2021, 51 (12): 2708-3145.

12. Orrù V, Steri M, Sidore C, et al. Complex genetic signatures in immune cells underlie autoimmunity and inform therapy. Nat Genet, 2020, 52 (10): 1036-1045.

13. Omana-Zapata I, Mutschmann C, Schmitz J, et al. Accurate and reproducible enumeration of T-, B-, and NK lymphocytes using the BD FACSLyric 10-color system: A multisite clinical evaluation. PLoS One, 2019, 14 (1): e0211207.

14. Medeiros NI, Gomes JAS. Cytometric Bead Array (CBA) for Measuring Cytokine Levels in Chagas Disease Patients. Methods Mol Biol, 2019, 1955: 309-314.

15. Tognarelli S, Jacobs B, Staiger N, et al. Flow Cytometry-based Assay for the Monitoring of NK Cell Functions. J Vis Exp, 2016, 30 (116): 54615.

16. Hiepe F, Dörner T, Hauser AE, et al. Long-lived autoreactive plasma cells drive persistent autoimmune inflammation. Nat Rev Rheumatol, 2011, 7 (3): 170-178.

17. 郑卫东, 周茂华. 实用流式细胞分析技术. 广州: 广东科技出版社, 2013.

第八章

流式细胞术在原发性免疫缺陷病中的应用

原发性免疫缺陷病(primary immunodeficiency disease,PID),也称为免疫出生错误(inborn errors of immunity,IEI),是一类由于单基因突变导致免疫细胞或分子数量异常或功能缺陷的疾病。PID 主要发生于婴幼儿,临床上可表现为反复发生严重的感染、过敏、生长发育迟滞等。此外,亦可伴发有自身炎症或自身免疫性疾病、肿瘤等。近年来,随着基础免疫学和高通量测序技术的快速发展,不断有新发现的 PID 致病基因和相关新发疾病报道。2022 年国际免疫学联合会(International Union of Immunology Societies,IUIS)专家委员会对 IEI 进行了分类更新,共纳入 485 种出生缺陷,分为十大类疾病:①联合免疫缺陷;②伴有综合征表型的联合免疫缺陷;③抗体为主的免疫缺陷;④免疫失调性疾病;⑤先天性吞噬细胞缺陷;⑥固有免疫缺陷;⑦自身炎症性疾病;⑧补体缺陷;⑨骨髓衰竭;⑩原发性免疫缺陷拟表型。遗传基因学分析是明确 PID 诊断的有效工具,但其所需时间往往较长,不利于患者的早期发现早期诊疗。流式细胞术是医学诊断及研究领域的重要手段,已成为评估人体免疫系统和早期诊断 PID 的重要工具。本章节主要通过部分典型的 PID 病例讲述流式细胞术在 PID 诊疗过程中的应用。

第一节　联合免疫缺陷

联合免疫缺陷(combined immunodeficiencies,CID)属于 PID 十大分类中的第一类,对细胞免疫和体液免疫均会造成不同程度的影响。根据 IUIS 的最新分类,联合免疫缺陷主要包括重症联合免疫缺陷(severe combined immunodeficiencies,SCID)和其他病情相对较轻的联合免疫缺陷。其中,SCID 主要定义为 T 淋巴细胞减少,CD3$^+$T 细胞<300 个 /μl,低 T 细胞受体切除环(T cell receptor rearrangement excision circles,TREC)。SCID 是儿科临床的危重型疾病,如诊断不及时患儿通常于婴儿期内夭折。虽然遗传学基因分析是确定 PID 特异性诊断的决定性方法,但耗时较长,费用较高。而流式细胞术可以评估特定的细胞群和亚群、细胞表面、细胞内和核蛋白,已成为 PID 患者免疫功能评估的有效工具之一。

(一)经典病例

患儿女,1 岁 3 个月。因"间断咳嗽 1 个月余,加重 4 天,发热 2 天"入院。患儿 10 月龄时,曾因反复发热、咳嗽 20 余天在当地住院治疗,感染性骨髓象,予以无创通气、抗感染、抗病毒、雾化、升粒细胞、免疫球蛋白、输注红细胞悬液等治疗好转出院。4 个月前因全身皮疹伴瘙痒,并右眼球发白就诊,经治疗好转不明显。后因无明显诱因面色苍白、粒细胞减少急诊入院,经抗感染、输注丙种球蛋白(丙球)、红细胞悬液及对症治疗后好转出院。近 1 个月来,患儿反复出现流涕、咳嗽,伴轻度喘息,有发热、精神差、排稀烂便,家属为求进一步诊治再次入院就诊。既往史及家族史:否认肝炎、结核等传染病史,否认过敏史,有输血史及无创呼吸机辅助通气史。患儿 G3P2,36^{+5}W,剖宫产,出生体重 2.75kg,

无窒息史;生后母乳喂养;未按时进行预防接种;父体健,母患甲亢,孕期无用药。

体格检查:T 36.2℃,P 128 次 /min,R 32 次 /min,BP 92/60mmHg,体重 8.3kg,神志清,反应可,呼吸尚平稳,双肺呼吸音粗,可闻及湿啰音,心律齐,心脏听诊无异常,腹平软,肝脏脾脏肋下未触及。四肢肌力肌张力正常。

辅助检查:血常规:白细胞计数 4.1×10^9/L,中性粒细胞34%,淋巴细胞18%,嗜酸性粒细胞29%,血红蛋白114g/L,血小板计数 267×10^9/L,CRP 0.9mg/L;免疫球蛋白:IgG 3.23g/L,IgA 0.15g/L,IgM 0.30g/L,IgE 44IU/ml;补体:C3 0.62g/L,C4 0.14g/L;铁蛋白 109.3ng/ml;自身免疫性抗体均阴性。胸部增强 CT:双肺多发斑片状阴影伴双肺充气不均,考虑毛细支气管肺炎;右侧腋窝淋巴结肿大。

流式细胞术:外周血淋巴细胞亚群检测散点图(图 8-1-1):CD3⁺T 细胞计数 124.12 个 /μl,CD3⁺CD4⁺T 细胞计数 83.45 个 /μl,CD3⁺CD8⁺T 细胞计数 19.54 个 /μl,CD19⁺B 细胞计数 10.98 个 /μl,CD16⁺CD56⁺NK 细胞计数 689.65 个 /μl。

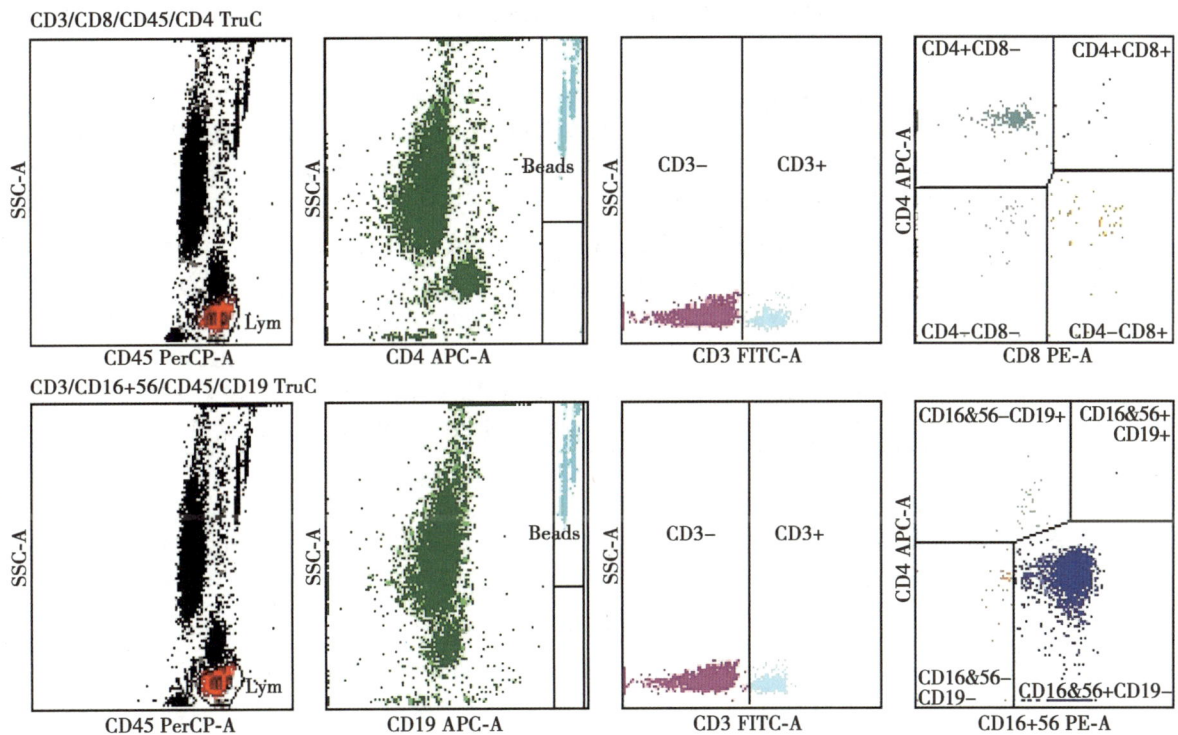

图 8-1-1　外周血淋巴细胞亚群散点图

四色免疫荧光染色,CD45/SSC(side scatter)设门,在各个荧光散点图中,可观察到各类主要的细胞亚群
(T 细胞、B 细胞及 NK 细胞)的抗原表达水平

(二) 临床问题及诊断思路

1. 临床问题 1

根据上述病史及体查结果,该患儿初步考虑什么诊断?

患儿 10 月龄之前基本体健,此后多次出现发热、皮疹、肺炎、腹泻,对症支持治疗效果不佳。血常规淋巴细胞计数明显减低,淋巴细胞亚群,特别是 T 细胞和 B 细胞计数,以及免疫球蛋白 IgG、IgA、IgM 均显著下降,胸部影像学提示毛细支气管肺炎。初步诊断考虑肺炎、重症联合免疫缺陷待排。

📝 **知识点**

联合免疫缺陷的分类和可能的致病基因有哪些？

根据 IUIS 2021 年版的最新分类，联合免疫缺陷主要包括重症联合免疫缺陷（severe combined immunodeficiencies, SCID）和其他病情相对较轻的联合免疫缺陷。SCID 可能导致 Omenn 综合征（OS），或"泄漏型"SCID，或不典型的表型。与典型 SCID 相比，OS 和"泄漏型"SCID 外周血中自体 T 细胞可能>300 个 /μl，增殖反应减少，而不是缺失。表 8-1-1 列举目前发现的联合免疫缺陷中可能的致病基因或发病机制。

表 8-1-1　联合免疫缺陷分类（IUIS 2022 年版）

分类	致病基因 / 或可能的发病机制
T 细胞缺陷 B 细胞正常重症联合免疫缺陷（T-B+SCID）	包括 γc 链缺陷，JAK3 缺陷，IL7Rα 缺陷，CD45 缺陷，CD3δ/CD3ε/CD3ζ 缺陷，冠蛋白 -1A（Coronin-1A）缺陷，LAT 缺陷，SLP76 缺陷等
T 细胞和 B 细胞均缺如的联合免疫缺陷（T-B-SCID）	包括重组活化基因（RAG1/2）缺陷，DNA 铰链修复 1C 蛋白（DCLRE1C, Artemis）缺陷，DNA 活化蛋白激酶催化亚基（DNA PKcs）缺陷，X 射线修复交叉互补蛋白 4 样因子（Cernunnos/XLF）缺陷，DNA 连接酶Ⅳ缺陷（LIG4），腺苷脱氨酶（ADA）缺陷，AK2 缺陷，活化的 RAC2 缺陷等
病情相对较轻的联合免疫缺陷	CD40L/CD40 缺陷，ICOS/ICOSL 缺陷，CD3γ 缺陷，CD8 缺陷，ZAP70 缺陷，MHC- Ⅰ/MHC-Ⅱ 缺陷，IKAROS 缺陷，DOCK8/2 缺陷，聚合酶 δ 缺陷，RHOH 缺陷，STK4 缺陷，TCRα 缺陷，LCK 缺陷，ITK 缺陷，MALT1 缺陷，CARD11 缺陷，BCL10 缺陷，IL-21/IL-21R 缺陷，OX40 缺陷，IKBKB 缺陷，NIK 缺陷，RelB 缺陷，RelA 单倍体功能不全，Moesin 缺陷，TFRC 缺陷，c-Rel 缺陷，FCHO1 缺陷，PAX1 缺陷，ITPKB 缺陷，SASH3 缺陷，MAN2B2 缺陷，COPG1 缺陷，HELIOS 缺陷，IKKα 缺陷等

患儿入院后完善多项检查，仍有发热，咳嗽，予以抗感染及雾化对症支持治疗，效果不佳。逐渐出现嗜睡，昏迷状态，眼角膜软化、听觉异常、尿路感染、会阴部软组织感染等多器官损伤。听觉脑干诱发电位：左侧听觉传导通路损伤；左侧Ⅰ波潜伏期延长。颅脑 B 超提示：双侧脑室稍增宽，双侧丘脑区散在钙化斑，外围性脑积水。血液高通量检查：细环病毒 16 型（检出序列数 125），细环病毒 28 型（检出序列数 44），细环病毒（检出序列数 31），细环病毒 27 型（检出序列数 14）；脑脊液高通量检查：细环病毒 16 型（检出序列数 2）。痰培养有提示：金黄色葡萄球菌、不动杆菌、铜绿假单胞菌、嗜麦芽寡养单胞菌、鲍曼不动杆菌阳性。尿培养有提示：大肠埃希菌、屎肠球菌阳性。血钠 113mmol/L（在 113.7mmol/L 至 139.3mmol/L 之间波动）；快速 C 反应蛋白（CRP）多次监测升高，最高 61.05mg/L；中性粒细胞 0.70×10^9/L（在 0.63×10^9/L 至 1.82×10^9/L 之间波动）；血红蛋白 63g/L（在 63g/L 至 102g/L 之间波动）；多次监测淋巴细胞亚群结果如图所示（图 8-1-2）。全外显子检测显示：重组活化基因（RAG1）存在两个杂合突变 c. 1871G>A（p.R624H），c. 2095C>T（p.R699W）。患儿重症联合免疫缺陷诊断明确，有造血干细胞移植的指征，但由于患儿全身感染未能有效控制，且已经出现严重的神经损害，已失去移植时机。

该患儿入院后多次进行外周血淋巴细胞亚群监测，由结果可见，其 T 细胞、B 细胞始终处于明显减少的状态，随着病情进行性加重，免疫细胞的数量进一步降低，合并多重病原体感染，多脏器损伤，预后不良。淋巴细胞亚群监测，特别是各亚群绝对计数的监测可以有助于疗效和病情的评估，早期检测对于原发性免疫缺陷病的筛查可以起到一定的提示作用。

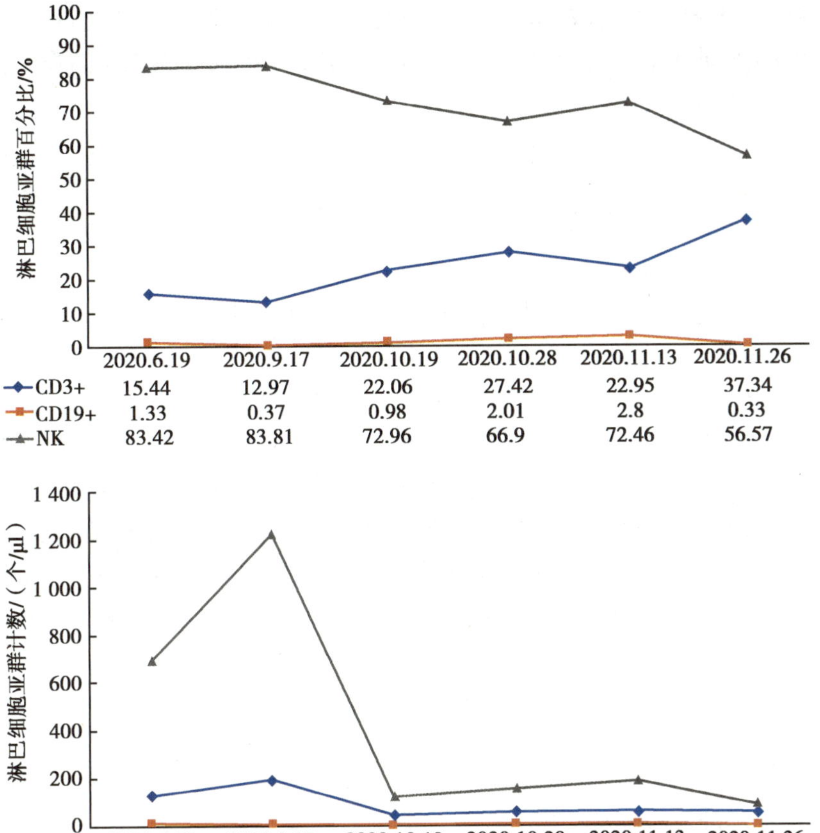

	2020.6.19	2020.9.17	2020.10.19	2020.10.28	2020.11.13	2020.11.26
CD3+	15.44	12.97	22.06	27.42	22.95	37.34
CD19+	1.33	0.37	0.98	2.01	2.8	0.33
NK	83.42	83.81	72.96	66.9	72.46	56.57

	2020.6.19	2020.9.17	2020.10.19	2020.10.28	2020.11.13	2020.11.26
CD3+	124.12	190.66	39.86	55.4	55.58	53.22
CD19+	10.98	5.45	1.59	4.52	7.05	0.5
NK	689.65	1 219.05	117.96	150.41	182.51	84.78

图 8-1-2　患儿外周血淋巴细胞亚群监测结果

2. 临床问题 2

如何早期识别原发性免疫缺陷病?

原发性免疫缺陷存在免疫细胞或免疫分子的数量或功能缺陷,从而造成机体的免疫系统功能不全或缺失。淋巴细胞,包括 T 细胞、B 细胞和自然杀伤(NK)细胞是机体重要的免疫细胞之一,其数量过少或缺失往往会造成严重甚至致命的感染。因此早期诊断和合理治疗是降低死亡率、提高儿童生活质量的关键。

中华医学会儿科学分会免疫学组总结初拟了 PID 早期识别线索的专家共识,主要包括以下 7 类临床表现或临床表现的组合:①反复呼吸道感染:包括肺炎>1 次,复发性支气管炎,支气管扩张,反复持续中耳炎、鼻窦炎、咽喉炎;②早期婴儿感染伴生长障碍:如婴儿期出现顽固性腹泻,特殊严重感染和机会感染,因母体 T 细胞植入或未经放射处理的输血所致的移植物抗宿主反应,严重湿疹;③皮肤、黏膜、内脏反复化脓性感染:包括浅表感染(皮肤、口腔黏膜)、内脏脓肿(肺、肝、脾、淋巴结)和肉芽肿性炎症;④少见和极严重的感染:生命早期发生不常见或异常严重的感染,不明原因的周期性发热,表现多样性、不典型性和抗药性,或出现机会感染;⑤反复感染同一病原体;⑥自身免疫或慢性炎症;⑦不同临床表现的联合(相对应的综合征)。

本病例患儿初期以肺部感染为表现,伴有皮疹、贫血,对症支持治疗和抗感染治疗效果不佳,应尽早完善免疫学相关检测及基因筛查。随着病情的发展,逐渐出现皮疹、腹泻、尿路感染、会阴部软组织感染、顽固性低钠血症和神经系统改变,此时病情较重,感染难以控制,虽然通过基因检测确诊,属于 T 细胞和 B 细胞均缺如的重症联合免疫缺陷类型(T-B-SCID),但已经失去了造血干细胞移植的治疗时机,最终只能放弃治疗。

📝 知识点

重组激活基因(RAG)与 T 细胞、B 细胞发育

B 细胞产生的免疫球蛋白(Ig)及 T 细胞表面受体(TCR)具有特异性,一种 Ig 或 TCR 只能特异性识别一种抗原。因此 Ig 和 TCR 具有庞大的多样性,而 V(D)J 重组是淋巴细胞产生多样性抗体和 TCR 的重要机制。

重组激活基因(RAG)位于人类 11 号染色体,RAG1 基因定位于 11p13,编码 1 043 个氨基酸,其编码产物 Rag1 蛋白复合物是重要的重组酶之一。RAG 基因分别编码了 Rag1 和 Rag2 重组酶。Rag1 和 Rag2 限制性表达在发育中的淋巴细胞中,是适应性免疫系统的重要组成部分。RAG 为 Ig 及 TCR 基因片段重排所必需,RAG1 基因突变造成其编码的重组酶活性完全或部分丧失,V(D)J 重组失衡,导致 T 细胞和 B 细胞的早期发育障碍,形成联合免疫缺陷。

🧠 3. 临床问题 3

原发性免疫缺陷病的诊断思路是什么?

原发性免疫缺陷病主要发生在儿童时期,约 40% 起病于 1 岁以内,80% 起病于 5 岁以内,临床表现通常复杂多样,难以及时确诊和规范治疗,死亡风险较高,若未得到及时合理救治,往往会造成沉重的经济和社会负担。对于 PID 的诊断,首先要完善病史的采集和体格检查。确诊必须有相应的实验室检测依据,明确免疫缺陷的性质。实验室检查可分为 3 个层次进行:①初筛试验;②进一步检查;③特殊或研究性试验(图 8-1-3)。其中初筛试验在疾病的初期筛查过程中尤为重要。

🧠 4. 临床问题 4

联合免疫缺陷病的治疗策略有哪些?

随着现代科学技术的发展,人们对 PID 的临床表现与特定靶点的认识越来越明确,PID 的诊断率逐步提高,精准医学个体化治疗的理念也逐渐应用于 PID 的治疗中。目前,对于联合免疫缺陷病主要有三类治疗方案,包括造血干细胞移植、替代治疗以及基因治疗。

1986 年造血干细胞移植(hematopoietic stem cell transplantation,HSCT)首次应用于 PID 的治疗,是目前公认的多种 PID 的根治手段。HSCT 可以实现 T 细胞、B 细胞及 NK 细胞免疫功能的长期重建,在 3.5 月龄前 SCID 患者进行 HSCT,其生存率为 95%,而当患儿发生慢性腹泻、严重感染后再进行其生存率降低至 69%。

在 SCID 中,替代治疗较多应用在腺苷脱氨酶(adenosine deaminase,ADA)缺陷的患儿。该病的毒性代谢底物堆积导致淋巴细胞分化及功能障碍,可以应用酶替代治疗(enzyme replacement therapy,ERT)的方法,以聚乙二醇修饰腺苷脱氨酶(polyethylene glycol-conjugated ADA,PEG-ADA),当缺乏 HSCT 供者或经综合评估病情不稳定时,可作为初始治疗,在短期内降低 ADA 缺乏所导致的体内毒性底物积聚。

```
                        ┌─────────────────────┐
                        │   原发性免疫缺陷的诊断   │
                        └─────────────────────┘
                  ┌──────────────┴──────────────┐
        ┌───────────────────┐          ┌─────────────┐
        │ 个人病史、家族史      │          │   实验室检查   │
        │ 临床表现、体格检查    │          └─────────────┘
        └───────────────────┘
```

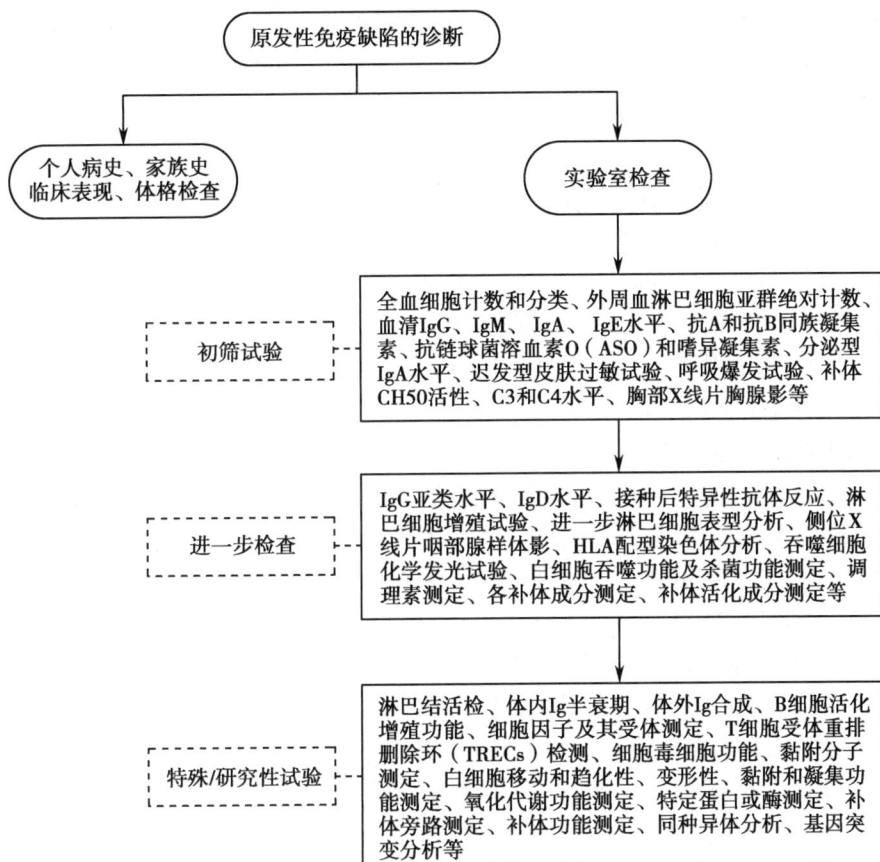

图 8-1-3　原发性免疫缺陷病的诊断思路

实验室检查分为三个阶段：

┌ - - - - - ┐　┌──────────────────────────────────────┐
┆ 初筛试验 ┆--│全血细胞计数和分类、外周血淋巴细胞亚群绝对计数、│
└ - - - - - ┘　│血清IgG、IgM、IgA、IgE水平、抗A和抗B同族凝集│
　　　　　　　　│素、抗链球菌溶血素O（ASO）和嗜异凝集素、分泌型│
　　　　　　　　│IgA水平、迟发型皮肤过敏试验、呼吸爆发试验、补体│
　　　　　　　　│CH50活性、C3和C4水平、胸部X线片胸腺影等│
　　　　　　　　└──────────────────────────────────────┘

┌ - - - - - ┐　┌──────────────────────────────────────┐
┆ 进一步检查 ┆--│IgG亚类水平、IgD水平、接种后特异性抗体反应、淋│
└ - - - - - ┘　│巴细胞增殖试验、进一步淋巴细胞表型分析、侧位X│
　　　　　　　　│线片咽部腺样体影、HLA配型染色体分析、吞噬细胞│
　　　　　　　　│化学发光试验、白细胞吞噬功能及杀菌功能测定、调│
　　　　　　　　│理素测定、各补体成分测定、补体活化成分测定等│
　　　　　　　　└──────────────────────────────────────┘

┌ - - - - - ┐　┌──────────────────────────────────────┐
┆特殊/研究性试验┆-│淋巴结活检、体内Ig半衰期、体外Ig合成、B细胞活化│
└ - - - - - ┘　│增殖功能、细胞因子及其受体测定、T细胞受体重排│
　　　　　　　　│删除环（TRECs）检测、细胞毒细胞功能、黏附分子│
　　　　　　　　│测定、白细胞移动和趋化性、变形性、黏附和凝集功│
　　　　　　　　│能测定、氧化代谢功能测定、特定蛋白或酶测定、补│
　　　　　　　　│体旁路测定、补体功能测定、同种异体分析、基因突│
　　　　　　　　│变分析等│
　　　　　　　　└──────────────────────────────────────┘

图 8-1-3　原发性免疫缺陷病的诊断思路

　　基因治疗指将正常的基因片段整合到干细胞基因组中，使其能在患者体内正常复制并持续存在，从而纠正基因缺陷或异常造成的疾病。基因治疗是治疗 PID 的创新疗法，1990 年通过基因治疗第一例 ADA-SCID 患儿以来，已显示出一定的临床疗效，随后 X 连锁重症联合免疫缺陷病、湿疹血小板减少伴免疫缺陷综合征、慢性肉芽肿病等患者均可进入基因治疗的临床试验阶段。传统的基因治疗采用逆转录病毒载体，但其可能存在遗传毒性，在某些患者中出现类似血液系统恶性疾病的白细胞增殖。近期研究表明如使用慢病毒载体，则具有相对良好的安全性。基因治疗可靶向性精准地针对某一种缺陷，随着方法学的进一步改进，安全性和有效性的提高，基因治疗亦成为 PID 治疗的新选择。

（赵明奇　朱　冰）

第二节　伴有综合征表型的联合免疫缺陷

一、Di George 综合征

　　Di George 综合征（Di George syndrome，DGS）又称先天性胸腺发育不良，于 1965 年由 Angelo Di George 首次报道，是以 T 细胞缺陷为主的免疫缺陷病，在 2022 年 PID 分类中属于伴有典型特征的联合免疫缺陷病。DGS 发病率约 1/4 000~1/6 000，其发病与 22q11.2 染色体缺失、CHARG 综合征及糖尿病胚胎病相关，此类患者中约 90% 有该区域经典的 3Mb 微缺失，另外 8% 为 1.5Mb 的缺失，导致胚胎发育时期的第 3、4 咽囊颈神经嵴细胞移行和分布异常造成多器官发育不良。临床表现类型多样，多表现为先天性心脏病、面部畸形、甲状旁腺功能低下、胸腺缺如或发育不全引起的免疫缺陷，需将临床表现结合实验室检查，影像学检查及细胞分子遗传学检测确诊。

（一）经典病例

患儿女，生后 1 天，孕 40 周，G1P1，剖宫产，Apgar 评分 8~9，因"生后发现间断发绀 3 次"入院，患儿接种卡介苗及乙肝疫苗后约半小时出现间断颜面部发绀，伴反应欠佳，偶有吐沫，无发热等表现。查体：身长 48cm，体重 2 680g，胸围 33cm，体温 36.7℃，脉搏 128 次/min，呼吸 48 次/min，氧饱和度 95%，颜面发育未见明显异常，偶有四肢抖动，双眼无凝视，肌张力稍高，原始反射正常。父母非近亲，母亲孕期无特殊，家族史无特殊。辅助检查：全血细胞计数：白细胞计数 9.28×10⁹/L，血红蛋白浓度 148g/L，血小板 119×10⁹/L，中性粒细胞百分数 78.6%，淋巴细胞计数 1.1×10⁹/L，心肌酶：肌酸激酶 1 675U/L，肌酸激酶同工酶 -MB 65U/L。电解质：钙 1.17mmol/L（2.1~2.55mmol/L），氯 97.3mmol/L。甲状旁腺素 7.5pg/ml（10~69pg/ml）。甲状腺功能检查：未见明显异常。流式细胞术检测淋巴细胞亚群：CD4⁺T 淋巴细胞绝对值 363 个/μl，CD8⁺T 淋巴细胞绝对值 242 个/μl，CD19⁺B 淋巴细胞绝对值 492 个/μl，CD4⁺/CD8⁺ 淋巴细胞比 1.5。颅脑 MRI：双侧额颞叶脑外间隙稍宽，脑电图示：轻度异常脑电图，全脑少量多灶性尖波散发，以额、颞区为著。心脏彩超：先天性心脏病：①右位主动脉弓、迷走左锁骨下动脉，左位动脉导管；②室间隔缺损（肌部）；③房间隔缺损（继发孔型）。心脏 CTA 提示：右弓左降，迷走左锁骨下动脉。双肺肺炎，气管下段近隆突处局部稍窄，多考虑外压性改变。前纵隔未见胸腺影。余辅助检查未见明显异常。入院后患儿有间断抽搐表现为双手握拳，四肢抖动，持续数秒可自行缓解，精神、饮食、睡眠可。给予钙剂及维生素 D 治疗，患儿间断抽搐改善，血钙低下多次监测波动于 1.17~1.59mmol/L。患儿心脏 CT 图详见图 8-2-1，淋巴细胞亚群流式检测图见图 8-2-2。

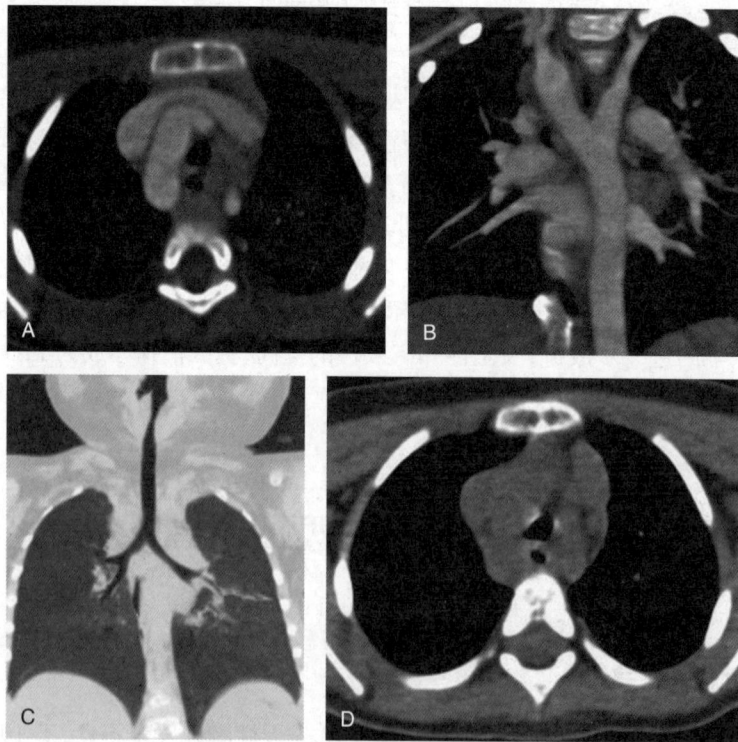

图 8-2-1　患儿心脏大血管 CT 图

A. 右位主动脉弓；B. 左锁骨下迷走动脉；C. 气管下段近隆突处局部稍窄，多考虑外压性改变；

D. 前纵隔未见胸腺影，有肿大淋巴结。

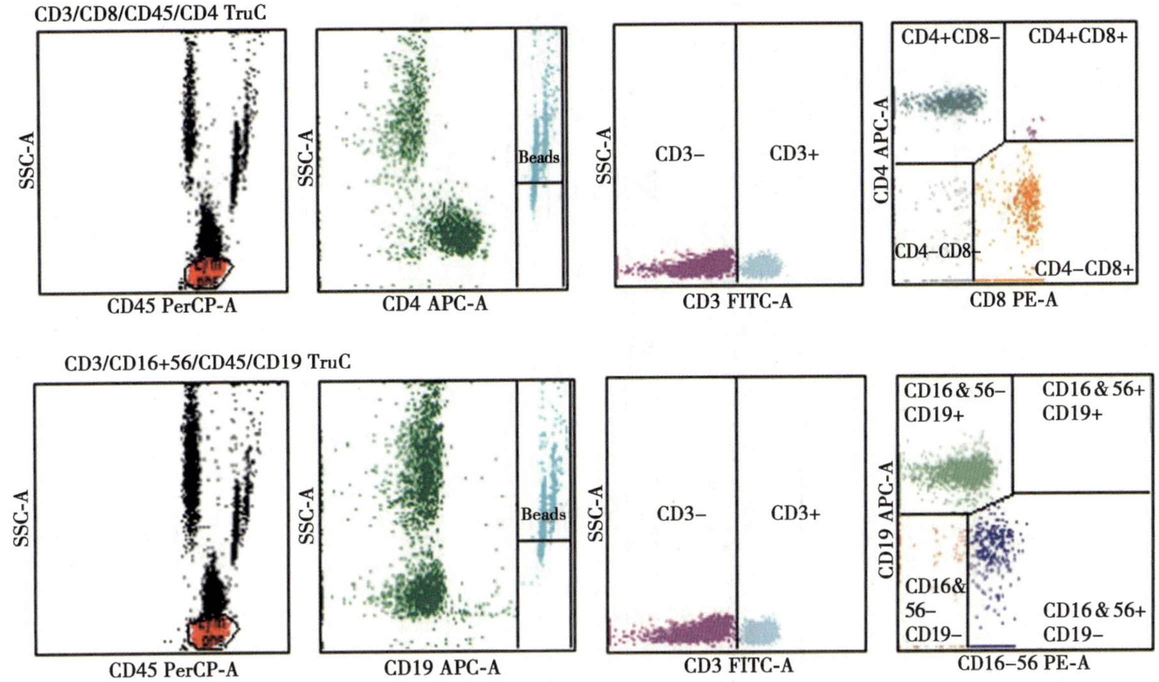

图 8-2-2　患儿淋巴细胞亚群流式检测图

(二) 临床问题及诊断思路

1. 临床问题 1

根据病史、临床表现、实验室检验及其他辅助检查最可能的诊断是什么？

患儿新生儿女童，起病急，因可疑抽搐起病，表现为间断发绀，完善检查示：甲状旁腺素降低伴顽固性低钙血症，右位主动脉弓伴迷走左锁骨下动脉，胸腺发育不良，结合淋巴细胞数量减少，最可能的诊断是 DGS。

诊断思路 1

DGS 患儿具有典型的临床特征：①面部畸形：眼距过宽，人中过短，双耳低位，外眦下斜，下颌过小；②先天性心脏疾病：最常见的为 B 型主动脉弓离断，亦见于右位主动脉弓、永存动脉干、法洛四联症等；③低钙血症：甲状旁腺功能低的表现，主要症状为手足抽搐；④胸腺发育不全和细胞免疫缺陷：表现为 T 淋巴细胞数量减少，即细胞免疫缺陷，但对体液免疫无影响。本患儿出生后因低钙血症所致抽搐起病，伴先天性心血管发育异常、胸腺发育不良且有淋巴细胞数量减少，临床表型符合 DGS 诊断，患儿完善微阵列比较基因组杂交染色体分析检测提示 22q11.2 区域存在缺失 2.56Mb，可确诊，详见图 8-2-3。

诊断思路 2

虽然 DGS 的诊断需结合染色体芯片结果，但检测结果显示染色体 22q11.2 区域微缺失却包含了多种疾病，临床上需根据临床症状不同将 DGS 与软腭 - 心 - 面综合征、圆锥动脉干 - 面部畸形综合征、Opitz G/BBB 综合征、Cayler 心面综合征进行鉴别诊断，详见表 8-2-1。

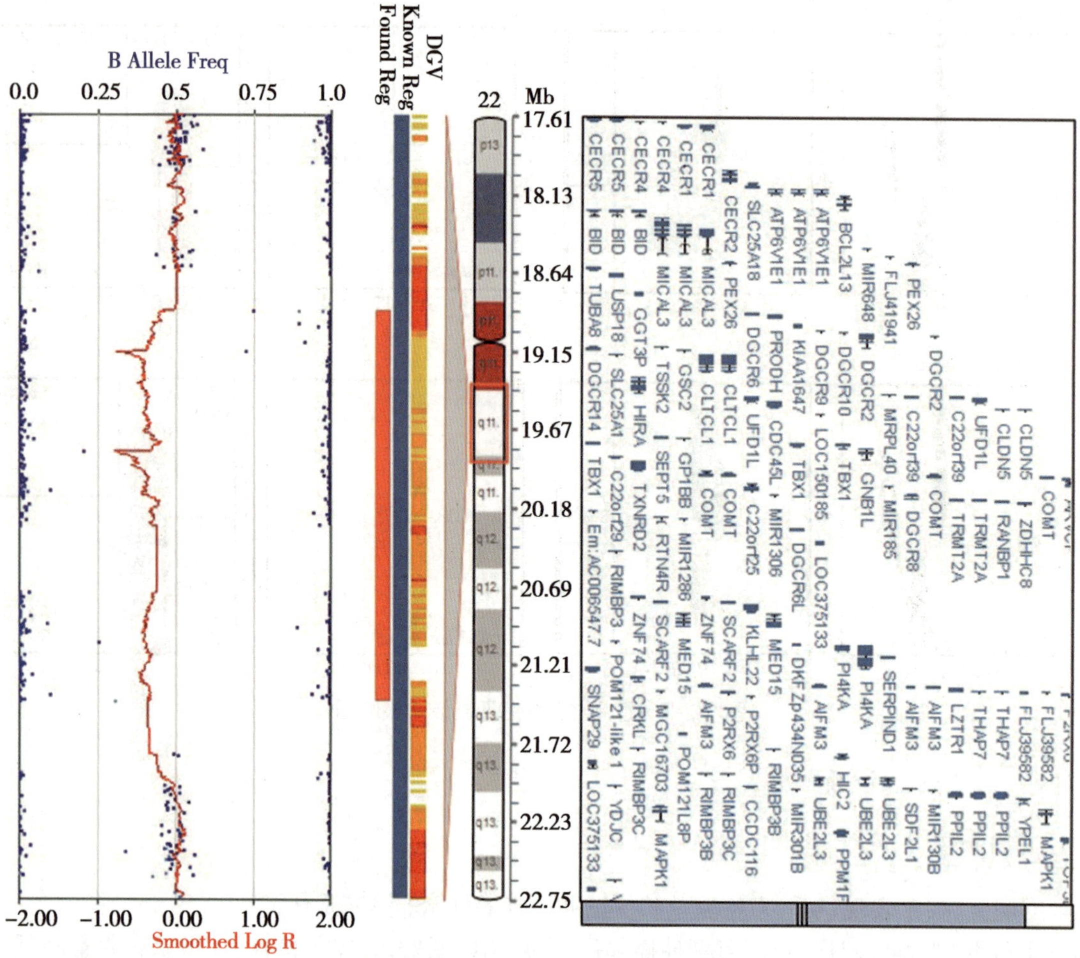

图 8-2-3　染色体芯片技术发现患者 22q11.2 区域存在缺失 2.56Mb 缺失

表 8-2-1　与 22q11.2 缺失相关的临床表型

病名	主要临床表型
Di George 综合征	胸腺发育不全 甲状旁腺功能低下 / 发育不全 先天性心脏病 面部畸形
软腭 - 心 - 面综合征	咽功能障碍 先天性心脏病 面部畸形
圆锥动脉干 - 面部畸形综合征	圆锥动脉干先天性心脏病 面部畸形
Opitz G/BBB 综合征	眼距宽 腭裂 尿道下裂 喉部异常
Cayler 心面综合征	哭闹时口腔不对称 （轮匝肌发育不全） 先天性心脏病 面部畸形

2. 临床问题 2

淋巴细胞亚群计数在 DGS 的诊断和分型中有何意义?

临床上根据胸腺受累程度、T 细胞数量及功能以及是否有严重感染倾向将 DGS 分为完全性和不完全性,有无胸腺功能可通过流式细胞术检测外周血 T 细胞尤其是初始 T 细胞数量及检测 TREC 含量进行判断。若 T 淋巴细胞极低、TREC 缺乏伴有严重免疫缺陷临床表现的属于完全性 DGS,反之为不完全性,约 90% 以上 DGS 患者为不完全性。

诊断思路 1

胸腺在 T 淋巴细胞发育过程中起着至关重要的作用,从骨髓中发育而来的未成熟 T 淋巴细胞输入胸腺,在胸腺素的诱导下,经历一系列有序的分化逐渐发育成熟为识别各种抗原的 T 细胞库。DGS 大多数合并胸腺发育不全 / 缺如表型,因此免疫缺陷继发于胸腺发育不良,尽管免疫缺陷的严重程度与胸腺发育不全的程度相关,但由于异位胸腺组织嵌套在纵隔内,成像上胸腺缺失或较小的儿童仍然可以有正常的 T 细胞数量,故免疫功能的评估需依靠流式细胞术对细胞亚群的检测。

诊断思路 2

DGS 患者中近 80% 有免疫系统异常,流式细胞术分析显示可有 CD3⁺、CD4⁺ 和 CD8⁺T 淋巴细胞数量减少,尤其以初始 T 淋巴细胞减少为主,也可能会有 CD4⁺/CD8⁺ 比率增加;B 细胞的产生和分化基本是正常的,但有记忆性 B 细胞缺陷,其原因被认为是辅助性 T 细胞数量或活性受损,而不是 B 细胞本身衰竭所致,详见表 8-2-2。

表 8-2-2　Di George 综合征基因和主要免疫特点

疾病	缺陷染色体	免疫表现
Di George 综合征	22q11.2 缺失	CD4⁺CD45RA⁺CCR7⁺
		CD4⁺CD45RA⁻CCR7⁻
		CD4⁺CD45RA⁺CD31⁺
		CD19⁺CD27⁺IgD⁻

3. 临床问题 3

淋巴细胞亚群计数在 DGS 治疗及预后中意义?

DGS 患者淋巴细胞亚群数量,尤其是初始 T 细胞、记忆性 B 淋巴细胞计数,可作为评估免疫功能的方法之一,可指导医生选择合适的治疗方法及药物。

诊断思路

DGS 的治疗主要是对症治疗,严重心脏畸形主要强调早期诊断及手术治疗,低钙血症可用钙剂及维生素 D 治疗,而 T 细胞数量及功能缺陷根据实验室检查、临床表现综合分析后可选择胸腺移植、骨髓移植、胸腺肽治疗、免疫球蛋白及预防性抗感染治疗(如复方磺胺甲噁唑)等治疗。

对于 T 细胞数缺乏或极少者需尽早行胸腺移植或骨髓移植进行纠正,并预防感染;对于 T 细胞总数低下但无明显缺陷者需动态监测免疫功能,必要时给予胸腺肽治疗;病程中体液免疫功能低下致链球菌或病毒感染者等积极行丙种球蛋白治疗;DGS 患者需监测是否合并自身免疫性或过敏性疾病等,情况允许下尽可能接种疫苗,详见图 8-2-4。

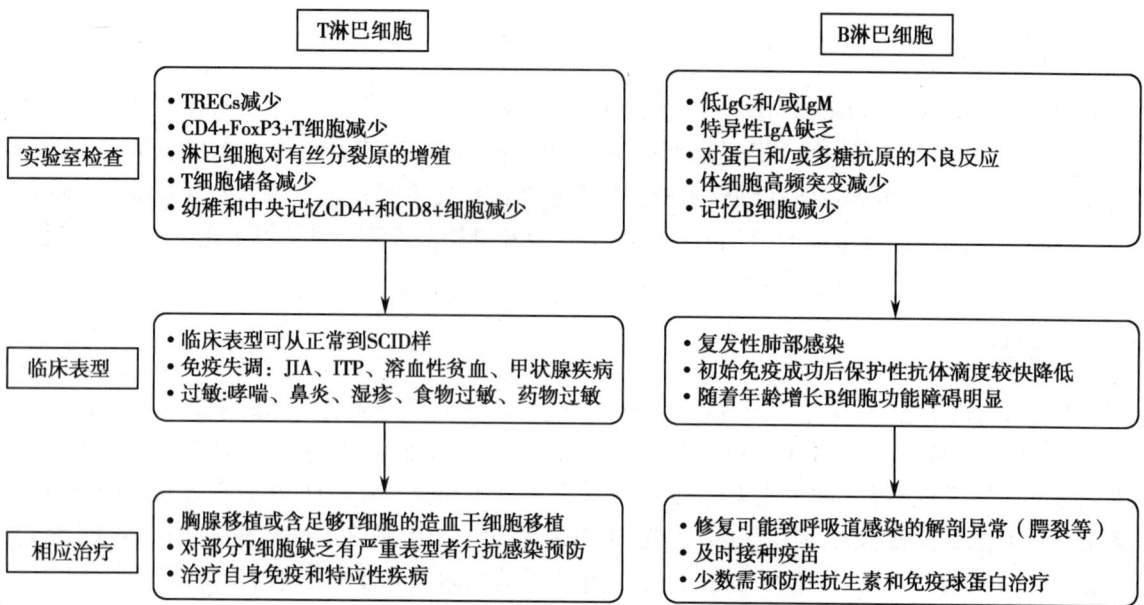

	T淋巴细胞	B淋巴细胞
实验室检查	• TRECs减少 • CD4+FoxP3+T细胞减少 • 淋巴细胞对有丝分裂原的增殖 • T细胞储备减少 • 幼稚和中央记忆CD4+和CD8+细胞减少	• 低IgG和/或IgM • 特异性IgA缺乏 • 对蛋白和/或多糖抗原的不良反应 • 体细胞高频突变减少 • 记忆B细胞减少
临床表型	• 临床表型可从正常到SCID样 • 免疫失调：JIA、ITP、溶血性贫血、甲状腺疾病 • 过敏:哮喘、鼻炎、湿疹、食物过敏、药物过敏	• 复发性肺部感染 • 初始免疫成功后保护性抗体滴度较快降低 • 随着年龄增长B细胞功能障碍明显
相应治疗	• 胸腺移植或含足够T细胞的造血干细胞移植 • 对部分T细胞缺乏有严重表型者行抗感染预防 • 治疗自身免疫和特应性疾病	• 修复可能致呼吸道感染的解剖异常（腭裂等） • 及时接种疫苗 • 少数需预防性抗生素和免疫球蛋白治疗

图 8-2-4　Di George 综合征患者免疫系统受累诊疗策略

Di George 综合征的免疫学特点：Di George 综合征属于 22q11.2 缺失综合征中最常见类型，胸腺发育不良或发育不全源于胚胎发育过程中咽器的第三和第四咽、囊结构发生不同程度 T 淋巴细胞减少或功能障碍有关。

DGS 患者中近 80% 存在免疫系统紊乱，严重淋巴细胞减少的患者容易感染与 T 细胞缺乏相关的病原体，如白念珠菌、病毒感染等；不完全性 DGS，即使患者婴儿期 T 淋巴细胞数量有减少，也不易出现严重的细胞免疫缺陷表现；部分个体生命早期 T 淋巴细胞数量正常，但随着年龄增长，在无 T 细胞受体特异性的新衍生胸腺 T 细胞生成下，现有成熟 T 细胞稳态增殖后，成年期可能出现 T 细胞衰竭，尽管如此临床上也以病毒性呼吸道感染最常见，其原因需进一步探究。同时，与 T 细胞功能障碍的其他疾病类似，DGS 患者易有自身免疫增强表现，如罹患幼年特发性关节炎、自身免疫性血细胞减少症、甲状腺功能亢进等；也可出现过敏性疾病，包括哮喘、鼻炎、湿疹、食物过敏和药物过敏等。

DGS 患者也常发生低丙种球蛋白血症和疫苗特异性抗体低反应，少数患者需要预防性抗生素和 / 或免疫球蛋白替代治疗。其原因可能与异常 T 细胞造成继发改变有关而非 B 细胞耗竭，因为目前研究发现 GDS 患者骨髓输出 B 淋巴细胞数量多正常，KRECs 正常，但记忆性 B 细胞减少，体细胞超频突变减少等可证实。

临床上对 DGS 个体的免疫评估应包括血常规、T 淋巴细胞、B 淋巴细胞计数、免疫球蛋白检测和疫苗抗体滴度检查等，在新生儿疑似患者中行 T 细胞受体切除环（TREC）检测可早期识别合并严重 T 淋巴细胞减少的患者，对于心脏或颅面部特征较轻的患者也可通过 TREC 检测尽早评估其免疫功能。对有 T 淋巴细胞减少证据的患者，需进行更深入研究，如体外 T 细胞对有丝分裂原的增殖反应、流式细胞术对 CD45RA$^+$ 初始 T 细胞和 T 细胞受体谱的检测等，详见图 8-2-5。

二、高 IgE 综合征

高 IgE 综合征（hyper-IgE syndrome，HIES），又称 Job's 综合征，最初由 Davis Schaller 和 Wedguood 于 1966 年报道，是累及免疫系统、骨骼、牙齿等多系统的原发免疫缺陷病，以顽固性湿疹样皮炎、反复皮肤及肺部感染、血清 IgE 显著升高为主要临床表现。每年发病率估计约为百万分之一，男女患病比例大致相同。根据最新原发免疫缺陷病的分类，高 IgE 综合征可由 *STAT3*、*IL6R*、*IL6ST*、*ZNF341*、

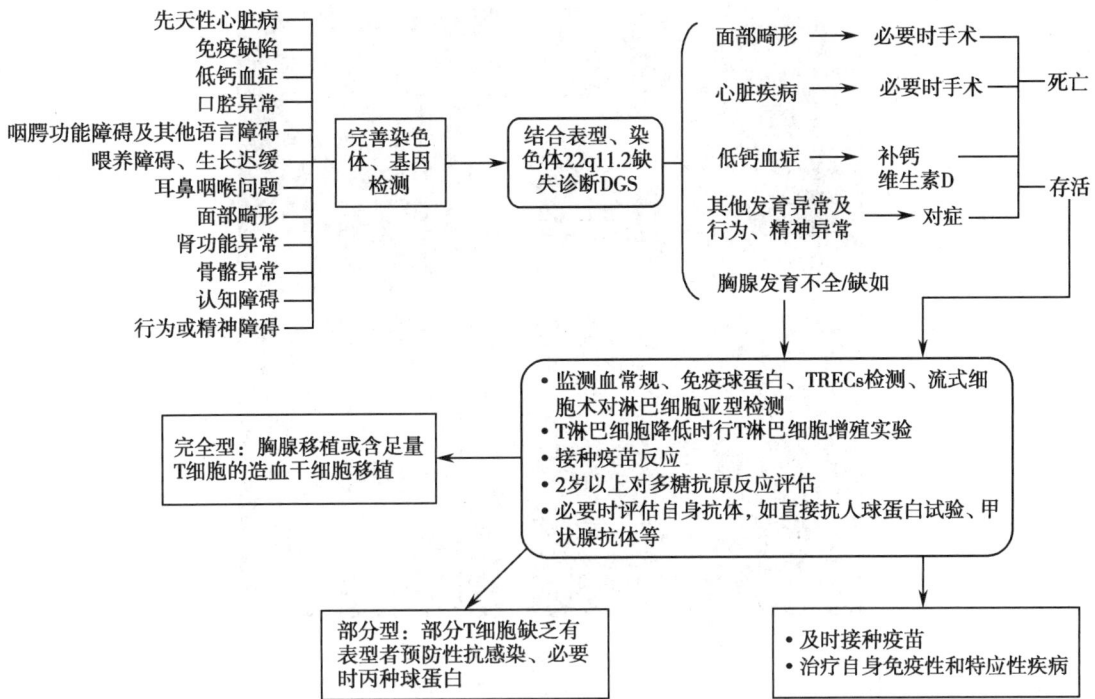

图 8-2-5　疾病诊治思路及小结

ERBB2IP、*TGFBR1/TGFBR2*、*SPINK5*、*PGM3*、*CARD11* 共 9 种基因突变所致，其中最常见类型为常染色体显性遗传的 *STAT3* 基因突变所致的 HIES。HIES 的诊断需评估临床症状，并结合 HIES 诊断评分系统、实验室和基因检测共同确诊。

（一）经典病例

患儿，女，10 岁 5 个月，因"颈部包块近 1 个月，间断发热半个月"入院。既往史：出生后约 2 周出现反复湿疹史，程度重，外用药物可缓解，但易反复。2 岁龄曾患重症肺炎、纵隔脓肿，后有反复肺炎病史 >3 次；3 岁起每年有全身皮肤间断出现散在"疖肿"，行抗感染治疗或切开引流后可治愈，引流物培养多为"金黄色葡萄球菌"；7 岁龄曾患左侧腋窝脓肿；9 岁龄患右背部脓肿形成。查体：面容无特殊，躯干四肢散在分布暗红色斑丘疹，部分结痂，双侧颌下及腮腺区肿胀，左侧为著，可触及约 4cm×3cm×3cm 大小包块，无触痛，皮温不高，右大腿皮肤可见 1cm×2cm 包块，无明显触痛，皮温不高，已结痂，余查体未见明显异常。实验室检查：全血细胞计数：白细胞计数 10.99×10⁹/L，血红蛋白浓度 113g/L，血小板 365×10⁹/L，中性粒细胞百分数 55.7%，嗜酸性粒细胞百分数 7.3%，嗜酸性粒细胞计数 800×10⁶/L，免疫球蛋白：IgG 18.3g/L，IgA 1.23g/L，IgM 1.27g/L，C3 2.09g/L，C4 4.03g/l。免疫球蛋白 IgE 41 200IU/ml。淋巴细胞亚群：CD3⁺T 淋巴细胞计数 2 816 个 /μl，CD4⁺T 淋巴细胞计数 1 351 个 /μl，CD8⁺ 淋巴细胞计数 1 299 个 /μl，CD19⁺B 淋巴细胞计数 1 071 个 /μl，自然杀伤细胞计数 205 个 /μl，CD27⁺CD45RA⁻ 淋巴细胞计数 60 个 /μl，CD27⁺IgD⁻ 淋巴细胞计数 18 个 /μl。流式细胞术检测 CD4⁺T 细胞中 Th17 细胞（用 CD3⁺CD8⁻IL-17A⁺/CD3⁺CD8⁻ 细胞表示）为 0.03%（参考范围 0.4%~2.25%）。细胞因子：IL-2 6.86pg/ml，IFN-γ 22.68pg/ml，TNF-α 28.36pg/ml，IL-6 52.97pg/ml，IL-10 24.88pg/ml，IL-4 10.5pg/ml。左侧下颌下腺、右侧大腿内分泌物培养：金黄色葡萄球菌，对青霉素、氨苄西林耐药，万古霉素敏感。颈部 CT 示：双侧颈部及颏下软组织肿块影，感染病局部脓腔形成（图 8-2-6），父母体健，患儿母亲有鸡蛋过敏史，无相关家族病史。

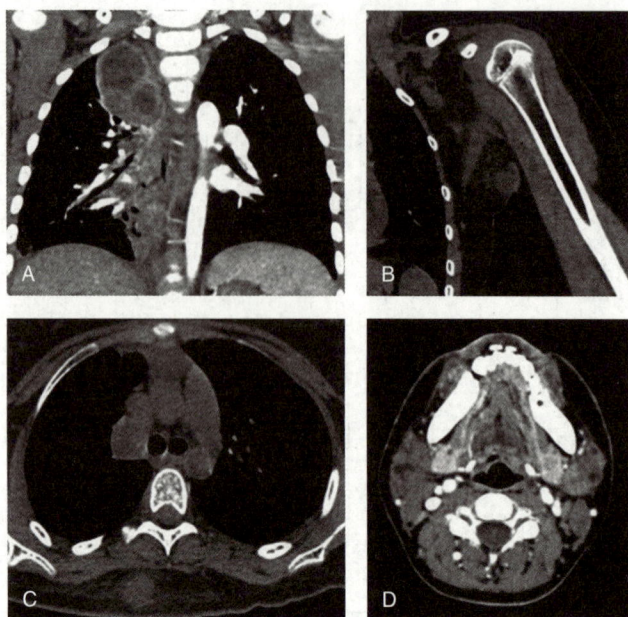

图 8-2-6 患儿反复脓肿影像学表现

A. 右后上纵隔脓肿；B. 左腋下脓肿；C. 右背部软组织肿胀并脓肿形成；D. 双侧颈部及颏下脓肿

（二）临床问题及诊断思路

1. 临床问题 1

根据病史、临床表现和实验室检查,该患者最有可能的诊断是什么?

患者为学龄期女童,新生儿期起病,以反复湿疹、多部位脓肿、反复肺炎为主要临床表现,多次分泌物培养出金黄色葡萄球菌,嗜酸性粒细胞升高,IgE 显著升高,最可能的诊断为 HIES。

诊断思路 1

美国国立卫生研究院（National Institutes of Health,NIH）于 1999 年基于 19 个临床和实验室指标建立了 HIES 的诊断评分系统,得分>40 分可临床诊断 HIES,>20 分为疑似病例,<10 分可排除诊断。

2010 年 Woellner 等人在 NIH-HIES 的评分系统上,提出常染色体显性遗传 HIES（Autosomal Dominant Inheritance,AD-HIES）新的诊断标准:①疑似 HIES:NIH-HIES 诊断评分系统得分>30 分,IgE ≥ 1 000IU/ml 并反复肺炎,新生儿期开始出现反复湿疹,病理性骨折,特殊面容和高腭弓等表现;②初步诊断 HIES:符合上述表现且 Th17 细胞数量减少或缺如,或有明确家族史;③确诊 HIES:符合①和②,同时 STAT3 基因显性负效应杂合突变（某些信号转导蛋白突变后不仅自身无功能,还能抑制或阻断同一细胞内的野生型信号转导蛋白的作用,被称为显性负效应杂合突变）。

诊断思路 2

本患者 NIH-HIES 评分:生后 2 周即新生儿起病(4 分),出现反复湿疹,程度重(4 分),反复肺炎次数超过 3 次(8 分),且有过重症肺炎史(4 分),反复皮肤脓肿超过 3 次(8 分),血清 IgE>2 000IU/L(10 分),嗜酸性粒细胞>800×10^6/L(6 分),总分共计 44 分,临床诊断 HIES,详见表 8-2-3。

表 8-2-3　HIES 临床诊断的 NIH 评分系统

临床表现	分值※									
	0	1	2	3	4	5	6	7	8	10
血清 IgE 值/(×10³IU/L)#	<200	200~500		501~1 000					1 001~2 000	>2 000
皮肤脓肿	无		1~2		3~4				>4	
肺炎(生后发作次数)	无		1		2		3		>3	
肺实质异常	无						支气管扩张		肺膨出	
乳牙脱落延迟	无	1	2		3				>3	
脊柱侧弯最大弯曲度	<10°		10°~14°		15°~20°				>20°	
轻微创伤造成的骨折	无				1~2				>2	
EOS 最高值/(×10⁶/L)★	<700			700~800			>800			
特征性面容	无		轻微			有				
中线异常■	无					有				
新生儿皮疹	无				有					
湿疹	无	轻	中等		严重					
每年呼吸道感染	1~2	3	4~6		>6					
真菌	无	口腔	指甲		全身					
其他严重感染	无				严重					
致命感染	无				有					
关节过伸	无				有					
淋巴瘤	无				有					
鼻翼增宽▲	<1SD	1~2SD		>2SD						
高腭弓	无		有							
矫正年龄/岁	<5			2~5		1~2		>1		

注:※右边一列为每个表现的最高分;# 正常值<1.3×10⁵IU/L;★ 700×10³/L=1s(高于正常人平均值 1SD),800×10³/L=2s(高于正常人平均值 2SD),超过正常个体平均值;■如腭裂、舌裂、半椎体和其他脊椎异常;▲与同龄同性别对照组比较

2. 临床问题 2

流式细胞术在该患儿 HIES 诊断中的意义?

根据 2010 年 AD-HIES 的诊断标准,NIH-HIES 诊断评分系统得分>30 分时,可通过流式细胞术检测 Th17 淋巴细胞数量和功能评估免疫状态,从而初步明确是否可临床诊断 HIES。尽管结合全外

显子基因检测可确诊,但此方法耗时长,在病情急性期作用有限,流式细胞术发挥其简便快捷优势,可在较短时间内做到尽早诊断,以便临床及早治疗。本例患儿流式细胞术检测外周血 CD4$^+$T 细胞中 Th17 细胞是 0.03%(0.4%~2.25%)为基本缺乏;后患儿全外显子基因结果回报:*STAT3* 基因发生错义突变 c.1954G>A,该位点遗传自母亲,可确诊,详见图 8-2-7。

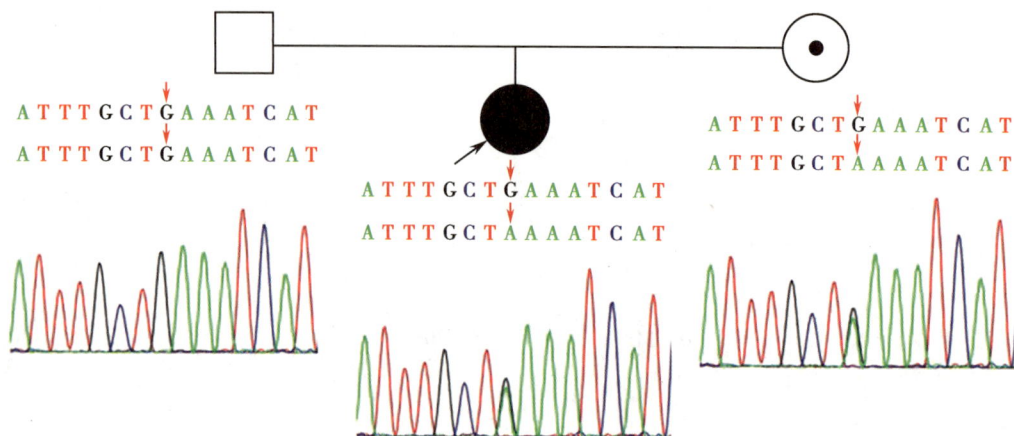

图 8-2-7　先证者及其父母 *STAT3* 基因 Sanger 测序验证结果

诊断思路 1

辅助性 T 细胞 17(T helper cell 17,Th17)是一种能够分泌白介素 17(interleukin 17,IL-17)的 T 细胞亚群,可对抗胞外菌和真菌感染,在自身免疫性疾病和机体防御反应中具有重要意义。STAT3 基因突变使 Th17 细胞产生受损,从而影响如 IL-17、IL-6、IL-10、IL-11、IL-21、IL-22、IL-23R 以及一些角质细胞、上皮细胞、趋化因子和防御分子的功能,导致患者发生皮肤、肺部反复金黄色葡萄球菌感染以及发生黏膜念珠菌感染的风险极高。因此对可疑 HIES 患者评估 Th17 功能对诊断有重要意义。

诊断思路 2

对 STAT3-HIES 患者免疫功能的评估有以下方面:全血细胞计数中嗜酸性粒细胞升高,偶有贫血或中性粒细胞减少;流式细胞术检测淋巴细胞亚群通常可见 T 淋巴细胞、B 淋巴细胞总数正常,但记忆性 T 淋巴细胞、记忆性 B 淋巴细胞减少,Th17 细胞数量缺乏或功能低下;免疫球蛋白中以 IgE 升高为显著特征,但随着年龄增长,该指标可在成年期趋于正常。在有上述表现基础上完善全外显子基因检测确诊,实验室检查特点详见表 8-2-4。

表 8-2-4　STAT3-HIES 的实验室检查特点

检查项目	意义
全血细胞计数	70% 有嗜酸性粒细胞升高 偶有贫血和 / 或中性粒细胞减少
淋巴细胞亚群	淋巴细胞总数正常 90% 有记忆性 CD19$^+$CD27$^+$B 淋巴细胞减少 记忆性 T 淋巴细胞减少
特殊免疫表型	产生 IL-17 的 Th17 淋巴细胞缺乏 目前识别 Th17 淋巴细胞的方法包括:①通过 CD4$^+$CD45RA$^-$CXCR5$^-$CCR6$^+$T 淋巴细胞表型识别;②刺激或诱导初始 CD4$^+$T 淋巴细胞分化后对 IL-17A 进行体外染色

检查项目	意义
免疫球蛋白	IgA、IgM、IgG 总数正常 招募抗原的特异性 IgG 减少 IgE 升高,通常 ≥ 1 000IU/L,婴儿期达到峰值,成年后可能恢复正常
分子学分析	可以鉴别 HIES 的不同类型。 STAT3 的杂合突变中常见错义突变和短片段缺失突变

免疫细胞及细胞因子在 STAT3-HIES 发病机制中的作用

STAT3 基因杂合突变的显性负效应是导致常染色体显性遗传 HIES 中最常见类型,该位点突变造成的蛋白变异可对另一个正常等位基因表达的 STAT3 蛋白产生显性负效应,最终使 STAT3 蛋白功能异常而致病。STAT3 是 STAT 蛋白家族中的一种转录因子,是存在于细胞质与酪氨酸磷酸化信号通路偶联的双功能蛋白,可参与包括免疫细胞在内的多种细胞增殖、分化、凋亡及免疫调节等生物过程,同时可影响多种细胞因子的信号转导,其中影响最显著的是 IL-6、IL-10、IL-11 和 IL-21。

STAT3 最初被认为是 IL-6 和表皮生长因子的信号转导分子,但同时又可调控 IL-6 的信号转导功能,IL-6 在 Th17 细胞和 T 滤泡辅助细胞(T follicular helper cell,Tfh)的早期分化阶段发挥重要作用。Th17 是由 CD4$^+$T 细胞分化而来的一个独特的 T 细胞亚群,在 STAT3-HIES 中显著减少,主要分泌 IL-17 和 IL-22 等促炎因子,可诱导上皮细胞和角质形成细胞产生多种趋化因子和抗菌肽,消除胞外菌和真菌。因此 STAT3 蛋白变异后可使 IL-6 信号转导通路异常,导致 Th17 细胞分化障碍,进而产生皮肤黏膜念珠菌病。IL-6 异常同时可引起大脑中前列腺素 E 释放缺乏,导致患者出现无发热等表现的冷脓肿。Tfh 是 CD4$^+$T 细胞的一个亚群,可协助激活 B 淋巴细胞,促进生发中心形成并参与免疫球蛋白类转换。B 淋巴细胞 STAT3 缺陷患者 Tfh 生成受损,在抗体应答中表现出缺陷,出现反复细菌感染,实验室检测可发现功能正常的抗原特异性记忆 B 细胞数量减少。

STAT3 可调控 IL-10 和 IL-21 信号转导通路,在调节炎症反应中起着重要作用。IL-10 是一种具有抗炎和广泛免疫抑制作用的细胞因子,会干扰促炎细胞因子的释放,可抑制 IL-4 的释放减少 IgE 产生;IL-21 可促进 B 细胞向分泌性 IgG 的浆细胞分化,同时可通过刺激 TH1 产生 INF-γ 减少 IgE 产生。HIES 患者 STAT3 蛋白受损后,IL-10 和 IL-21 不能抑制 B 细胞产生 IgE,造成 IgE 大量释放,出现高 IgE 血症和湿疹,同时 IL-21 信号转导受损会造成抗体缺陷引发反复细菌感染。

基质金属蛋白酶(matrix metalloproteinases,MMPs)是可在生理和病理条件下降解细胞外基质的蛋白酶,受多种细胞因子调控,STAT3 蛋白变异后可使 IL-11 信号转导通路受损和 MMPs 调控失衡造成骨骼、牙齿和结缔组织病变,故 STAT3-HIES 可出现免疫系统外临床特征,如粗陋面容、乳牙脱落延迟、关节过伸和病理性骨折等。此外 STAT3 突变可造成肥大细胞和嗜碱性细胞脱颗粒减少,一方面少量食物或环境致敏原可使 HIES 患者出现过敏症状,另一方面同样可使 IL-4 失衡后造成高 IgE 血症和湿疹。

此外,STAT3 缺陷后可造成 CD4$^+$T 细胞、B 淋巴细胞、髓细胞、树突状细胞、角质细胞、破骨细胞和单核细胞等多种细胞在上述细胞因子及其他活性分子作用下发生功能异常,细胞功能异常又可以影响多种活性因子的产生和功能,最终导致疾病的发生发展。

流式细胞术在 HIES 患者中能够对包括 Th17、Tfh、记忆性 B 淋巴细胞在内的多种淋巴细胞亚群,以及对组织、血液中多种细胞因子水平进行识别和评估,快速且准确地发挥疾病辅助诊断的重大作用,可明确细胞在该状态下表面标志是否存在,以及是否有缺失或过度表达的状况,并对检测结果进行分析,为 HIES 的发病机制提供实验室基础,为日后治疗提供理论依据,详见图 8-2-8。

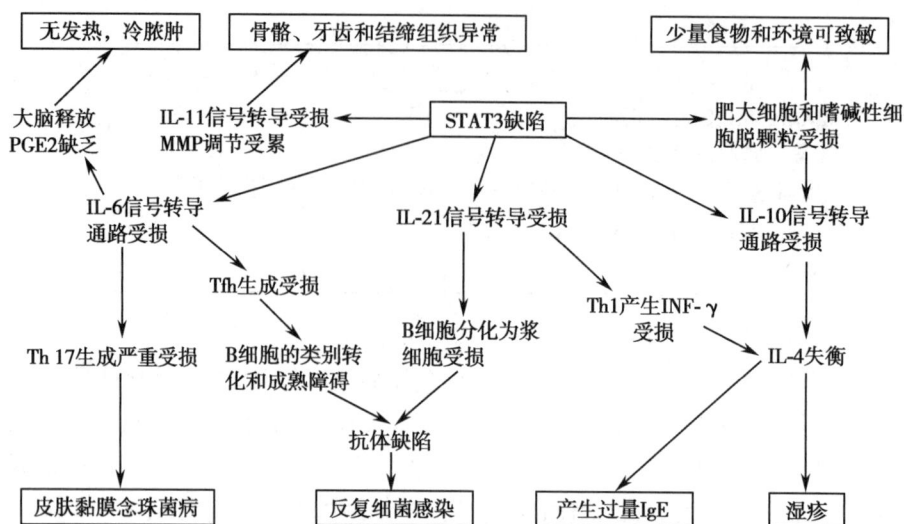
图 8-2-8　STAT3-HIES 临床和免疫、分子机制的关系

疾病诊治思路及小结: STAT3-HIES 诊治路径详见图 8-2-9。

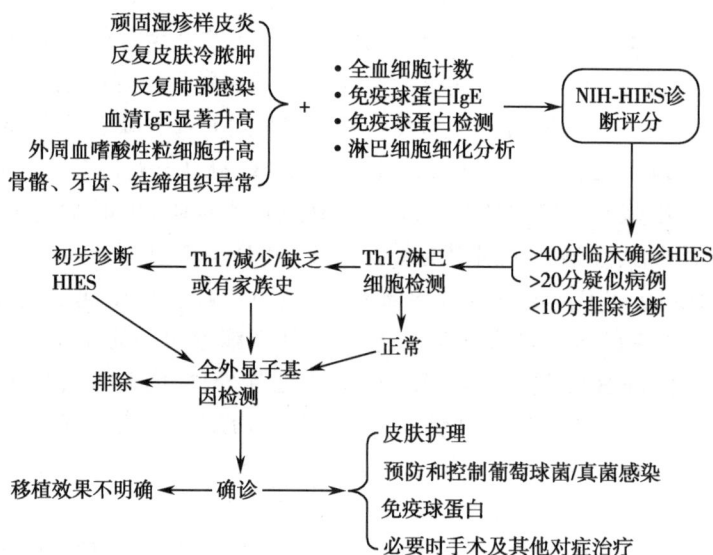
图 8-2-9　STAT3-HIES 诊治路径

（唐红霞　尹　薇）

第三节　抗体缺陷病

　　原发性抗体缺陷病(primary antibody deficiency)是原发性免疫缺陷病中最常见的一类疾病,以血清中低或无丙种球蛋白为主要特点。该病的临床表现多样,典型患者一般在出生后半年至一岁左右开始出现反复的细菌感染伴有血清中一种或多种免疫球蛋白水平低下,可以表现为反复的肺炎、中耳炎、化脓性皮肤感染、脑膜炎等,同时变态反应性疾病及自身免疫性疾病的发病率明显增高,还可并发恶性肿瘤,严重危害患儿健康。常见的致病菌包括肺炎链球菌、流感嗜血杆菌等,某些无丙种球蛋白

血症患者还容易受到肠道病毒的感染。原发性抗体缺陷病的发病机制是由于基因突变导致B细胞的分化、发育障碍或T细胞的分化发育异常影响了B细胞的正常分化,也可由于免疫球蛋白重排过程基因突变,导致患者血清中一种或几种免疫球蛋白水平低下,且大多为隐性遗传。较常见的有先天性无丙种球蛋白血症、常见变异型免疫缺陷、高IgM综合征、选择性IgA缺乏症等。免疫球蛋白替代治疗及使用抗生素是该病主要的治疗手段。根据最新的原发性免疫缺陷病分类标准,由于原发性抗体缺陷病的症状严重,治疗困难,对患者、患者家庭和社会都带来巨大的负担。因此及时准确诊断和治疗对降低病死率和提高生存率及患者的生活质量具有非常重要的意义。

(一)经典病例

患者男,9岁,因"血小板、血红蛋白反复下降6年余"于2016年1月25日至医院就诊。2009年无明显诱因出现皮肤淤青,就诊于当地医院,发现血小板、血红蛋白下降,考虑自身免疫性贫血、血小板减少性紫癜。曾激素、免疫球蛋白治疗后血小板升至正常,溶血较前好转,激素减量时易出现病情反复。2010年7月在上海市某儿童医院行骨髓细胞学检查:骨髓增生明显活跃,粒红比倒置,粒系增生相对减低,红系增生明显活跃,巨系增生活跃。2013年患儿就诊于血液科门诊,完善检查考虑患儿为自身免疫性溶血性贫血,免疫功能检查见患儿免疫球蛋白减低,免疫功能异常。2013—2016年于门诊随访服用激素,期间就诊于内分泌科,诊断为矮小症,考虑激素相关。患儿病程中咳嗽、气喘明显,考虑真菌性肺炎。该患儿于2016年1月25日因"自身免疫性溶血性贫血、肺部感染、矮小症"于免疫科就诊。

体格检查:神志清楚,反应良好,精神可,贫血貌,两肺呼吸音粗,未及啰音。全身浅表淋巴结未触及肿大。腹壁松弛,腹部皮纹明显,肝肋下3cm,剑突下3cm,质韧,有触痛。脾肋下6cm,质韧,有触痛,腹部叩诊鼓音,腹壁静脉显露,移动性浊音阴性。因长期服用激素表现为库欣貌,向心性肥胖,发育落后等。

实验室检查:血常规提示白细胞 7.3×10^9/L,淋巴细胞 1.8×10^9/L,中性粒细胞百分比为70.9%,C反应蛋白升高(16mg/L);红细胞(2.42×10^{12}/L)和血红蛋白(55g/L)明显降低,网织红细胞比例升高(14.3%),血库提示抗C3阳性,抗IgG阳性,血型单特异性抗体阳性,直接抗人球蛋白试验阳性提示重症溶血性贫血。外周血免疫球蛋白水平低下,生化检查提示丙氨酸氨基转移酶(206IU/L)和天冬氨酸氨基转移酶(255IU/L)明显升高。外周血白细胞中EBV-DNA阳性(4.13×10^4copy/mL);真菌G试验89.0pg/ml;肺泡灌洗液真菌宏基因弱阳性。

CT报告显示两肺广泛多发斑片、结节影,纵隔多发肿大淋巴结影(图8-3-1),考虑霉菌感染的可能。B超报告胆囊内密集占位,提示真菌感染(图8-3-2A);肝大,肝脏质地欠佳,巨脾(图8-3-2B),脾静脉增宽。

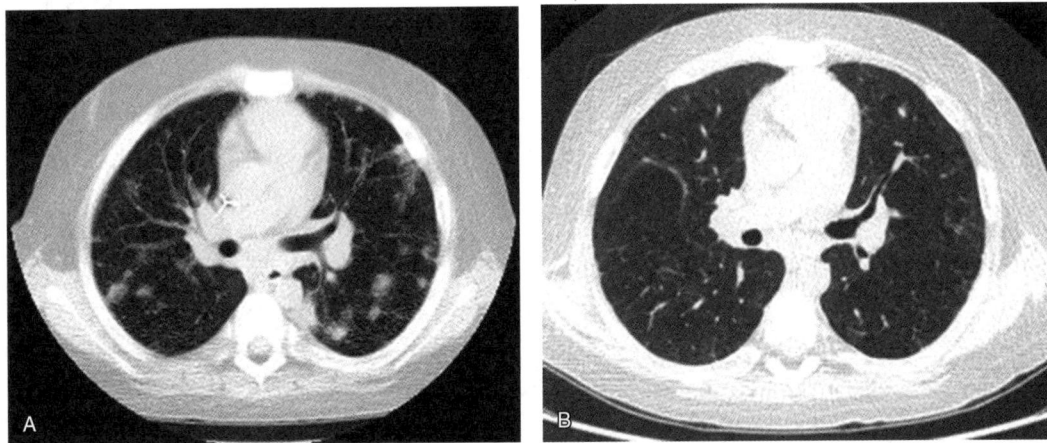

图8-3-1 患者CT检查结果

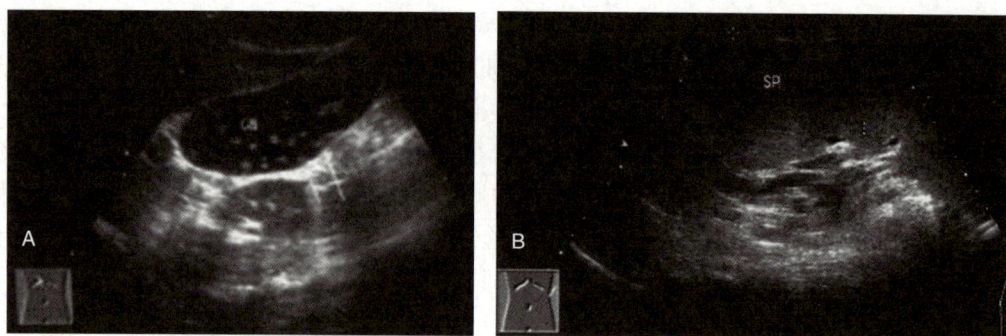

图 8-3-2　患者 B 超检查结果

免疫功能评价:患者 IgG、IgA 和 IgM 均下降(IgG 3g/L,IgA 0.36g/L,IgM 0.16g/L),CD3$^+$T 淋巴细胞和 CD8$^+$T 淋巴细胞增多,CD4$^+$T 淋巴细胞、B 淋巴细胞和 NK 细胞减少。精细分型结果提示患者 CD4/CD8 比例明显倒置,CD4$^+$Naive T 和 CD8$^+$Naive T 细胞所占百分比明显低于同年龄正常参考值。此外,患者 B 细胞亚群中记忆性 B 细胞和浆细胞所占百分比明显低于同年龄正常参考值,详见表 8-3-1。

表 8-3-1　患者淋巴细胞精细分型结果

淋巴细胞亚群	患者	正常值(8~12 岁)
T 细胞 /%(细胞数 /μl)	88(1 617.5)	64~73
Th 细胞(CD3$^+$CD4$^+$)%(细胞数 /μl)	29(526.6)	29~36
初始 Th 细胞(CD4$^+$CD45RA$^+$CD27$^+$)%	1.6	33.0~76.4
中央记忆性 Th 细胞(CD4$^+$CD45RA$^-$CD27$^+$)%	81.5	19.2~52.8
效应记忆性 Th 细胞(CD4$^+$CD45RA$^-$CD27$^-$)%	15.8	2.5~19.8
杀伤性 T 细胞(CD3$^+$CD8$^+$)%(细胞数 /μl)	61(1 120.5)	24~34
初始 CD8$^+$T 细胞(CD8$^+$CD45RA$^+$CD27$^+$)%	6.9	26.8~80.3
中央记忆性 CD8$^+$T 细胞(CD8$^+$CD45RA$^-$CD27$^+$)%	49.7	7.58~41.62
效应记忆性 CD8$^+$T 细胞(CD8$^+$CD45RA$^-$CD27$^-$)%	37.2	1.24~24.52
终末效应性 CD8$^+$T 细胞(CD8$^+$CD45RA$^+$CD27$^-$)	6.3	1.28~45.30
双阴性 T 细胞(CD3$^+$CD4$^-$CD8$^-$)%	4.6	5.5~34.13
TCRαβ$^+$ 双阴性 T 细胞 %	1.4	0.82~2.91
B 细胞(CD19$^+$)%(细胞数 /μl)	7.26(133.3)	14~21
初始 B 细胞(CD19$^+$IgD$^+$CD27$^-$)%	90.6	42.82~84.54
记忆性 B 细胞(CD19$^+$IgD$^-$CD27$^+$)%	0.1	4.44~32.26
过渡型 B 细胞(CD19$^+$CD24^{++}CD38^{++})%	2.5	0.54~11.82
浆母细胞(CD19$^+$CD38$^+$)%	0.1	0.18~11.46
NK 细胞 %(细胞数 /μl)	4.44(81.5)	11~23

（二）临床问题及诊断思路

1. 临床问题 1

根据患者的临床表现，实验室检查及免疫功能评估特点，该患者最有可能的诊断是什么？

根据实验室检查和精细分型结果提示，患者同时存在 T 细胞和 B 细胞的分化发育异常，导致患者临床表现为外周血免疫球蛋白低下、反复感染并发自身免疫性疾病，临床拟诊为常见变异型免疫缺陷病（CVID）。为抗体缺陷病中最常见的一类疾病。

2. 临床问题 2

病例诊疗思路与相关实验室检查有哪些？

患者的初始 T 细胞明显降低，T 细胞增殖分化障碍，无法产生正常的 Th 辅助细胞，进一步影响 B 细胞生发中心的形成，导致 B 细胞分化成熟障碍，最终影响外周血浆细胞的生成和免疫蛋白的产生（图 8-3-3）。

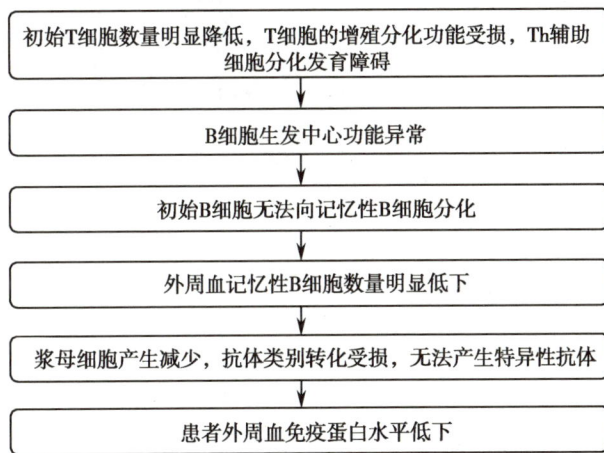

图 8-3-3　患者临床诊断思路

基因检测：对患者进行针对 CVID 的基因 panel 测序分析，发现患者存在 LRBA 基因突变，采用 Sanger 测序方法进行验证；对发现的缺失突变，采用荧光定量 PCR 进行验证为 c. 1933C>T（p.R645X，来自母亲）杂合突变和 29 号外显子缺失杂合突变（来自父亲），c. 1933C>T 导致 645 位编码精氨酸的密码子突变为终止密码子，导致蛋白翻译提前终止，引起 LRBA 蛋白的异常截短（图 8-3-4）。

> 📝 **知识点**
>
> 常见变异型免疫缺陷病（CVID）是已知原发性缺陷病中最常见的一组疾病。该病的临床特征为血清免疫球蛋白 IgG 水平低下和 / 或 IgA、IgM 水平低下，特异性的疫苗反应低下或缺失。患者主要表现为反复严重的呼吸道感染，此外，与经典的无丙球血症相比，该病的临床表现更为复杂，约一半以上的患者伴有并发症包括自身免疫病、间质性肺疾病、淋巴增生性疾病、炎症性肠病、肝结节性再生增生、肉芽肿浸润或恶性肿瘤。由于临床表现的异质性及起病年龄多变，使这类疾病的诊断和鉴别诊断更为困难。因此对于这类患者除了检测 TBNK 和免疫球蛋白水平以外需要更为精细的免疫功能评估以帮助临床更为有效的诊断和治疗。

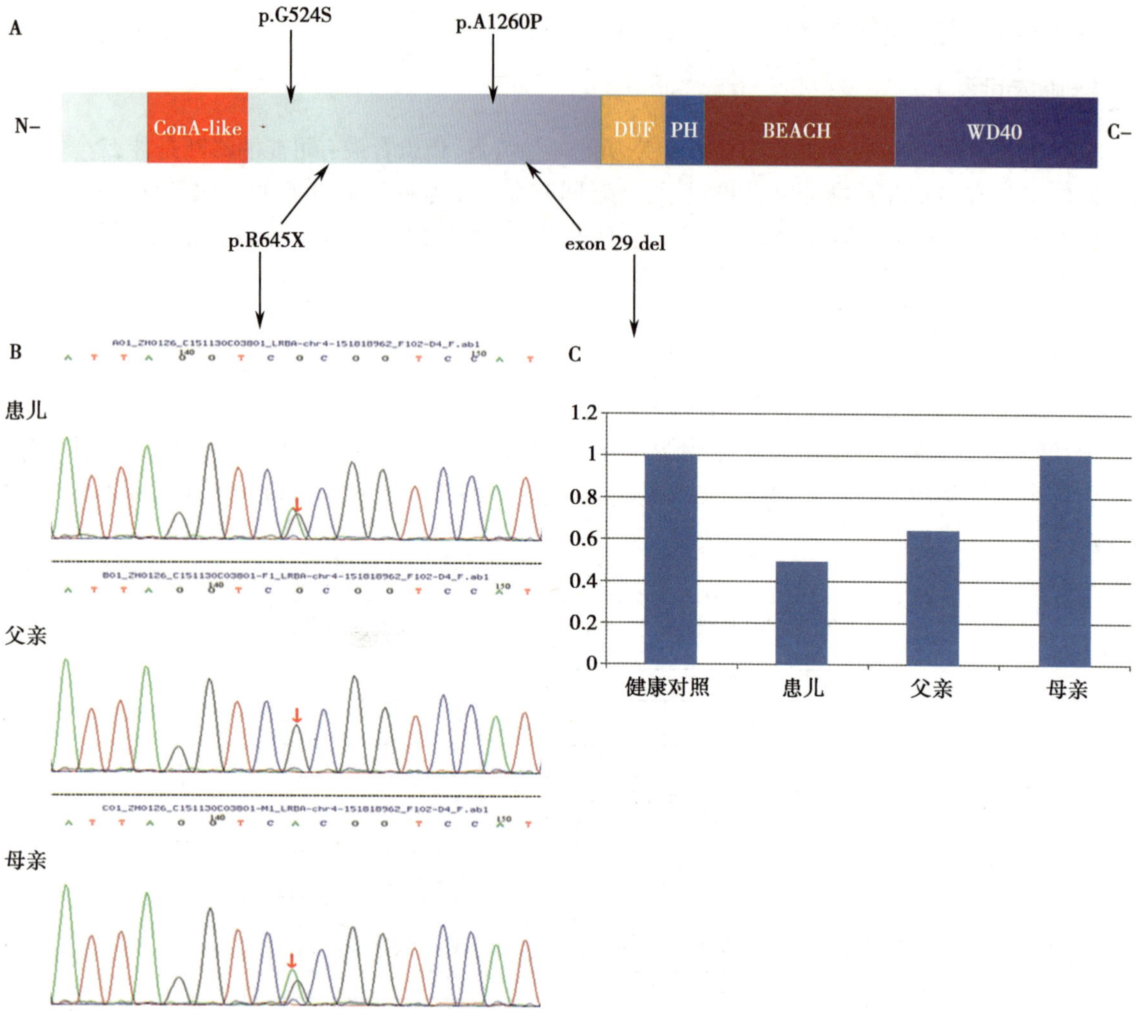

图 8-3-4　患者及父母 LRBA 基因突变分析

　　淋巴细胞精细分型是在 TBNK 的基础上,使用更多的不同荧光素标记的抗淋巴细胞表面 CD 分子的单克隆抗体检测不同分化发育阶段淋巴细胞亚群的数量,有助于透过复杂的临床表型了解疾病的本质,辅助临床疾病的诊断,探索疾病的发病机制、病程、预后、监测和指导临床治疗方案。

　　根据不同分化发育阶段细胞表面标志的不同,淋巴细胞可以分成多个不同的功能亚群,与常见免疫疾病的临床关系较紧密的包括以下几个亚群:

　　(1)CD4$^+$T 细胞:约占 28%~58%,为 MHC Ⅱ类分子限制,主要分化为 Th 辅助细胞。

　　(2)CD8$^+$T 细胞:约占 19%~48%,MHCI 类分子限制,主要分化为 T 杀伤细胞(CTL)。

　　(3)CD4:CD8 比例:1.4~2.0,该比例异常可能与自身免疫失调及免疫缺陷相关。CD4/CD8 升高:自身免疫性疾病,如 SLE;CD4/CD8 降低:病毒感染(EBV、HIV)、恶性肿瘤等。

　　(4)初始 T 细胞(Naïve T cell):表面标志为 CD45RA$^+$、CD27$^+$、CCR7$^+$,特点:未接触抗原的成熟 T 细胞。

　　(5)记忆性 T 细胞(Memory Tcell):表面标志为 CD45RO$^+$、CD27$^{+/-}$、CD25$^+$,特点:存活期长,接受抗原刺激后可迅速活化。

　　(6)效应 T 细胞(Effector Memory T cell):表面标志 CD45RO$^+$、CD27$^-$,迁往炎症部位,执行细胞免疫功能。记忆性 T 细胞和效应记忆性 T 细胞均为 Th 辅助细胞。

　　(7)TCRγδ T 细胞:表面标志为 CD3$^+$、TCRγδ$^+$,数量少,约占淋巴细胞总数的 5%,多为 CD4$^-$CD8$^-$;

少数为 CD8$^+$,分布于皮肤、黏膜参与固有免疫,是抗感染的第一线细胞。

(8)双阴性 T 细胞(Double Negative T cell):表面标志为 CD3$^+$、CD4$^-$、CD8$^-$,约占总 T 细胞百分比<10%,该类细胞数量或百分比增高可能与病毒感染如 EBV 及淋巴增生性疾病相关。

(9)调节性 T 细胞(Treg):分为两类,分别为:①自然调节性 T 细胞(nTreg):表面标志为 CD4$^+$、CD25$^+$,且胞内高表达 Foxp3,分泌抑制性细胞因子,参与机体免疫调控,维持免疫系统对自身成分的耐受;②诱导调节性 T 细胞(iTreg):表面标志为 CD4$^+$、CD25$^-$,胞内亦表达 Foxp3,通过 TGF-β、IL-2 刺激诱导产生,分泌 IL10、TGF-β 等抑制性细胞因子。

(10)滤泡 B 辅助 T 细胞(TFH):表面标志为 CD4$^+$、CD45RA$^-$、CXCR5$^+$,能诱导并维持 B 细胞生发中心,调节 B 细胞的分化发育,分泌 CD40L、IL21 和 IL4。

TFH 细胞减少:临床见于记忆 B 细胞减少,如抗体缺陷病,CVID。

TFH 细胞增多:多见于自身免疫性疾病,如系统性红斑狼疮(SLE)。

(11)Th17 细胞:在淋巴细胞中所占比例较低,由初始 Th 细胞受 IL6、TGF-β 及 IL-23 等刺激分化,分泌 IL17、IL17F、IL21、IL22 等细胞因子。

(12)初始 B 细胞(Naïve B):表面标志为 CD19$^+$、IgD$^+$,为未接触抗原的成熟 B 细胞。

(13)记忆性 B 细胞(Memory B):表面标志为 CD19$^+$、IgD$^-$、CD27$^+$,受 Th 细胞刺激活化,再次受到抗原刺激后可迅速分化为产生抗体的浆细胞。

(14)边缘带 B 细胞(Marginal zone B):表面标志为 CD19$^+$、IgD$^+$、CD27$^+$,数量较少,位于脾脏边缘带,受 T 细胞非依赖抗原刺激分化为浆细胞,该类浆细胞不能进行抗体的类别转换。

(15)过渡型 B 细胞(Transitional B):表面标志为 CD19$^+$、CD38^{++}、CD24^{++},是从骨髓前 B 细胞分化而来的未成熟 B 细胞,占 B 细胞数量<10%。

(16)浆细胞(Plasma B):表面标志为 CD19$^+$、CD38$^+$,能分泌特异性抗体,参与体液免疫的主要细胞。

上述病例中的患者临床表现以反复呼吸道感染和血清免疫球蛋白低下为主要特点,同时伴有自身免疫性疾病及淋巴增生性疾病的表现,因此在怀疑体液免疫缺陷的同时仍然不能排除细胞免疫功能的异常,为了明确患者淋巴细胞的分化发育是否存在缺陷及缺陷发生的阶段,检测患者外周血 T 细胞及 B 细胞精细分型,结果如图 8-3-5。

3. 临床问题 3

该疾病如何进行鉴别诊断?

需要与该病进行鉴别诊断的疾病包括抗体缺陷病中其他几种常见的疾病,如无丙种球蛋白血症(XLA)等。淋巴细胞精细分型在疾病的鉴别诊断中起着非常重要的作用,帮助临床区分不同分化发育阶段的淋巴细胞分群异常,辅助临床精准诊断。患者 CD4$^+$ 亚群 /CD8$^+$ 亚群的比例明显倒置,这可能与患者临床表现存在慢性活动性 EBV 病毒感染有关。此外,患者功能性淋巴细胞亚群出现明显紊乱,初始 T 细胞明显降低,外周血中大部分 T 淋巴细胞为记忆性 T 细胞,表明 T 细胞的增殖分化受损。继而导致 B 细胞生发中心功能异常,初始 B 细胞无法向记忆性 B 细胞分化,导致外周血记忆性 B 细胞明显低下,导致浆母细胞减少,抗体类别转化受损,无法产生特异性抗体,患者外周血免疫蛋白水平低下,临床表现为反复而严重的感染。由于 B 细胞无法正常分化,此类患者自身免疫性疾病的发生率增高,同时有向 B 淋巴瘤发展的可能。由于 T 细胞分化发育亦受损,因此患者对某些病毒如 EBV 病毒易感,也造成了该病临床表现的复杂难于同其他疾病进行鉴别。

对于临床表现较复杂的 CVID 患者,进行淋巴细胞精细分型可以帮助临床医生抽丝剥茧,从临床表现追寻疾病的本质,而不是盲目地进行基因检测,同时也能更好地对患者进行治疗,观察并评价治疗效果。

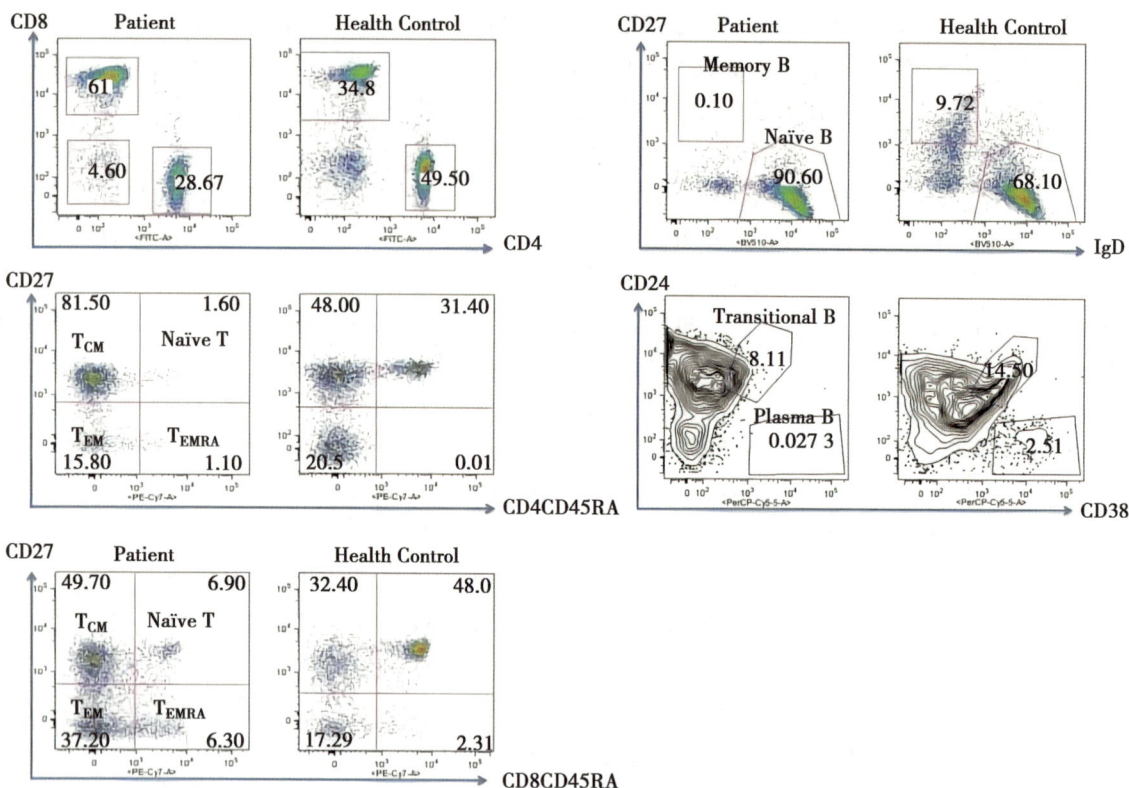

图 8-3-5　患者淋巴细胞精细分型

📝 知识点

疾病最新研究进展及文献回顾

　　LRBA（LPS-responsive beige—like anchor protein）缺陷是 *LRBA* 基因发生双等位基因功能缺失性突变所引起的一种原发性免疫缺陷病。*LRBA* 基因位于 4q31.3，编码 LRBA 蛋白，是 EACH—WD40 蛋白家族成员之一，普遍存在于人体内，在免疫细胞尤其是淋巴细胞中高度表达。目前 *LRBA* 缺陷具体的发病机制仍然不清楚，但是相关研究发现 LRBA 蛋白与蛋白激酶 A 结合，主要调节胞内囊泡的转运过程，有助于免疫效应分子如细胞毒性 T 淋巴细胞抗原 4（CTLA-4）的分泌和膜沉积过程。CTLA-4 在活化的 T 细胞和调节性 T 细胞（Tregs）上表达，通过与共刺激分子 CD28（cD80 和 cD86 的配体）竞争或者直接通过跨细胞胞吞作用去除抗原递呈细胞上的这类配体，从而发挥免疫抑制作用。LRBA 蛋白能够稳定 CTLA-4 胞质内尾端，防止其被溶酶体降解。*LRBA* 缺陷导致活化的 $CD4^+T$ 细胞和 Tregs 上 CTLA-4 的水平降低，从而出现一系列免疫失调的表现。LRBA 缺陷在 2012 年被提出后被归为常见变异性免疫缺陷病（CVID）。目前多个研究发现部分 *LRBA* 缺陷的患者表现为自身免疫性疾病，如炎症性肠病、类免疫失调—多发内分泌病—肠病—X 染色体连锁（IPEX）综合征和类自身免疫性淋巴增生综合征（ALPS）等。*LRBA* 缺陷主要表现为一种表型广泛的免疫综合征。

　　LRBA 缺陷的临床表现复杂多样，主要包括低丙种球蛋白血症、自身免疫性疾病、反复感染、免疫失调、肝脾肿大、肺部疾病以及易感 EBV 等。其中低丙种球蛋白血症和慢性腹泻最常见。*LRBA* 缺陷患者免疫功能的异常主要包括 IgG 抗体产生减少，特异性抗体免疫应答缺陷，T 淋巴细胞的增殖和活化功能缺陷，Treg 细胞减少以及 B 淋巴细胞的自噬减少等。大多数 *LRBA* 缺

陷的患者 B 淋巴细胞亚群的计数减少,尤其是类别转换记忆性 B 细胞和浆细胞。本文中的 1 例 *LRBA* 缺陷患儿有反复感染、血细胞减少和腹泻等自身免疫性疾病的表现。淋巴细胞亚群精细分型结果提示,患者初始 B 细胞比例明显增高,记忆 B 细胞比例降低。还表现为免疫球蛋白 IgG、IgA、IgM 水平下降,CD3$^+$T 和 CD8$^+$T 淋巴细胞增多,CD4$^+$T 淋巴细胞、B 淋巴细胞和 NK 细胞减少。浆细胞、初始 CD4$^+$T 和 CD8$^+$T 淋巴细胞比例下降,中央记忆性 CD4$^+$T 和 CD8$^+$T 淋巴细胞比例明显增高等。儿童若出现早发型低丙种球蛋白血症、严重的自身免疫性疾病、炎症性肠病、淋巴组织增生和反复呼吸道感染等临床表现.需考虑 LRBA 缺陷可能。

目前 *LRBA* 缺陷的治疗手段主要包括阿巴西普靶向治疗和 HSCT。其中,HSCT 也可以用于伴发严重疾病的患者。阿巴西普是一种 CTLA-4 免疫球蛋白融合药物,通过与抗原提呈细胞上的 CD 80/86 结合抑制 T 细胞激活。目前用于治疗类风湿关节炎。部分 *LRBA* 缺陷的患者接受阿巴西普治疗后,间质性肺病、自身免疫性疾病以及免疫表型都有了显著的改善。但是血细胞减少等临床表现对阿巴西普治疗的反应性比较差。HSCT 是根治 *LRBA* 缺陷的主要手段。据相关临床研究报道,已有 12 例 *LRBA* 缺陷患者接受了 HSCT 治疗,总生存率为 67%(8/12),其中有 6 例临床表现好转。目前接受 HSCT 治疗的 LRBA 缺陷的病例仍有限,效果尚待进一步研究。对于部分临床表现复杂、相关并发症严重的 LRBA 缺陷的患儿,若常规治疗无效,可尽早行 HSCT。

(王 莹)

第四节 吞噬细胞缺陷

吞噬细胞是人体非特异免疫系统的重要组成部分,主要包括中性粒细胞、单核细胞和巨噬细胞。其清除功能由免疫球蛋白促发。针对感染刺激的反应包括趋化、识别、吞噬、杀灭和降解。先天性吞噬细胞缺陷病为一类原发性免疫缺陷病(primary immunodeficiency disease,PID),主要缺陷包括数量减少、黏附缺陷和杀菌功能缺陷,数量减少可分为先天遗传和后天生成,先天遗传性数量减少包括严重先天性中性粒细胞减少症(severe congenital neutropenia,SCN)、周期性中性粒细胞减少症以及粒细胞缺乏症。吞噬细胞功能缺陷病主要包括白细胞黏附分子缺陷(leukocyte adhesion deficiency,LAD)和慢性肉芽肿病(chronic granulomatous disease,CGD)等,其中慢性肉芽肿病最常见。原发性吞噬细胞功能缺陷病往往病情重,具有致死性。

一、严重先天性中性粒细胞减少(severe congenital neutropenia,SCN)

中性粒细胞减少的定义为新生儿期 $<2.5 \times 10^9$/L,1~12 个月 $<2 \times 10^9$/L,1 岁以上 $<1.5 \times 10^9$/L。根据循环中性粒细胞绝对计数定义严重度:>1 岁,$(\geqslant 1.0~1.5) \times 10^9$/L 为轻度,$(0.5~1.0) \times 10^9$/L 为中度,$<0.5 \times 10^9$/L 为重度;常伴不同程度单核细胞增多,部分单核细胞比例可达 30%~50%。由于髓系成熟障碍,粒细胞发育停滞于早幼粒细胞阶段,SCN 属于先天性中性粒细胞减少的最严重类型,是异质性骨髓衰竭综合征,骨髓涂片示髓系发育停滞在原粒细胞或早幼粒细胞阶段,常伴不典型细胞核和细胞质空泡化。ELANE、非依赖的生长因子 1(GFI1)基因、HAX1、G6PC3、VPS45 突变分别引起 1~5 型 SCN,目前认为属于前白血病综合征,其中 ELANE 基因突变最为常见,该突变为常染色体显性遗传,约见于一半的 SCN 患者。SCN 最大特征是进展为骨髓增生异常综合征(MDS)/急性髓系白血病(AML)的风险明显升高,累积出现率为 31%。SCN 进展为白血病的独一无二的特征与集落刺激因子 3 受体(CSF3R)获得性突变相关,多见于体细胞突变。

（一）经典病例

患儿，女，7月龄，生后反复感染。1月龄时患支气管肺炎、中耳炎；2月龄时患化脓性颈部淋巴结炎、脐部化脓性感染，并中耳炎迁延不愈，伴间断脓液流出，行左侧颈部脓肿切开引流术及脐部肉芽肿切除术；3月龄时CT检查示左侧颈部感染性病变伴多发淋巴结肿大并融合，局部可见坏死脓腔，右侧中耳乳突炎；6月龄时肺部CT示两肺多发病变，伴左下肺部分支气管扩张。

体格检查：无特殊面容，神清，反应可；颈部可触及肿大淋巴结，质软；腹软，肝脏肋下4cm，脾脏肋下1cm，质韧；心肺及神经系统未见异常。

实验室检查：白细胞11.5×10^9/L、中性粒细胞0.4×10^9/L、单核细胞2.5×10^9/L、血红蛋白65g/L，超敏C反应蛋白121mg/L。入院后多次检测中性粒细胞$(0.10\sim1.38) \times 10^9$/L、单核细胞$(1.70\sim3.58) \times 10^9$/L；中性粒细胞活化率91%。肾上腺素激发试验：皮下注射1%肾上腺素前中性粒细胞0.48×10^9/L，注射后监测中性粒细胞水平，于15分钟时升至最高值0.68×10^9/L。

病原学检查：多次脐部分泌物、耳分泌物或颈部分泌物培养示粪肠球菌、肺炎克雷伯菌（ESBL阳性）、大肠埃希菌（ESBL阴性）、溶血葡萄球菌或棒状杆菌阳性或金黄色葡萄球菌（MRSA阳性）。

免疫功能检查：直接抗人球蛋白试验++++，间接抗人球蛋白试验阴性；抗中性粒细胞胞质抗体及抗谷氨酸脱羧酶抗体阳性，其余常见自身抗体均阴性。IgG 24.28g/L，IgM 1.71g/L。

流式细胞学检查：淋巴细胞精细分型：总T淋巴细胞2 190/μl，CD4+T淋巴细胞1 377/μl，CD4+记忆T淋巴细胞181/μl，CD8+T淋巴细胞649/μl，CD8+记忆T淋巴细胞25/μl，CD4−CD8−T淋巴细胞7/μl，B淋巴细胞1 617/μl，NK细胞473/μl。

其他检查：骨髓涂片示原粒细胞占7%，中性中幼粒细胞以下阶段罕见，幼稚单核细胞占4.5%，骨髓细胞BCR/ABL融合基因阴性，RAS、PTPN11和NF1基因无突变。染色体核型分析示正常核型，46，XX。

（二）临床问题及诊断思路

1. 临床问题1

根据病史、临床表现、实验室检查和骨髓象特征，该患儿最可能的诊断是什么？

患儿极早期起病，出现难治性反复细菌感染，中性粒细胞减少和单核细胞增多，需考虑先天性免疫缺陷病的可能。

诊断思路

鉴于患儿极早期起病，出现难治性反复细菌感染，中性粒细胞持续性减少，单核细胞增多，骨髓涂片显示原粒细胞和幼稚单核细胞增多，需要考虑先天性免疫缺陷病的可能，该患儿经免疫基因组外显子DNA检测，并采用Sanger测序方法验证可疑基因变异位点。结果显示ELANE基因3号外显子c.278 289 del、p.93 97 del自发突变，确诊为因ELANE基因突变引发的严重中性粒细胞减少症。

📝 知识点

SCN主要临床表现为婴儿期起病，反复口腔溃疡、牙龈炎、中耳炎、呼吸道感染、蜂窝织炎、皮肤感染或细菌性脓毒症等，金黄色葡萄球菌、链球菌等细菌感染常见，酵母菌、真菌和寄生虫感染相对少见。出生后即出现持续存在的循环中性粒细胞缺乏，绝对计数$<0.5 \times 10^9$/L。骨髓细胞学分析显示缺乏成熟中性粒细胞，中性粒细胞发育停滞于早幼粒细胞阶段，早幼粒细胞可有胞质空泡化和嗜天青颗粒异常。中性粒细胞移动和杀菌功能缺陷，凋亡增加。SCN的确诊依赖于基因诊断。

2. 临床问题 2

本例患儿需要进行哪些鉴别诊断？

需要与周期性中性粒细胞减少症和自身免疫性中性粒细胞减少症进行鉴别诊断。

诊断思路

本例患儿中性粒细胞呈持续性减低而非周期性减少，同时自身抗体均阴性，可以排除周期性中性粒细胞减少和自身免疫性中性粒细胞减少。

知识点

SCN 的鉴别诊断：①周期性中性粒细胞减少（CyN）：特征为周期性严重中性粒细胞减少<0.2×10^9/L，发热，口腔溃疡，感染以约 21d（14~35d）的周期反复出现，由常染色体显性的 ELANE 突变引起。多数 CyN 预后良好，一般不进展为 MDS/AML，可成活至成年，部分患儿在青春发育期后症状逐渐减轻，少部分可继发严重脓毒症。②自身免疫性中性粒细胞减少：婴儿期出现，3~4 岁时可缓解，循环内可检测到抗中性粒细胞膜蛋白的抗体。无恶性转变危险。

3. 临床问题 3

本例患儿需要如何治疗？

本例患儿的治疗包括对症治疗（抗感染、纠正贫血），支持治疗和根治性治疗（HSCT）。

诊断思路

本例患儿急性感染期给予头孢哌酮舒巴坦联合去甲万古霉素静滴抗感染，联合外科局部伤口引流、氧氟沙星滴耳，粒细胞集落刺激因子（G-CSF）皮下注射，体温稳定后予利奈唑胺口服维持治疗2 周。停用抗生素期间，患儿反复出现发热及颈部淋巴结进行性肿大，需持续性抗生素预防感染；血红蛋白 65g/L 时，静脉输注丙种球蛋白 1g/kg 并定期 400mg/kg。免疫支持治疗后血红蛋白可维持在80g/L 以上。鉴于患儿极早期起病，本例患儿明确基因诊断后，鉴于患儿难治性反复感染，并存在继发白血病风险，与胞兄血型及 HLA 配型全相合，行亲缘性 HLA 全相合造血干细胞移植术，半个月后嵌合率检测示镜下共 400 个细胞，其中 XX 受体细胞 27 个，XY 型供体细胞 373 个，嵌合率为 93%。造血干细胞移植术后随访 5 个月，监测外周血中性粒细胞数量（1.1~1.5）× 10^9/L，无需抗生素预防治疗，近 4 个月内未发生明显细菌感染。

知识点

SCN 的治疗及预后：G-CSF 是有效的治疗方法，通常 5~20μg/（kg·d）剂量可使中性粒细胞绝对计数达 1×10^9/L 以上，可减少感染，改善生存质量。有的患者皮下注射后会有骨/肌肉痛和脾大。长期使用 G-CSF 最常见的并发症包括肿瘤和骨质疏松，维持剂量>8μg/（kg·d）可能增加发生 MDS/AML 的风险。G-CSF 治疗过程中需定期监测患儿骨代谢、骨密度和 25- 羟维生素 D 水平，适当补充维生素 D，警惕发生骨质疏松。注射前 4~10 周每周监测中性粒细胞绝对计数，剂量稳定后每月监测。激素促进中性粒细胞离开骨髓进入血循环，但不增加骨髓新中性粒细胞产生，且可降低其他白细胞数目，增加感染风险，通常情况下对 SCN 患者无效。白细胞输注很少应用,通常用于有严重危及生命感染的患者。SCN 患者注意口腔卫生,定期口腔科检查,推荐应用抗微生物漱口水。SCN 患者具有完善的免疫系统可产生正常抗体,可根据标准疫苗程序接种所有常规疫苗。目前唯一的根治手段是造血干细胞移植(HSCT),需严格掌握指征。

SCN 的主要临床特征包括难治性反复细胞感染、高蛋白血症、中性粒细胞减少和单核细胞增多,部分基因型和远期预后密切相关。诊断基于临床表现,血液中性粒细胞计数,骨髓检查,免疫学分析和基因检测。流式细胞术的精细免疫分型可以辅助该病的诊断,通常来说,SCN 患儿通常也有淋巴细胞减少症。在新生儿期,诊断线索可能是急性和严重的脐部感染,可发生在出生后的最初几天。在出生后的前几周,可开始出现发热和呼吸道感染,包括肺炎。几周和几个月后,可能会出现蜂窝织炎或深部组织脓肿,前两年可发生严重的牙龈炎和牙周炎。罕见的基因突变导致严重的中性粒细胞减少的同时也可导致造血系统以外的病变如心脏、泌尿生殖系统、骨骼、胰腺、皮肤和肝脏。需要注意与类似疾病如周期性粒细胞减少症的鉴别诊断。G-CSF 是有效的治疗手段,但存在发生 MDS/AML 和骨质疏松风险,目前唯一实现临床治愈 SCN 的手段是 HSCT。

二、白细胞黏附分子缺陷(leukocyte adhesion deficiency, LAD)

中性粒细胞介导的炎症依赖于内皮的黏附,迁移入炎症部位和中性粒细胞有毒产物的释放。20世纪 70 年代就认识到一些患者有反复细菌感染,中性粒细胞移动缺陷,脐带脱落延迟,患者的中性粒细胞缺乏某些糖蛋白,该类糖蛋白与黏附功能密切相关,被称为整合素,此为白细胞黏附分子缺陷Ⅰ型(LAD-Ⅰ型)。20 世纪 90 年代初发现一组患儿除具有 LAD-Ⅰ型轻度的临床表现外,还具有明显的综合征特征如生长发育和智力发育延迟,特殊面容,被称为 LAD-Ⅱ型。20 世纪 90 年代末发现一组患儿具有 LAD-Ⅰ样临床表型并伴 Glanzmann 血小板无力症,临床表现为反复感染伴严重的出血倾向,被命名为 LAD-Ⅰ变异型或 LAD-Ⅲ型。

(一) 经典病例

患儿,男,1 岁,病程长。因 "反复感染 9 个月余,多处皮肤溃疡 5 个月余入院。9 个月前患儿出现反复感染病史(脐带脱落延迟,肺炎 1 次,中耳炎 5~6 次,鹅口疮 1 次),5 个月前肛周皮肤出现反复脱皮并破溃、无流脓,1 个月前嘴角皮肤出现反复皮疹、扩大成无痛性坏死和溃疡面、感染部位无脓液形成,有脐带脱落延迟病史。

体格检查:双侧颈部可扪及 0.3cm×0.3cm 大小淋巴结 1~2 枚,活动,质中,无压痛,右侧嘴角可见 2cm×1.5cm 大小溃疡面,肛周对称性两个 1cm×1cm 大小瘢痕。

实验室检查:外周血白细胞总数反复明显增高(29.5~54.9)×10⁹/L,中性粒细胞比例显著增高,血沉 112mm/h;CRP:290mg/L;血培养阴性;血清铁 3.4μmol/L,口腔涂片:真菌镜检(+++);肛周分泌物涂片:革兰氏染色可见少量阴性杆菌;骨髓涂片提示感染性骨髓象;病毒抗体:RSV、ADV 和 CMV-IgG 均阳性(+);免疫球蛋白 IgG:9.17g/L,IgM:3.00g/L,IgE:4.32IU/ml;淋巴细胞分类:CD3⁺T 淋巴细胞:63%,CD4⁺T 淋巴细胞:13%,CD8⁺T 淋巴细胞:41%,CD19⁺B 淋巴细胞:18%,CD56⁺CD16⁺NK 细胞:23%,NBT 试验:患者无刺激 7%(正常人 26%),LPS 刺激 31%(正常人 66%)。

家族史:其姐脐带 12⁺ 天脱落,2 个月时死于脐炎。

(二) 临床问题及诊断思路

❓ 1. 临床问题 1

根据病史、临床表现、实验室检查和骨髓象特征,该患儿最可能的诊断是什么?

患儿临床特点为反复感染、无痛性坏死和溃疡,感染部位无脓液形成,有脐带脱落延迟病史,并有家族史,应考虑先天免疫缺陷病的可能。

NBT 试验提示患儿吞噬细胞存在功能缺陷,考虑患儿及其姐均有脐带脱落延迟及反复难治性感染病史,临床特征为无痛性溃疡且无脓液形成,实验室检查外周血白细胞明显增高,高度怀疑患儿为白细胞黏附分子缺陷Ⅰ型(leukocyte adhesion deficiency,LADI),抽取患儿及其家系成员外周血,应用流式细胞术检测其中性粒细胞、淋巴细胞及单核细胞表面 CD18 的表达情况,结果如图 8-4-1~8-4-3 所示,患儿及其母亲、姑姑中性粒细胞表面 CD18 的表达比例分别为 0.22%、99.11%、96.62%;淋巴细胞表面 CD18 的表达比例分别为 3.11%、90.18%、91.73%,单核细胞表面 CD18 的表达比例分别为 8.81%、99.68%、90.08%。基因分析结果提示患儿为 ITGB2 基因杂合突变,第 6 外显子 787 位核苷酸(G-A),发生错义突变,使第 239 位丙氨酸突变为苏氨酸(A239T),其母亲、外祖母为该异常基因的携带者。

知识点

LADI 的发病机制及临床表现:发病机制:β2 整合素属于细胞表面糖蛋白家族,包括 3 个异源二聚体,具有共同的 β2 亚单位(CD18)和一个不同的 α 亚单位:αLβ2(LFA-1,$CD_{11}\alpha/CD_{18}$),αMβ2(MAC-1 或 CR3,CD11b/CD18),αXβ2(P150,95,$CD_{11}c/CD_{18}$)。亚单位 β2 缺陷是 LAD Ⅰ的发病机制,由 ITGB2 基因编码。白细胞穿越血管内皮向组织迁移的过程中,白细胞黏附是炎症反应的第一步。正常情况下,白细胞在血管中随血液流动而不会吸附在内皮细胞上,当局部损伤或炎症激活血管内皮时,白细胞在选择素介导下立刻沿着静脉壁滚动。白细胞沿内皮细胞的滚动现象是可逆的,这一短暂而可逆的步骤是下一步白细胞激活的前提,结合选择素并在局部微环境刺激物(主要是趋化因子)的刺激下,白细胞将激活整合素,整合素激活发生在黏附后,这种黏附非常快速,然后迁移开始,这些步骤中每一步都有不同黏附分子参与并可分别进行调控。整合素 β2缺陷时,白细胞不能穿透内皮细胞间隙,使白细胞黏附连锁反应的第四阶段受阻,导致 LADI。

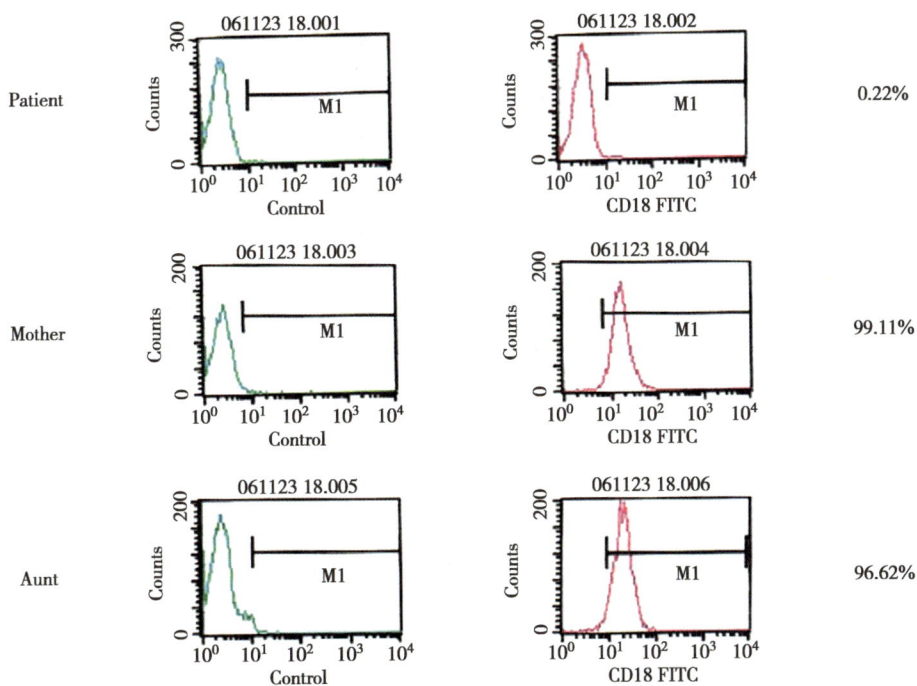

图 8-4-1　LADI 患者及家系中性粒细胞上 CD18 的表达

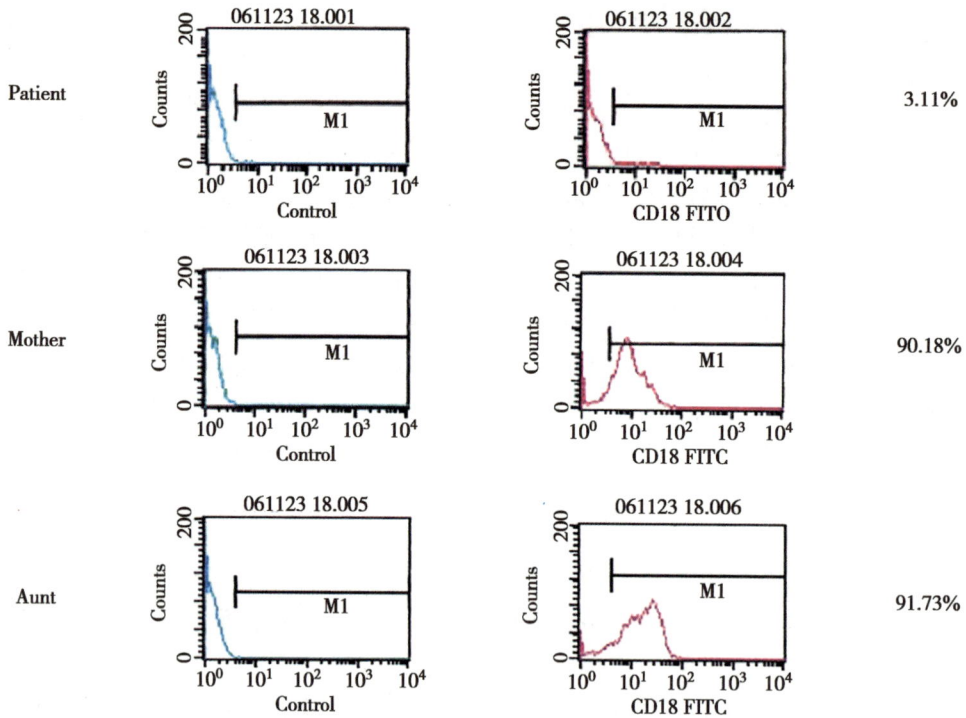

图 8-4-2　LADI 患者及家系淋巴细胞上 CD18 的表达

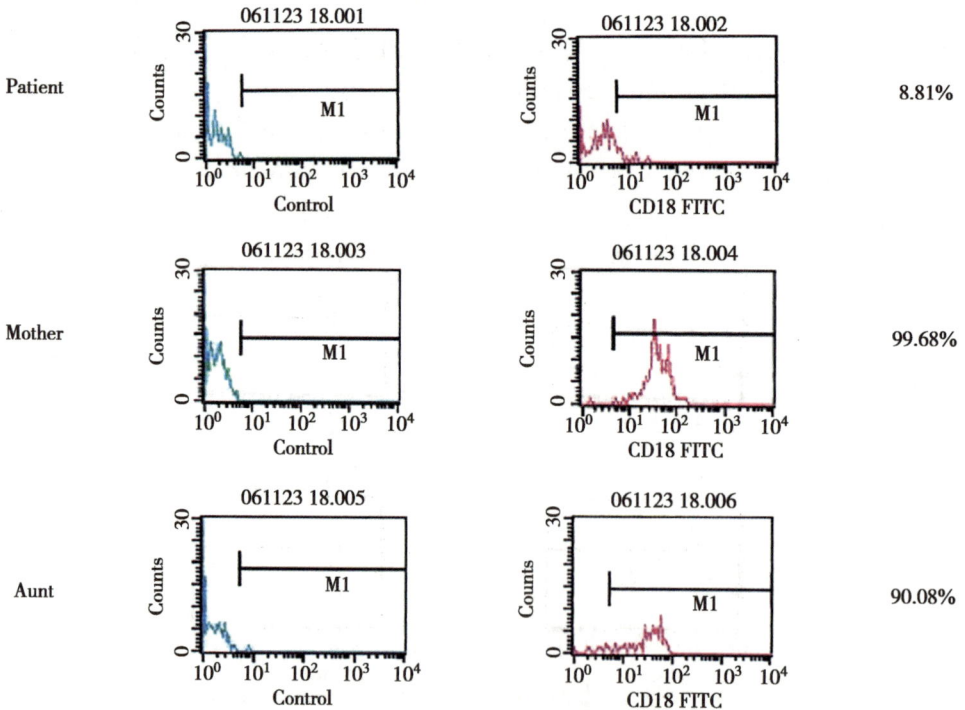

图 8-4-3　LADI 患者及家系单核细胞上 CD18 的表达

　　临床表现：主要临床表现为反复坏死的不剧烈的软组织感染，主要累及皮肤、黏膜和小肠。身体表面感染可侵犯局部或系统。典型小的、红的、非化脓的皮肤损伤经常进展为大的、分界明显的、溃疡的或火山口或坏疽性脓皮病、愈合慢或伴发育不良的痂。脐带脱落延迟可见于重型婴儿，但不是所有严重病例均存在。肛周脓肿或蜂窝织炎可引起腹膜炎和脓毒症。面部或深颈部蜂窝织炎可源于口腔黏膜溃疡损伤。数例患者可见反复侵袭白念珠菌食管炎和腐蚀性胃炎。反复中耳炎常见,可进展为乳突炎和面神经麻痹。严重细菌(铜绿假单胞菌)喉支气管炎、反复肺炎及鼻窦炎常见。能存活过婴儿期患者会出现严重牙龈炎和牙周炎。急性牙龈炎使乳牙突出,后进展为青春期前的广泛牙周病。创伤或外科伤口愈合差。可出现不常见的薄纸样或发育不良的皮肤瘢痕。G⁺ 或 G⁻ 细菌和真菌感染微生物谱同中性粒细胞缺乏近似,但深部位肉芽肿性改变未观察到。细胞毒性 T 淋巴细胞出现体细胞逆转,均出现炎症肠病。

2. 临床问题 2

如何进行 LADI 的临床诊断?

LADI 的临床诊断依赖于临床特征,病史,家族史,实验室检查,流式细胞术检测白细胞表面 CD18 表达可初步诊断该病,最终的确诊需要基因序列分析判断突变类型。

诊断思路

当婴幼儿反复发生软组织感染,皮肤和黏膜慢性无痛性溃疡,伴外周血中性粒细胞增多,应仔细询问有无脐带脱落延迟及家族史,应高度警惕 LADI 的发生。流式细胞术检测白细胞表面 CD18 表达可初步诊断该病。LADI 是单基因原发性免疫缺陷病,基因序列分析可确诊并判断突变类型。

知识点

LADI 的临床诊断:本例患者通过典型临床特征(无痛性溃疡、无脓液形成)、病史特点(新生儿脐带脱落延迟)、实验室检查(外周血中性粒细胞显著增高)可疑诊 LADI。本例患者白细胞表面 CD18 表达为 12.14%,基因序列分析可确诊并判断突变类型,相当高比例的 LADI 患者 CD18 突变在高度保守的细胞外区域 9 外显子处,该区域推测是前体连接和合成所必需,或能是 α 亚单位和 β 亚单位前体连接关键点。不同突变类型均可引起 LADI,包括点突变、缺失突变、插入突变和拼接突变,这些突变均不能产生有功能的白细胞 β2 亚单位,从而造成白细胞黏附功能的缺失。

3. 临床问题 3

如何进行 LADI 的治疗?

LADI 确诊患儿一旦发生急性细菌感染应积极使用抗生素控制感染,对顽固性感染可输注粒细胞,骨髓移植是目前最有效的治疗方法。

知识点

LADI 的治疗与预后:LADI 的并发症的严重程度与糖蛋白的缺乏程度相关。严重型均于婴儿期夭折,中度型危及生命的感染不常见,存活时间相对长。皮肤损伤出生后几年可消退,偶尔感染后再出现。严重牙龈炎一直存在甚至是首出表现。但也可迅速出现感染,尽管及时干预也可导致死亡。确认患者一旦发生急性细菌感染应积极使用抗生素控制感染,对顽固性感染可输注粒细胞。尽管存在移植物抗宿主病风险,骨髓移植仍为目前最有效治疗方法,可以完全恢复白细胞功能,建议严重型考虑骨髓造血干细胞移植,因为患者基本于 2 岁前夭折。人类白细胞抗原(HLA)相合的干细胞移植存活率为 75%,将正常 β 亚单位基因转入干细胞可治愈 LADI 型患者。

小结:

LADI 患者临床特征表现为皮肤黏膜反复感染,形成无痛性坏死或溃疡,多数有脐带脱落延迟病史,外周血检查白细胞总数显著增高。流式细胞术检测白细胞表面 CD18 表达可快速有效诊断 LADI 患者,并判断患者的轻重程度,通过基因序列分析可以鉴定其基因突变类型,骨髓移植是目前唯一可临床治愈 LADI 患者的临床治疗方案。

三、慢性肉芽肿病

慢性肉芽肿病(chronic granulomatous disease,CGD)最初被描述为儿童致死性肉芽肿病。20 世纪 60 年代的研究 CGD 被确认为吞噬细胞疾病。CGD 患者的中性粒细胞体外吞噬功能正常,但针对金黄色葡萄球菌的杀菌活性明显降低。此外,CGD 患儿中性粒细胞吞噬乳胶颗粒后,不能增加氧的消耗和过氧化氢的产生,被称为呼吸爆发缺陷。之后的研究证实是因中性粒细胞和单核细胞中吞噬细胞还原型辅酶Ⅱ(NADPH)氧化酶复合物缺陷导致白细胞杀伤功能缺陷引发的原发性免疫缺陷,可致反复、严重感染和炎症反应性失调。

(一)经典病例

患儿,男,1 岁 8 个月,病程长。因"反复肺部感染 1 年,皮肤感染 1 个月"入院。出生 30 天后即出现反复感染病史,包括白念珠菌肺炎、肺炎曲霉菌病、淋巴结炎、上消化道出血及鹅口疮,抗生素治疗效果差,加伊曲康唑抗真菌治疗病情好转。1 个月前出现皮肤感染,逐渐形成肉芽肿样结节。

体格检查:生长发育差,明显瘦小,右颈部及腹肿沟区各有一淋巴结,红肿,质中,活动,2cm × 2cm,小腿处 5~6 处皮肤肉芽肿样结节。

实验室检查:WBC(8.4~25.7)× 10^9/L,RBC(3.03~5.32)× 10^{12}/L,Hb:83.4~113g/L;血沉:42~101mm/h;CRP:153.2mg/L;结核抗体阴性;胃液涂片未找到抗酸杆菌;痰涂片找到革兰氏阳性球菌、少量革兰氏阴性杆菌及酵母样孢子;胸部 CT 考虑双肺弥漫性间质改变,左腋下淋巴结钙化。

流式细胞学检查:淋巴细胞亚群六项:CD3$^+$T 细胞:65%,CD4$^+$T 细胞:39%,CD8$^+$T 细胞:16%,CD19$^+$B 细胞:30%,CD16$^+$56$^+$NK 细胞:7%;NBT 试验:患者无刺激 0%(正常人 24%),LPS 刺激 0%(68%)。

家族史:无可疑家族史。

(二)临床问题及诊断思路

1. 临床问题 1

结合患者的临床表现和实验室检查,该患儿最可能的诊断是什么?

诊断思路

考虑本例患者有反复感染及身材矮小,胸片提示反复肺部感染,CT 显示左腋下淋巴结钙化,部分肺叶呈毛玻璃样改变,皮肤感染形成肉芽肿样结节,结合免疫球蛋白、淋巴细胞亚群和 NBT 试验高度怀疑慢性肉芽肿病。

📝 **知识点**

慢性肉芽肿病的临床表现:男性多见,男女比例 6:1。85% 的 X 连锁隐性遗传 CGD(XLR-CGD)患者 5 岁前获得诊断,5% 的患者 20 岁时,1% 的患者 30 岁时获得诊断。常染色体隐性遗传 CGD(AR-CGD)患者诊断年龄 20 岁前各个年龄段较平均,各占 1/4 患者。疾病前 3 位为肺炎(79%)、脓肿(68%)、化脓性淋巴结炎(53%),其他为骨髓炎、细菌血症/真菌血症、蜂窝织炎、脑膜炎。脓肿最常见为皮下，其次为肝、肺、肛周和脑。XLR-CGD 患者更易于出现化脓性淋巴结炎，肛周脓肿或细菌血症/真菌血症。病原主要为过氧化氢酶阳性细菌和真菌，过氧化氢酶代谢细菌自身产生的过氧化氢，使宿主吞噬细胞不能利用细菌的过氧化氢来杀灭细菌。肺炎最常见病原为曲霉菌（41%）、金黄色葡萄球菌（12%）、洋葱伯克霍德菌（8%），其他还包括黏质沙雷菌和分枝杆菌等。皮肤、肝、肛周脓肿及化脓性淋巴结炎最常见病原为金黄色葡萄球菌，肺及脑脓肿最常见病原为曲霉菌。骨髓炎常见病原为黏质沙雷菌和曲霉菌。脓毒症常见病原为沙门菌、洋葱伯克霍德菌及白念珠菌。脑膜炎常见病原为白念珠菌、流感嗜血杆菌、洋葱伯克霍德菌及肠道病毒。

肉芽肿是 CGD 典型的炎症表现，通常为非干酪样，常影响中空脏器，如结肠、胃、膀胱，与感染无关。其胃肠道症状缺乏特异性。而胃肠道肉芽肿可累及整个消化道，结肠最常见，可出现直肠狭窄和肛门瘘等，肿物较大者可引起消化道梗阻，易误诊为幽门狭窄等。而肉芽肿性结肠炎于儿童期最常见，可发展为炎症性肠病（IBD）。CGD 的胃肠道表现可与 IBD 鉴别，特别是克罗恩病。如将 CGD 结肠炎误诊为溃疡性结肠炎或克罗恩病可能延误 CGD 的诊断，二者鉴别依赖于内镜评估和组织活检。

📝 知识点

慢性肉芽肿的临床诊断：①四唑氮蓝（NBT）还原试验：CGD 经典的筛查方法为四唑氮蓝（NBT）还原试验，CGD 患者呼吸爆发缺陷，显微镜下观察吞噬细胞内无蓝黑颗粒形成，对中性粒细胞内 NADPH 氧化酶活性作定性检测。但若 NADPH 氧化酶部分表达，可出现假阴性，有一定局限性，目前多作为筛查试验。②呼吸爆发实验（DHR123 试验）：呼吸爆发是指中性粒细胞在吞噬异物或受刺激活化时，短时间内过氧化物产生，耗氧量显著增加，是中性粒细胞发挥杀菌作用的重要机制之一。无荧光染料的二羟罗丹明（DHR123）属于荧光探针，可自由出入细胞，定位于线粒体，在中性粒细胞发挥吞噬作用时通过呼吸爆发使其还原为具有荧光的罗丹明，通过流式细胞仪可直观检测佛波酯（PMA）刺激后中性粒细胞功能增强的表现。本方法更准确、敏感、并能发现轻症患者和携带者，是确诊 CGD 的主要方法。与磷酸盐缓冲液（PBS）阴性对照比较，中性粒细胞经 PMA 刺激后无荧光增强，DHR 完全无移位，被称为经典型。轻度移位伴直方图基底宽，被称为非经典型。若 CGD 患儿母亲有双峰，提示 XLR-CGD 可能。该患儿中性粒细胞刺激指数（NOI）1.14，父亲 31.66，母亲 14.0，祖母 18.5，正常对照 24.46（图 8-4-4）。③蛋白表达：用 Western blot 免疫印迹法或流式细胞分析法可检测 gp91phox、p22phox、p47phox 等蛋白表达，若蛋白表达减低或正常表达的蛋白缺陷，可结合基因序列分析来确诊。④基因序列分析：对于起病早，症状重，临床高度怀疑 CGD 的患儿，DHR123 试验阳性的患儿，可首先行 CYBB 基因检测；起病晚，临床症状相对轻的患儿，则应在考虑 XLR-CGD 的同时考虑 AR-CGD，可继行 CYBA、NCF1、NCF2 及 NCF4 基因检测。经基因序列分析，该患儿 CYBB 基因在第 10 个内含子和 11 个外显子处发生拼接错误，1329~1380 段核苷酸缺失，发生移码突变，于 484 位提前出现终止密码，其母为该异常基因携带者。CGD 患者基因突变具有多样性，常见突变类型包括外显子部位大片碱基对缺失、小片段碱基对插或缺失、错义突变、无义突变、剪接位点突变等。近年来，阵列比较基因杂交（CGH 阵列）和多重连接探针扩增（MLPA）检测基因的拷贝数变异（CNVs）也开始应用于 CGD 患者。

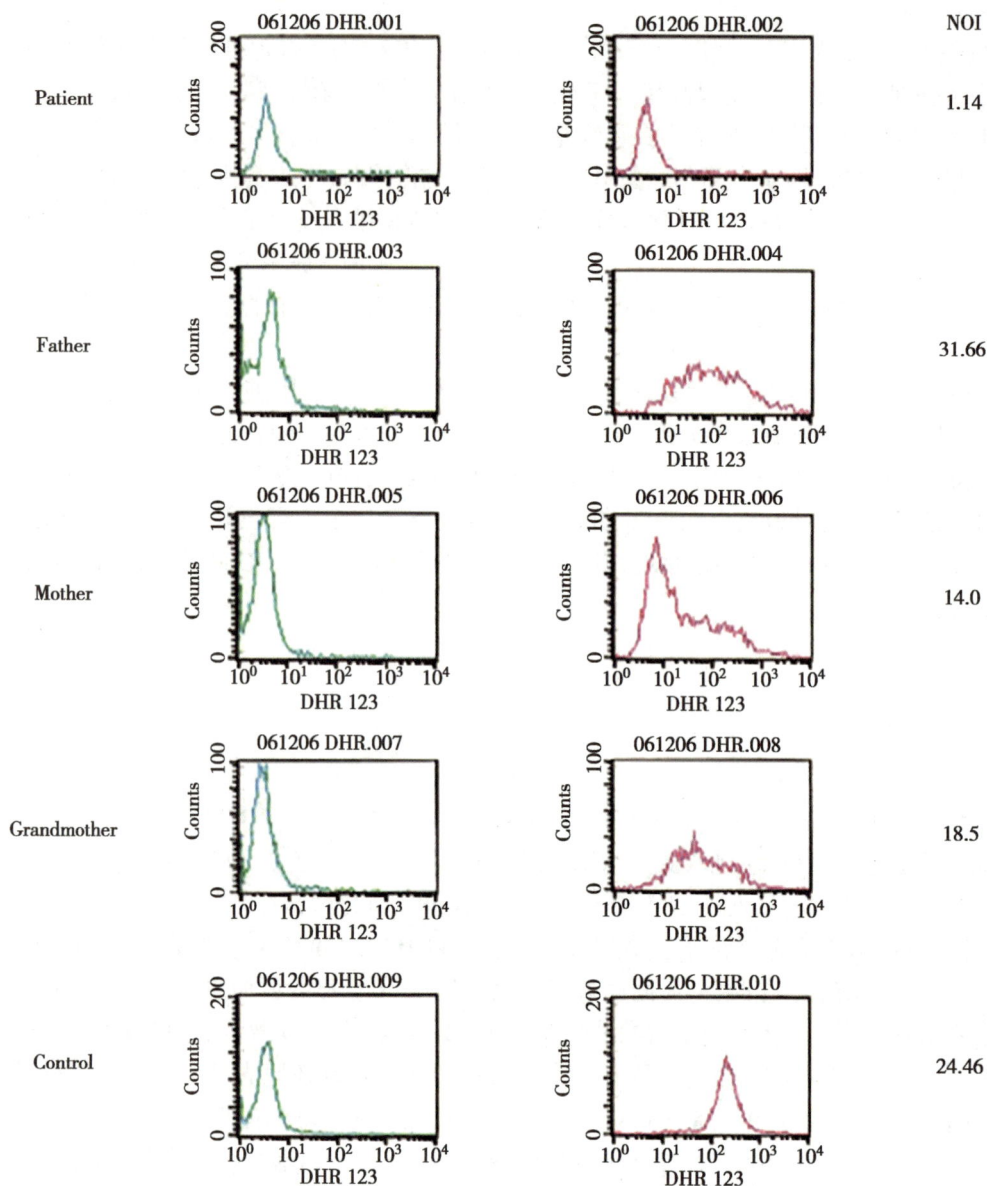

图 8-4-4 CGD 患者及家系中性粒细胞呼吸爆发流式图

慢性肉芽肿病的发病机制和鉴别诊断是什么？

📝 知识点

　　CGD 的病因和发病机制：NADPH 氧化酶复合物由膜结合蛋白和细胞质蛋白组成，它们在吞噬细胞激活时起协同作用，以产生杀灭细菌和真菌所必需的氧自由基（ROS）。其由 5 个亚基组成，包括 gp91 phox、ph22 phox、p47 phox、p67 phox、p40 phox，对应的编码基因分别为 cytochrome b-245 beta chain（CYBB）、cytochrome b-245 alpha chain（CYBA）、neutrophil cytosolic factor 1（NCF1）、neutrophil cytosolic factor 2（NCF2）、neutrophil cytosolic factor 4（NCF4），前 4 种为主要突变类型，除 CYBB 基因缺陷为 XLR-CGD 外，其余均为 AR-CGD。CGD 在世界范围内

发病率差异很大,美国 CGD 在活产儿中发病率为 1/25 万~1/20 万,在欧洲约为 1/25 万,而在阿拉伯国家约为 1/70 万,在我国 CGD 发病率尚无相关具体数据。XLR-CGD 约占 65%,而在 AR-CGD 中,NCF1 突变约占 25%,CYBA 和 NCF2 突变各占 5%,NCF4 和 Rac2 突变仅见个例报道。由于遗传方式不同,男性患者更多见。发病年龄不定,新生儿期即可发病,多在 5 岁内诊断。

📝 知识点

CGD 的鉴别诊断:①肉样瘤病(结节病):无反复感染表现,无呼吸爆发缺陷;②白细胞黏附分子缺陷:无过度炎性反应,白细胞明显增高,无呼吸爆发缺陷;③其他肉芽肿性疾病:淋巴结结核、韦格内肉芽肿、布鲁氏菌病、兔热病、猫抓病、霍奇金淋巴瘤等均有相应的临床和实验室特征。

3. 临床问题 3:慢性肉芽肿病的治疗及预后如何?

📝 知识点

CGD 的治疗及预后:确诊患者应早期、积极使用抗生素控制感染;用复方磺胺甲噁唑预防细菌感染,对其过敏或葡萄糖-6-磷酸脱氢酶(G6PD)缺乏症患者可用氯唑西林、双氯西林或环丙沙星;预防性皮下注射重组人干扰素-γ 增加 NADPH 氧化酶活性;常规伊曲康唑预防真菌感染,侵袭性真菌感染是 CGD 患者死亡的主要原因,最常影响肺部,烟曲霉菌最常见,以往常用两性霉素 B,但因其肾毒性,伏立康唑已替代其成为首选;对于顽固性感染可进行外科引流或切除术;有明显肉芽肿形成或炎症性肠病患者可使用泼尼松治疗。粒细胞输注可应用于有危及生命感染、抗微生物治疗和外科治疗无效患者,不良反应可有发热,由于白细胞凝集素出现导致丢失过快,少见肺白细胞淤滞。若考虑移植,需考虑同种免疫可能。鉴于移植相关的患病率和病死率,若患者预防无效有反复严重感染及有 HLA 配型相合的正常同胞,可考虑移植。移植前感染应获得良好控制。患者禁忌接种卡介苗。有可疑家族史者,新生儿暂缓接种卡介苗,待排除 CGD 后再考虑接种。近年来,基因治疗成为一种新的方法,CGD 基因治疗目前仍处于临床试验阶段,随着新的 SIN-病毒载体和调节方案的优化,基因治疗可能成为无 HLA 匹配供体的 CGD 患者的替代方案,进一步改善 CGD 患者的生活质量,延长预期寿命。

小结

CGD 患者典型的临床表现为反复严重感染及感染部位色素沉着性肉芽肿形成。流式检测中性粒细胞呼吸爆发试验为比 NBT 更有效的临床诊断 CGD 患者、发现携带者的方法,通过基因序列分析鉴定患者的基因突变位点可以明确诊断。

本章小结

吞噬细胞缺陷病共同临床表现为反复感染,鉴别诊断困难,易误诊。流式细胞术检测 LADI 患者及家系成员中性粒细胞、淋巴细胞及单核细胞表面 CD18 的表达;应用基因组 DNA-PCR 直接测序法分析相应致病基因 ITGB2,流式细胞术检测 CGD 患者及家系成员中性粒细胞呼吸爆发试验;应用

DNA-PCR 直接测序法分析 CYBB 基因确诊。由此可见,流式细胞术是快速诊断吞噬细胞缺陷病的重要手段,基因序列分析是确诊手段,上述三种吞噬细胞缺陷病均为单基因突变 PID,因此较易明确基因诊断及家庭成员携带情况,进而做好遗传咨询,产前诊断避免患者出生,指导其预防接种。

(付笑迎)

第五节　其他类型的原发性免疫缺陷病

一、免疫失调性疾病

机体免疫反应保护人体免受感染的同时也可能对机体造成巨大的损害。人体免疫反应使用多种策略来减少对自身的损害,如在病原体清除时关闭反应,避免对自身抗原的反应。然而,这些制衡机制可能会被打破,导致免疫调节失调性反应,这种反应弊大于利。一些免疫介导性疾病是由免疫耐受失败引起的,其他的是由于对几乎没有威胁的抗原的不适当的强烈的先天或适应性反应引起的。这些被称为过敏性疾病。

Gell 和 Coombs 将免疫反应所致的变态反应分为四大类,其中 Ⅰ 型超敏反应是由 IgE 抗体介导的即刻变态反应,肥大细胞激活是主要的终末效应机制。Ⅱ 型和 Ⅲ 型超敏反应被定义为由抗原特异性抗体驱动的超敏反应,最终的效应机制是补体(Ⅱ型)或携带 FCR 的细胞效应器(Ⅲ型)。最后,Ⅳ 型超敏反应被描述为由细胞效应器驱动,包括淋巴细胞和各种类型的髓细胞。

过敏反应包含以下特点:①发作迅速,反应强烈,消退较快;②一般不会损伤组织细胞;也不损伤组织;③有明显的遗传倾向和个体差异。预防措施包括:找出过敏原,尽量避免再次接触该过敏原。极轻微的过敏可以不治疗,分散注意力一段时间就可消失;较轻微的过敏可静脉注射含钙药物或口服氯苯那敏治疗;严重的过敏需就医对症救治。

有些人接触到过敏原时,在过敏原的刺激下,由浆细胞产生一类抗体(IgE 类抗体),这些抗体吸附在皮肤、呼吸道或消化道黏膜以及血液中某些细胞的表面。当相同的过敏原再次进入机体时,就会与吸附在细胞表面的相应抗体结合,使上述细胞释放出组胺等化学物质。这些物质可以使血管壁通透性增强、毛细血管扩张、平滑肌收缩和腺体分泌增多。上述反应如果发生在皮肤,则出现红肿、荨麻疹等;如果发生在呼吸道,则出现流鼻涕、打喷嚏、哮喘、呼吸困难等;如果发生在消化道,则出现呕吐、腹痛、腹泻等。个别病情严重的,可因支气管痉挛、窒息或过敏性休克而死亡。

大多数过敏反应是以食物、花粉或房屋灰尘为过敏原产生的反应,发生的原因是个体通过产生抗过敏原的 IgE 抗体而对过敏原这种无害的抗原产生敏感性。这通常是由于对过敏原形成不利的 Ⅱ 型超敏反应的结果。随后接触过敏原会触发暴露组织中 IgE 结合细胞的激活,主要是肥大细胞和嗜碱性粒细胞,导致一系列反应,这是此类过敏反应的特征。例如,在花粉热(过敏性鼻结膜炎)中,当从草或杂草花粉颗粒中滤出的过敏蛋白与鼻子和眼睛的黏膜接触时,就会出现症状。相比之下,其他过敏性疾病,如过敏性接触性皮炎、血清病或乳糜泻,不依赖于 IgE 抗体,代表着由免疫球蛋白抗体或细胞免疫反应驱动的不必要的免疫反应。

过敏性疾病的表现可能会随着年龄的增长而变化,症状可能会消失,并被其他症状所取代。在婴儿期,主要的特应性症状是特应性皮炎、胃肠道症状和反复喘息,而哮喘和过敏性鼻炎结膜炎是儿童后期的主要问题。对食物的不良反应,主要是牛奶蛋白,在一岁以内最常见,而对吸入性过敏原的过敏大多发生在较晚的时间。从特征上讲,致敏作用按暴露的顺序演变:食物、室内过敏原、室外过敏原。对牛奶和鸡蛋最常见的致敏发生在婴幼儿期 2~3 岁,而对吸入性过敏原的致敏发生在儿童后期,患病率随着年龄的增加而增加。对室内空气传播的过敏原(如尘螨和宠物)发生过敏的年龄通常比对花粉(桦树和草)过敏的年龄更低。

已有研究表明,特应性皮炎儿童患哮喘的风险增加,过敏性鼻结膜炎儿童常患哮喘,哮喘儿童常患过敏性鼻结膜炎。食物过敏的预后良好,患食物过敏的儿童通常在随着年龄增长不再发病,但他们容易对吸入性过敏原以及哮喘和过敏性鼻结膜炎发生过敏,特别是在 IgE 介导的食物过敏的情况下。

虽然病毒性呼吸道感染经常引发哮喘的急性加重,但这种感染与哮喘之间的关系尚不清楚,部分原因是很难界定幼儿哮喘的定义。最近的研究表明,早期病毒感染主要与所谓的感染型哮喘有关,在 10~11 岁之前恢复的预后较好。然而,早期病毒感染似乎并不会增加日后患过敏性哮喘的风险。

家庭规模(兄弟姐妹的数量)被认为与特应性疾病的风险呈负相关,但前瞻性研究尚未能够证实这一发现。最近,有研究表明,由于 Th1/Th2 平衡的改变有利于 Th1 的应答,结核病甚至卡介苗接种可能对哮喘和特应性疾病的发展具有预防作用。然而,有调查表明,接种卡介苗并不能预防儿童的特异反应性。已经调查了其他疫苗接种,即百日咳疫苗接种对儿童特应性反应发展的可能影响;但目前没有证据表明两者之间存在因果关系。

有明显特应性倾向的婴儿可能存在初级免疫调节缺陷,可通过多种方法进行鉴定,如脐带血 IgE 升高、T 细胞数量减少、辅助性 T 细胞 / 抑制性 T 细胞比例紊乱、T 细胞抑制细胞功能降低。不幸的是,没有一种检测方法适用于普通过敏风险筛查。然而,与父母的病史相比,升高的脐带血 IgE 被证明是儿童时期特别是吸入性过敏原特异性致敏的更好的预测指标。目前,特应性遗传和脐带血 IgE 升高的组合似乎对变态反应性疾病的发生具有最好的预测性区分。

二、天然免疫缺陷病

到目前为止,已鉴定出 150 多种不同类型的原发或遗传性免疫缺陷。从理论上讲,任何对免疫功能重要的成分缺陷,都可能导致某种形式的免疫缺陷。这些疾病大多是单基因,或由单个基因的缺陷引起,这种情况极为罕见。原发性免疫缺陷疾病的严重程度不一,从轻微到几乎致命。这些疾病大致可分为影响先天免疫或适应性免疫反应的两类,通常按最受影响的免疫系统的特定组成部分进行分组。特定基因中断的后果取决于所涉及的特定免疫系统组分和中断的严重程度。中断早期造血细胞发育的缺陷会影响这一步骤下游的一切,就像网状发育不良一样,这是一种所有造血细胞的存活都受到损害的疾病。免疫系统下游高度分化的缺陷,如选择性免疫球蛋白缺陷,其后果往往更具特异性,通常不那么严重。在某些情况下,与免疫无关的基因的丢失被发现对造血系的细胞有不适当的影响,例如腺苷脱氨酶缺陷中的淋巴样细胞破坏,使 B 和 T 细胞都丧失能力,导致一种严重的联合免疫缺陷。吞噬细胞的减少,如中性粒细胞,或吞噬过程的抑制,通常表现为对细菌或真菌感染的易感性增加,如影响髓系内各种细胞的缺陷。一般来说,免疫系统 T 细胞成分的缺陷往往比只影响 B 细胞或先天反应的基因突变对免疫反应的总体影响更大。这是由于 T 细胞在引导下游免疫事件中的关键作用,而且发生是因为这种细胞类型的缺陷通常会影响体液和细胞介导的免疫反应。

免疫缺陷也可能源于改变特定器官的发育缺陷。这在 Di George 综合征患者中最为常见,这种综合征的 T 细胞发育受到先天性缺陷的阻碍,这种缺陷阻碍了胸腺的生长。由于许多 B 细胞的反应需要 T 细胞的帮助,因此,即使 B 细胞完好,患者的获得性免疫反应大部分也会受到损害,因为在这种疾病中,几乎没有胸腺组织存在。APECED 和 IPEX 都是免疫缺陷疾病,由于自身反应性 T 细胞调节失调而导致过度活跃的免疫反应或自身免疫。遗传性缺陷损害 B 细胞,导致一种或多种抗体类别表达抑制,通常以反复细菌感染为特征。这些症状类似于一些遗传了编码补体成分的基因突变的人表现出的症状。吞噬细胞对清除真菌和细菌非常重要,吞噬细胞功能紊乱的人更容易受到这些类型的感染。最后，T细胞在协调免疫反应方向方面的关键作用意味着，对这类细胞性能的干扰可能会产生广泛的影响，包括抗体产生减少，细胞因子表达失调，以及细胞毒作用减弱。在某些情况下，例如当T细胞和B细胞对自身的反应没得到适当的调节时，自身免疫失调可能成为主要症状。

三、补体缺陷病

（一）补体在天然免疫和适应性免疫中的作用

补体在获得性免疫反应中起着关键作用。C3b与抗原的共价结合对于标记抗原以供吞噬细胞摄取，或被滤泡树突状细胞滞留以供同源B细胞识别有重要作用。B细胞表面的CD21（结合C3b、C3dg和C3d）和CD35（结合C3b和C4b）在增强B细胞免疫中起着关键作用。在B细胞上，CD21与CD19和四次跨膜蛋白CD81形成受体复合体。CD19是一种跨膜蛋白，作为信号接头分子发挥作用。CD19/CD21/CD81复合体具有增强B细胞抗原受体信号的功能，部分是通过延长BCR与脂筏的联系。携带两个或三个C3d串联拷贝的鸡蛋溶菌酶的免疫原性分别是单独使用鸡蛋溶菌酶的1 000和10 000倍。补体增强B细胞免疫的第二个机制是通过将抗原定位于淋巴滤泡内的滤泡树突状细胞。CD21和CD35在滤泡树突状细胞上的高表达有助于有效地捕获与淋巴间隔内的C3片段结合的免疫复合体。完整的经典途径以及CD21和CD35都是滤泡树突状细胞摄取免疫复合体所必需的，尽管摄取的机制尚不清楚。

对补体C3基因敲除小鼠的研究表明，T辅助细胞依赖的免疫球蛋白反应减少。与抗原提呈细胞缺陷不同，C3的缺乏阻碍了C3a和C5a的产生；这两种过敏性毒素的受体可能在肺部对流感病毒等病毒的反应中起重要作用。CD46在T细胞的调节中也起着重要作用。CD46（也是麻疹病毒疫苗株和某些腺病毒的受体）与抗CD46抗体或与C3b（CD46的配体）的交联会抑制单核细胞IL-12的产生，这可能是麻疹病毒感染所见的免疫抑制的原因之一。在IL-2存在的情况下，CD3和CD46的共同作用诱导了CD4$^+$T细胞中1型调节T细胞（Tr1）特异性的细胞因子表型。这些产生IL-10的调节性T细胞增殖，抑制旁观T细胞的激活，并获得记忆表型。这些研究表明补体在调节性T细胞的分化中起着关键作用。

（二）获得性补体缺陷

补体蛋白的缺陷可能是后天的或遗传。获得性补体缺乏症是相对常见的，可能是由于合成减少、蛋白质丢失增加或消耗增加所致。肝脏是合成几种补体蛋白的最重要的器官，因此，晚期肝病患者经常会出现补体水平低的情况。据报道，酒精性肝硬化和低C3、C4和CH50水平的患者感染风险增加，包括肺炎链球菌引起的肺炎和金黄色葡萄球菌和大肠埃希菌败血症。补体缺乏可能是与肾病综合征或蛋白缺失性肠病相关的蛋白质丢失增加所致。补体消耗量的增加通常伴随着免疫复合体疾病、血管炎或针对补体蛋白的自身抗体的产生。

（三）遗传性补体缺陷

有研究报道，在46例细菌性脑膜炎患儿中发现有5例C4b纯合子缺乏（10.9%），而在223名对照儿童中仅有7例（3.1%）发现C4b纯合子缺乏。C4b杂合子缺乏症与C4a杂合子缺乏症和细菌性脑膜炎均无相关性。C4b缺乏与脑膜炎奈瑟氏菌、肺炎链球菌和流感嗜血杆菌的菌血症之间只在白人儿童中有显著关联。然而，患有脑膜炎的非裔美国儿童C4b缺乏症的发生率并没有增加。一项对257名儿童进行的更大规模的研究表明，C4b缺乏与菌血症或脑膜炎的发展之间没有关联。同样，在脑膜炎球虫病和终末期补体缺乏症患者中，C4b缺乏的频率没有增加。C4b缺乏本身并不容易使个人感染被包裹的细菌。与此观察一致的是，未发现C4纯合子亚型缺乏症与肺炎球菌菌血症或复发性肺炎患者之间的关联。

有研究表明，IgG4和IgA水平显著降低与细菌感染的易感性增加相关。在13名有感染的纯合子C2缺陷个体中，85%的人有IgG4缺陷，而在25名未感染的个体中，这一比例为64%。另一研究记录了三名C2缺陷儿童。这三名儿童都在生命早期患上了感染性并发症。1名儿童患肺炎球菌性脑膜炎、肺炎链球菌感染性关节炎和复发性中耳炎，其 IgA 和 IgG2 水平略低。他的妹妹患有流感嗜血杆菌脑膜炎，还患有复发性中耳炎。第三个男孩有脑膜炎双球菌脑膜炎、支气管炎。这三名儿童的 IgA 或 IgG 的水平都略有下降。

研究发现，43 名反复感染的儿童中有 11 名的血清不耐受酿酒酵母。这些儿童通常有皮肤和呼吸道感染，罕见地累及骨骼。其中金黄色葡萄球菌是最常见的分离细菌。分离到的其他病原菌包括化脓性链球菌、流感嗜血杆菌、铜绿假单胞菌和大肠埃希菌。大约一半的患者出现全身性皮疹和腹泻。72 名健康成人中有 4 名和 11 名患有无关疾病的儿童中有 1 名出现类似的缺陷，发病率明显低于实验组人群。

四、单基因骨髓衰竭综合征

儿童骨髓衰竭可以是遗传性的，也可能是后天获得。遗传性骨髓衰竭综合征（bone marrow failure syndrome，BMFS）患者具有单一或多个造血谱系，可在婴儿期表现，如 Diamond Blackf 贫血，或在儿童时期发展较晚，如 Fanconi 贫血和先天性角化不良。大量的表型重叠和躯体特征的缺失或较晚期才显现，限制了临床诊断。由于目前已鉴定出 70 多个遗传性骨髓衰竭综合征基因，基于下一代测序（next generation sequence，NGS）的方法是有必要的，可辅助诊断。获得性骨髓衰竭病例主要是特发性的，关于再生障碍性贫血的英国血液学会指南也明确建议有针对性的基于 NGS 的筛查，以提供及时的产前遗传咨询和改善癌症监测。由于缺乏来自中低收入国家的儿童骨髓衰竭病例的数据，目前的研究计划强调这些儿童的详细临床血液学和预后追踪，强调使用有针对性的 NGS 方法，并在必要时辅以完整外显子组测序。

五、拟表型免疫疾病

2022 年版原发性免疫缺陷病分类共纳入 15 种体细胞基因突变、细胞因子或补体自身抗体产生导致的与经典（primary immunodeficiency disease，PID）表型类似疾病，未增加新的病种。

（林正方　朱 冰）

—— 参考文献 ——

1. Tangye SG, Al-Herz W, Bousfiha A, et al. Human Inborn Errors of Immunity: 2022 Update on the Classifcation from the International Union of Immunological Societies Expert Committee. J Clin Immunol, 2022, 42 (7): 1473-1507.

2. Bousfiha A, Moundir A, Tangye SG, et al. The 2022 Update of IUIS Phenotypical Classification for Human Inborn Errors of Immunity. J Clin Immunol, 2022, 42 (7): 1508-1520.

3. 中华医学会儿科学分会免疫学组. 原发性免疫缺陷病的早期识别线索. 中华儿科杂志, 2015, 53 (12): 893-897.

4. Ottavia MD, Anna V, Luigi DN. Immune dysregulation in patients with RAG deficiency and other forms of combined immune deficiency. Blood, 2020, 135 (9): 610-619.

5. Buckley RH. Transplantation of hematopoietic stem cells in human severe combined immunodeficiency: longterm outcomes. Immunol Res, 2011, 49 (1-3): 25-43.

6. Kohn LA, Kohn DB. Gene Therapies for Primary Immune Deficiencies. Front Immunol, 2021, 12: 648951.

7. Tangye SG, Al-Herz W, Bousfiha A, et al. Human Inborn Errors of Immunity: 2022 Update on the Classification from the International Union of Immunological Societies Expert Committee. J Clin Immunol, 2022, 42 (7): 1473-1507.

8. McDonald-McGinn DM, Sullivan KE. Chromosome 22q11. 2 deletion syndrome (DiGeorge syndrome/velocardiofacial syndrome). Medicine (Baltimore), 2011, 90 (1): 1-18.

9. Cirillo A, Lioncino M, Maratea A, et al. Clinical Manifestations of 22q11. 2 Deletion Syndrome. Heart failure clinics, 2022, 18 (1): 155-164.

10. Vu QV, Wada T, Toma T, et al. Clinical and immunophenotypic features of atypical complete DiGeorge syndrome. Pediatrics international: official journal of the Japan Pediatric Society, 2013, 55 (1): 2-6.

11. Boldt A, Bitar M, Sack U. Flow Cytometric Evaluation of Primary Immunodeficiencies. Clin Lab Med, 2017, 37 (4): 895-913.

12. Kuo CY, Signer R, Saitta SC. Immune and Genetic Features of the Chromosome 22q11. 2 Deletion (DiGeorge Syndrome). Current allergy and asthma reports, 2018, 18 (12): 75.

13. Oikonomopoulou C, Goussetis E. Autosomal dominant hyper-IgE syndrome: When hematopoietic stem cell transplantation should be considered？Pediatric transplantation, 2020, 24 (5): e13699.

14. Grimbacher B, Schäffer AA, Holland SM, et al. Genetic linkage of hyper-IgE syndrome to chromosome 4. Am J Hum Genet, 1999, 65 (3): 735-744.

15. Woellner C, Gertz EM, Schäffer AA, et al. Mutations in STAT3 and diagnostic guidelines for hyper-IgE syndrome. J Allergy Clin Immunol, 2010, 125 (2): 424-432.

16. Al-Shaikhly T, Ochs HD. Hyper IgE syndromes: clinical and molecular characteristics. Immunology and cell biology, 2019, 97 (4): 368-379.

17. Notarangelo LD, Fischer A, Geha RS, et al. Primary immunodeficiencies: 2009 update. J Allergy Clin Immunol, 2009, 124 (6): 1161-1178.

18. 张宁, 宋淑媛. X- 连锁无丙种球蛋白血症研究现状与展望. 国外医学免疫学分册, 2004, 27 (1): 59-62.

19. Lopez-Herrera G, Tampella G, Pan-Hammarstrom Q, et al. Deleterious mutations in LRBA are associated with a syndrome of immune deficiency and autoimmunity. Am J Hum Genet, 2012, 90 (6): 986-1001.

20. Hou TZ, Verma N, Wanders J, et al. Identifying functional defects in patients with immune dysregulation due to LRBA and CTLA-4 mutations. Blood, 2017, 129 (11): 1458-1468.

21. Siobhan OB, Helen LZ, Vincent P, et al. LRBA gene deletion in a patient presenting with autoimmunity without hypogammaglobulinemia. J Allergy Clin Immunol, 2012, 130 (6): 1428-1432.

22. Picard C, Bobby GH, Al-Herz W, et al. International Union of Immunological Societies: 2017 Primary Immunodeficiency Diseases Committee Report on Inborn Errors of Immunity. J Clin Immunol, 2018, 38 (1): 96-128.

23. Wang Y, Wang WJ, Liu LY, et al. Report of a Chinese Cohort with Activated Phosphoinositide 3-Kinase δ Syndrome. J Clin Immunol, 2018, 38 (8): 854-863.

24. Ding Y, Zhou L, Xia Y, et al. Reference Values for Peripheral Blood Lymphocytes Subsets of Healthy Children in China. J Allergy Clin Immunol, 2018, 142 (3): 970-973.

25. Carrie LL, Zhang Y, Anthony V, et al. Heterozygous splice mutation in PIK3R1 causes human immunodeficiency with lymphoproliferation due to dominant activation of PI3K. J Exp Med, 2014, 211 (13): 2537-2547.

26. 刘璐瑶, 王莹, 董小龙, 等. LRBA 基因突变 2 例病例报告. 中国循证儿科杂志, 2019, 14 (1): 25-29.

27. 俞晔珩, 朱文胜, 王晓川. 流式细胞仪测定成人与儿童中性粒细胞功能. 复旦学报医学版, 2005, 32 (1): 101-104.

28. 贺建新. 吞噬细胞数量及功能缺陷. 中华实用儿科临床杂志, 2018, 33 (4): 291-297.

29. 禹定乐, 王文建, 郑跃杰, 等. 儿童慢性肉芽肿病研究进展. 中华实用儿科临床杂志, 2020, 35 (11): 877-880.

30. 谢娜. 三种吞噬细胞功能缺陷病的临床特征及基因诊断. 重庆医科大学, 2008.

31. 何庭艳, 杨军, 王晓东, 等. ELANE 基因突变致先天性粒细胞减少症 1 例临床及基因分析. 临床儿科杂志, 2018, 36 (11): 848-851.

32. Akar-GN. Defects of the Innate Immune System and Related Immune Deficiencies. Clin Rev Allergy Immunol, 2022, 63 (1): 36-54.

33. Kenneth M, Casey W. Janeway's Immunobiology. 9th ed. New York: Garland Publishing Inc, 2016.

34. Sanjay Ram, Lisa A Lewis, Peter A Rice. Infections of people with complement deficiencies and patients who have undergone splenectomy. Clin Microbiol Rev, 2010, 23 (4): 740-780.

35. Prashant Chhabra, Prateek Bhatia, Minu Singh, et al. Pediatric bone marrow failure: Clinical, hematological and targeted next generation sequencing data. Blood Cells Mol Dis, 2021, 87: 102510.

36. Susanne Halken. Prevention of allergic disease in childhood: clinical and epidemiological aspects of primary and secondary allergy prevention. Pediatr Allergy Immunol, 2004, 16: 4-5, 9-32.

37. Aleksandra Pyzik, Ewelina Grywalska, Beata Matyjaszek-Matuszek, et al. Immune disorders in Hashimoto's thyroiditis: What do we know so far？J Immunol Res, 2015, 2015: 979167.

38. Holmqvist AS, Chen YJ, Wu Jessica, et al. Late mortality after allogeneic bone marrow transplantation in childhood for bone marrow failure syndromes and severe aplastic anemia. Biol Blood Marrow Transplant, 2019, 25 (4): 749-755.

39. Wang XY, Ma CC, Labrada RR, et al. Recent advances in lentiviral vectors for gene therapy. Sci China Life Sci, 2021, 64 (11): 1842-1857.

第九章

流式细胞术在感染性疾病中的应用

第一节　流式细胞术在艾滋病诊断中的应用

艾滋病,即获得性免疫缺陷综合征(acquired immunodeficiency syndrome,AIDS),其病原体为人类免疫缺陷病毒(human immunodeficiency virus,HIV),亦称艾滋病病毒。1981年,美国疾病预防控制中心在《发病率与死亡率周刊》上登载了5例艾滋病患者的病例报告,这是世界上第一次有关艾滋病的正式记载。根据感染后临床表现及症状、体征,HIV感染的全过程可分为急性期、无症状期和艾滋病期。常见症状有淋巴结肿大、不明原因发热、咳嗽、持续性腹泻、消瘦无力、呼吸困难、肝脾肿大、皮疹等。HIV/AIDS的实验室检测主要包括HIV抗体检测、HIV核酸定性和定量检测、CD4+T淋巴细胞计数、HIV耐药检测等。本节主要介绍CD4+T淋巴细胞检测在艾滋病诊断中的应用。

CD4+T淋巴细胞是HIV感染最主要的靶细胞,HIV感染人体后,出现CD4+T淋巴细胞进行性减少,CD4+/CD8+T淋巴细胞比值倒置,细胞免疫功能受损。利用流式细胞术检测CD4+T细胞是HIV诊疗的重要组成部分。

CD4+T淋巴细胞计数的临床意义:辅助HIV/AIDS诊断、了解HIV感染免疫状态和临床分期、HIV疾病进展监测、机会性感染的风险评估、ART启动治疗及疗效评价等。

一、病例1

(一) 经典病例

患者男,37岁,因"发热伴咳嗽6天"于2022年9月29日入院。6年前发现HIV感染(未见确诊报告),未ART。查体T:40.0℃;P:132次/min;R:20次/min;BP:135/68mmHg;神清,额面部见散在脐凹样皮疹。全身浅表淋巴结未触及肿大。口腔见豆腐渣样物。双肺呼吸音稍粗,未闻及明显干湿性啰音。心律齐,各瓣膜区未闻及杂音。腹软,无压痛、反跳痛。双下肢无水肿。

辅助检查:2022年9月30日红细胞沉降率测定50mm/h;PCT定量+肿瘤四项+AFP+甲功5+铁蛋白定量:铁蛋白15 338.00ng/ml,降钙素原定量15.200ng/ml;CD4/CD8/CD3/CD45细胞测定:T辅助淋巴细胞(CD3+CD4+)绝对计数5个/μl,T辅助/抑制淋巴细胞(CD4+/CD8+)0.01;HIV-1 RNA定量检测:4.04×10^5拷贝/ml;真菌D实验组合:223.49pg/ml;马尔尼菲篮状菌抗原检测:阳性(有反应性);生化大组合:白蛋白35.6g/L,丙氨酸氨基转移酶62.0U/L,天门冬氨酸氨基转移酶140.6U/L,甘油三酯1.86mmol/L,肌酐61.2μmol/L;尿液检查(尿液分析+尿沉渣定量):白细胞1+,隐血2+,蛋白质3+;2022年9月29日血常规组合+CRP:红细胞4.00×10^{12}/L,血红蛋白112.00g/L;2022年9月30日腹部彩超(肝胆脾胰+门静脉血流):脂肪肝声像图,门脉及肝静脉血流未见异常,脾大。患者外周血T淋巴细胞亚群绝对计数流式图详见图9-1-1,流式报告详见表9-1-1。

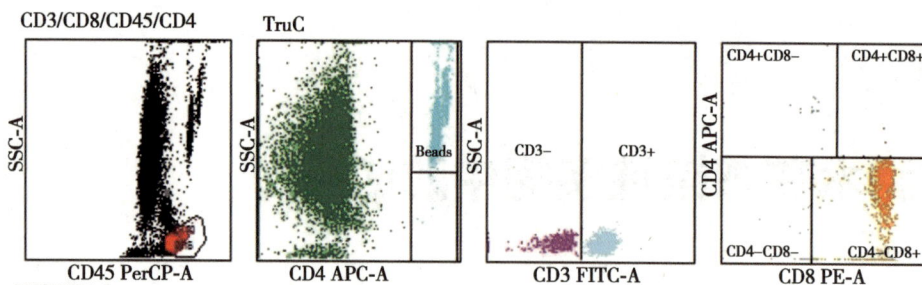

	CD3/CD8/CD45/CD4	TruC		Total Events：25756

47007.001.fcs

Parameter	Percent	Value/AbsCnt
Lymph Events		2254
Bead Events		4526
CD3+	84.12	392.10
CD3+CD8+	82.08	382.59
CD3+CD4+	1.02	4.76
CD3+CD4+CD8+	0.27	1.24
CD45+		466.14
4/8 Ratio		0.01

Reagent Lot ID: 51606

QC Messages
Manual Gate is in effect.
% T-Sum is: 1.02
4/8 ratio is: 0.01
Comments

图 9-1-1　HIV 患者外周血 T 淋巴细胞亚群绝对计数流式图(病例 1)

表 9-1-1　HIV 患者外周血流式报告

项目	结果	结果提示	单位
CD4/CD8/CD3/CD45 细胞测定			
CD45$^+$ 淋巴细胞数（CD45$^+$）	466		个 /μl
T 淋巴细胞（CD3$^+$CD45$^+$）绝对计数	392		个 /μl
T 淋巴细胞（CD3$^+$CD45$^+$）	84		%
T 辅助淋巴细胞（CD3$^+$CD4$^+$）绝对计数	5		个 /μl
T 辅助淋巴细胞（CD3$^+$CD4$^+$）	1		%
T 杀伤 / 抑制淋巴细胞（CD3$^+$CD8$^+$）绝对计数	383		个 /μl
T 杀伤 / 抑制淋巴细胞（CD3$^+$CD8$^+$）	82		%
CD3$^+$CD4$^+$CD8$^+$ 淋巴细胞数	1		个 /μl
CD3$^+$CD4$^+$CD8$^+$/CD45$^+$ 百分比	0		%
T 辅助 /T 抑制淋巴细胞（CD4$^+$/CD8$^+$）	0.01		

（二）临床问题及诊断思路

？ 1. 临床问题 1

根据病史、临床表现、实验室检验、其他辅助检查最可能的诊断是什么？

患者青年男性,6 年前发现 HIV 感染(未见确诊报告),未经高效的抗逆转录病毒疗法(ART)治疗。6 天前受凉后出现发热症状,额面部见散在脐凹样皮疹。实验室检查示 T 辅助淋巴细胞

（CD3⁺CD4⁺）绝对计数 5 个 /μl；HIV-1 RNA 定量检测：4.04E+5 拷贝 /ml。初步诊断为：人类免疫缺陷病毒感染（HIV）/ 艾滋病。

📝 **知识点：**

CD4⁺T 细胞计数辅助 AIDS 诊断：成人及 15 岁（含 15 岁）以上青少年，符合下列一项者即可诊断：① HIV 感染和 CD4⁺T 淋巴细胞计数<200 个 /μl；② HIV 感染和伴有至少一种成人 AIDS 指征性疾病。

2. 临床问题 2

患者发生多发性感染，肺部感染、马尔尼菲青霉菌感染等最可能的原因是什么？

艾滋病病毒感染者进入发病期后，由于机体免疫功能明显降低或缺陷，可出现多种机会性感染，累及全身各个系统和器官。HIV 主要攻击的就是 CD4⁺T 细胞，从而造成免疫力受损，所以通过检测 CD4⁺T 细胞数量，来作为反映机体免疫力强弱的重要指标。患者入院时 T 辅助淋巴细胞（CD3⁺CD4⁺）绝对计数低，仅为 5 个 /μl，病毒载量高，提示患者免疫力低下，可合并机会性感染。

住院期间多次查 CD4⁺T 细胞计数<50 个 /μl，血及骨髓真菌培养提示马尔尼菲篮状菌。

📝 **知识点**

CD4⁺T 细胞计数越低，说明机体的免疫力越差，发生机会性感染的概率也就越大，对感染性疾病诊断的应用详见表 9-1-2。

表 9-1-2　CD4⁺T 细胞绝对计数对感染性疾病诊断的应用

CD4⁺T 细胞计数（个 /μl）	常见机会性感染疾病类型
200~500	皮肤真菌感染、腔念珠菌病、结核病、单纯疱疹、带状疱疹、口腔毛状白斑、卡波西肉瘤、非霍奇金淋巴瘤等疾病
50~200	肺孢子菌肺炎、隐球菌病、弓形体病、艾滋病毒相关痴呆等疾病。
50 以下	隐孢子虫病、巨细胞病毒病、鸟分枝杆菌复合群感染、原发性中枢神经系统淋巴瘤、进行性多灶性脑白质病等疾病

3. 临床问题 3

该患者经过治疗后，如何评估疗效？

高效抗逆转录病毒治疗（HAART），即鸡尾酒疗法的有效性主要通过病毒学指标、免疫学指标和临床症状三方面进行评估。

📝 **知识点**

免疫学指标：在 HAART 后 1 年，CD4⁺T 淋巴细胞数与治疗前相比增加了 30% 或增长 100 个 /μl，提示治疗有效。

二、病例 2

(一)经典病例

患者男,30 岁,因"腹痛、发热 2 个月余,发现 HIV 阳性 2 个月",诊断为"①肺、肠、淋巴结结核;②肺部感染;③艾滋病",2022 年 6 月 29 日启动"TDF+3TC+EFV"ART 治疗。查体:T 36.5℃;P 109次/min;R 18 次/min;BP 124/88mmHg;神志清,不能言语。皮肤黏膜、巩膜无黄染,双侧颈部、锁骨上扪及多个肿大淋巴结,约(1~2)×(1~2)cm,有压痛,活动差,表面皮肤无破溃。在院期间病情突然恶化,患者开始出现反复高热、大汗。

辅助检查:2022 年 6 月 17 日 HIV-1 RNA 1.56×10^5 拷贝/ml,2022 年 6 月 19 日,CD4$^+$T 绝对计数 53 个/μl;2022 年 6 月 20 日(左颈部淋巴结)穿刺组织结合组织形态及特殊染色结果,病变符合分枝杆菌感染。2022 年 6 月 27 日 CT:考虑双肺弥漫感染。较前变化不大。双侧锁骨上窝、纵隔多发淋巴结肿大,考虑感染,较前变化不大。肠镜:回肠多发隆起性病变,左半结肠炎症改变,肛门尖锐湿疣,外周血 T 淋巴细胞亚群绝对计数流式图详见图 9-1-2,计数结果详见表 9-1-3~表 9-1-6;外周血 T淋巴细胞亚群记忆表型流式设门图详见图 9-1-3。

表 9-1-3　HIV 患者 TBNK 淋巴亚群绝对计数结果(2022 年 6 月 15 日报告)

项目	结果	单位
CD45$^+$ 淋巴细胞数(CD45$^+$)	683	个/μl
T 淋巴细胞(CD3$^+$CD45$^+$)绝对计数	308	个/μl
T 淋巴细胞(CD3$^+$CD45$^+$)	48	%
T 辅助淋巴细胞(CD3$^+$CD4$^+$)绝对计数	53	个/μl
T 辅助淋巴细胞(CD3$^+$CD4$^+$)	9	%
T 杀伤/抑制淋巴细胞(CD3$^+$CD8$^+$)绝对计数	245	个/μl
T 杀伤/抑制淋巴细胞(CD3$^+$CD8$^+$)	36	%
CD3$^+$CD4$^+$CD8$^+$ 淋巴细胞数	0	个/μl
CD3$^+$CD4$^+$CD8$^+$/CD45$^+$ 百分比	0	%
T 辅助/T 抑制淋巴细胞(CD4$^+$/CD8$^+$)	0.22	
B 淋巴细胞(CD3$^-$CD19$^+$)	2.21	%
NK 细胞(CD3$^-$CD16$^+$/CD56$^+$)	48.72	%
NKT 细胞(CD3$^+$CD16$^+$CD56$^+$)	5.57	%
B 淋巴细胞(CD3$^-$CD19$^+$)绝对计数	14	个/μl
NK 细胞(CD3$^-$CD16$^+$/CD56$^+$)绝对计数	316	个/μl
NKT 细胞(CD3$^+$CD16$^+$CD56$^+$)绝对计数	36	个/μl
纯真 CD4$^+$T(CD3$^+$CD4$^+$CD45RA$^+$/CD4$^+$)	35.1	%
记忆 CD4$^+$T(CD3$^+$CD4$^+$CD45RO$^+$/CD4$^+$)	65.0	%
辅助 T 功能亚群(CD4$^+$CD28$^+$/CD4$^+$)	85.3	%
杀伤 T 细胞(CD8$^+$CD28$^+$/CD8$^+$)	19.5	%
杀伤 T 活化(CD8$^+$CD38$^+$/CD8$^+$)	94.5	%

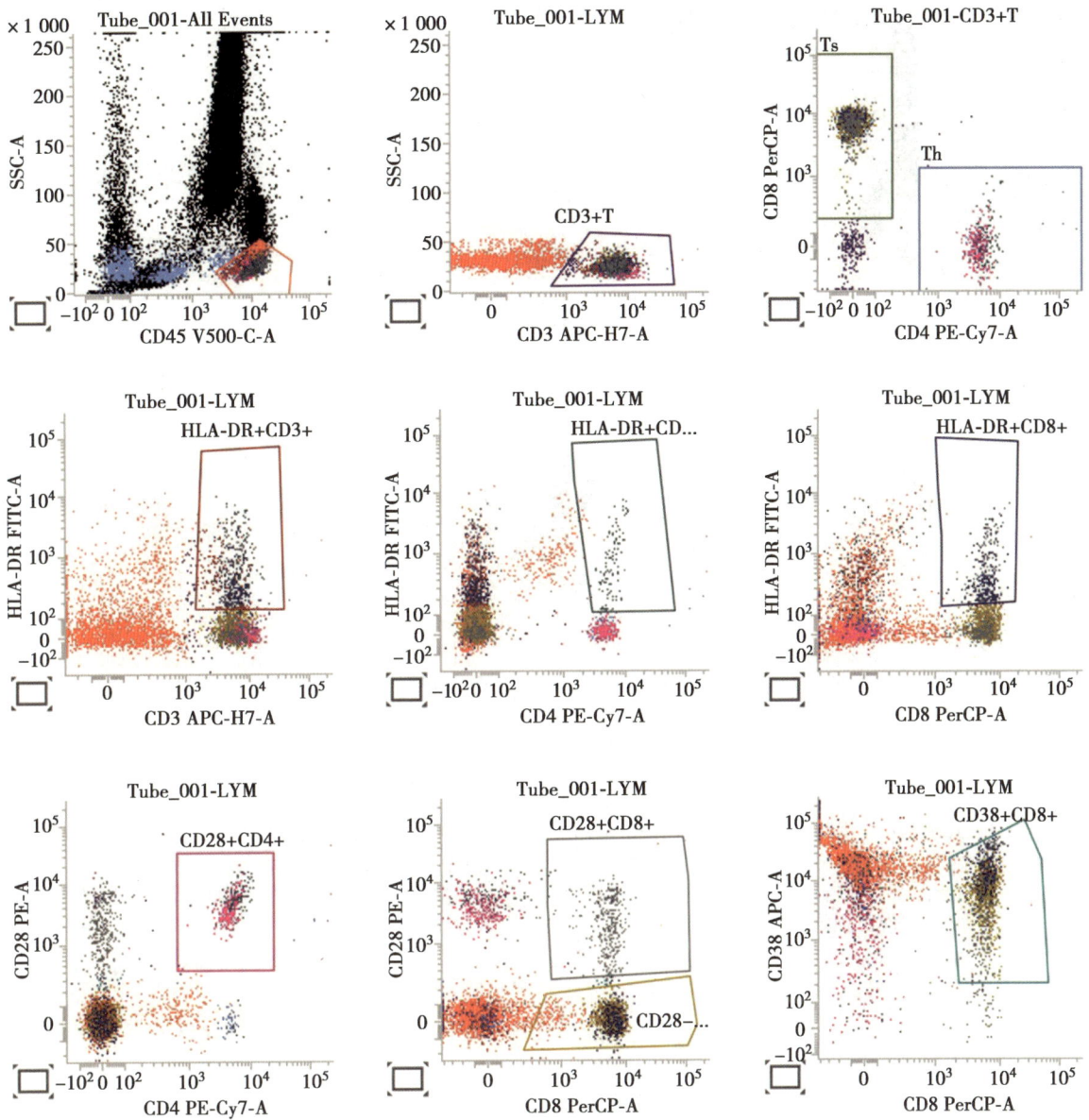

图 9-1-2　HIV 患者外周血 T 淋巴细胞亚群绝对计数流式图(病例 2)

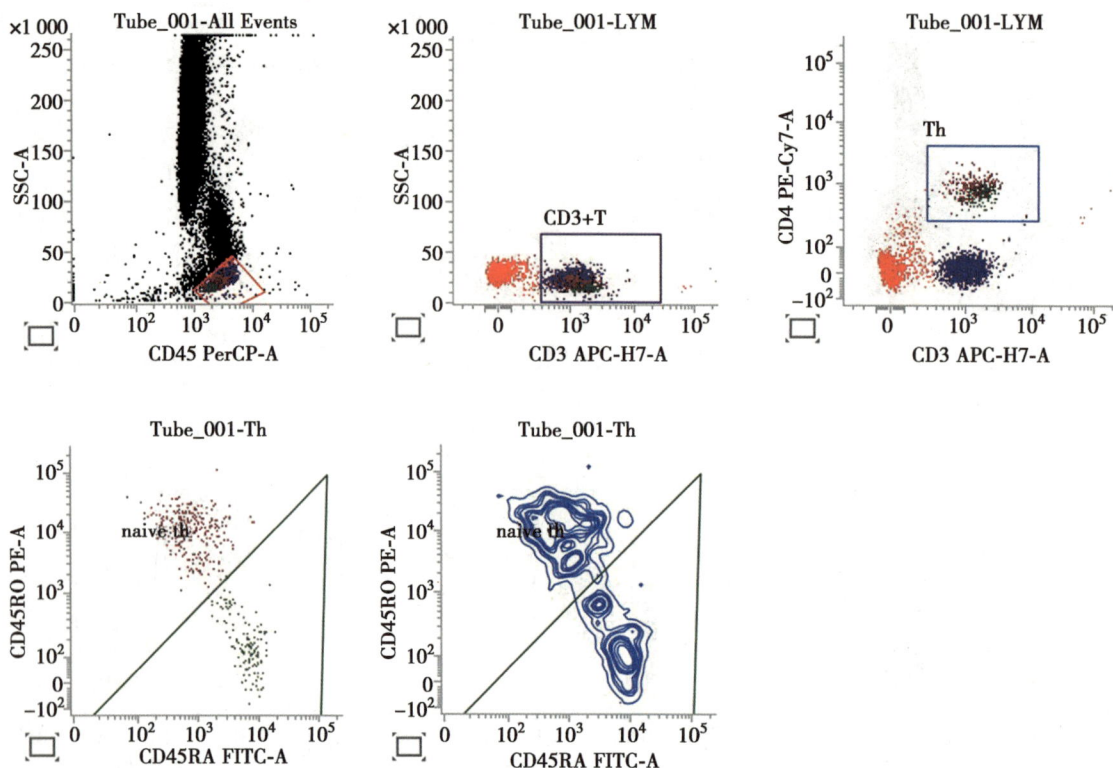

图 9-1-3　HIV 患者外周血 T 淋巴细胞亚群记忆表型流式设门图

表 9-1-4　HIV 患者 TBNK 淋巴亚群绝对计数结果(2022 年 7 月 19 日报告,1 个月后)

项目	结果	单位
CD45$^+$ 淋巴细胞数(CD45$^+$)	618	个/μl
T 淋巴细胞(CD3$^+$CD45$^+$)绝对计数	534	个/μl
T 淋巴细胞(CD3$^+$CD45$^+$)	86	%
T 辅助淋巴细胞(CD3$^+$CD4$^+$)绝对计数	273	个/μl
T 辅助淋巴细胞(CD3$^+$CD4$^+$)	44	%
T 杀伤/抑制淋巴细胞(CD3$^+$CD8$^+$)绝对计数	253	个/μl
T 杀伤/抑制淋巴细胞(CD3$^+$CD8$^+$)	41	%
CD3$^+$CD4$^+$CD8$^+$ 淋巴细胞数	3	个/μl
CD3$^+$CD4$^+$CD8$^+$/CD45$^+$ 百分比	1	%
T 辅助/T 抑制淋巴细胞(CD4$^+$/CD8$^+$)	1.08	
B 淋巴细胞(CD3$^-$CD19$^+$)	2.19	%
NK 细胞(CD3$^-$CD16$^+$/CD56$^+$)	13.28	%
NKT 细胞(CD3$^+$CD16$^+$CD56$^+$)	7.65	%
B 淋巴细胞(CD3$^-$CD19$^+$)绝对计数	13	个/μl
NK 细胞(CD3$^-$CD16$^+$/CD56$^+$)绝对计数	82	个/μl
NKT 细胞(CD3$^+$CD16$^+$CD56$^+$)绝对计数	47	个/μl
纯真 CD4$^+$T(CD3$^+$CD4$^+$CD45RA$^+$/CD4$^+$)	30.3	%
记忆 CD4$^+$T(CD3$^+$CD4$^+$CD45RO$^+$/CD4$^+$)	69.7	%

项目	结果	单位
辅助 T 功能亚群（CD4$^+$CD28$^+$/CD4$^+$）	99.0	%
杀伤 T 细胞（CD8$^+$CD28$^+$/CD8$^+$）	47.1	%
杀伤 T 活化（CD8$^+$CD38$^+$/CD8$^+$）	78.8	%

表 9-1-5　HIV 患者 TBNK 淋巴亚群绝对计数结果（2022 年 8 月 13 日报告，2 个月后）

项目	结果	单位
CD45$^+$ 淋巴细胞数（CD45$^+$）		个/μl
T 淋巴细胞（CD3$^+$CD45$^+$）绝对计数	577	个/μl
T 淋巴细胞（CD3$^+$CD45$^+$）	73.32	%
T 辅助淋巴细胞（CD3$^+$CD4$^+$）绝对计数		个/μl
T 辅助淋巴细胞（CD3$^+$CD4$^+$）	38.82	%
T 杀伤/抑制淋巴细胞（CD3$^+$CD8$^+$）绝对计数		个/μl
T 杀伤/抑制淋巴细胞（CD3$^+$CD8$^+$）		%
CD3$^+$CD4$^+$CD8$^+$ 淋巴细胞数		个/μl
CD3$^+$CD4$^+$CD8$^+$/CD45$^+$ 百分比		%
T 辅助/T 抑制淋巴细胞（CD4$^+$/CD8$^+$）		
B 淋巴细胞（CD3$^-$CD19$^+$）	0.36	%
NK 细胞（CD3$^-$CD16$^+$/CD56$^+$）	21.74	%
NKT 细胞（CD3$^+$CD16$^+$CD56$^+$）	6.35	%
B 淋巴细胞（CD3$^-$CD19$^+$）绝对计数	3	个/μl
NK 细胞（CD3$^-$CD16$^+$/CD56$^+$）绝对计数	165	个/μl
NKT 细胞（CD3$^+$CD16$^+$CD56$^+$）绝对计数	48	个/μl
纯真 CD4$^+$T（CD3$^+$CD4$^+$CD45RA$^+$/CD4$^+$）	16.3	%
记忆 CD4$^+$T（CD3$^+$CD4$^+$CD45RO$^+$/CD4$^+$）	83.7	%
辅助 T 功能亚群（CD4$^+$CD28$^+$/CD4$^+$）	96.5	%
杀伤 T 细胞（CD8$^+$CD28$^+$/CD8$^+$）	31.37	%
杀伤 T 活化（CD8$^+$CD38$^+$/CD8$^+$）	39.7	%

表 9-1-6　HIV 患者 TBNK 淋巴亚群绝对计数结果（2022 年 8 月 28 日报告）

项目	结果	单位
CD45$^+$ 淋巴细胞数（CD45$^+$）	994	个/μl
T 淋巴细胞（CD3$^+$CD45$^+$）绝对计数	697	个/μl
T 淋巴细胞（CD3$^+$CD45$^+$）	70	%
T 辅助淋巴细胞（CD3$^+$CD4$^+$）绝对计数	350	个/μl
T 辅助淋巴细胞（CD3$^+$CD4$^+$）	35	%
T 杀伤/抑制淋巴细胞（CD3$^+$CD8$^+$）绝对计数	334	个/μl

项目	结果	单位
T 杀伤 / 抑制淋巴细胞（CD3$^+$CD8$^+$）	34	%
CD3$^+$CD4$^+$CD8$^+$ 淋巴细胞数	6	个 /μl
CD3$^+$CD4$^+$CD8$^+$/CD45$^+$ 百分比	1	%
T 辅助 /T 抑制淋巴细胞（CD4$^+$/CD8$^+$）	1.05	
B 淋巴细胞（CD3$^-$CD19$^+$）	1.20	%
NK 细胞（CD3$^-$CD16$^+$/CD56$^+$）	24.79	%
NKT 细胞（CD3$^+$CD16$^+$CD56$^+$）	6.12	%
B 淋巴细胞（CD3$^-$CD19$^+$）绝对计数	11	个 /μl
NK 细胞（CD3$^-$CD16$^+$/CD56$^+$）绝对计数	223	个 /μl
NKT 细胞（CD3$^+$CD16$^+$CD56$^+$）绝对计数	55	个 /μl
纯真 CD4$^+$T（CD3$^+$CD4$^+$CD45RA$^+$/CD4$^+$）	24.0	%
记忆 CD4$^+$T（CD3$^+$CD4$^+$CD45RO$^+$/CD4$^+$）	76.0	%
辅助 T 功能亚群（CD4$^+$CD28$^+$/CD4$^+$）	96.6	%
杀伤 T 细胞（CD8$^+$CD28$^+$/CD8$^+$）	44.9	%
杀伤 T 活化（CD8$^+$CD38$^+$/CD8$^+$）	81.7	%

（二）临床问题及诊断思路

1. 临床问题 1

患者经过 ART 治疗后，出现临床症状恶化的原因是什么？

免疫重建炎症综合征（IRIS）已成为 HIV 大流行的临床管理中的一个主要问题，大约 10%~25% 的启动 ART 的部分 HIV 感染者 /AIDS 艾滋病患者在开始 HAART 后，尽管血浆 HIV 载量及 CD4$^+$T 淋巴细胞计数均有所改善，却出现临床症状恶化，甚至死亡。目前将这一现象称为 AIDS 的免疫重建炎性综合征（immune reconstitution inflammatory syndrome，IRIS）。IRIS 发病率高，发病机制不清，表现形式多样，治疗无特异性。

该患者 2022 年 7 月 5 日开始出现反复高热、大汗、化验提示病毒载量下降，CD4$^+$T 细胞计数升高，患者左下颌淋巴结明显肿大，发热峰上升至近 41℃，伴有心率明显增快，完善腰椎穿刺检查排除脑结核，考虑高热、心率快与 "结核相关免疫重建炎症反应综合征" 相关。

> **知识点**
>
> 目前尚无公认的 IRIS 诊断 "金标准"，但至少要满足以下 3 个条件：① HIV/AIDS 患者接受 HAART 后，血浆 HIV 载量及 CD4$^+$T 淋巴细胞计数有显著改善；②出现与炎症过程一致的临床症状和体征；③排除既往感染的自然病程或药物的不良反应。

---

2. 临床问题 2

如何通过免疫指标指导治疗？

2022 年 7 月 14 日患者 CD4$^+$T 细胞计数有下降，但 CD4$^+$/CD8$^+$ 比值为 1.05 较前明显升高，考虑与"结核相关免疫重建炎性反应综合征"相关,2022 年 7 月 19 日患者纯真 CD4$^+$T 细胞 30.3%,记忆 CD4$^+$T 细胞 69.7%,杀伤 T 活化 78.8%,总 T 活化 29.04%,辅助 T 活化 51.20%,考虑仍存在炎症反应,继续予激素对症治疗。2022 年 8 月 12 日起,患者无明显发热,2022 年 8 月 20 日起予以糖皮质激素治疗,病情逐渐减轻。

> ### 📝 知识点
>
> IRIS 的发病机制目前尚不十分清楚,目前普遍认为,IRIS 是因为 HAART 后免疫功能恢复,T 细胞介导免疫细胞发生过度反应,从而导致临床恶化。IRIS 的发生与 CD4$^+$T 细胞数量密切相关:启动 ART 治疗时,CD4$^+$T 细胞计数越低,发生 IRIS 的可能性越大。
>
> 2010 年的 Antonelli 的研究发现:与非 IRIS 患者相比,IRIS 患者在 ART 治疗后重建期间显示出明显的激活状态:ART 治疗 6 个月时,纯真 CD4$^+$T 细胞比例减少,效应记忆 CD4$^+$T 细胞比例升高,在第 1 个月和第 6 个月,CD4$^+$HLA-DR$^+$T 细胞比例显著升高。

(石亚玲)

第二节　流式细胞术在结核中的应用

一、疾病概述

结核病是危害全球公众健康的一种常见的慢性传染性疾病,据 WHO 统计,全球有 20 亿人感染结核分枝杆菌,每年约有 200 万人死于结核病。我国是世界上 22 个结核病高负担国家之一,结核感染导致的死亡人数是其他传染性疾病总死亡人数的 2 倍以上,经过与其几个世纪的抗争后逐渐得到控制,但近年来由于艾滋病和耐药结核等多种因素的影响,该疾病变得日趋严重,因此,结核病一直被世界卫生组织和我国政府列为重点控制的传染病之一。结核分枝杆菌(Mycobacteria tuberculosis)是人类结核病的病原体,它是一类专性需氧菌,抗酸染色阳性,无鞭毛,有菌毛,有微荚膜但不形成芽孢,其细菌壁既没有革兰氏阳性菌的磷壁酸,也没有革兰氏阴性菌的脂多糖。该菌感染可以导致人体的原发感染、继发感染和肺外组织感染等。

二、临床表现

原发性感染:多表现为低热,盗汗,少量咯血等症状。肺泡中有大量巨噬细胞,少数活的结核分枝杆菌进入肺泡即被巨噬细胞吞噬。由于该菌有大量脂质,可抵抗溶菌酶而继续繁殖,使巨噬细胞遭受破坏,释放出的大量菌在肺泡内引起炎症。初次感染的机体因缺乏特异性免疫,结核分枝杆菌常经淋巴管到达肺门淋巴结,引起肺门淋巴结肿大和导致淋巴管炎,三者称为原发综合征。其中少数患者因免疫低下,可经血和淋巴系统,播散至骨、关节、肾、脑膜及其他部位引起相应的结核病。90% 以上的原发感染形成纤维化或钙化,不治而愈,但病灶内常仍有一定量的结核分枝杆菌长期潜伏。

继发性感染:本类型是成人最常见的类型。病灶亦以肺部为多见。多为原发潜伏病灶来源细菌导致,少数是外来源性细菌感染。主要表现为低热、盗汗、咯血等症状。常呈慢性发病,少数急性发作。由于免疫以及治疗的差别导致出现多种不同类型的病灶。继发性结核病病灶趋于极限,但是排菌较多,在流行病学上更为重要。

潜伏结核感染：患者感染结核分枝杆菌后不一定发病，可以长期携带该菌，既无临床症状又不排菌，没有临床细菌学或影像学方面活动性结核病证据。不具有传染性，但引起本病的结核分枝杆菌可经呼吸道、消化道等途径进行传播，好发于与结核病患者有接触史的人群。

三、流行病学

传染病传播的三个必要途径：传染源、传播途径、易感人群。传染源：不容易被发现，结核病起病缓慢而隐秘，早期症状不明显，因而传染源可以长期不被发现，在人群中造成长期传染。传播途径：肺结核一般是由于结核分枝杆菌感染，肺结核患者咳嗽、咳痰后结核分枝杆菌随着飞沫散布到四周的空气中，健康人吸入后就可能感染肺结核，在机体抵抗力下降或有其他诱因时就可能会引起肺结核发病。易感人群：结核分枝杆菌微粒在干燥的空气中可以长时间生存，且通过呼吸道传播不易被预防，接触的密切程度和时间长短，个体免疫力的状况。居住拥挤，营养不良等人群，发生结核病的可能性会大大增加，使其发病难以预防。

四、诊断指标

1. PPD皮试试验 结核菌素试验，来诊断结核感染的。一般皮试后72小时内观察结果。PPD试验以硬结大小作为判断反应的标准：阴性：注射部位无硬结或硬结平均直径5mm。阳性：硬结平均直径≥5mm。5~9mm为一般阳性；10~19mm为中度阳性；≥20mm（儿童≥15mm）为强阳性；如果直径20mm但有水泡、坏死、双圈、淋巴管炎等均为强阳性。也有介于阴阳之间的。当然结核的感染，不能仅凭这个实验，还要结合临床及其他影像和实验室检查。

2. 细菌学痰抗酸杆菌涂片 痰分枝杆菌培养；肺结核的主要病灶在肺和支气管，一般会分泌大量痰液。深咳嗽痰液会伴随结核分枝杆菌排出，通过抗酸染料进行染色，显微镜下可直接观察到结核分枝杆菌，结核分枝杆菌是确诊肺结核的主要依据。

3. 分子生物学 GeneXpert、TB-DNA、IP-10；通过核酸检测系统，可在体外定性或定量检测感染性疾病病原及耐药基因。可以准确诊断活动性结核及耐药结核的Xpert-MTB/RIF，将患者样本进行裂解、DNA纯化浓缩、定量PCR扩增荧光检测，结果在2小时内输出分析结果，具有高灵敏度和高特异性、操作快速简便、安全性高等特点。

4. 外周血结核特异性γ干扰素释放试验（interferon gamma release assay，IGRA） 在体外模拟结核菌感染外周血细胞试验，利用结核分枝杆菌抗原或多肽刺激外周血单个核细胞产生IFN-γ，具有特异度高，不受卡介苗接种及大多数非结核分枝杆菌（non-tuberculous Mycobacteria，NTM）的干扰，且判断阈值单一等优点，常用于结核潜伏感染的诊断和活动性结核的辅助诊断。

5. 气管镜技术 通过支气管镜，在直视下检查上气道和气管、支气管树，采集呼吸道分泌物和细胞标本，对气道、肺、纵隔进行活检的一种内镜技术，可直观观察病灶，

6. 病理组织学 组织学检查，也就是活检，和细胞学一起都属于病理检查的范畴。从疾病诊断的角度来说，组织学检查无疑是诊断的"金标准"，是任何别的检查项目所无法取代的。但是要取活体组织检查，是一项有创检查，对诊断有重要的参考意义。

7. 影像学CT技术 借助于某种介质（如X射线、电磁场、超声波等）与人体相互作用，把人体内部组织器官结构、密度以影像方式表现出来，供诊断医师根据影像提供的信息进行判断。

五、经典病例

主诉：咳嗽、咳痰1个月余。患者1个月余前开始出现咳嗽、咳痰，伴乏力，偶有午后低热，无胸闷、气促，无胸痛、乏力、盗汗，无腹胀、腹痛，无恶心、呕吐，无头痛、头晕，起病以来，患者精神、睡眠正常，食欲减退，大小便正常，近半年体重无明显变化。体温：37℃；脉搏：84次/min；呼吸：20次/min；血

压：120/77mmHg；身高：165cm；体重：53.5kg。发育良好，营养中等，神志清醒，自主体位，慢性面容，查体合作。胸廓对称，心前区膨隆无，双侧呼吸运动对称，肋间隙正常，语颤对称，双肺呼吸音粗，未闻及干湿啰音，未闻及胸膜摩擦音。否认传染病病史，否认发热患者密切接触史，否认结核患者及慢性咳嗽患者密切接触史。辅助检查：全血细胞计数：白细胞计数 10.34×10^9/L，血红蛋白浓度 138g/L，血小板 356×10^9/L，中性粒细胞百分比 64.40%。血沉 72mm/h，电解质：钠 141.8mmol/L，钾 3.42mmol/L，氯 107.9mmol/L；总蛋白 70.9g/L，白蛋白 42.5g/L。T 细胞亚群：CD3$^+$499 个 /μl，CD4$^+$310 个 /μl，CD8$^+$181 个 /μl，CD4$^+$/CD8$^+$1.16。IGRAs 检测：淋巴细胞活性抗原 480，结核特异性抗原 210；外周血 CD161 检测：Ly%50.5，Mon%48.7%，CD161%26，RF%1。细菌学痰涂片抗酸杆菌阴性，痰结核菌分枝杆菌培养阴性，肺泡灌洗液分子生物学 GeneXpert 检测阳性。胸部 CT 提示：考虑右肺中叶、下叶结核，下叶为著；右侧主支气管及其分支不同程度狭窄。电子支气管镜检查气管、右侧支气管结核（溃疡坏死型 + 炎症浸润型）。诊断：①继发性肺结核（右肺、涂阴、初治）；②支气管结核（溃疡坏死型 + 炎症浸润型）。详见图 9-2-1。

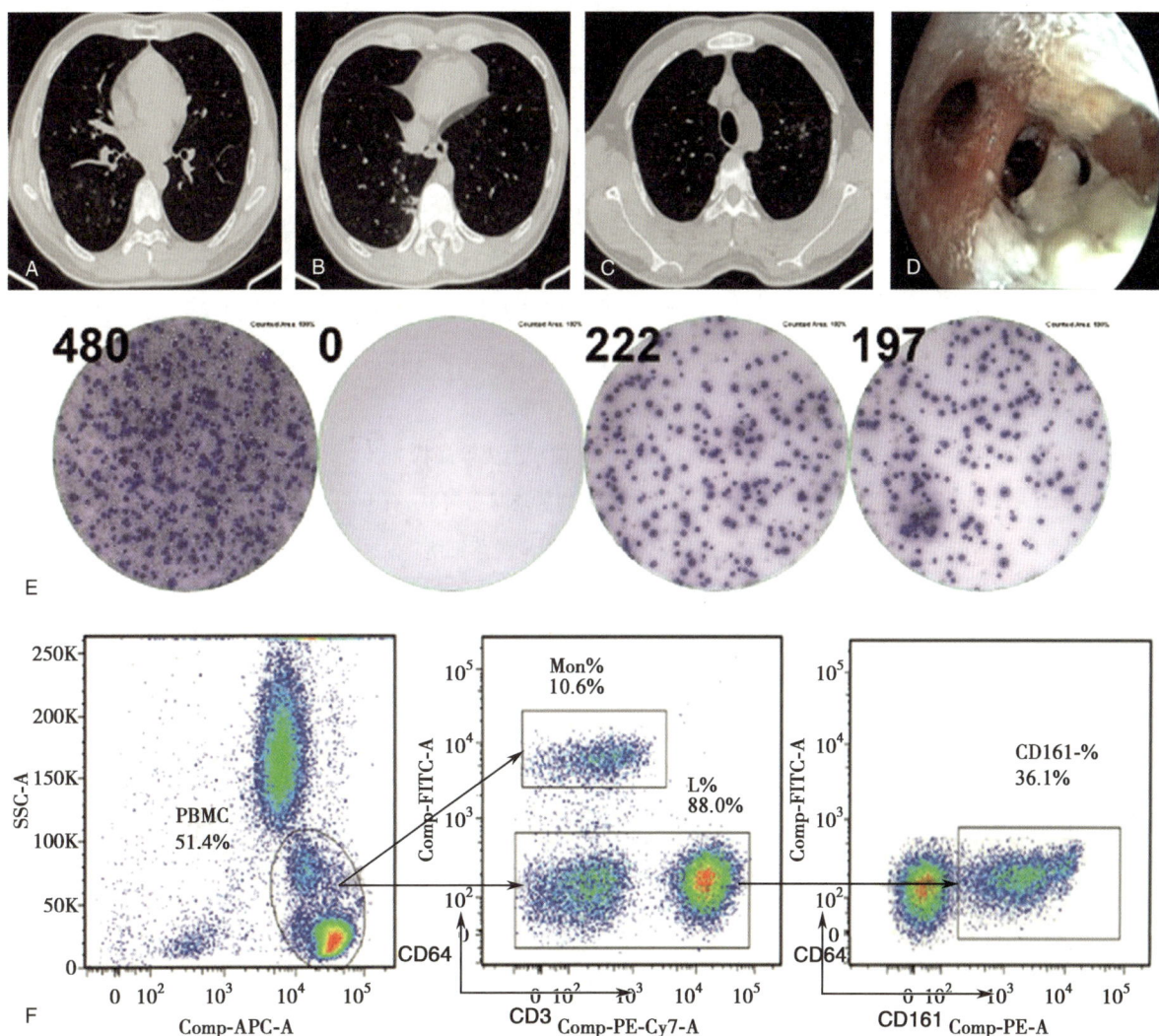

图 9-2-1　患者胸部 CT 图

A. 双肺见多发斑点结节状、斑片状；B. 右肺下叶条索状影为著；C. 左肺上叶前段、尖后段、下叶背段、内前基底段散在多发粟粒、结节及小斑片影；D. 气管镜下可见：右主支气管、右中间段及右下叶支气管管腔通畅伴部分堵塞，黏膜；充血、肿胀，见溃疡坏死物及黄白色黏痰。患者 IGRAs（E）斑点分析图和淋巴细胞 CD161（F）检测流式图

六、临床问题

1. 临床问题 1

依据患者病史、临床症状、实验室辅助检查可能的早期鉴别性诊断是什么？

患者咳嗽、咳痰 1 个月余，血象中性粒细胞增高，其间无其他症状，以常见的上呼吸道感染的肺炎诊治。而早期结核病临床特征与上呼吸道感染症状高度相似，使患者从最初发病到实验室确诊耽搁较长时间，引发社区传播风险可能。并导致临床诊断滞后和治疗的严重延误，相关临床鉴别见表 9-2-1。

表 9-2-1　与活动性结核相关疾病临床鉴别

病名	主要临床表现
活动性肺结核	咳痰、咳嗽、咯血
	全身乏力，夜间盗汗及午后发热
	胸部 X 线或 CT 显示条索状或空洞
	痰涂片可发现结核分枝杆菌
	分子生物学 GeneXpert、TB-DNA 和 IGRA 检测鉴别
肺炎	起病急，伴发热，明显咳嗽
	血象以白细胞和中性粒细胞增高
	胸部 X 线片表现密度较淡且均匀片状阴影
	抗生素治疗后体温恢复正常，阴影明显吸收
肺癌	刺激性咳嗽，痰中带血
	胸闷、胸痛、气促和消瘦等症状
	胸片或 CT 表现肿块呈分叶状，有毛刺、切迹
	偏心厚壁空洞，大量脱落细胞
	病灶活体组织检查鉴别
支气管扩张	慢性反复咳嗽、咳痰，大量浓痰，反复咯血
	胸片无异常或肺纹理增粗
	支气管腔扩大可确诊
	支气管镜是否出现病灶改变
慢性阻塞性肺疾病	慢性咳嗽、咳痰，少有咯血
	急性加重期可有发热
	肺功能检查为阻塞性通气功能障碍
	胸部影像学检查有助于鉴别
肺脓肿	高热，咳大量浓臭痰
	血象以白细胞和中性粒细胞增高为主
	胸片表现为带有液平面的空洞周围伴浓密炎性阴影
	痰细菌培养可鉴别

如何联合实验室各项指标快速找出病原学依据,实现早发现早治疗?

临床根据患者受累部位,送检不同体液进行各项检测。细菌学检测:结核菌抗酸涂片、结核培养。分子生物学:GeneXpert、TB-DNA、IP-10。受痰样本限制。病理学可直接检测病灶组织,但有创检查。支气管镜检查:可直观发现肺部病灶和灌洗液提高培养检出。免疫细胞学:T 细胞亚群、CD161、Th1(IFN-γ、IL-2)Treg、Th17(IL-17)、Th22(IL-22、IL-6)等可辅助提高无痰患者结核诊断,详见表 9-2-2。

表 9-2-2　活动性结核各细胞表达和免疫表型

疾病	辅助诊断细胞群	免疫表型
活动性结核	Th	$CD3^+CD4^+$
	TC	$CD3^+CD8^+$
	NK	$CD3^-CD16^+CD56^+$
	CD161	$CD3^+CD8^+CD161^+$
	Treg	$CD4^+CD25^+CD127^{Low}$
	Th1	IFN-γ、IL-2
	Th17	IL-17
	Th22	IL-22

七、病例的诊断思路和诊疗过程中相关的实验室检查

我国属于结核病高发地区,结核病患者的临床症状并不典型,这使得目前的临床诊断十分困难。结核病确诊的方法还是微生物学检查,包括痰或组织标本找抗酸菌,结核分枝杆菌培养和 PCR 核酸检测。但临床上相当部分的患者没有办法留取痰标本,受到痰样本的限制。在能获得痰标本的病例中,即便是水平较高的医院,抗酸染色和细菌培养检查的阳性率约为 40%。且菌种鉴定和药敏试验等检测,其需要耗时 1~2 个月,很多患者已经开始治疗 2 个月,甚至更长时间才能获得结核菌培养结果。

早期诊断和及时治疗活动性肺结核,可阻止结核患者在社区内的进一步传播。然而,通过病原学诊断疑似结核病患者可能需要很长时间,花费很高,经常导致临床诊断滞后和治疗的严重延误。细胞免疫检测包括 PPD 皮试和 IGRA 技术,主要用于结核菌感染的诊断。PPD 皮试是目前检测结核菌感染最常用的细胞免疫检查方法,虽然操作简单,但患者需要在皮试后 72 小时查验,最主要的是 PPD 皮试所用抗原与 BCG 有交叉反应。分子生物学 GeneXpert 检测技术具有较高的特异性和敏感性,TB-DNA 等方法极大有效提高在有痰液结核患者的确诊率,缺陷是临床有部分无痰液患者无法检测。利用免疫学检测目前最好的检测方法是 IGRAs 技术,其敏感性是现有的诊断技术中最高的。然而,IGRAs 检测无法有效区分活动性结核和结核菌潜伏感染。对于艾滋病、移植患者引起的自身免疫反应的紊乱,IGRAs 的诊断效率更为有限。

研究结核病早期、快速、特异、灵敏和低费用的检测方法和手段是实验室的终极目标。目前临床为快速准确诊断结核,联合多指标、多手段来解决诊治。美国 Cepheid 公司研发的高特异性、敏感性的 GeneXpert 检测技术,TB-DNA、NGS 二代测序等分子生物学方法极大有效提高在有痰液结核患者的确诊率。微创支气管纤智能技术可作为辅助诊断技术,在指导临床抗结核治疗用药时间及非活动性结核复发预测具有参考价值。

八、结核病的诊断标准

确诊肺结核的诊断标准有：①细菌学痰涂片阳性肺结核诊断：符合以下项目之一者：a)连续2份样本痰涂片抗酸杆菌检测阳性；b)1份痰涂片抗酸杆菌阳性，且同时具备结核病影像学改变中任一条；1份痰涂片抗酸杆菌阳性，并且1份痰样本分枝杆菌培养阳性，菌种鉴定为结核分枝杆菌复合群；②分枝杆菌分离培养阳性肺结核诊断：符合结核病影像学改变中任一条，至少2份痰样本抗酸涂片阴性且分枝杆菌培养阳性，菌种鉴定为结核分枝杆菌复合群；③分子生物学检测阳性肺结核诊断：合格结核病影像学改变中任一条及结核分枝杆菌核酸检测阳性；④肺组织病理学检查阳性肺结核诊断：符合结核病组织病理改变；⑤气管镜肺结核诊断：a)气管镜检查符合气管、支气管结核病变表现及结核病病理组织改变；b)气管镜检查符合气管、支气管病变表现，且分泌物涂片抗酸杆菌检查阳性或分枝杆菌培养阳性，菌种鉴定为分枝杆菌复合群或结核分枝杆菌核酸检测阳性(图9-2-2)。

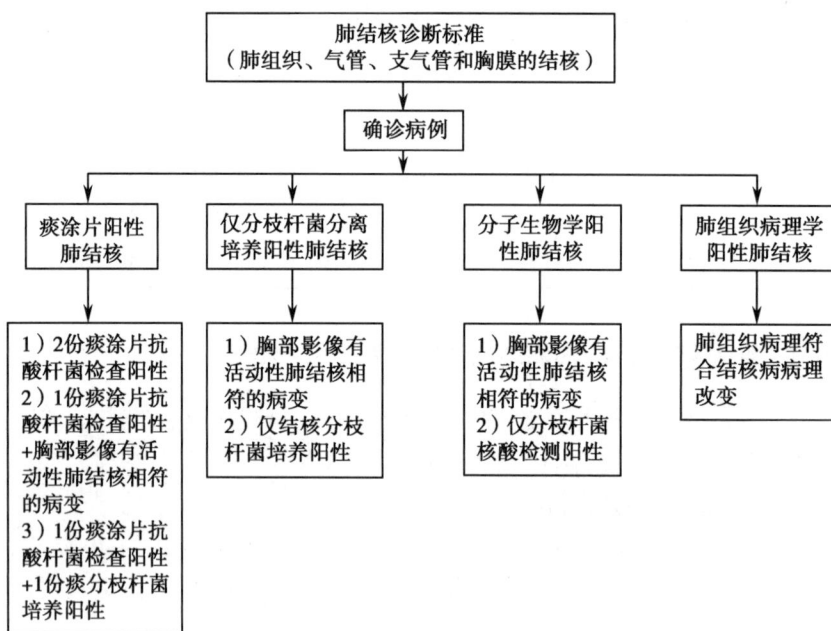

图9-2-2　肺结核诊断标准流程图(引自:《肺结核诊断标准》WS 288—2017)

九、流式细胞术结核病诊断和疗效评价中的应用

1. 淋巴细胞亚群　人体免疫系统可以防御病原体的入侵，监视异常细胞(如肿瘤细胞、突变细胞等)的清除，使机体免疫环境保持稳定状态。免疫细胞，淋巴组织，淋巴器官是构成人体免疫系统的主要部分。其中淋巴细胞是免疫细胞的一种，是包含不同免疫功能的细胞群。针对淋巴细胞亚群检测，用以评估机体的免疫状态。辅助疾病诊断活动性结核、潜伏结核感染和健康对照中各亚群细胞变化，及药物治疗效果监测等。淋巴细胞亚群的指标包括：$CD3^+T$ 细胞、$CD19^+B$ 细胞、$CD3^-CD16^+CD56^+NK$ 细胞的百分比和绝对计数，其中 $CD3^+T$ 细胞分为 $CD3^+CD4^+T$ 细胞和 $CD3^+CD8^+T$ 细胞两群。通常情况下结核患者的 $CD3^+T$ 细胞和 $CD3^+CD4^+T$ 细胞的百分比和绝对数是降低的，B细胞和NK细胞的变化不大(图9-2-3)。

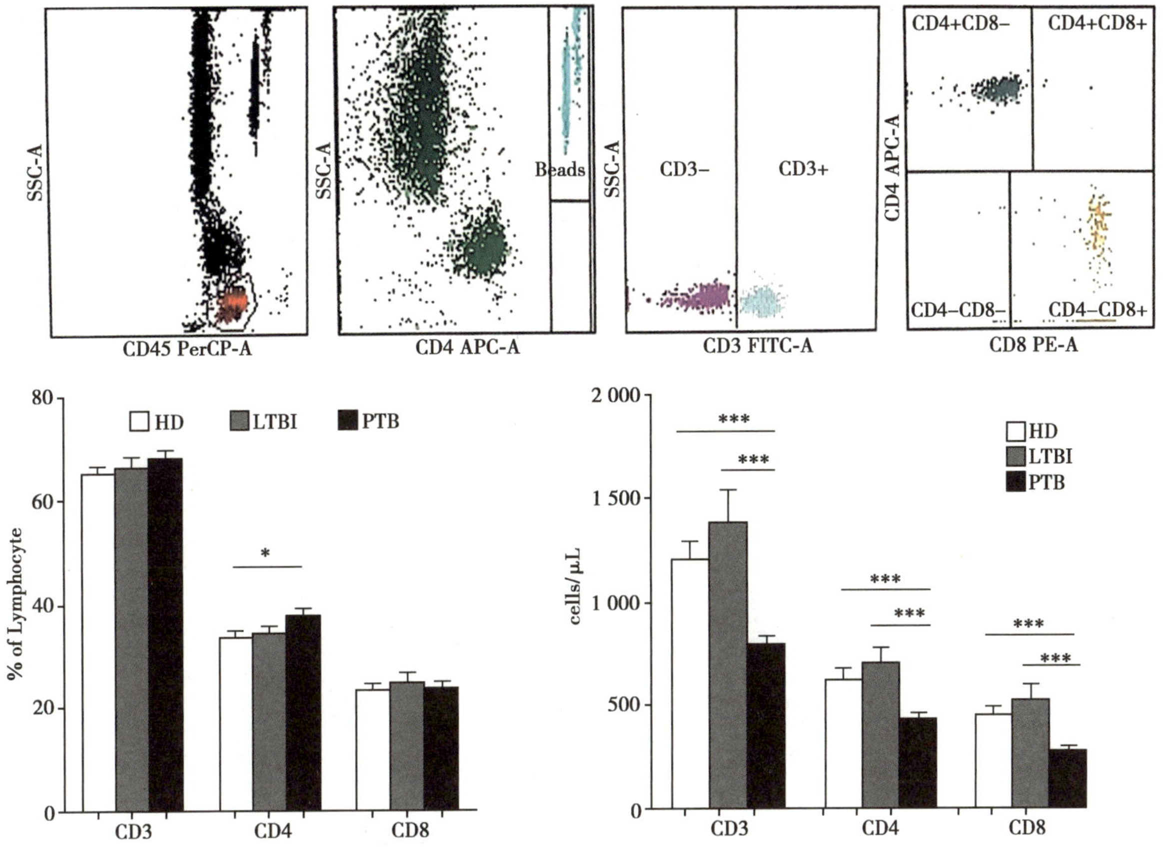

图 9-2-3 不同人群 T 细胞亚群表达水平

（HD：健康对照；LTBI：潜伏感染者；TB：活动性结核患者）

2. Treg 细胞 很多反复或严重感染患者以及常规治疗效果不佳的感染患者,常存在免疫功能抑制的情况,表现为 Treg 细胞增加。对于 Treg 细胞检测异常的患者,临床在进行抗感染的同时,还应考虑免疫调节治疗,解除免疫抑制。此外,Treg 细胞检测还可以作为重症感染患者预后判定的重要指标,若患者的 Treg 细胞持续处于高位,则预后不佳。长期的激素或免疫抑制剂治疗往往会导致免疫功能受到抑制,引发机会性感染或肿瘤。临床可以通过 Treg 细胞检测来监测患者的免疫功能,预防上述药物可能带来的副作用。通过检测 $CD4^+CD25^+CD127^{low}T$ 细胞可以反映 Treg 细胞的水平,研究发现,结核患者治疗前 Treg 细胞增加,抗结核治疗后 Treg 细胞恢复正常水平（图 9-2-4）。

3. Th17 细胞 Th17 细胞是不同于 Th1 与 Th2 的另一 $CD4^+T$ 细胞亚群,其分泌的细胞因子 IL-17A 及 IL-17F 在结核病的免疫保护中发挥重要作用。通过胞内流式细胞术检测 IL-17、IFN-γ、IL-4、Foxp3 分别反映结核患者 Th17/Th1/Th2/Treg 细胞的表达水平,发现结核患者非特异性 Th17 细胞和 Th1 细胞的反应显著降低,且与疾病的严重程度呈负相关;Th2 细胞和 Treg 细胞应答水平则显著升高。PFMC 中结核分枝杆菌抗原特异性 Th17/Th1 细胞应答比外周血 PBMC 明显增强（图 9-2-5、图 9-2-6）。

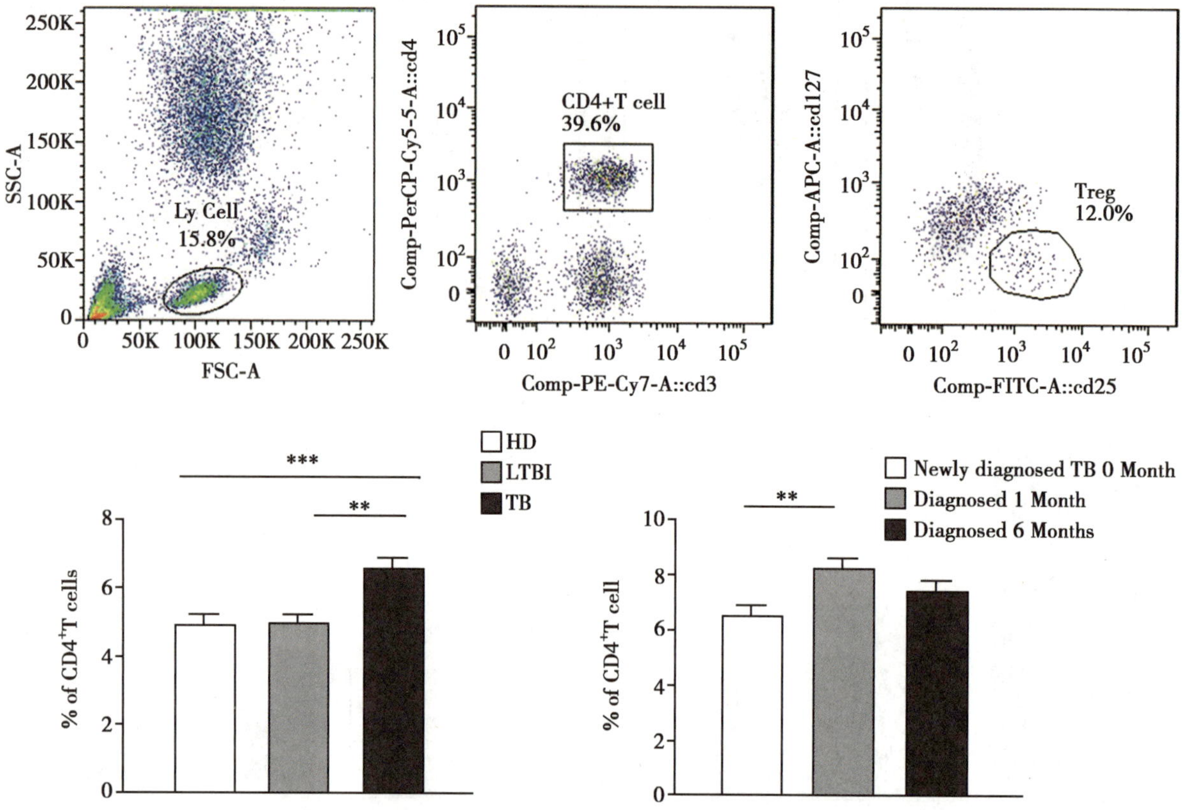

图 9-2-4　外周血 Treg 细胞在结核治疗过程中的变化
（HD：健康对照；LTBI：潜伏感染者；TB：活动性结核患者）

4. 多功能 Th1 细胞　多功能 Th1 细胞是一种新型的 CD4$^+$T 细胞，可以分泌同时分泌 IL-2、TNF-α 和 IFN-γ，参与抗寄生虫感染并与结核病的免疫反应有关，但有关多功能 Th1 细胞对人体肺结核免疫保护机制中的作用还不明确，非特异性抗原刺激下活动性结核患者外周血非特异性 Th1 应答水平明显低于 HD 和 LTBI；胸腔积液（PFMC）的多功能 Th1 应答水平高于外周血（PBMC）（图 9-2-7）。

5. Th22 细胞　IL-22 及产生 IL-22 的 Th22 细胞能显著增强巨噬细胞杀灭结核菌的能力，在结核病免疫保护中起重要作用，IL-22 具有保护其靶细胞免受损伤，抑制其分化和增殖，不直接调节免疫细胞功能。IL-22 针对的是体外屏障上的细胞，诱导其产生抗菌蛋白和特定的趋化因子，而 IL-17、IL-1β 和肿瘤坏死因子 α（TNF-α）可以放大 IL-22 的这种作用。结核患者 Th22 细胞的应答水平降低，但有效的抗结核治疗可以增加结核菌特异性 IL-22 的产生，CD19$^+$CD5$^+$CD1d$^+$B 细胞对结核菌特异性 Th22 的具有抑制作用（图 9-2-8）。

图 9-2-5　不同人群 Th17/Th1/Th2/Treg 细胞的表达水平
（HD：健康对照；LTBI：潜伏感染者；TB：活动性结核患者）

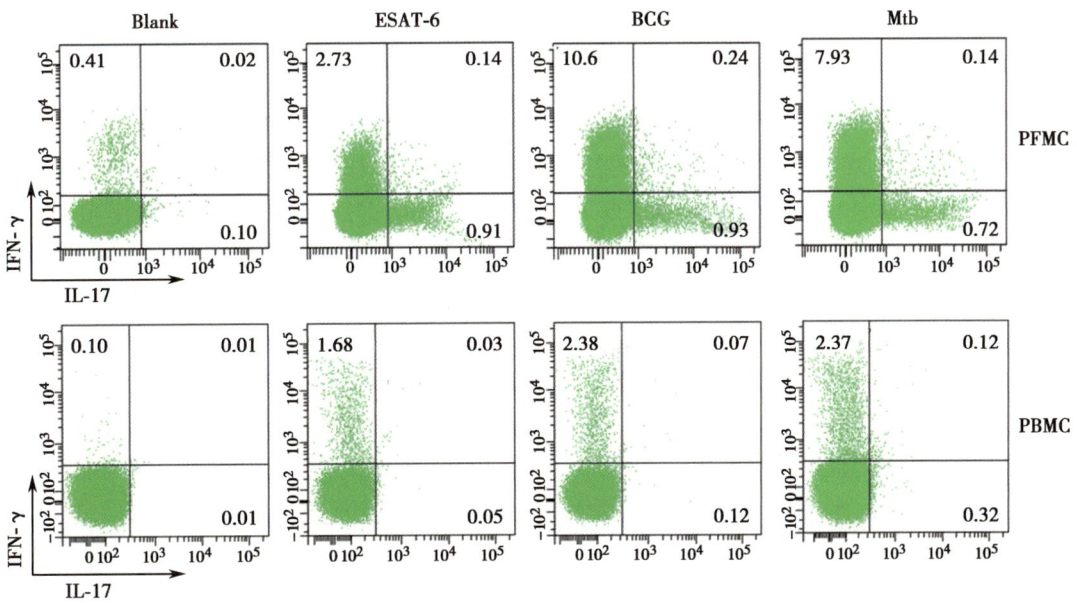

图 9-2-6　结核患者 PBMC 及 PFMC 结核特异性 Th1/Th17 细胞表达水平

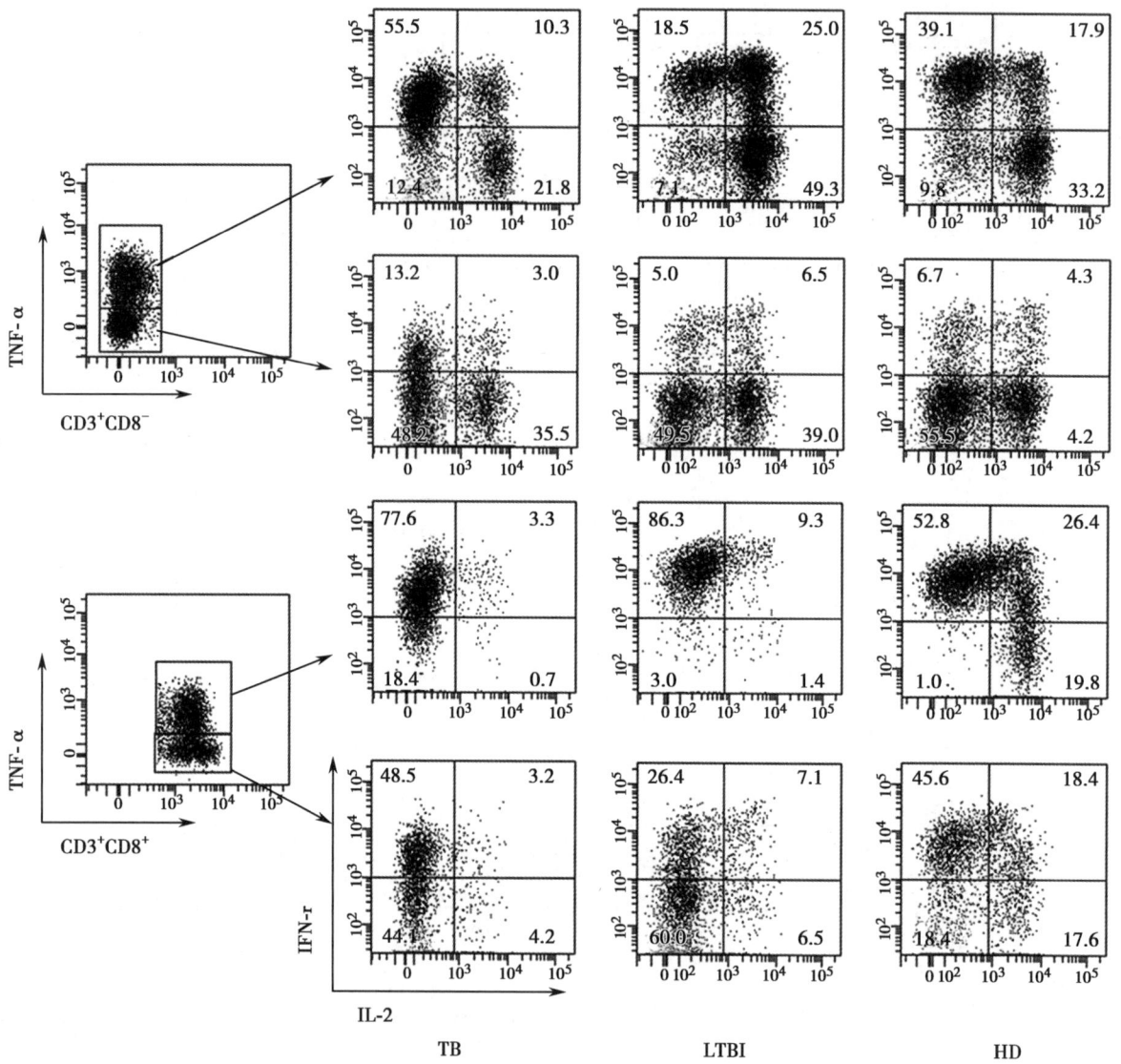

图 9-2-7 结核患者多功能 Th1 细胞表达水平和变化

(3^+: IL-2^+/TNF-α^+/IFN-γ^+; 2^+: IL-2^+/TNF-α^-/IFN-γ^+; 1^+: IL-2^+/TNF-α^-/IFN-γ^-)

6. CD161 在活动性结核中的诊断价值　CD161 分子被认为是 Th17 细胞的标记物,Th17 细胞分泌的 IL-17A 和 IL-17F 两种前炎症因子在结核菌清除起到重要作用。CD161 表达细胞另一个重要的基团是黏膜相关恒定的 T 淋巴细胞(MAIT),在宿主病原体防御发挥着重要的生理作用,尤其是重症患者细菌感染炎症密切相关。研究发现 CD161 能有效地区分结核患者、潜伏感染者以及健康人,结核患者 CD161 明显减低,有效的抗结核治疗后 CD161 恢复正常,CD161 可作为早期诊断结核患者的分子标识和疗效考核的指标,通过临床应用发现 CD161 单指标诊断具有一定的局限性,为此,基于流式 CD161 检测技术的结果,通过人工智能(artificial intelligence,AI)算法建立判断方法,其检测结果更为客观,AUC 值均在 0.85 以上,敏感性在 85% 以上,特异性在 85% 以上。因此,CD161 为标识的流式检测技术可作为辅助诊断技术,对痰涂片阴性、IGRA 阳性/阴性的肺结核和肺炎患者进行初步区分,提高临床上活动性肺结核患者的检出率,指导临床提前用药(图 9-2-9)。

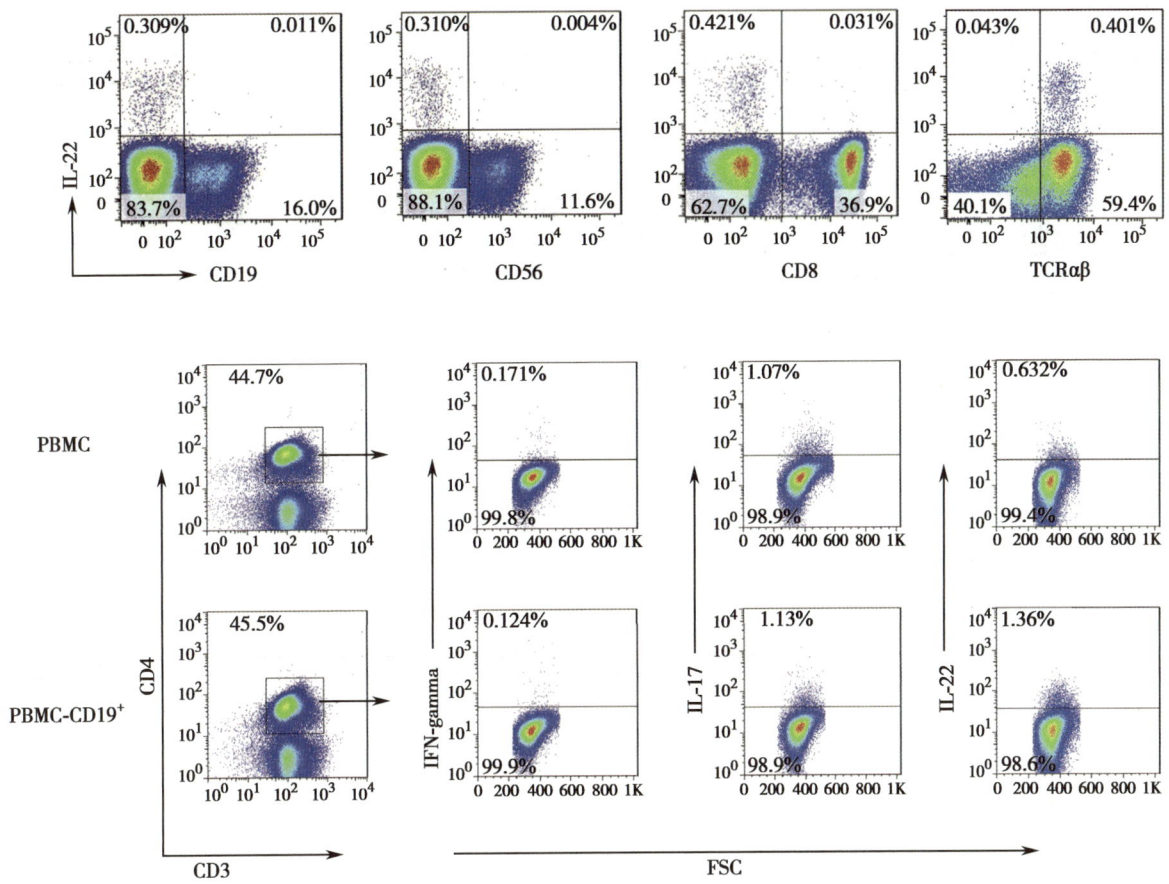

图 9-2-8　结核患者 Th22 细胞表达水平和变化

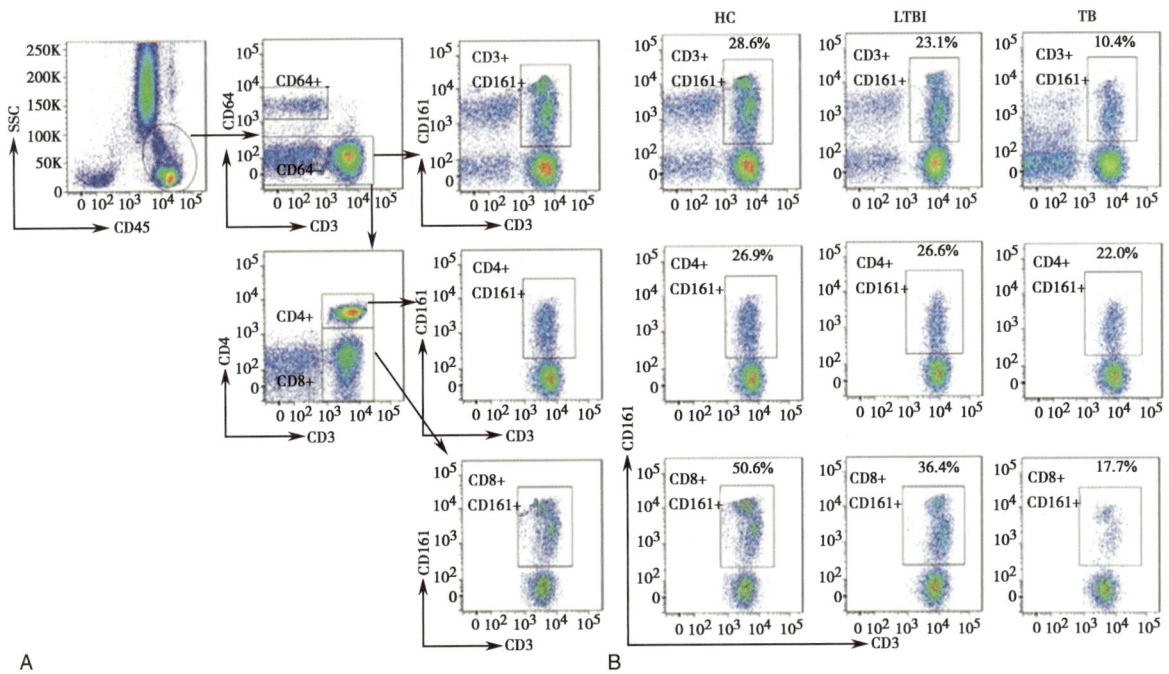

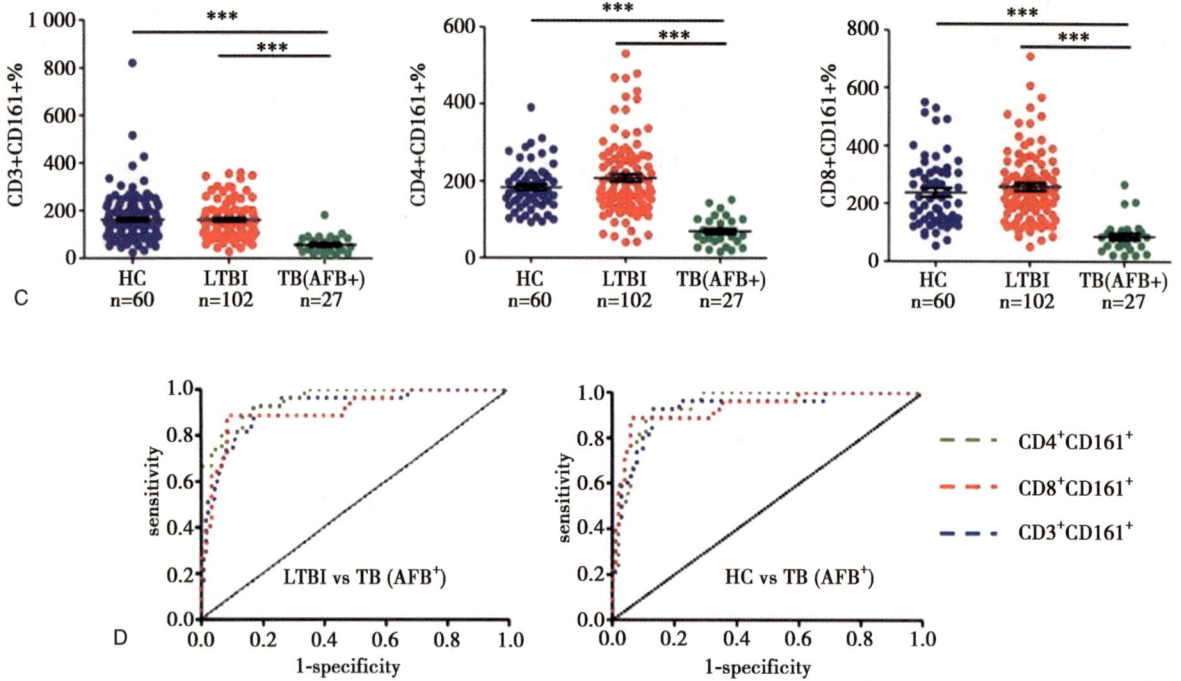

图 9-2-9　结核患者 CD161 流式检测结果及诊断效能

（张明霞）

第三节　流式细胞术在脓毒血症诊断中的应用

脓毒症（sepsis）是宿主对感染反应失调所致危及生命的器官功能障碍。按脓毒症严重程度可分为脓毒症和脓毒性休克（septic shock）。脓毒症是一项全球性公共卫生问题,具有发病率高、病情严重和病死率高的特点,是重症监护病房（intensive care unit,ICU）患者死亡的主要原因之一。有学者对1979—2015 年 27 个发达国家的成人脓毒症发生率及病死率相关研究进行了荟萃分析,结果显示脓毒症发生率为每年 288/10 万,而近 10 年间脓毒症发生率为每年 437/10 万,病死率为 17%;严重脓毒症发生率为每年 270/10 万,病死率为 26%。我国脓毒症发病率研究绝大多数也是来自 ICU 住院患者,国内最新的 ICU 流行病学特点横断面调查报告显示,ICU 脓毒症的发病率为 23.9%,90 天病死率为 35.5%。

脓毒症发病机制复杂,常发生在有严重疾病的患者中,如严重烧伤、多发伤、外科手术后等患者。脓毒症也常见于有慢性疾病的患者如糖尿病、慢性阻塞性肺疾病、白血病、再生障碍性贫血和尿路结石。脓毒症可以由任何部位的感染引起,临床上常见于肺炎、腹膜炎、胆管炎、泌尿系统感染、蜂窝织炎、脑膜炎、脓肿等。其病原微生物包括细菌、真菌、病毒及寄生虫等,但并非所有的脓毒症患者都有引起感染的病原微生物的阳性血培养结果,仅约 45% 的脓毒性休克患者可获得阳性血培养结果。

脓毒症患者一般都会有全身炎症反应综合征（systemic inflammatory response syndrome,SIRS）的一种或多种表现。最常见的有发热、心动过速、呼吸急促和外周血白细胞增加。但 2001 年"国际脓毒症专题讨论会"认为 SIRS 诊断标准过于敏感,特异性不高,将脓毒症的临床表现总结为 3 类:①原发感染灶的症状和体征；②SIRS 的表现；③脓毒症进展后出现的休克及进行性多器官功能不全表现。诊断脓毒症的常用实验室指标主要包括病原学检查和感染相关生物标志物的检测。

（一）经典病例

患者，男，30 岁。因发热（体温最高 39℃）、呼吸困难、胸背痛 4 天，加重 2 天入院。入院前 2 天，自行给予布地奈德、沙丁胺醇雾化吸入未见改善，至本院发热门诊就诊，予美罗培南针 500mg 每 12 小时 1 次抗感染、呼吸机辅助通气、多巴胺升压等治疗。入院前 1 天，呼吸急促，心率偏快，血压仍需使用多巴胺维持。院前实验室检查 WBC 0.87×10^9/L，PLT 84×10^9/L，超敏 CRP>200.0mg/L，PCT>200.00ng/ml，高敏肌钙蛋白 T 91.0pg/ml，脑利钠肽前体 9 022.0pg/ml，肌酐 295.2μmol/L，D- 二聚体 1 890ng/ml，乳酸 5.6mmol/L。影像学检查：胸部 + 全腹 CT 平扫呈现双肺见多发大片实变病灶及磨玻璃密度斑片病灶，实变以双下肺明显，考虑双肺感染，可疑双侧少许胸腔积液（图 9-3-1）。

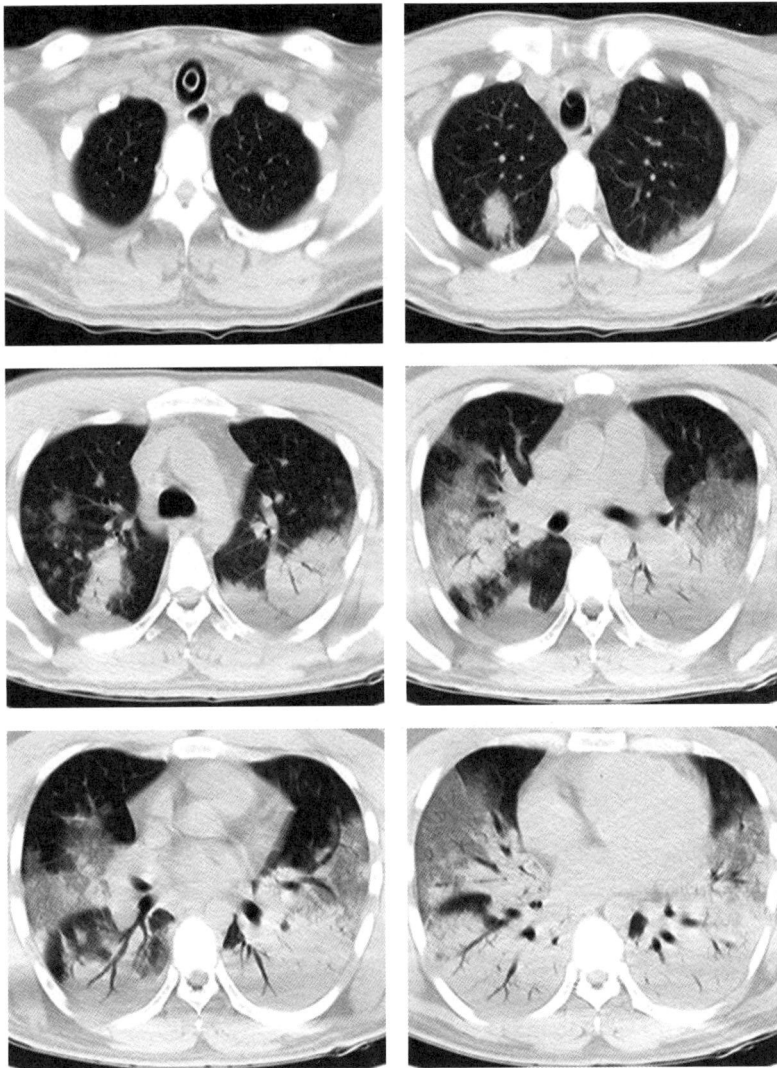

图 9-3-1　胸部 CT 平扫结果

既往史：否认高血压病史；否认脑梗死史；否认慢性肺气肿病史；否认风湿性心脏病史；否认冠心病史；否认心肌梗死病史；否认房颤病史；否认肝炎病史；否认结核病史；否认其他传染病史；否认输血史；否认外伤史；否认手术史；否认中毒史；无过敏史。个人史：无地方病或传染病流行区居住史，无毒物、粉尘及放射性物质接触史,生活习惯不规律。有吸烟史,吸烟十余年,每周数次,每次约 5 支。有饮酒史,饮酒十余年,量不大,无酗酒,否认传染病接触史;否认放射线接触史;按时接种疫苗。家族史:否认糖尿病家族史,否认冠心病家族史,否认卒中家族史,否认肿瘤家族史,否认高血压家族史。

入院检查:T: 37.5℃,P: 117 次 /min,R: 34 次 /min,BP: 98/70mmHg [多巴胺 0.556μg/(kg·min) 维持],SPO$_2$ 100%。经口气管插管接呼吸机辅助通气,呼吸机模式 A/C,Pinsp 24cmH$_2$O,f 12 次 /min,PEEP 6cmH$_2$O,O$_2$ 100%。镇静状态。双侧瞳孔等大等圆,对光反射存在。双肺呼吸音粗,可闻及少量湿啰音。心律齐,未闻及明显杂音。腹软,无压痛及反跳痛表现。颈软,双下肢无水肿。双下肢膝腱反射减低。双侧巴宾斯基征阴性、脑膜刺激征阴性。SOFA 评分 12 分。

(二) 临床问题及诊断思路

1. 临床问题 1

根据病史、临床表现及实验室和影像学检查,该患者可初步诊断什么?

根据病史、临床表现及实验室和影像学检查,患者可初步诊断脓毒症休克。

诊断思路 1

脓毒症定义经过了脓毒症 1.0,脓毒症 2.0,不断完善,并在 2016 年形成了脓毒症 3.0,将脓毒症定义为宿主对感染的反应失调而导致的危及生命的器官功能障碍。

急性感染及疑似感染的确定:如下表现可以考虑急性感染的存在:①有急性(72 小时之内)发热或低体温;②白细胞总数增高或降低;③ CRP 升高、IL-6 升高;④ PCT、SAA 及 HBP 升高;⑤有明确或可疑的感染部位。其中确定感染:①~③项中有 2 项 +④有明确结果,可以协助确定病原体类型,或 +⑤有明确表现可以帮助确定感染部位。疑似感染:①~③项中有 1 项 +④无确定性结果,或 +⑤有可疑感染部位。患者急性起病,短期内迅速进展,发热(体温最高 39℃),呼吸困难,WBC 总数降低,CRP 和 PCT 升高,CT 示双下肺多发大片实变病灶及磨玻璃密度斑片病灶。综合以上基本信息,明确患者有双肺感染。

对于感染或疑似感染的患者,当脓毒症相关序贯器官衰竭(sequential organ failure assessment,SOFA,表 9-3-1)评分较基线上升 ≥2 分可诊断为脓毒症。由于 SOFA 评分操作起来比较复杂,临床上也可以使用床旁快速 SOFA(quick SOFA,qSOFA,见表 9-3-2)标准识别重症患者,如果符合 qSOFA 标准中的至少 2 项时,应进一步评估患者是否存在脏器功能障碍。患者有明确感染,SOFA 评分 12 分,可诊断脓毒症。

表9-3-1 SOFA 评分标准

系统	0	1	2	3	4
呼吸系统					
PaO$_2$/FiO$_2$ [mmHg(kPa)]	≥400(53.3)	<400(53.3)	<300(40)	<200(26.7)$^+$ 机械通气	<200(26.7)$^+$ 机械通气
凝血系统					
血小板 /(×10^3/μl)	≥150	<150	<100	<50	<20
肝脏					
胆红素 / [mg/dl(μmol/L)]	<1.2(20)	1.2~1.9 (20~32)	2.0~5.9 (33~101)	<6.0~11.9 (102~204)	≥12.0(204)
心血管系统	MAP≥70mmHg	MAP<70mmHg	多巴胺<5 或多巴酚丁胺(任何剂量)	多巴胺 5.1~15 或肾上腺素 0.1 或去甲肾上腺素 0.1	多巴胺>15 或肾上腺素>0.1 或去甲肾上腺素>0.1a

系统	0	1	2	3	4
中枢神经系统					
GCS 评分 / 分	15	13~14	10~12	6~9	<6
肾脏					
肌酐 / [mg/dl (μmol/L)]	<1.2(110)	1.2~1.9 (110~170)	2.0~3.4 (171~299)	3.5~4.9 (300~440)	>4.9(440)
尿量 /(ml/d)				<500	<200

表 9-3-2　qSOFA 标准

项目	标准
呼吸频率	≥22 次 /min
意识	改变
收缩压	≤100mmHg

诊断思路 2

脓毒性休克是指在脓毒症的基础上,出现持续性低血压,在充分容量复苏后仍需血管活性药来维持平均动脉压(MAP)≥5mmHg,以及血乳酸水平>2mmol/L。患者补液后仍需多巴胺维持血压,乳酸高达 5.6mmol/L,符合脓毒性休克的诊断。脓毒症和脓毒症休克的临床诊断流程见图 9-3-2。

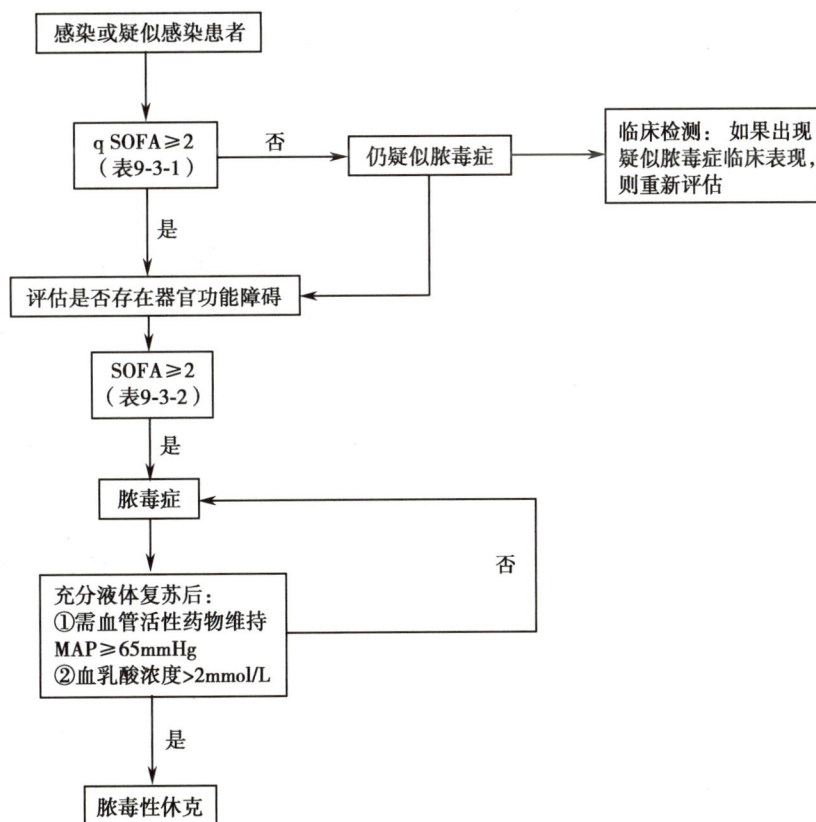

图 9-3-2　脓毒症和脓毒症休克的临床诊断流程

感染生物标志物

感染生物标志物对于快速判断感染的存在以及推断可能感染病原体的类型具有重要作用。常见的感染生物标志物包括 CRP、PCT、IL-6、SAA、HBP。细菌感染时 CRP 升高显著，而病毒感染时大都正常或轻微升高。因此 CRP 通常作为鉴别细菌或病毒感染的参考指标之一。PCT 水平与细菌感染的严重程度呈正相关，多数专家建议将 PCT0.5ng/ml 视为脓毒症的诊断界值。IL-6 的检测值在细菌感染时明显升高，且与 HBP、SAA 等水平呈正相关，可作为感染评估和检测的常用指标，且其浓度与患者疾病的损伤程度正相关。SAA 一般与 CRP 联合鉴别细菌和病毒感染。当 SAA 和 CRP 同时升高，提示可能存在细菌感染；当 SAA 升高而 CRP 不升高，常提示病毒感染。HBP 是评估脓毒症患者疾病严重程度的有效生物标志物，在脓毒性休克患者的早期诊断和疗效监测中更为重要。

❓ **2. 临床问题 2**

要明确脓毒症患者的感染病原体，还需要做什么检查？

根据患者的感染生物标志物综合分析，患者细菌感染可能大，但需通过相关实验室检查明确诊断。

❓ **诊断思路 1**

目前，血培养仍然是诊断脓毒症的"金标准"。此方法可以分离、鉴定病原体，并测试抗菌药物的敏感性。对于怀疑脓毒症或脓毒性休克患者，在不显著延迟启动抗菌药物治疗的前提下，推荐常规进行微生物培养（至少包括两组血培养）。在抗菌药物治疗开始之前先采样培养与改善预后有关。患者入院后进行了血培养、中段尿培养和肺泡灌洗液培养，结果均阴性。

❓ **诊断思路 2**

近 20 年来，分子诊断检测的应用已经彻底改变了临床微生物鉴定领域的现状。分子检测凭借诸多优势使得分子生物学检查手段成为脓毒症病原学诊断的热点，特别是培养困难的病原体如病毒，DNA 和 RNA 检测技术几乎替代了传统常规培养。病原学检测常用的分子生物学手段有以下两大类：聚合酶链式反应（polymerase chain reaction，PCR）及基于测序的方法（宏基因组测序，metagenomic next-generation sequencing，mNGS）。该患者送检了新型冠状病毒核酸检测和呼吸道七项病原体核酸检测（甲型流感病毒、乙型流感病毒、呼吸道合胞病毒、肺炎衣原体、腺病毒、肺炎支原体、副流感病毒），结果均阴性。但外周血 mNGS DNA 和肺泡灌洗液 NGS DNA+RNA 均检出肺炎链球菌，外周血检出肺炎链球菌 9 736 条，相对丰度 93.24%，肺泡灌洗液检出肺炎链球菌 25 368 条，相对丰度 68.07%，明确患者感染的病原体是肺炎链球菌。不同检测手段的结果不一致，说明不同方法在病原菌的鉴别上敏感性有所不同。

❓ **3. 临床问题 3**

流式细胞术在脓毒症的诊疗中有什么作用？

在脓毒症的发生发展过程中，始终存在着同时导致炎症反应亢进和免疫功能抑制的双重因素，机体免疫功能紊乱参与了脓毒症的病理过程。天然免疫反应失调机制包括中性粒细胞募集和迁移障碍、MΦ 表型分化及其调控异常、DC 免疫功能抑制、NK 细胞毒性反应和细胞因子生成受损、补体系统过度活化等。脓毒症状态下获得性免疫功能障碍可表现为 T 细胞数量下降及细胞亚群异常改变、Treg 比例增加和抑制活性增强、Th17 和 Treg 平衡失调、B 细胞功能受损和免疫球蛋白水平低下等。流式细胞术作为免疫功能检测的最佳工具,在脓毒症的诊断、预后评估、治疗监测、免疫状态监测等方面均发挥重要的作用,可参与脓毒症的全程管理。

(1)中性粒细胞 CD64 指数:中性粒细胞 CD64 指数(nCD64)是一个新型的脓毒症的早期诊断标志物,CD64 是低密度表达于静止中性粒细胞上的一种高亲和力的免疫球蛋白受体。细菌感染时,细菌内毒素即脂多糖(LPS)释放,中性粒细胞受到细菌脂多糖(LPS)、粒细胞集落刺激因子(G-CSF)和干扰素 -γ(IFN-γ)等因子刺激而被活化,活化后 4~6 小时 CD64 表达上调,表达量增加 5~20 倍,但单核细胞和淋巴细胞表面的 CD64 表达受刺激后无变化。中性粒细胞 CD64 的表达水平与血清 IL-6 的水平呈正相关,与血清 IL-10 的水平呈负相关。用中性粒细胞 CD64 诊断脓毒症的敏感性与 PCT 相当,且其更具特异性。

抗凝血中性粒细胞 CD64 的表达在室温下可稳定 36 小时或更长,因此 CD64 较适于作为实验检测指标。利用流式细胞仪检测患者血液中的 nCD64 采样方便、样本需求量小、可进行动态监测、检测快速方便。流式分析时分别对淋巴细胞、单核细胞和粒细胞设门,得到各群细胞的 CD64 平均荧光强度,利用公式 CD64 index={(PMN CD64 PE Median/LYM CD64 PE Median)/(Mon CD64 PE Median/PMN CD64 PE Median)} 计算中性粒细胞 CD64 指数,本患者 CD64 指数 21.23,远高于正常参考区间上限(本实验室区间上限 2.03),见图 9-3-3,提示患者存在细菌感染。

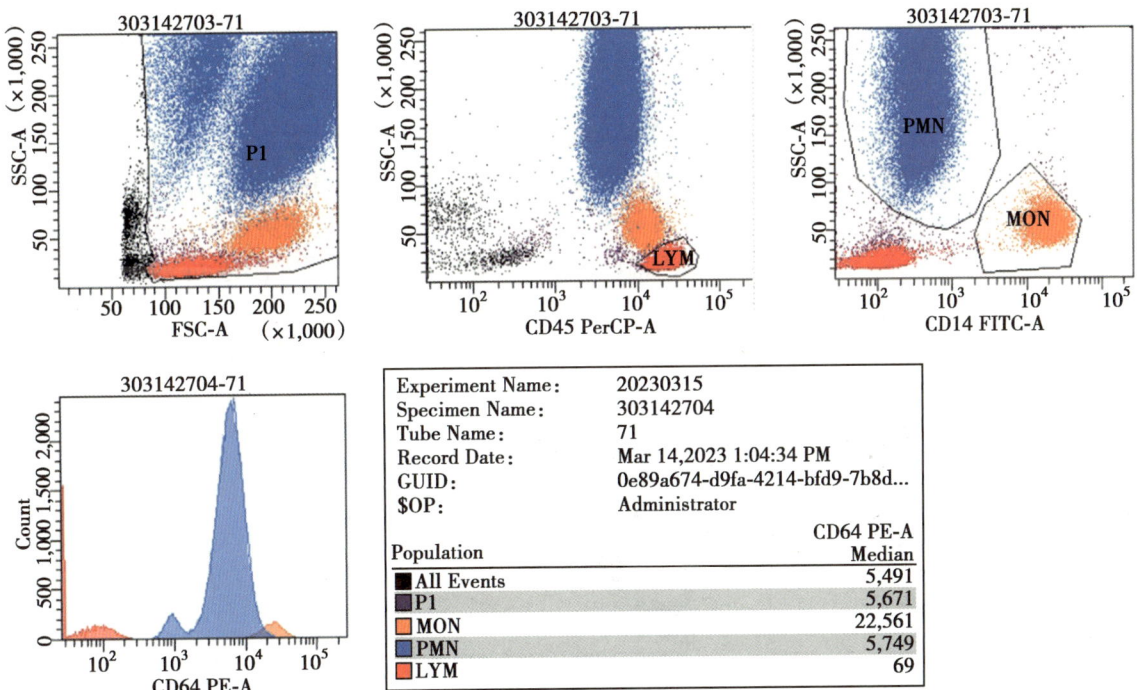

图 9-3-3　中性粒细胞 CD64 指数分析图例

(2)细胞因子:细胞因子是一类相对较小的蛋白质,主要参与细胞间信号的传导,发挥免疫调节功能。细胞因子可分为促炎细胞因子和抗炎细胞因子。促炎细胞因子是判断脓毒症严重程度和致死率的敏感生物标志物。

IL-6:IL-6 是一种功能广泛的多效性促炎细胞因子。当机体发生感染或组织损伤后,血液中 IL-6 的水平会迅速升高,且其比其他急性期蛋白升高更早。研究发现 IL-6 ≥ 67.1pg/ml 与脓毒症的发生有关,并强调动态观察这一免疫指标有利于创伤患者感染的早期识别。在脓毒症的临床诊断中,IL-6 和 PCT 具有相同的诊断价值,且二者的诊断价值均高于 CRP。IL-6 的水平对脓毒症患者死亡有预测意义,全身感染相关器官功能评分联合血浆 IL-6 的浓度可以提高对患者死亡风险评估的准确性。Jekarl 等发现大部分生存组的患者在病程第 2 天 IL-6 的水平都明显降低,提示 IL-6 的动态变化对脓毒症预后有一定的预测意义。

TNF-α 和 IL-10:无论是脓毒症患者或动物模型血浆中的初始 TNF-α 都明显升高。伴随着血浆中 TNF-α 水平的增高,激活了淋巴细胞,使抗炎因子 IL-10 的浓度也同时增高,适度的抗炎反应有利于控制免疫细胞的过度激活并减少促炎性因子的释放,使机体尽快恢复到自身稳态。但 IL-10 或 IL-10/TNF-α 的持续升高提示机体免疫应答的失调。

目前,临床上细胞因子的检测主要是流式细胞仪法和全自动化学发光法,两种方法各有优缺点。流式细胞仪法的优势在于少量标本即可实现多因子联合检测,但手工操作烦琐,难于标准化,耗时。患者入院后第一天检测 7 个细胞因子(IFN-γ、IL-2、IL-4、IL-6、IL-10、IL-17A、TNF-α),显示 IL-6 明显升高(1 407pg/ml),IL-10 稍高于正常参考区间上限(6pg/ml),其余 5 个因子均正常,反映患者处于急性炎症期。随后每日监测 IL-6 的水平,第二日 IL-6 水平大幅下降(561pg/ml),预示患者预后良好,第三日降至283pg/ml,后期逐日下降,10 日后转至普通病房时已降至 37pg/ml。

(3)单核细胞 HLA-DR:单核细胞是抗原提呈细胞,单核细胞上的共刺激分子 CD80,CD86,HLA-DR 等为 T 细胞(或 B 细胞)的活化提供共刺激信号,其中 HLA-DR(mHLA-DR)的临床应用最为广泛。正常情况下外周血单核细胞 HLA-DR 高表达,单核细胞 HLA-DR 表达低下表示单核细胞处于免疫抑制麻痹状态,在脓毒症患者中 mHLA-DR 表达水平往往较健康对照明显下降。Monneret 等发现,脓毒性休克患者中死亡组 mHLA-DR 水平处于持续抑制状态,特别是在疾病第 3~4 天之后,生存组和死亡组差异显著。mHLA-DR 作为患者总体免疫状态的代表性指标,具有良好的区分功能,动态观察 mHLA-DR 水平可以更好地评估脓毒症患者免疫状态和预测预后,mHLA-DR 结果与 CD4$^+$T 细胞计数结果高度一致,同时 mHLA-DR 也是脓毒症免疫调理治疗过程中患者免疫状态的重要监测指标。

单纯运用单核细胞 HLA-DR 的阳性百分率来评估脓毒症患者的免疫功能往往不能完全准确反映患者的真实免疫状态,因为只有当单核细胞上的 HLA-DR 分子下调到一定程度时结果才会呈现为阴性,其阳性百分率才会发生改变,部分分子下调往往仅造成 HLA-DR 平均荧光强度的减低(图 9-3-4~图 9-3-6)。定量检测单核细胞上的 HLA-DR 分子优于单纯检验 HLA-DR 阳性百分率,但目前国内受

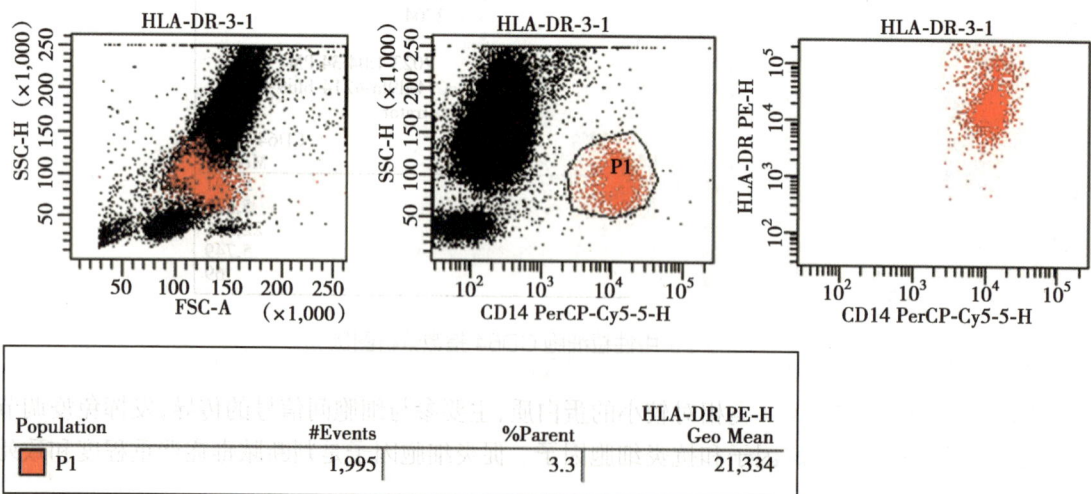

Population	#Events	%Parent	HLA-DR PE-H Geo Mean
P1	1,995	3.3	21,334

图 9-3-4　病例检测图(AB/C:21334)

免疫正常:>15 000AB/C

AB/C:antibodies bound per cell,平均每个细胞的抗体结合力,间接反映每个细胞的 HLA-DR 分子数

限于定量试剂无临床使用许可证,临床上往往还是只能检测单核细胞 HLA-DR 阳性百分率,建议结果分析时同时关注 HLA-DR 的平均荧光强度。同一台仪器,在仪器性能稳定的情况下,平均荧光强度的变化意味着 HLA-DR 分子的改变,需要注意的是平均荧光强度会随仪器类型、仪器设置等实验室条件的变化而变化,不同仪器不同实验室间的检测值没有可比性。

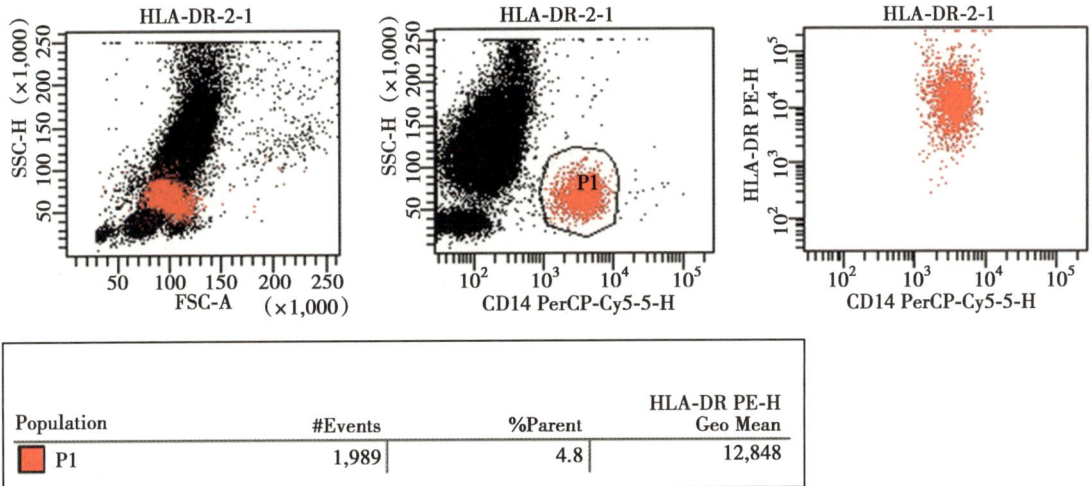

Population	#Events	%Parent	HLA-DR PE-H Geo Mean
■ P1	1,989	4.8	12,848

图 9-3-5　病例检测图(AB/C:12848)
中度至严重免疫抑制:5 000~15 000AB/C

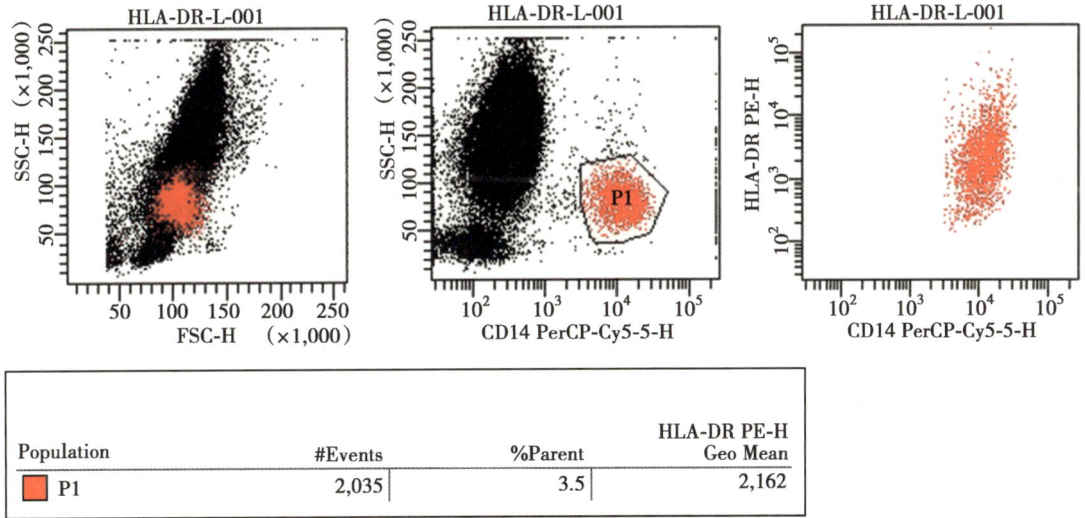

Population	#Events	%Parent	HLA-DR PE-H Geo Mean
■ P1	2,035	3.5	2,162

图 9-3-6　病例检测图(AB/C:2162)
免疫麻痹:<5 000AB/C

(4)淋巴细胞亚群:脓毒症免疫抑制诊治专家共识(2020 年)认为:脓毒症状态下获得性免疫功能障碍可表现为 T 细胞数量下降及细胞亚群异常改变,推荐淋巴细胞计数作为脓毒症患者获得性免疫功能障碍的快速筛查指标;通过检测 T 淋巴细胞计数、分化、增殖和分泌功能来监测脓毒症患者 T 淋巴细胞功能。患者入院第一天,送检淋巴细胞亚群绝对计数,结果见表 9-3-3。

表 9-3-3　淋巴细胞亚群绝对计数

项目名称	结果	单位	参考区间
CD3$^+$%	47.37	%	49.10~83.60
CD3$^+$Abs	445	个/μl	603~2 990
CD3$^+$CD8$^+$%	15.43	%	10.20~40.10
CD3$^+$CD8$^+$Abs	145	个/μl	125~1 312
CD3$^+$CD4$^+$%	29.26	%	28.20~62.80
CD3$^+$CD4$^+$Abs	275	个/μl	441~2 156
NK%	2.05	%	7.00~40.00
NK Abs	19	个/μl	150~1 100
CD19$^+$%	48.47	%	6.50~27.00
CD19$^+$Abs	455	个/μl	107~698
CD4/CD8 Ratio	1.9		0.70~2.80

　　患者 T 淋巴细胞和 NK 细胞百分比和绝对值均下降,辅助性 T 淋巴细胞绝对值也下降,B 淋巴细胞百分比相对增加,提示患者同时存在先天性和获得性免疫功能障碍。

　　综上,脓毒症是一种严重威胁患者生命的疾病,其始于感染,经过细胞因子风暴、毛细血管内皮损伤、毛细血管渗漏、微血栓形成和组织灌注下降,最终导致器官功能损害,炎症反应和免疫抑制共同贯穿始终。由于人口老龄化、肿瘤发病率的上升以及侵入性医疗手段的增加,脓毒症的发病率不断提高,如不及时治疗会导致严重并发症发生,甚至死亡。早期诊断和及时治疗是提高脓毒症治愈率最重要的措施。利用流式细胞术检测以上生物标志物,更好地综合评估患者状态,个体化、精准化治疗,可进一步提高脓毒症的治愈率和改善患者预后。

(周茂华)

第四节　流式细胞术在新冠肺炎中的应用

　　新型冠状病毒肺炎(Corona Virus Disease 2019,COVID-19),简称为"新冠肺炎",是新型冠状病毒(novel severe acute respiratory syndrome coronavirus 2,SARS-CoV-2)感染导致的急性呼吸道传染病。截至 2022 年 11 月 7 日,WHO 已报告 6.2 亿新冠肺炎确诊病例,其中 650 万患者死亡。新冠肺炎患者临床上以发热、干咳、乏力为主要表现,其他症状包括鼻塞、流涕、咽痛、结膜炎、肌痛和腹泻等,少数患者以嗅觉或味觉减退等为首发症状。轻症患者可仅表现为低热、乏力等症状,无肺炎表现。重症患者可出现呼吸困难和低氧血症,严重者可快速进展为急性呼吸窘迫综合征、脓毒症休克、难以纠正的代谢性酸中毒、出凝血功能障碍及多器官功能衰竭,最终导致患者死亡。多数新冠肺炎患者预后良好,少数伴随高危因素的人群,如老年人、慢性基础疾病等患者发展为重症的机会增加。

　　如果患者有新冠肺炎临床表现,且新型冠状病毒核酸实时荧光 RT-PCR 检测阳性即可确诊。另外,新冠特异性 IgM 和 IgG 抗体也有一定的诊断作用。新冠特异性 IgG 抗体由阴性转为阳性或恢复期 IgG 抗体滴度较急性期呈 4 倍及以上升高也可用于辅助诊断。

　　新冠肺炎患者发病早期一般实验室检查表现为白细胞总数正常或减少,淋巴细胞计数减少。部分患者可出现肝酶、肌酶、乳酸脱氢酶、铁蛋白等指标增高。重症患者可出现细胞因子风暴、脓毒血症类似的实验室检查结果,表现为淋巴细胞进行性减少,但中性粒细胞、CRP、PCT、IL-6、IL-8、D- 二聚体等炎性指标急剧增加,且和患者的严重度以及预后具有相关性。

(一) 经典病例

患者男,50 岁。因"间断发热 9 天"入院,不伴明显畏寒、乏力,无咽痛、流涕,少量咳嗽,无明显咳痰,无肌肉酸痛等不适,最高体温达 38.5℃。先后服用左氧氟沙星、达菲、感冒冲剂及泰诺治疗,体温可降至正常,后期仍间断发热。患者入院肺部 CT 示:双肺多发磨玻璃影,双肺感染。起病以来,患者神清,精神食欲一般,睡眠可,大小便如常,体重体力较前无明显变化。既往史:高血压病史,既往肾肿瘤手术史。体格检查:体温,37.5℃;脉搏,80 次 /min;心率,20 次 /min;血压,131/100mmHg。入院后实验室检查:新型冠状病毒核酸检测,阳性;新冠特异性抗体 IgM,阳性;新冠特异性抗体 IgG,阳性。临床诊断:新型冠状病毒确诊病例。

(二) 临床问题及诊断思路

1. 临床问题 1

新冠肺炎患者明明表现为淋巴细胞数目降低,可为什么患者发生了由免疫功能亢进导致的炎症因子风暴?

淋巴细胞数目降低不代表宿主免疫功能降低。宿主免疫状态由淋巴细胞数量和功能共同决定。另外,外周血和感染部位中的淋巴细胞状态也可能不一致。

诊断思路 1

同时开展外周血淋巴细胞数量和功能检测,综合判断宿主免疫状态。图 9-4-1 表明,虽然 CD4[+]T 细胞、CD8[+]T 细胞、B 细胞以及 NK 细胞在新冠轻症、重症以及危重症患者中逐渐降低,但是,重症患者早期阶段不管是 CD4[+] 还是 CD8[+]T 细胞,其 HLA-DR 表达和 PMA/ 离子霉素诱导后的 IFN-γ 合成能力都明显增高(图 9-4-1 和图 9-4-2)。调节 T 细胞(Treg),尤其是 CD45RA[+] 天然 Treg 细胞,在重症患者早期阶段大量消耗,这说明了免疫亢进导致的负调免疫激活状态(图 9-4-3)。因此,虽然淋巴细胞数目下降,但进一步检测其表型及细胞因子分泌能力证实,宿主免疫实际上处于亢进状态。

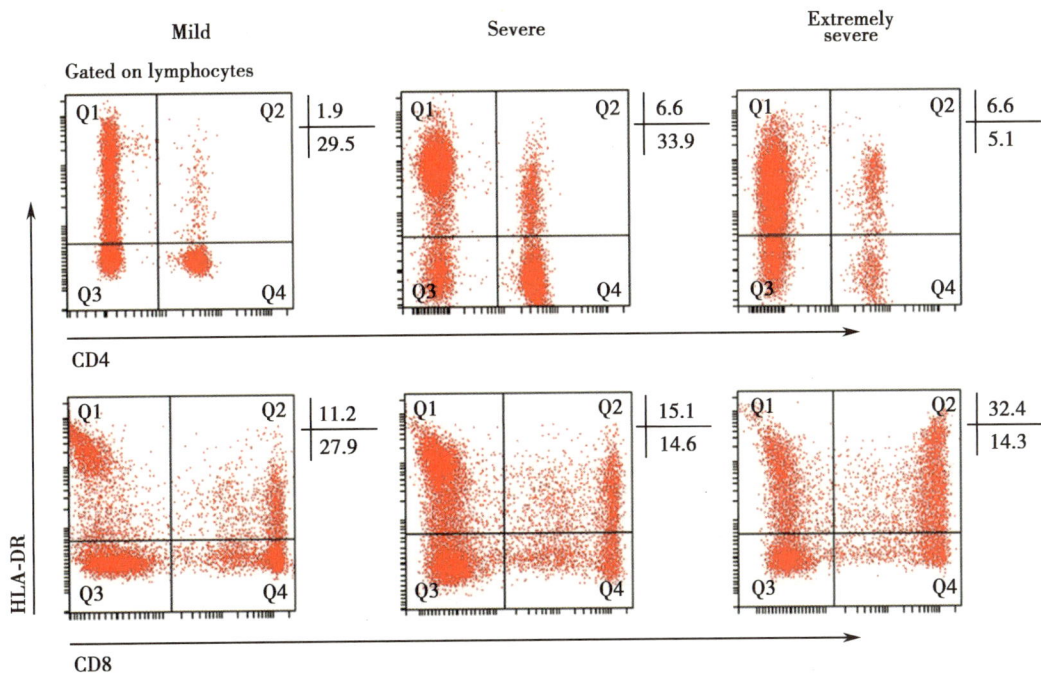

图 9-4-1　CD4[+] 及 CD8[+]T 细胞上 HLA-DR 表达

同时评估外周血和感染部位免疫细胞,综合评估患者免疫状态。新冠重症患者外周血淋巴细胞进行性降低,尤其是 CD8$^+$T 细胞。基于 CD8$^+$T 细胞是重要的抗病毒免疫细胞,在感染初期会大量趋化至病毒感染部位发挥抗病毒作用。因此,可以考虑分离患者肺泡灌洗液或者肺组织病变部位淋巴细胞,进行相关的表型及细胞因子分泌能力检测。如果检测到病变部位 T 淋巴细胞过度活化,也可以证实重症患者的免疫亢进状态,同时还可以作为解释外周血淋巴细胞下降的原因。

2. 临床问题 2

基于免疫状态变化是决定新冠患者预后的关键因素,能否绘制不同严重度患者的免疫特征图谱?

不同严重度新冠患者免疫特征图谱说明如下:

(1)细胞免疫:CD8$^+$T 细胞在新冠感染早期扮演重要角色。CD8$^+$T 细胞的 TCR 可识别表达 MHC-I 类分子的肺上皮细胞,是机体早期发挥抗病毒作用重要的获得性免疫细胞。在新冠感染数天后,外周血 CD8$^+$T 细胞数量明显下降,原因为大量趋化至感染部位,而非新冠病毒对 T 细胞造成的损伤。重症患者 CD4$^+$T 细胞 /CD8$^+$T 细胞比值高于轻症患者,说明重症患者外周血 CD8$^+$T 细胞损失更严重,这也验证了 CD8$^+$T 细胞在病毒感染中的重要作用。同时,CD4$^+$T 细胞在病毒感染后可活化分泌 IL-2、IFN-γ 等多种细胞因子,从而增加 CD8$^+$T 细胞和单核巨噬系统清除病毒的能力。

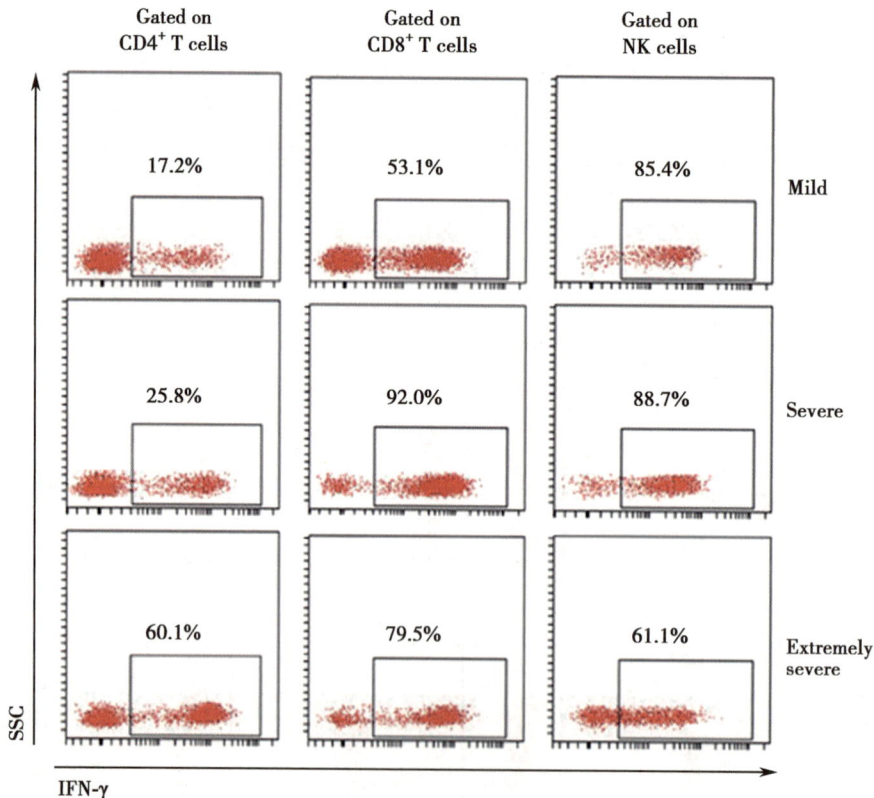

图 9-4-2　IFN-γ 合成能力

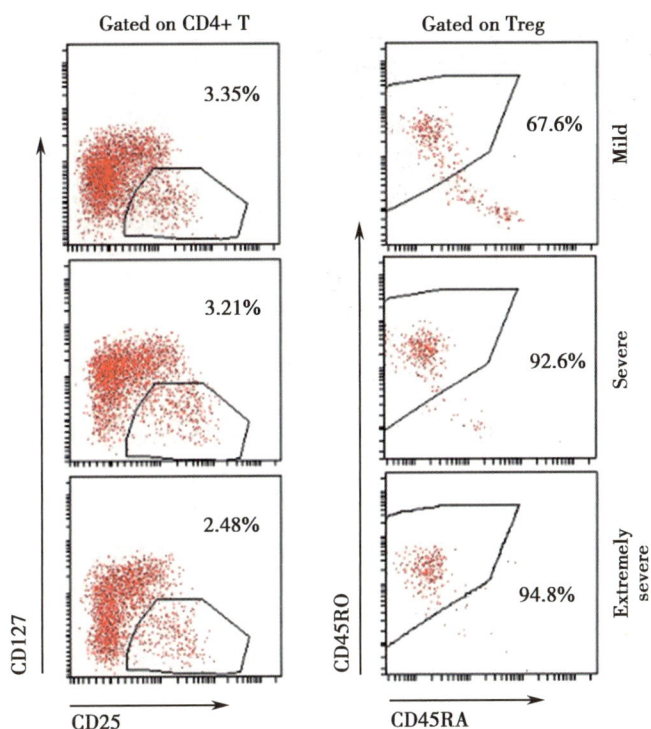

图 9-4-3　调节 T 细胞

在预后良好的患者中,T 细胞活化以及清除病毒之后,在外周血中的数量会逐渐回升,功能也会由亢进恢复到静息状态。然而,随着发病时间的延长,预后不良患者中晚期可发生免疫过度亢进,引起细胞因子风暴发生,以及最终发展为免疫无能状态。例如,老年人群 CD8[+]T 细胞数量普遍低于青年人群,如果不能在感染初期清除病毒,会导致 CD4[+]T 细胞持续活化,从而诱发非经典致炎性单核细胞分化,释放大量 IL-6,引起细胞因子风暴发生。炎性细胞因子释放最终抑制淋巴细胞功能并诱导其凋亡。因此,预后不良患者晚期阶段 T 细胞表现为明显的抑制和无能状态,数量和功能均呈耗竭表现。

(2)体液免疫:浆细胞早期分化并产生病毒特异性抗体是清除病毒的另一关键。总体来说,新型冠状病毒特异性抗体产生规律和其他病毒感染相似。患者大致在发病后 1 周即可在外周血中检测到新冠特异性 IgM,发病 1 个月后 IgM 抗体浓度达到峰值,然后逐渐下降转为阴性。新冠特异性 IgG 抗体在发病 2 周后逐渐出现阳性,可以在体内存在数年以上。关于新冠特异性 IgG 能在体内维持多长时间,有研究表明 90% 以上新冠康复者 1 年后病毒特异性中和抗体仍持续存在,只是中和抗体滴度相比发病时已明显降低。另外,浆细胞早期分化障碍可能是新冠感染者发展为重症的原因之一。研究表明,预后良好的新冠患者在发病早期(发病 10 天内),典型新冠患者外周血浆细胞流式结果见图 9-4-4。

(3)天然免疫:天然免疫细胞中,例如 NK 细胞及树突状细胞(DC),在预后良好的新冠患者中不管是数量还是功能均能维持在较好水平。然而,预后不良新冠患者 NK 及 DC 细胞数量从发病早期开始,一直呈下降趋势。说明天然免疫系统功能低下,也是反映患者预后不良的标志物。

此外,不同预后患者单核细胞变化明显不同。预后良好患者单核细胞的数量可以维持在一定水平,其功能标志物 HLA-DR、CD54 等表达处于较高水平。预后不良患者在发病中期和晚期单核细胞活化及黏附功能逐渐降低(图 9-4-5)。单核细胞 HLA-DR 表达降低在用于预测患者死亡时较为准确。以上说明天然免疫系统功能也是决定新冠患者预后的重要指标(图 9-4-6)。

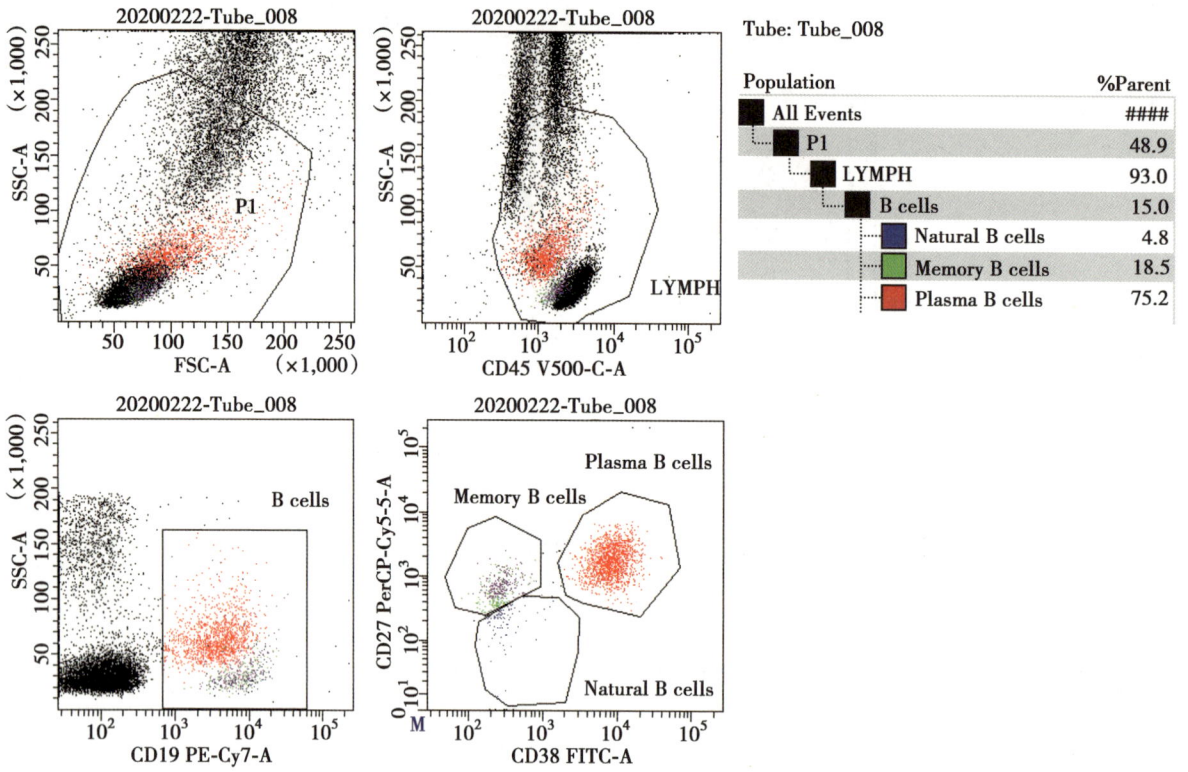

图 9-4-4　典型新冠患者外周血浆细胞流式圈门

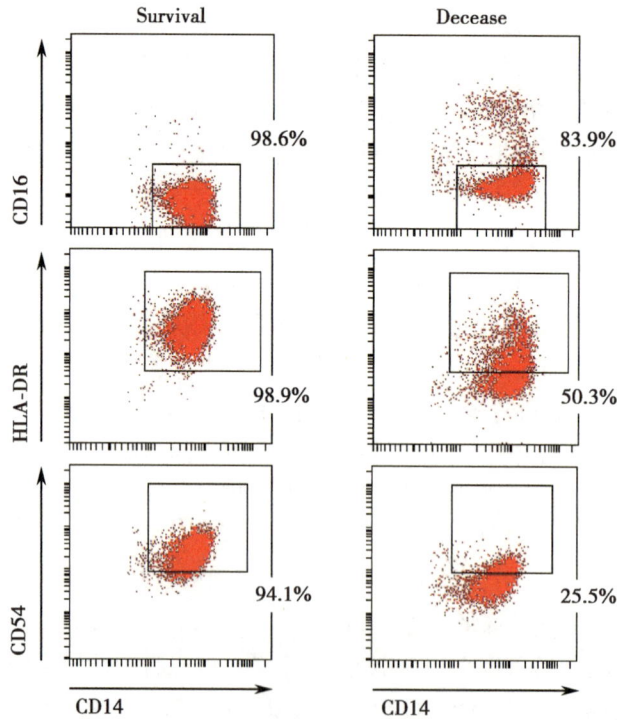

图 9-4-5　典型新冠患者外周血单核细胞表型变化

免疫状态　计数↓，HLA-DR↑，CD45RO↑，IFN-γ producing ability↑CD4
　　　　　计数↓，HLA-DR↑，IFN-γ producing ability↑CD8
　　　　　计数↓ NK　计数↓，HLA-DR↓ M

存活者　死亡者

亢进

Memory B↓，Plasma cells↑ B
计数↓ DC

CD4 计数↑，HLA-DR↑
B Memory B↑，Plasma cells↓
M 计数↑
CD54↑
DC 计数↑，CD86↑

CD4计数↑ CD8 计数↑
M 计数↑，CD54↑
B Memory B↑ NK 计数↑
DC 计数↑，CD86↑

正常

CD4
CD8 M
B
DC

15　　　　　20　　　　　25　　　　　30

发病时间（天）

CD4
CD8 M
B
DC

低下

CD4 计数↓，HLA-DR↓，IFN-γ producing ability↓，CD28↑
CD8 计数↓，IFN-γ producing ability↓，CD28↑
M 计数↓，HLA-DR↓，CD54↓
NK Count↓ DC 计数↓

无能

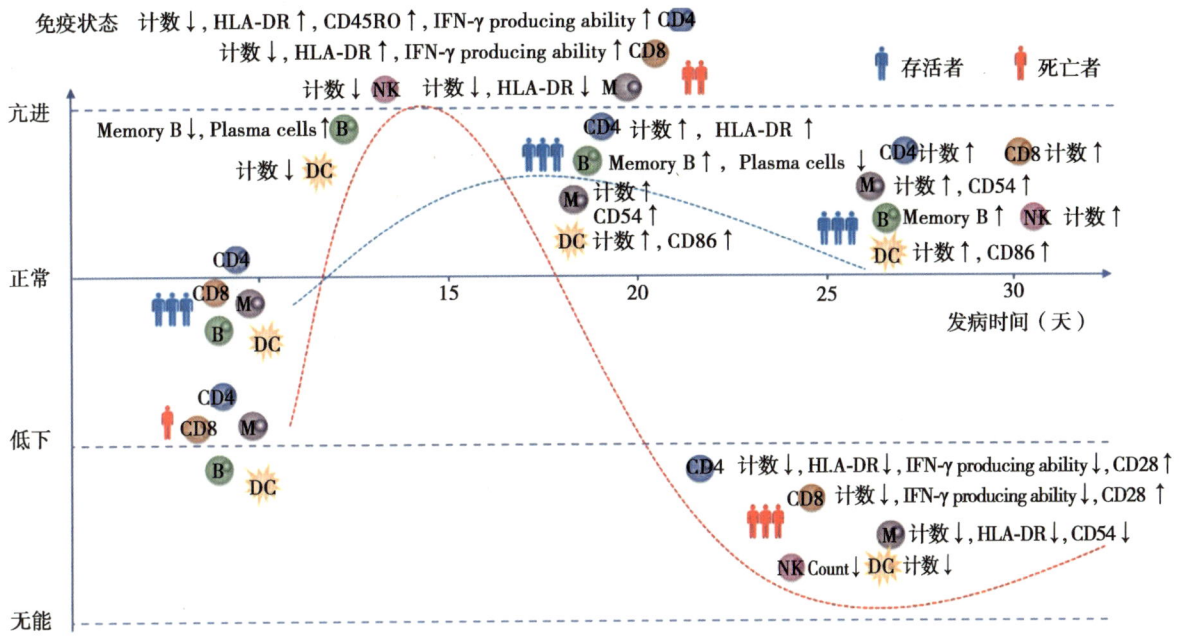

图 9-4-6　不同预后新冠患者宿主免疫变化模式图

摘自 Wang Feng，Hou Hongyan，Yao Yin. Systemically comparing host immunity between survived and deceased COVID-19 patients. Cell Mol Immunol，2020，17（8）：875-877.

3. 临床问题 3

基于不同预后新冠患者免疫特点，能否为临床治疗方案和药物的选择提供帮助？

明确不同预后新冠患者免疫变化特点之后，可以为临床治疗方案和药物选择提供有力的帮助。

（1）激素

- 轻症患者没有必要使用激素，使用反而会延长病毒清除时间，产生有害效果。
- 重症患者发病中期 CD4+T 细胞数量减少但持续过度活化，是激素使用的最佳时期。
- 重症患者发病早期和晚期都不适合使用，原因为早期阶段炎性反应可控，使用激素会延长病毒清除时间；晚期患者呈严重的免疫抑制状态，使用激素会加重免疫抑制导致病情恶化。

（2）IVIG（静脉注射免疫球蛋白）：轻症患者没有必要使用，免疫系统可以清除病毒。重症患者中晚期时，免疫功能持续降低，为了减少合并感染的发生，可以考虑使用 IVIG 提高免疫功能。

（3）CRRT（连续性肾脏替代治疗）：重症患者在细胞因子风暴发生时使用 CRRT 治疗对患者有益，但可能单次使用效果欠佳。

（4）抗生素：轻症患者没有必要使用抗生素，静待宿主免疫清除病毒即可。重症患者进展到中晚期时，逐渐进入免疫抑制状态，此时可以考虑使用抗生素预防细菌或真菌感染发生。

疾病诊断思路及小结：

宿主免疫状态综合评估在新冠肺炎中发挥重要作用，不仅可以对患者的诊断提供帮助，还有利于明确疾病的发展方向和预后，也为治疗方案的选择提供有力的证据。

（汪　峰）

参考文献

1. 中华人民共和国国家卫生健康委员会. 艾滋病和艾滋病病毒感染诊断标准: WS 293—2019, 2019.

2. 中华医学会感染病学分会艾滋病丙型肝炎学组, 中国疾病预防控制中心. 中国艾滋病诊疗指南 (2021 年版). 协和医学杂志, 2022, 13 (2): 203-226.

3. 中国疾病预防控制中心. 全国艾滋病检测技术规范 (2020 年修订版), 2020.

4. Manabe YC, Campbell JD, Sydnor E, et al. Immune reconstitution inflammatory syndrome: risk factors and treatment implications. J Acquir Immune Defic Syndr, 2007, 46: 456-462.

5. Novak RM, Richardson JT, Buchacz K, et al. Immune reconstitution inflammatory syndrome: incidence and implications for mortality. AIDS, 2012, 26: 721-730.

6. Müller M, Wandel S, Colebunders R, et al. Immune reconstitution inflammatory syndrome in patients starting antiretroviral therapy for HIV infection: a systematic review and meta-analysis. Lancet Infect Dis, 2010, 10: 251-261.

7. Barber DL, Andrade BB, Sereti I, et al. Immune reconstitution inflammatory syndrome: the trouble with immunity when you had none. Nat Rev Microbiol, 2012, 10: 150-156.

8. Antonelli LRV, Mahnke Y, Hodge JN, et al. Elevated frequencies of highly activated CD4$^+$T cells in HIV$^+$patients developing immune reconstitution inflammatory syndrome. Blood, 2010, 116: 3818-3827.

9. Chakaya J, Khan M, Ntoumi F. Global Tuberculosis Report 2020-Reflections on the Global TB burden, treatment and prevention efforts. INTERNATIONAL J Infect Dis, 2021, 113: S7-S12.

10. Gao L, Bai LQ, Liu JM. Annual risk of tuberculosis infection in rural China: a population-based prospective study. European Respiratory Journal, 2016, 48 (1): 168-178.

11. 中华人民共和国国家卫生和计划生育委员会. 肺结核诊断: WS 288—2017, 2017.

12. Qiu Z, Zhang M, Chen X. Multifunctional CD4 T Cell Responses in Patients with Active Tuberculosis. Multifunctional CD4 T Cell Responses in Patients with Active Tuberculosis. Sci Rep, 2012, 2: 216.

13. Zhang M, Wang Z, Chen X. B cell infiltration is associated with the increased IL-17 and IL-22 expression in the lungs of patients with tuberculosis. Cell Immunol, 2011, 270 (2): 217-223.

14. Zhang M, Zeng G, Chen X. Anti-tuberculosis treatment enhances the production of IL-22 through reducing the frequencies of regulatory B cell. Tuberculosis, 2014, 94 (3): 238-244.

15. Zhang M, Wang H, Chen X. Diagnosis of Latent Tuberculosis Infection in BCG-Vaccinated subjects in China by Interferon-γ Elispot Assay. Int J Tuberc Lung Dis, 2010, 14 (12): 1556-1563.

16. Zhang M, Zheng X, Chen X. CD19+CD1d+CD5$^+$B Cell Frequencies Are Increased in Patients with Tuberculosis and Suppress Th17 Responses. Cell Immunol, 2012, 274 (1-2): 89-97.

17. Chen X, Zhang M, Zhou B. Reduced Th17 Response in Patients with Tuberculosis Correlate with IL-6R Expression on CD4$^+$T Cells. Am J Respir Crit Care Med, 2010, 181 (7): 734-742.

18. Yang Q, Xu Q, Chen Q. Discriminating Active Tuberculosis from Latent Tuberculosis Infection by flow cytometric measurement of CD161-expressing T cells. Sci Rep, 2015, 5: 17918.

19. 张惠华, 陈骑, 陈心春, 等. 基于 CD161 的深度学习网络在活动性肺结核临床诊断中的应用. 生物医学转化杂志, 2021, 2 (2): 96-103.

20. Fleischmann C, Scherag A, Adhikari NK, et al. Assessment of Global Incidence and Mortality of Hospital-treated Sepsis. Current Estimates and Limitations. Am J Respir Crit Care Med, 2016, 193 (3): 259-272.

21. Xie J, Wang H, Kang Y, et al. The Epidemiology of Sepsis in Chinese ICUs: A National Cross-Sectional Survey. Crit Care Med, 2020, 48 (3): e209-e218.

22. 中国医疗保健国际交流促进会急诊医学分会, 中华医学会急诊医学分会, 中国医师协会急诊医师分会, 等. 中国脓毒症早期预防与阻断急诊专家共识. 实用休克杂志 (中英文), 2020, 4 (3): 168-177, 185.

23. 中国研究型医院学会休克与脓毒症专业委员会, 中国人民解放军重症医学专业委员会, 重症免疫研究协作组. 脓毒症免疫抑制诊治专家共识. 中华危重病急救医学, 2020 (11): 1281-1289.

24. 吴智慧, 郑洁, 黄伟, 等. 血清白细胞介素-6 对感染相关脓毒症患者病情的评估效果. 中华医院感染学杂志, 2019, 29

(17): 2580-2583.

25. Ma L, Zhang H, Yin YL, et al. Role of interleukin-6 to differentiate sepsis from non-infectious systemic inflammatory response syndrome. Cytokine, 2016 (88): 126-135.

26. Gouel-Cheron A, Allaouchiche B, Guignant C, et al. Early interleukin-6 and slope of monocyte human leukocyte antigen-DR: a powerful association to predict the development of sepsis after major trauma. PLoS One, 2012, 7 (3): e33095.

27. Mat-Nor MB, Md Ralib A, Abdulah NZ, et al. The diagnostic ability of procalcitonin and interleukin-6 to differentiate infectious from noninfectious systemic inflammatory response syndrome and to predict mortality. J Crit Care, 2016, 33: 245-251.

28. Jekarl DW, Lee SY, Lee J, et al. Procalcitonin as a diagnostic marker and IL-6 as a prognostic marker for sepsis. Diagn Microbiol Infect Dis, 2013, 75 (4): 342-347.

29. Singer M, Deutschman CS, Seymour CW, et al. The Third International Consensus Definitions for Sepsis and Septic Shock (Sepsis-3). JAMA, 2016, 315 (8): 801-810.

30. Monneret G, Lepape A, Voirin N, et al. Persisting low monocyte human leukocyte antigen-DR expression predicts mortality in septic shock. Intensive Care Med, 2006, 32 (8): 1175-1183.

31. Winkler MS, Rissiek A, Priefler M, et al. Human leucocyte antigen (HLA-DR) gene expression is reduced in sepsis and correlates with impaired TNFα response: a diagnostic tool for immunosuppression. PLoS One, 2017, 12 (8): e0182427.

32. Zorio V, Venet F, Delwarde B, et al. Assessment of sepsis-induced immunosuppression at ICU discharge and 6 months after ICU discharge. Ann Intensive Care, 2017, 7 (1): 80.

33. WHO. WHO Coronavirus Disease (COVID-19) Dashboard (2022).(2022-11-8)[2024-6-1]. https://covid19. who. int.

34. 国家卫生健康委员会. 新型冠状病毒肺炎诊疗方案 (试行第七版).(2020-3-3)[2024-7-5]. http://www. nhc. gov. cn/yzygj/s7653p/202003/46c9294a7df4cef80dc7f5912eb1989/files/ce3e6945832a438eaae415350a8ce964. pdf.

35. Feng W, Hou HY, Ying L, et al. The laboratory tests and host immunity of COVID-19 patients with different severity of illness. JCI Insight, 2020, 5 (10): 137799.

36. Feng Wang, Hou HY, Yin Y, et al. Systemically comparing host immunity between survived and deceased COVID-19 patients. Cell Mol Immunol, 2020, 17 (8): 875-877.

37. Hou HY, Zhang YD, Tang GX, et al. Immunologic memory to SARS-CoV-2 in convalescent COVID-19 patients at 1 year postinfection. J Allergy Clin Immunol, 2021, 148 (6): 1481-1492.

第十章

流式细胞术在实体肿瘤诊疗中的应用

第一节 DNA 倍体检测

DNA 倍体(DNA ploidy)是指一个体细胞含有的染色体组数量。正常人静止期体细胞含有 2 个染色体组,为二倍体细胞;生殖细胞如卵子和精子,只有 1 个染色体组,为单倍体细胞;在细胞有丝分裂过程中,DNA 含量随着细胞增殖周期不同时项而发生改变,含量增加 1 倍,由二倍体细胞变成四倍体细胞。当细胞发生癌变或具有恶性增殖的癌前病变时,伴随着 DNA 结构和含量发生改变,称为 DNA 倍体异常,如出现非整倍体、超四倍体细胞等。利用流式细胞术检测细胞的 DNA 倍体,实际上是检测细胞的 DNA 含量和细胞周期,有助于肿瘤的诊断与鉴别诊断、预后判断、疗效评估和个体化治疗方案的决策(图 10-1-1)。

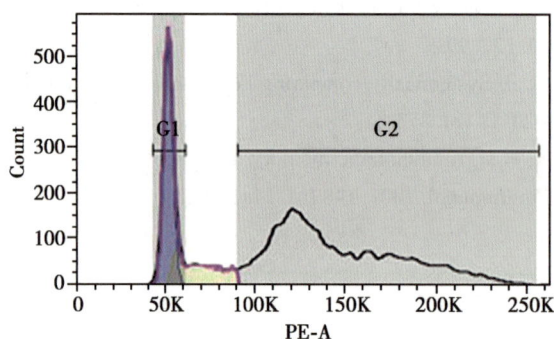

图 10-1-1　肿瘤细胞的细胞周期流式细胞术检测结果

(一)经典病例

患者,女,49 岁,因"间断腹痛"入院。患者无明显诱因出现右下腹轻微阵发性疼痛,伴腹胀、食欲减退,进食后出现腹痛、腹胀加重。既往史:胸膜型肺腺癌,行免疫联合靶向治疗 21 周期。查体:腹部平坦,无腹壁静脉曲张,腹部稍韧,伴压痛、反跳痛,腹部无包块;肝脏、脾脏肋下未触及;Murphy 征阴性,肾区无叩击痛,无移动性浊音,肠鸣音未见异常,4 次 /min。辅助检查:B 超示,腹腔少量积液;PET-CT、全腹增强 CT、腹部 MRI 均表示腹膜弥漫性增厚,未见明显腹膜及盆腔转移证据。行腹腔镜下腹膜活检、探查,腹、盆腔见大量淡红色腹水,量约 2 000ml;膈下、横结肠系膜、小肠系膜、盆腔见多处成片白色结节,最大者约 5mm 大小,触之易出血;部分腹壁可见淡黄色脓苔,肝脏、胆囊、小肠、结肠、脾脏等未见异常。腹水实验室检查:腹水常规结果显示,浓茶色,浑浊,Rivalta 试验阳性,白细胞计数 79/μl,单个核细胞 53.1%,多个核细胞 46.9%;腹水生化结果显示,葡萄糖(GLU)2.80mmol/L,乳酸脱氢酶(LDH)469U/L,总蛋白(TP)43.9g/L,腺苷脱氨酶 8.6U/L;腹水培养结果阴性。血清 LDH 188U/L,血清总蛋白(TP)61.1g/L。

姓名：	病历号：××××××	临床诊断：	标本种类：EDTA-K2 抗凝
性别：	科别：内科	申请医生：	标本编号：××××××
年龄：	病房：××病房	备注：	采集时间：××××××

No.	检验项目	结果	参考区间	单位
1	G0/G1 期细胞百分数（G0/G1）	22.9	76.03~100	%
2	S 期细胞百分数（SPF）	11.1	0~8.43	%
3	G2/M 期细胞百分数（G2/M）	0	0~12.03	%
4	DNA 指数（DI）	1.04	0.90~1.10	—
5	异倍体率（HR）	65.7	0	%

接收者：	接收时间：××××××	审核者：	审核时间：××××××
检验者：	检验时间：××××××	检验实验室：××医院检验科流式细胞室	

（二）临床问题及诊断思路

1. 临床问题 1

根据患者的病史、临床表现、实验室检查和其他辅助检查结果，该患者是否发生了腹膜癌转移？

诊断思路

腹膜癌转移的主要诊断依据：①患者有腹腔器官或其他部位的癌症史；②腹水、贫血和体重下降的临床症状；③实验室检查和影像学检查支持转移癌的诊断。诊断腹膜转移癌的主要依靠 B 超、CT、腹水细胞学检查，确诊须经剖腹探查腹膜活检。

患者原发病为肺腺癌，出现腹水、腹胀、腹痛、贫血和体重下降等腹膜转移癌的主要临床症状。腹水是腹部转移性肿瘤最常见和最早的临床症状，腹水量通常很小，这与肝硬化、结核性腹膜炎和肾病患者大量腹水引起的严重腹胀不同。但如果伴有门静脉转移或肝转移性肝衰竭，也可能表现为大量腹水。腹膜癌转移患者腹水因常伴有肿瘤坏死和出血，因此血性腹水多见。腹膜癌转移导致的腹水多为血性，量常不大，为渗出液。该患者腹水浓茶色，浑浊，Rivalta 试验阳性，白细胞计数 79/μl，腹水 TP 43.9g/L，腹水 TP/血清 TP<1，腹水 LDH 469U/L，腹水 LDH/血清 LDH>1，提示该患者腹水为渗出液。腹部肿块视肿瘤转移和生长情况而定，早期转移肿瘤较小，影像学难以查出病灶。此时需抽取腹水反复行脱落细胞检查以进一步明确诊断，有条件者可行腹腔镜检查或尽早行剖腹探查，以便早期诊断和早期治疗。该患者属于腹膜癌转移早期，影像学检查未见明显腹膜及盆腔转移证据，腹腔镜探查膈下、横结肠系膜、小肠系膜、盆腔见多处成片白色结节，并结合实验室检查结果，考虑肺癌并腹膜转移可能性大。由于可疑病灶太小，不适合取组织进行活检，需进行脱落细胞检查以进一步明确诊断。

2. 临床问题 2

为进一步明确诊断，抽取腹水进行脱落细胞 DNA 倍体分析和形态学检查。DNA 倍体分析在良恶性胸腹水鉴别诊断中的价值是什么？

诊断思路 1

腹腔积液或腹腔灌洗液细胞学检查是目前诊断腹腔内游离肿瘤细胞的"金标准"。恶性肿瘤细胞具有不可抑制的克隆性增殖的特征,这导致细胞核内 DNA 含量显著高于正常增殖分裂期细胞,通常表现为非整倍体或多倍体,且这种改变要早于细胞形态学改变。该患者 G0/G1 期细胞百分数显著下降,S 期细胞百分数,出现异倍体,占比 65.7%,可诊断为癌性腹水。

诊断思路 2

腹水脱落细胞 DNA 倍体检测和形态学检查的优缺点。脱落细胞形态学检查是腹水良恶性诊断的一种常用检测手段,根据细胞出现大核、深染、粗颗粒及核形状不规则等形态变化诊断癌细胞。但是形态学检查具有主观性,依赖经验丰富的病理医师,对于反应性增生的间皮细胞、良恶性间皮瘤及腺癌之间的鉴别仍然存在一定困难。DNA 倍体分析能直接检测细胞的 DNA 含量,通过量化的指标进行统计学分析,排除人为主观因素影响,具有较高的敏感度与诊断准确率等优势,还能早于形态学改变之前做出判断以及检测无异常增生的风险病损等,但不能明确肿瘤性质及分化程度。因此 DNA 倍体分析在良恶性胸腹水的鉴别诊断上尤其是临床高度可疑而病理无法判定时,可作为诊断的重要参考和补充。

知识点

DNA 指数(DNA index,DI)

DNA 含量一般用 DNA 指数来表示,其计算公式是:DI=(标本 G0/G1 期细胞峰的平均荧光强度)/(正常二倍体细胞对照 G0/G1 期细胞峰的平均荧光强度)。根据公式,二倍体细胞的理论 DI 值为 1.0,四倍体的理论 DI 值为 2.0。但是实际的检测值存在一定的变异系数,公认的 CV 值是 5%,因此根据以下标准进行判定。

1. 二倍体:DI=1.00 ± 2CV=1.00 ± 0.10=0.90~1.10。
2. 近二倍体:DI=1.00 ± 0.15=0.85~1.15。
3. 四倍体:DI-2.00 ± 0.10=1.90~2.10。
4. 多倍体:DI>2.10(注意这里所说的多倍体是指四倍体以上的倍体)。
5. 非整倍体:DI<0.85 或 1.15<DI<1.90。

近二倍体、四倍体、多倍体和非整倍体均计算在异倍体内,用异倍体率表示。DI 小于 1 的细胞统称亚二倍体细胞,将 DI 大于 1 的细胞统称为超二倍体。

3. 临床问题 3

流式细胞术进行 DNA 倍体检测的基本原理是什么?

诊断思路 1

应用流式细胞术检测 DNA 倍体实际上是检测细胞的 DNA 含量和细胞周期。利用某些荧光染料(如 PI 等)与细胞核内 DNA 特异性结合,结合的荧光染料量与 DNA 的含量成正比,流式细胞仪通过检测细胞的荧光强度对 DNA 含量进行测定。处于细胞周期不同时期的细胞 DNA 含量不同,如图(横坐标为细胞的荧光强度,纵坐标为细胞数量),根据荧光强度将细胞群分出三个峰,分别对应处于 G0/G1 期、S 期和 G2/M 期的细胞,这也是检测细胞周期的原理(图 10-1-2)。利用专门的分析软件便可计算出 DNA 指数,判断细胞 DNA 倍体情况。

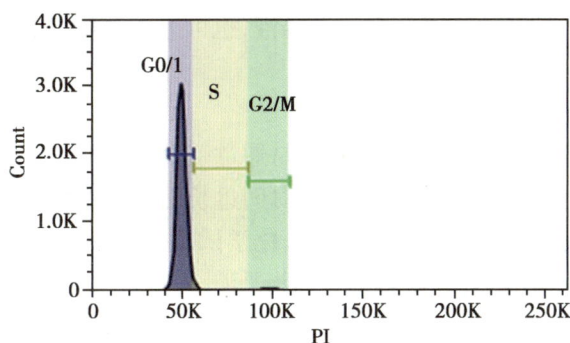

图 10-1-2　细胞周期流式细胞术检测结果

> ### 知识点
>
> #### 细胞周期（cell cycle）
>
> 　　细胞周期是指真核细胞从一次有丝分裂完成开始到下一次有丝分裂结束所经历的全过程，分为分裂间期（intermitosis）与分裂期（mitisis）两个阶段。分裂间期是细胞为完成有丝分裂而进行物质准备和积累的阶段，分裂期则是细胞增殖的实施过程。分裂间期包括 G1 期（gap1）、S 期（synthesis phase）和 G2 期（gap2）三个阶段，一个完整的细胞周期为：G1 期→S 期→G2 期→M 期。
>
> 　　G1 期，又称 DNA 合成前期，是有丝分裂完成后形成的子细胞或处于静止状态的细胞接收到分裂信号开始到 DNA 复制开始前的过程。此时，细胞 DNA 的含量无变化，为二倍体细胞。
>
> 　　S 期，又称 DNA 合成期。此时 DNA 开始复制，含量逐渐增加，是细胞从二倍体向四倍体转变的过程。
>
> 　　G2 期，又称 DNA 合成后期，是指 DNA 复制结束到开始有丝分裂之间的间隙期。此时中心粒复制完成，细胞为四倍体。
>
> 　　M 期，即细胞分裂期，共经历前期、中期、后期和末期四个阶段，最终细胞分裂成两个子细胞。M 期细胞并没有完成分裂，仍然是四倍体。
>
> 　　G0 期是第一次细胞分裂完成后进入第二次分裂开始前的阶段。细胞处于静止状态，其细胞 DNA 含量较为稳定，为二倍体，又称静止期细胞。

诊断思路 2

　　DNA 倍体检测常用的荧光染料主要分为两类，一种是嵌入式，即选择性地定量嵌入核酸（DNA、RNA）双螺旋的碱基之间，如碘化丙啶（PI）、溴化乙锭（EtBr）；另一种是非嵌入式，即以非嵌入方式特异性地与 DNA 链上某碱基对结合，如 DAPI（4'6- 二脒基二苯基吲哚）、Hoechst 系列、普卡霉素等。目前最常采用的荧光染料是 PI，PI 不透膜，不能直接进入活细胞内部，因此染色前需要用乙醇对活细胞进行固定，增强膜通透性。PI 染色液中通常加入 RNA 酶，以降解细胞内的 RNA，消除 RNA 对结果的干扰。在 488nm 激发光照射下，PI 发出 610~620nm 的橙色荧光。

4. 临床问题 4

　　组织标本可以进行 DNA 倍体检测吗？

　　流式细胞术检测对标本的基本要求是单细胞悬液，常用的临床的标本包括血液、骨髓和体液等，新鲜的实体组织和石蜡包埋组织如制备出单细胞悬液,也可进行 DNA 倍体检测。

诊断思路 1

组织标本的单细胞悬液制备。新鲜实体组织是通过手术或活检方法采取的样本,此样本应及时进行适当的保存处理,以避免由于室温过高、放置时间过长而造成组织自溶现象的发生,影响检测结果。常用的单细胞制备方法有:酶消化法、机械法、化学试剂处理法等。石蜡包埋组织需要经过切片和脱蜡处理,再选择合适的蛋白酶处理获得单个细胞悬液。

诊断思路 2

血液、骨髓和体液标本已经是单细胞悬液,标本的处理主要是去除红细胞及浓缩有核细胞。一般细胞浓度在 $(5\sim10)\times10^9/L$ 为宜。

5. 临床问题 5

实验室如何保障该结果的准确性?

诊断思路 1

标本的采集和运输

(1)血液、骨髓标本:静脉采集 2.0~2.5ml,EDTA-K2 抗凝。

(2)胸腔积液,腹水标本:采集量一般为 20~30ml,EDTA-K2 抗凝。

(3)新鲜组织标本:采集组织块 0.5cm×0.5cm 大小,盛于含有 RPM1640 细胞培养液得到清洁无菌小瓶中送检。

(4)正常二倍体细胞对照:可以使用鸡红细胞或鸟类红细胞,也采用正常人淋巴细胞作为对照。因取材方便,一般采用体检正常人的新鲜血常规标本。

诊断思路 2

单细胞悬液制备

(1)全血标本以及血性胸腹水需要溶血处理,以去除红细胞。

(2)一般制备好的单细胞悬液单细胞含量在 70%~80% 以上,如果细胞黏附体较多,将影响细胞周期和倍体分析。

(3)上样时,样品细胞浓度控制在 $(5\sim10)\times10^9/L$ 为宜,细胞浓度过高时需要进行适当稀释,细胞浓度过低时需要重新富集处理。

(4)上机前,应用 200 目滤网过滤标本,以免存在细胞团堵塞机器。

(5)如不能及时检测,可将细胞加入 70% 的预冷乙醇,冰箱 4℃固定备检。

诊断思路 3

流式细胞仪的校准

(1)流式细胞仪校准和设置。用标准荧光微球校准流式细胞仪的散射光及荧光的灵敏度等,阈值建议设为检测的荧光通道。

(2)用标准微球调整荧光变异值。检测荧光通道的线性荧光 CV<2%,提示仪器处于较好的工作状态。

(3)利用 FL-W 和 FL-A 去除粘连的细胞,对照细胞 CV<5%,一般为 3% 左右,CV>5% 提示标本处理或仪器状态不佳。正常二倍体细胞对照测定 CV>8% 时,结果无效。

DNA 倍体检测在肿瘤检测中有哪些临床应用？

利用流式细胞术分析肿瘤细胞的细胞周期和 DNA 倍体，具有快速、客观、特异性高、敏感性好的特点，对肿瘤早期诊断、鉴别诊断、药物的选择、疗效和预后的评估具有重要价值。

诊断思路 1

肿瘤的早期诊断和鉴别诊断。恶性肿瘤的早期诊断是提高治愈率和生存率的关键，良、恶性肿瘤的鉴别诊断对于确定临床治疗方案起决定作用。非整倍体或多倍体核型是癌细胞最常见的特征之一，细胞癌变过程中常伴随 DNA 含量的改变，良性肿瘤主要表现为 DNA 四倍体增多，而恶性肿瘤则表现为 DNA 非整倍体增多。所有良性病变都是二倍体，或仅出现少量的 DNA 倍体异常细胞。因此检测 DNA 含量，尤其是 DNA 异倍体，有助于肿瘤的早期诊断和鉴别诊断。

DNA 倍体检测诊断肿瘤的标准如下：

（1）出现非整倍体细胞峰，诊断为恶性肿瘤。

（2）无明显的非整倍体细胞峰，但出现一个突出的四倍体细胞峰，超二倍体细胞（S 期细胞）大于 15%，且 G0/G1 期 CV 值大于 9%，诊断为恶性肿瘤。

（3）无明显的非整倍体细胞峰，四倍体细胞增多，超二倍体细胞比例小于 10%，诊断为良性肿瘤。

（4）无明显的非整倍体细胞峰，可见一个突出的四倍体细胞峰，超二倍体细胞在 10%~15%，且伴 G0/G1 期 CV 值增大，诊断为可疑癌。

肿瘤早期往往形态学检查无明显异常，DNA 倍体检查有助于肿瘤的早期诊断。淋巴瘤在病理形态学尚未出现明显异常时，其 DNA 倍体异常就已出现，多数可检测到非整倍体。DNA 倍体检测可测出异常细胞 DNA 含量的微小差别，比形态学更为敏感、客观，为早期淋巴瘤提供确切诊断信息。对于食管、胃、宫颈、结肠、鼻咽、口腔黏膜、子宫内膜等部位的癌前病变，非整倍体出现是癌前病变发生的一个重要指标，非整倍体出现率与癌变率及不典型增生的程度密切相关。检测癌前细胞 DNA 含量变化，预测癌变的发生，及时作出早期诊断。

交界性肿瘤形态学介于良、恶性之间，病理诊断标准不统一，难以鉴别，但其生物学行为有的是恶性，有的是良性。如果交界性肿瘤出现异倍体，已具有恶性特征，尽管病理形态学尚不能明确，也应视为恶性对待。

形态学表现为良性的肿瘤若出现非整倍体，提示有恶变的可能。某些肿瘤如甲状腺肿瘤，其形态学表现和生物学行为表现不一致，病理形态学表现为良性，但术后却易复发，甚至转移，复查组织切片发现相当一部分为低度恶性而非良性。甲状腺肿瘤常遇到诊断不一致的问题，导致延误有效的治疗。病理形态学表现为良性的甲状腺肿瘤，如 DNA 倍体检测发现 DNA 含量异常，提示正在向恶性转变，应按照恶性肿瘤处理。

对于病理形态学很难鉴别良恶性的肿瘤，DNA 含量可作为鉴别诊断的客观指标。某些间叶组织来源肿瘤的良恶性判断常用病理组织方法是通过有无细胞核分裂象和细胞核分裂象的多少来判定，但其标准很不统一，很难做出判断。分化较好的恶性肿瘤与良性肿瘤的鉴别更加困难。间叶组织来源的肿瘤如 DNA 含量高，出现异倍体，提示为恶性。

诊断思路 2

脱落细胞良恶性的鉴别诊断。肿瘤转移是肿瘤恶性进展的表现，是癌症相关死亡的最重要原因，胸腔、腹膜等部位的肿瘤转移最常见，常预示患者治疗效果及预后较差，因此鉴定癌症胸腔、腹膜的转移，对于后续的治疗具有重要意义。传统的脱落细胞学检查是筛选和诊断肿瘤的一种重要手段，利用流式细胞仪分析胸腔积液、腹水等体液中脱落细胞的细胞周期和 DNA 倍体,并据此判断脱落细胞中是否存在肿瘤细胞。

(1)良性胸腔积液、腹水,如结核性胸腔积液、腹水、其他细菌或病毒感染性腹水等,其 G0/G1 期细胞、G2/M 期细胞的比例基本正常,而 S 期细胞略有增加,但一般不超过 15%,DI 在 0.85~1.15。

(2)恶性胸腔积液、腹水,如肝癌肺癌胃癌等胸腔积液、腹水,其 G0/G1 期细胞明显减少,G2/M 期和 S 期细胞明显增加,且 S 期细胞往往在 15% 以上。同时 G0/G1 期细胞 CV% 明显增大,甚至出现各种异倍体峰。

诊断思路3

肿瘤患者的疗效监测。治疗有效时,G0/G1 期细胞逐渐增加,G2/M 期和 S 期细胞则逐渐减少,图形逐渐正常化。有明显异倍体的标本,可以见到异倍体细胞逐渐减少,甚至出现凋亡细胞且凋亡细胞峰比例逐渐增大。

诊断思路4

抗肿瘤治疗的药物选择。根据细胞周期增殖动力学,可以将抗肿瘤药分为细胞周期特异性药物和细胞周期非特异性药物。细胞周期特异性药物仅对增殖周期中处于某一期的主要细胞具有杀伤性,包括 S 期特异性药物(抗代谢药物)和 M 期特异性药物。前者如氨甲蝶呤、5- 氟尿嘧啶、阿糖胞苷、羟基脲等,后者如长春碱、长春新碱等。而非细胞周期特异性药物对增殖细胞各期及 G0 期细胞都具有杀伤性,毒副作用较大,如烷化剂、抗癌抗生素、铂类、激素类等。因此,通过细胞周期和 DNA 倍体检测,掌握瘤细胞细胞周期及 DNA 倍体信息,可以针对性地选择药物进行个体化治疗,尽量降低药物的毒副作用。

诊断思路5

肿瘤治疗的预后判断。一般 DNA 含量高且有非整倍体的肿瘤恶性程度高、复发率高、转移率高、预后差。而二倍体和近二倍体肿瘤的恶性程度较低,预后较好。另外,S 期细胞含量可以反映肿瘤的增殖情况,也可以用于肿瘤的恶性程度判断,一般 S 期细胞含量就越高,恶性程度也越高,患者预后越差。

(褚 帅)

第二节　实体肿瘤的预后相关性

癌症是高度复杂的疾病,肿瘤生长不仅有恶性细胞的过度增殖,同时伴随免疫系统的改变。免疫抑制和免疫逃逸在肿瘤的发生和发展中起着关键作用。肿瘤免疫治疗的目的是克服肿瘤的免疫逃逸机制,激活免疫细胞抗肿瘤功能。免疫检查点抑制剂已广泛应用于实体瘤抗肿瘤治疗,然而,免疫检查点抑制剂治疗仅对部分患者能够产生良好应答,且存在可能涉及多种器官的不良反应。因此,如何早期识别应答较好患者,预测免疫治疗疗效、肿瘤复发及免疫不良反应成为临床研究热点。

大量研究证实肿瘤微环境(TME)中的一些免疫学特征与患者的预后有关,但由于取材和肿瘤异质性等因素的存在,限制了临床应用的价值。近年来,越来越多的研究提示外周血免疫标志物与免疫治疗应答相关。通过分析实体肿瘤外周血淋巴细胞及其亚群数量和比例,评估患者系统免疫水平及免疫功能,有望预测免疫治疗疗效、肿瘤复发及免疫不良反应。外周血标志物有取材方便、动态、一致性好、成本低等优点,有着广泛的应用前景。构建全面准确的外周血免疫预测指标是目前主要的研究方向之一。

本节以接受治疗的一位食管癌患者为例,分析外周血淋巴细胞检测与肿瘤复发的相关性。

（一）经典病例

患者,男,70 岁,因"吞咽困难伴呛咳 2 周"入院。患者于 2020 年 4 月中旬无明显诱因出现吞咽困难,与外院行胸部 + 全腹部增强 CT、胃镜、活检病理。考虑为:中分化鳞状细胞癌。门诊拟"食管癌"收入院。经胃镜、病理、PET-CT 等检查,明确诊断:①食管胸上段恶性肿瘤（cT3N1M1,ⅣB 期）;②左侧额叶转移瘤。详见图 10-2-1。2020 年 5 月 20 日至 2020 年 9 月 20 日行 6 周期白蛋白紫杉醇联合顺铂方案化疗（一线治疗）,其间行食管病灶（66Gy/33F）及左侧额叶转移病灶放疗（50Gy/10F）。一线治疗后复查（图 10-2-2）提示食管病灶及脑转移病灶均缩小,疗效评价 PR（部分缓解）。

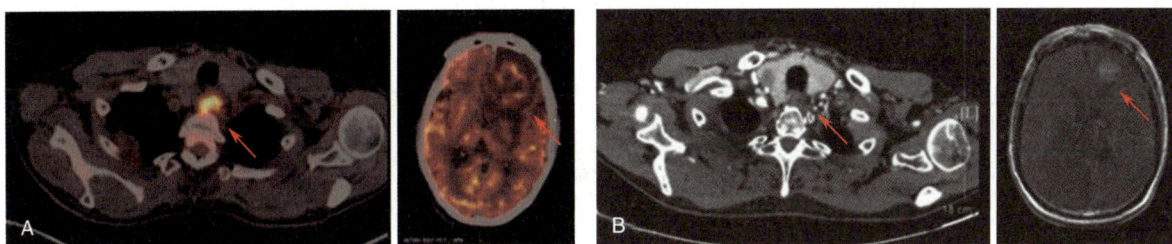

图 10-2-1　影像学诊断结果
A. 治疗前全身 PET-CT（2020 年 4 月 30 日）:胸上段食管高代谢病灶（左）、左侧额叶转移病灶（右）;
B. 初始治疗后食管病灶（左）、左侧额叶转移病灶（右）

首次复发:2021 年 9 月,患者复查（图 10-2-2）发现左额叶转移瘤病灶较前增大,右侧肾上腺新发转移瘤,考虑肿瘤复发。于 2021 年 9 月 16 日开始行 4 周期 PF 方案（顺铂 +5- 氟尿嘧啶）化疗,同期行肾上腺转移灶姑息放疗（51Gy/17F）。治疗期间（图 10-2-1）复查 CT 提示肾上腺转移病灶较前缩小。4 周期化疗后患者未行规律复查。

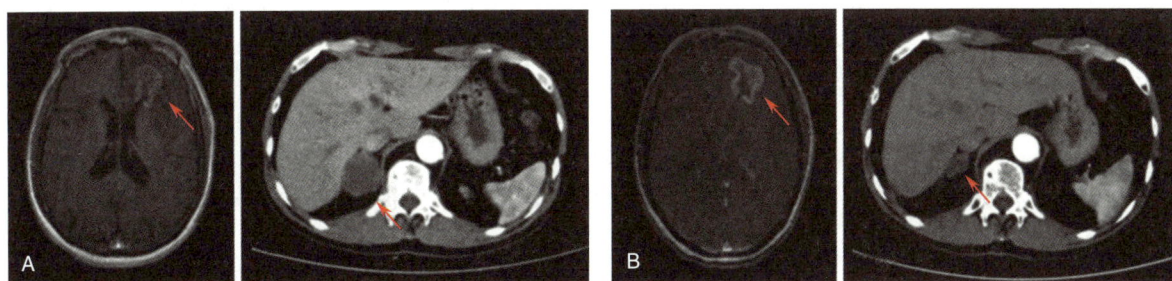

图 10-2-2　一线治疗后复查结果
A. 首次复发:左侧额叶转移病灶（左）、右侧肾上腺转移病灶（右）;
B. 复发治疗后左侧额叶转移病灶（左）、右侧肾上腺转移病灶（右）

再次复发:2022 年 11 月,患者因出现"声嘶、头胀"症状返院复查。复查头颅增强 MRI 及胸腹部 CT 示（图 10-2-3）左侧枕叶新发转移瘤,右侧膈肌、腹膜后淋巴结肿大,考虑淋巴结转移。考虑肿瘤再次复发,遂予卡培他滨 + 阿帕替尼 + 卡瑞利珠单抗治疗,左侧枕叶转移灶放疗（50Gy/10F）。放疗完成后患者返回当地医院继续上述方案系统治疗。

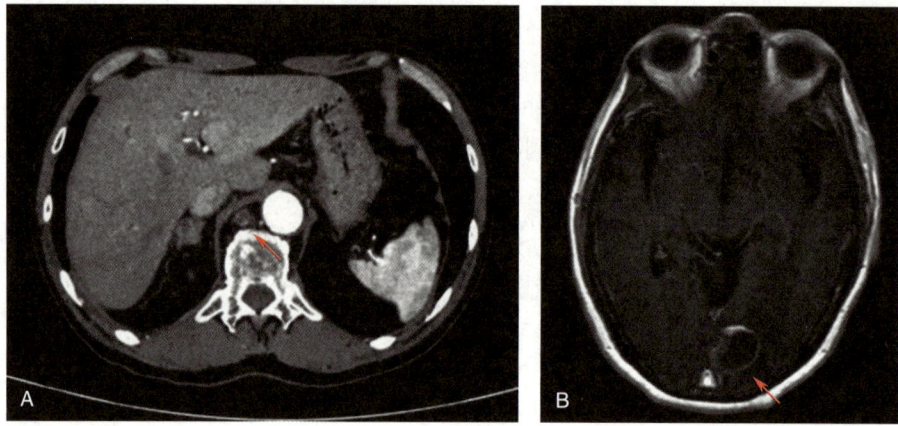

图 10-2-3　再次复发

A. 腹膜后淋巴结肿大；B. 左侧枕叶新发转移瘤

患者不同阶段外周血淋巴细胞亚群检测结果详见表 10-2-1。

表 10-2-1　不同阶段外周血淋巴细胞亚群检测结果

	初始治疗中	首次复发	再次复发	单位
检测日期	2020 年 7 月 8 日	2021 年 9 月 9 日	2022 年 11 月 22 日	
淋巴细胞计数	900	2 341	1 321	个 /μL
总 T 细胞绝对值 # CD3	731	1 110	675	个 /μL
总 T 细胞（百分比）CD3	81.2	47.4	51.1	%
CD4⁺T 细胞亚群 # CD3⁺CD4⁺	226	520	288	个 /μL
CD4⁺T 细胞亚群（百分比）CD3⁺CD4⁺	25.1	22.2	21.8	%
CD8⁺T 细胞亚群 # CD3⁺CD8⁺	439	543	369	个 /μL
CD8⁺T 细胞亚群（百分比）CD3⁺CD8⁺	48.8	23.3	27.9	%
T4/T8 比值 CD3⁺CD4⁺/CD3⁺CD8⁺	0.51	0.96	0.78	-
NK 绝对计数 # CD3⁻CD56⁺	140	375	353	个 /μL
NK（百分比）CD3⁻CD56⁺	15.5	16	26.7	%
B 细胞绝对计数 # CD3⁻CD19⁺	15	850	286.66	个 /μL
B 淋巴细胞（百分比）CD3⁻CD19⁺	1.7	36.3	21.7	%
辅助 T 细胞诱导亚群（百分比）CD4⁺CD45RO⁺	22.5	19.47	10.74	%
抑制 T 细胞诱导亚群（百分比）CD4⁺CD45RA⁺	2.2	3.31	10.71	%
杀伤 T 细胞亚群（百分比）CD8⁺CD28⁻	11.56	6.83	11.04	%
免疫抑制 T 细胞亚群（百分比）CD8⁺CD28⁻	38.64	17.11	17.33	%
调节 T 细胞（百分比）CD4⁺CD25⁺CD127⁻	13	18.38	22.31	%

（二）临床问题及诊断思路

? 1. 临床问题 1

根据患者的病史、临床表现、实验室检查和其他辅助检查结果，如何明确该患者诊断与分期？

? 诊断思路

食管癌典型临床表现表现为进行性吞咽困难，进食后哽咽感、异物感、烧灼感等，伴或不伴有胸骨后疼痛、反酸。该患者临床表现符合食管癌典型表现，并有呛咳，可能是侵犯喉返神经，导致患者出现声音嘶哑、咳嗽等症状。或由于肿瘤侵犯了气管或支气管，则有可能形成食管气管瘘或食管支气管瘘，导致患者吞咽的水或食物误入气管或支气管引发剧烈呛咳，甚至造成支气管和肺部感染。结合患者胸部 + 全腹部增强 CT、胃镜及病理检查，可明确食管癌诊断。

根据患者胃镜及病理检查显示：距门齿 16~21cm 见菜花样肿物生长，（食管）组织瘤细胞呈片巢状分布，核大深染，病理性核分裂象多见。提示为食管胸上段食管中分化鳞状细胞癌。

结合 PET-CT 结果，食管胸上段（约平颈 7~ 胸 1 椎体水平）块状高代谢病灶，考虑为食管癌病灶。该病灶呈全层浸润，为 T_3。纵隔内（3P 组）见 2 枚淋巴结增大，代谢增高，其余淋巴结代谢未见增高。因阳性淋巴结在 3 枚以下，为 N_1；左侧额叶占位性病变，边缘代谢轻度增高，中央呈放射性缺损，周围伴明显脑水肿，考虑为左侧额叶转移瘤，为 M_1。

综上，该患者明确诊断为：食管胸上段恶性肿瘤（$cT_3N_1M_1$，ⅣB 期）左侧额叶转移瘤。

附：食管癌 TNM 分期标准

T 分期分为：

Tis：高度不典型增生；

T_1：癌症侵犯黏膜固有层，黏膜肌层或黏膜下层，并被分为 T_{1a}（癌症侵犯黏膜固有层或黏膜肌层）和 T_{1b}（癌侵犯黏膜下层）；

T_2：癌侵犯固有肌层；

T_3：癌症侵犯外膜；

T_4：癌侵入局部结构并且被分类为 T_{4a}：癌侵入相邻结构例如胸膜，心包膜，奇静脉，膈肌或腹膜；T_{4b}：癌侵入主要相邻结构，例如主动脉，椎体或气管。

N 分类为：

N_0：无区域淋巴结转移；

N_1：涉及 1~2 个区域淋巴结转移；

N_2：涉及 3~6 个区域淋巴结转移；

N_3：涉及 7 个或以上区域淋巴结转移。

M 分类为：

M_0：无远处转移；

M_1：远处转移。

? 2. 临床问题 2

根据患者诊断、分期，如何选择治疗方案？

根据 2020 年晚期转移性食管鳞癌的一线治疗方案（表 10-2-2），患者的一线治疗方案为：氟尿嘧啶类（5-FU 或卡培他滨或替吉奥）+ 顺铂，但由于患者存在左侧额叶转移瘤。对于存在脑转移灶的晚期肿瘤患者，指南建议在全身系统治疗的基础上联合脑转移病灶的放疗。故选择Ⅱ级专家推荐：紫杉类 + 铂类联合食管病灶及左侧额叶转移病灶放疗。

表 10-2-2　晚期食管癌一线治疗指南

分层		Ⅰ级推荐	Ⅱ级推荐
鳞癌、HER-2 阴性腺癌	PS=0~2	氟尿嘧啶类(5-FU 或卡培他滨或替吉奥)+顺铂(1A 类证据) 氟尿嘧啶类+奥沙利铂(推荐腺癌,2A 类证据)三药联合方案(mDFC)适用于 PS 评分良好、可配合定期行毒副反应评估的患者(对食管腺癌和食管胃交界部腺癌,1A 类证据)	氟尿嘧啶类+伊立替康(2A 类证据) 紫杉醇类+铂类:紫杉醇/多西他赛+顺铂/奈达铂(推荐鳞癌,2A 类证据) 长春瑞滨+顺铂/奈达铂(推荐鳞癌,2A 类证据)

未切除脑转移瘤患者单纯进行立体定向放射手术(SRS)的适应证:推荐:对于 ECOG 评分为 0~2 且不超过 4 个完整脑转移瘤病灶的患者,建议采用 SRS(推荐强度:强;证据等级:高)。

3. 临床问题 3

如何从临床角度评价患者流式检测报告,以达到预测预后的效果?

患者再次复发较首次复发淋巴细胞计数、总 T 细胞绝对值 CD3、T4 细胞亚群 CD3$^+$CD4$^+$、T8 细胞亚群 CD3$^+$CD8$^+$、B 细胞绝对计数 CD3$^-$CD19$^+$、B 淋巴细胞百分比 CD3$^-$CD19$^+$%、辅助 T 细胞诱导亚群 % CD4CD45RO 明显下降。而抑制 T 细胞诱导亚群 CD4CD45RA、调节 T 细胞 /T4 细胞 CD4$^+$CD25$^+$CD127$^-$/T4 比值上升。

Th(CD3$^+$CD4$^+$)和 Tc(CD3$^+$CD8$^+$)细胞减少的肿瘤患者预后较差,而在 T 细胞中存在一类具有负性免疫调节作用的细胞,即调节性 T 细胞会造成细胞毒性淋巴细胞的缺乏,降低 CTL 细胞的肿瘤免疫功能。

4. 临床问题 4

淋巴细胞亚群为何可以预测肿瘤后续进展?

免疫系统的核心是免疫细胞,免疫细胞的核心是淋巴细胞。淋巴细胞可以分为 T 淋巴细胞(CD3$^+$)、B 淋巴细胞(CD3$^-$/CD19$^+$)、NK 细胞(CD3$^-$/CD16$^+$56$^+$),其中 T 淋巴细胞(CD3$^+$)是免疫大军,根据其功能状态可分为细胞毒 T 细胞(CD3$^+$CD8$^+$CD28$^+$)、抑制性 T 细胞(CD3$^+$CD8$^+$CD28$^-$)、调节 T/Treg(CD3$^+$CD4$^+$CD25$^+$CD127$^-$)、抑制 T 细胞诱导亚群(CD3$^+$CD4$^+$CD45RA$^+$)、辅助 T 细胞诱导亚群(CD3$^+$CD4$^+$CD45RO$^+$):根据表面重要标志可分为 CD3$^+$CD4$^+$T 细胞及 CD3$^+$CD8$^+$T 细胞亚群。

(刘童欣　王　玮)

第三节　实体肿瘤免疫治疗中的应用

免疫治疗为肿瘤治疗带来了革命性的进步,成为目前肿瘤研究最热门,进步最快的领域。目前临床中最常用的肿瘤免疫治疗药物针对免疫检查点,如 PD-1/PD-L1、CTLA-4 等的抑制剂。还有 TIGIT,LAG-3,TIM-3 等免疫检查点抑制剂目前也处于临床研究中。

既往的研究表明,程序性死亡配体 1(PD-L1)在肿瘤细胞上常常出现表达上调。免疫细胞表面的程序性细胞死亡蛋白 1(PD-1)和程序性细胞凋亡配体 1(PD-L1)之间的相互作用,会抑制 T 细胞激活从而达到肿瘤免疫逃逸的效果。通过免疫检查点抑制剂阻断该通路的共刺激,可以阻止或逆转由这些途径介导的 T 细胞抑制,使 T 细胞重新激活并介导肿瘤杀伤。

然而,临床中只有部分患者能够在免疫治疗中获益,因此如何识别潜在免疫治疗获益患者

（responder）成为目前的难点及热点。目前常用的疗效预测指标包括：肿瘤或肿瘤相关免疫细胞PD-L1表达水平、肿瘤突变负荷（TMB）、CD8$^+$肿瘤浸润淋巴细胞的数量和位置等多种因素。但这些指标预测疗效的准确性仍有限，难以满足临床需求。而且其获取需要从患者的肿瘤组织，存在侵入性、风险性高、可及性差、可重复性差等缺点。

最新研究发现，激活外周血免疫细胞进入肿瘤是免疫检查点抑制剂发挥作用的主要方式。外周血免疫细胞与免疫治疗疗效存在明显的相关性，可能是潜在的免疫治疗疗效预测指标。采用流式细胞技术可以全面的检测患者外周血免疫细胞数量、比例、功能等，且有成本低、易获取、非创伤性、一致性好、可动态监测等优点，有望成为免疫治疗疗效预测和预后评估的新工具。

一、病例1

（一）经典病例

入院病史：患者，男性，63岁，因"进行性吞咽困难3个月"于2020年4月1日入院。

诊疗过程：患者2020年1月无明显诱因出现吞咽困难，表现为进食梗阻感，症状逐渐加重。2020年3月17日行颈部、胸部及上腹部增强CT检查：食管病变（最厚处15mm），考虑为食管癌；纵隔、胃左动脉旁多发淋巴结，考虑为转移。胃镜：距门齿26~36cm见隆起溃疡性肿物，累及近全周，管腔明显狭窄、僵硬。距门齿38~40cm见多枚结节。病理：（距门齿38~40cm食管）鳞状细胞癌（中至低分化）。（距门齿约26~36cm食管）鳞状细胞癌。

入院后完善相关检查：

病理会诊报告：（距门齿38~40cm食管全周肿物活检）角化型鳞状细胞癌（中至低分化）。免疫组化：CK5/6（+）、P40（+）、CK20（−）、Ki-67（+，约70%），食管癌病理检测结果见图10-3-1；食管造影结果见图10-3-2。

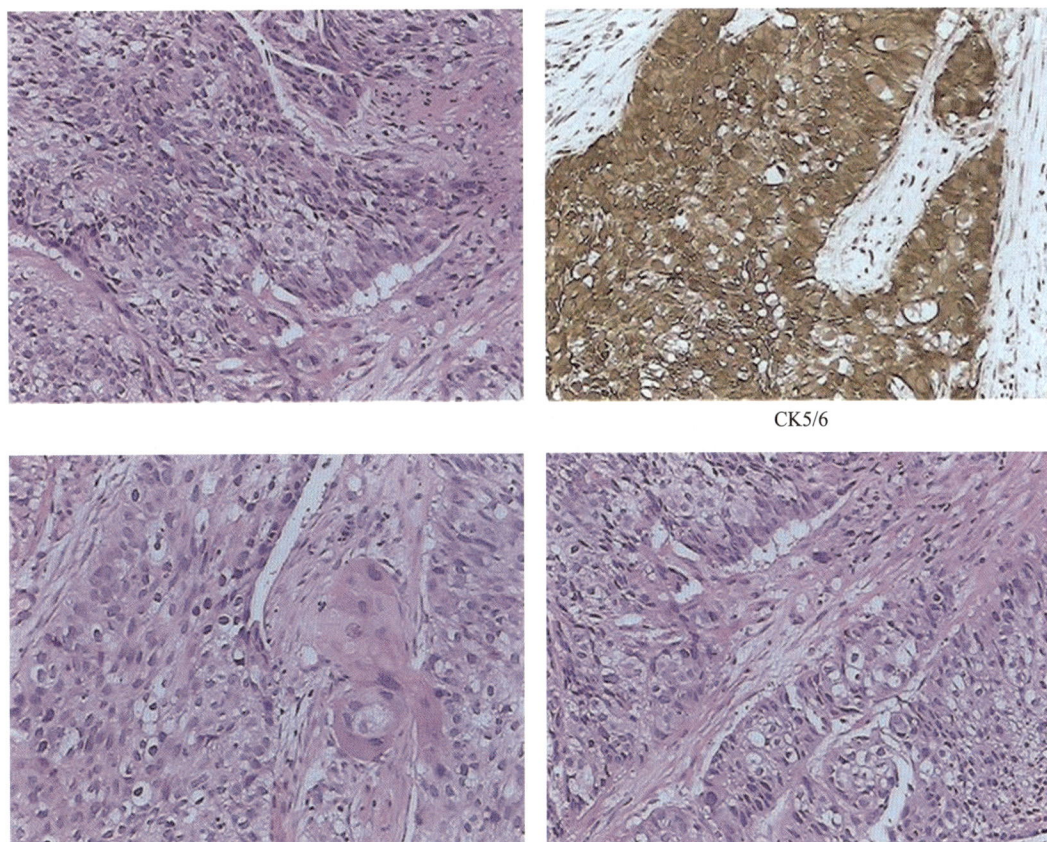

CK5/6

图10-3-1　食管癌病理检测结果（×100）

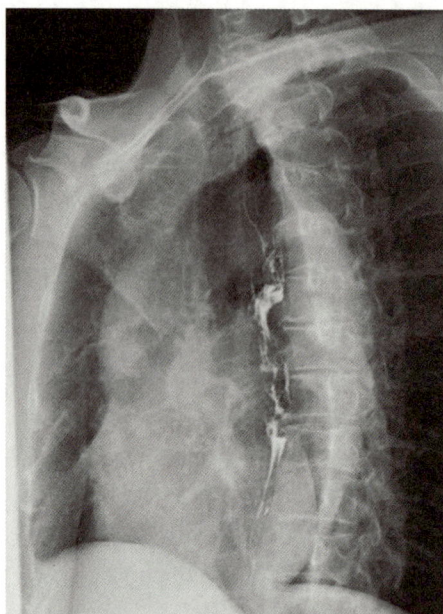

图 10-3-2　食管造影结果

食管中段(第 6~8 胸椎处)癌；右侧胸膜钙化

2020 年 4 月 5 日入院 CT 胸部增强扫描结果：约平 T5~9 水平胸中段食管管壁环形增厚，纵隔、小网膜囊内、胰腺后方多发肿大淋巴结，考虑食管癌并多发淋巴结转移(≥7 枚区域淋巴结转移：N3)；双肺多发结节，考虑转移瘤(有远处转移：M_1)，见图 10-3-3。

综上所述：诊断患者为食管恶性肿瘤，分期为 $T_3N_3M_1$。此时，患者接受治疗前的外周血淋巴细胞亚群检测结果如下：

×× 医院检验报告单

姓名：　　　　　病历号：××××××　　　　临床诊断：　　　　　　标本种类：EDTA-K2 抗凝

性别：　　　　　科别：放疗科　　　　　　　申请医生：　　　　　　标本编号：××××××

年龄：　　　　　病房：×× 病房　　　　　　备注：　　　　　　　　采集时间：2020 年 4 月 2 日

No.	检验项目	结果	参考区间	单位
1	淋巴细胞绝对计数	1 880	1 100~3 200	个 /μl
2	CD3 细胞绝对计数	704	955~2 860	个 /μl
3	CD3+/ 淋巴细胞	59.7	50~84	%
4	CD3+CD4+ 细胞绝对计数	504	550~1 440	个 /μl
5	CD3+CD4+ 细胞 / 淋巴细胞	26.8	27~51	%
6	CD3+CD8+ 绝对计数	554	320~1 250	个 /μl
7	CD3+CD8+/ 淋巴细胞	29.5	15~44	%
8	NK 绝对计数	440	150~1 000	个 /μl
9	NK 细胞 / 淋巴细胞	23.4	7~40	%
10	CD3-CD19+ 绝对计数	289	98.71~364.86	个 /μl
11	CD3-CD19+/ 淋巴细胞	15.4	5.72~15.81	%
12	CD4CD45RO	22.1	18~33	%

No.	检验项目	结果	参考区间	单位
13	CD4CD45RA	1.8	8.5~20	%
14	CD8$^+$CD28$^+$/淋巴细胞	15.73	7.9~16	%
15	CD8$^+$CD28$^-$/淋巴细胞	12.65	12~23	%
16	Treg 细胞/CD4$^+$CD3$^+$ 细胞	15.5	5~10	%

接收者：　　　　　　　　接收时间：××××××　　　　审核者：　　　　　审核时间：××××××

检验者：　　　　　　　　检验时间：××××××　　　　检验实验室：××医院检验科流式细胞室

　　根据 2020 年晚期远处转移食管鳞癌的一线治疗方案,于 2020 年 4 月 6 日至 2020 年 5 月 21 日行第 1~3 周期 TP 方案化疗 [紫杉醇(白蛋白结合型)300mg d1+ 卡铂 0.45g d1],2020 年 5 月 21 日行 CT 胸部增强扫描(图 10-3-3):①食管癌治疗后复查,胸中段食管管壁增厚,并纵隔、小网膜囊内、胰腺后方多发肿大淋巴结,考虑食管癌并多发淋巴结转移,较前稍缩小;②双肺多发结节,考虑转移瘤,部分较前稍缩小,建议随访;疗效评价为 PR。

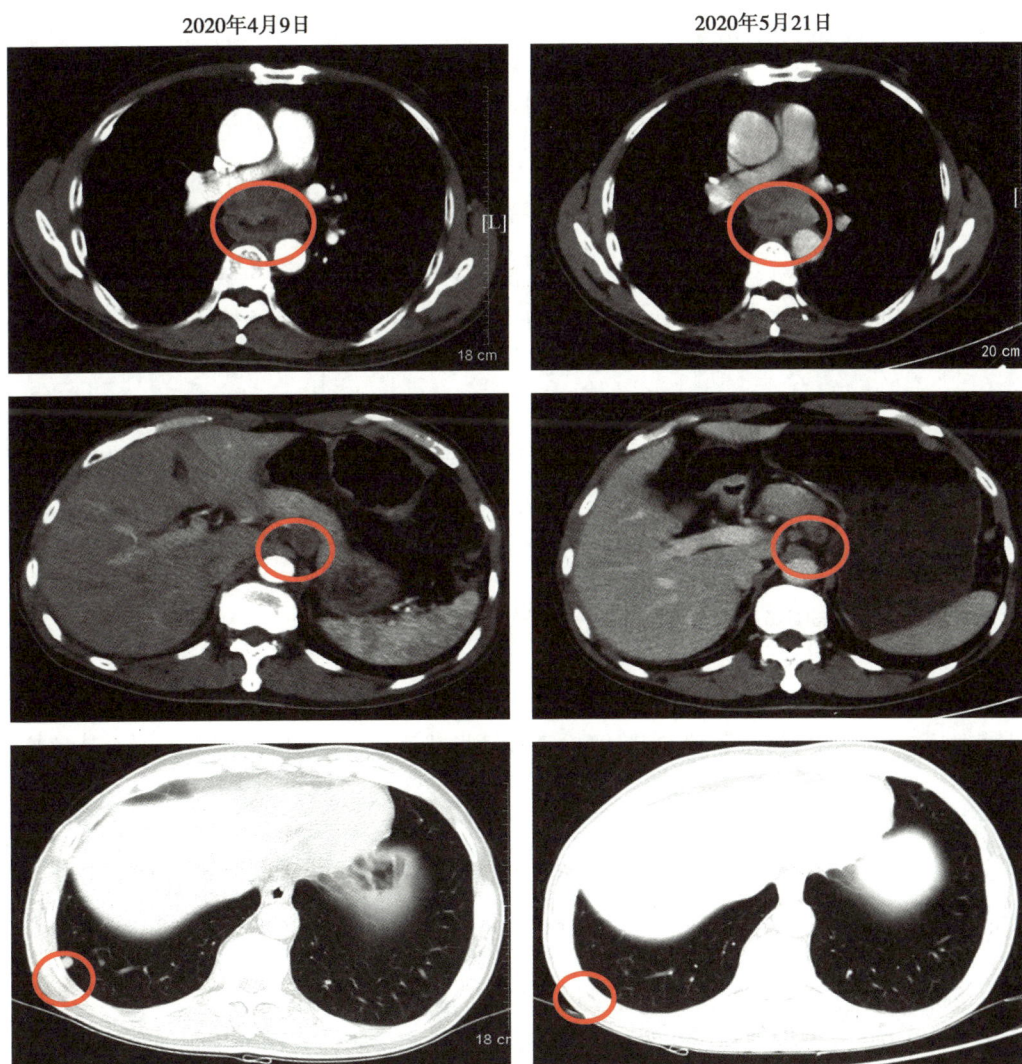

图 10-3-3　胸部增强 CT 检查结果

因患者治疗意愿强烈,于 2020 年 5 月 28 日至 2020 年 7 月 3 日行食管病灶及转移淋巴结放疗,DT 54Gy/27F。2020 年 6 月 19 日开始予信迪利单抗免疫治疗(200mg,每 3 周 1 次),2 周期免疫治疗后外周血淋巴细胞亚群检测如下。

×× 医院检验报告单

姓名:	病历号:××××××	临床诊断:	标本种类:EDTA-K2 抗凝
性别:	科别:放疗科	申请医生:	标本编号:××××××
年龄:	病房:×× 病房	备注:	采集时间:2020 年 7 月 31 日

No.	检验项目	结果	参考区间	单位
1	淋巴细胞绝对计数	1 012	1 100~3 200	个 /μl
2	CD3 细胞绝对计数	833	955~2 860	个 /μl
3	CD3$^+$/ 淋巴细胞	82.28	50~84	%
4	CD3$^+$CD4$^+$ 细胞绝对计数	141	550~1 440	个 /μl
5	CD3$^+$CD4$^+$ 细胞 / 淋巴细胞	13.9	27~51	%
6	CD3$^+$CD8$^+$ 绝对计数	672	320~1 250	个 /μl
7	CD3$^+$CD8$^+$/ 淋巴细胞	66.41	15~44	%
8	NK 绝对计数	109	150~1 000	个 /μl
9	NK 细胞 / 淋巴细胞	10.81	7~40	%
10	CD3$^-$CD19$^+$ 绝对计数	63	98.71~364.86	个 /μl
11	CD3$^-$CD19$^+$/ 淋巴细胞	6.26	5.72~15.81	%
12	CD4CD45RO	16.3	18~33	%
13	CD4CD45RA	0.2	8.5~20	%
14	CD8$^+$CD28$^+$/ 淋巴细胞	9.14	7.9~16	%
15	CD8$^+$CD28$^-$/ 淋巴细胞	55.7	12~23	%
16	Treg 细胞 /CD4$^+$CD3$^+$ 细胞	14.95	5~10	%

接收者:	接收时间:××××	审核者:	审核时间:××××××
检验者:	检验时间:××××××	检验实验室:×× 医院检验科流式细胞室	

(二) 临床问题及诊断思路

临床问题

根据此时患者的病史、临床表现、实验室检查和辅助检查结果,如何预测患者可否从免疫治疗中获益?

正调节免疫细胞:

总 T 细胞:CD3$^+$ 是 T 细胞表面的特异性标志物,包括 CD3$^+$CD4$^+$T 细胞及 CD3$^+$CD8$^+$T 细胞亚群。

CD4$^+$T 细胞:又称辅助性 T 淋巴细胞,辅助其他免疫细胞进行体液免疫或细胞免疫,从而发挥抗肿瘤作用。

CD8$^+$T 细胞:细胞毒性 T 淋巴细胞,发挥细胞免疫的主要效应细胞。

CD8$^+$CD28$^+$T 细胞:发挥细胞毒性的 CD8$^+$T 细胞亚群,起特异性直接杀伤靶细胞作用。

B 细胞:CD19$^+$ 是 B 细胞表面的特异性标志物,在免疫过程中主要介导体液免疫,通过分泌抗体达到杀伤作用。

负调节免疫细胞：

Treg 细胞：细胞表面标志物为 CD4$^+$CD25$^+$CD127$^-$，是一种抑制性 CD4$^+$ 调节性 T 细胞，在肿瘤免疫中起抑制作用。

CD8$^+$CD28$^-$T 细胞：抑制性 CD8$^+$T 细胞，可诱导耐受性抗原呈递细胞分化，启动负性调节，导致 Th 无反应的分化和扩散。

诊断思路

患者在接受治疗前，具有免疫抑制作用的 Treg 细胞占比(15.5%)高于正常水平。经 2 周期免疫治疗后，CD3$^+$ 细胞绝对计数及占比有所上升(704 vs 833 个 /μl,59.7% vs 82.28%)，但以 CD8$^+$T 细胞升高为主(554 vs 672 个 /μl,29.5% vs 66.41%)，CD4$^+$T 细胞则下降显著(504 vs 141 个 /μl,26.8% vs 13.9%)。然而在升高的 CD8$^+$T 细胞中，主要表现为衰老的 CD8$^+$CD28$^-$ 细胞升高(12.65% vs 55.7%)，具备特异性直接杀伤巴细胞功能的 CD8$^+$CD28$^+$T 细胞比例则下降(15.73% vs 9.14%)。这预示着患者外周血免疫细胞亚群分布的变化不利于发挥免疫系统的抗肿瘤作用。

在接受免疫治疗 4 周期后，患者于 2020 年 10 月复查 CT(图 10-3-4)提示：①食管癌治疗后复查，胸中段食管管壁增厚，大致同前，并纵隔、小网膜囊内、胰腺后方多发淋巴结，部分较前稍增大；病灶以上食管管壁稍肿胀，较前稍减轻，多考虑放射性食管炎；②双肺多发结节，较前稍增多，部分结节较前增大，考虑转移瘤。考虑 PD(疾病进展)。

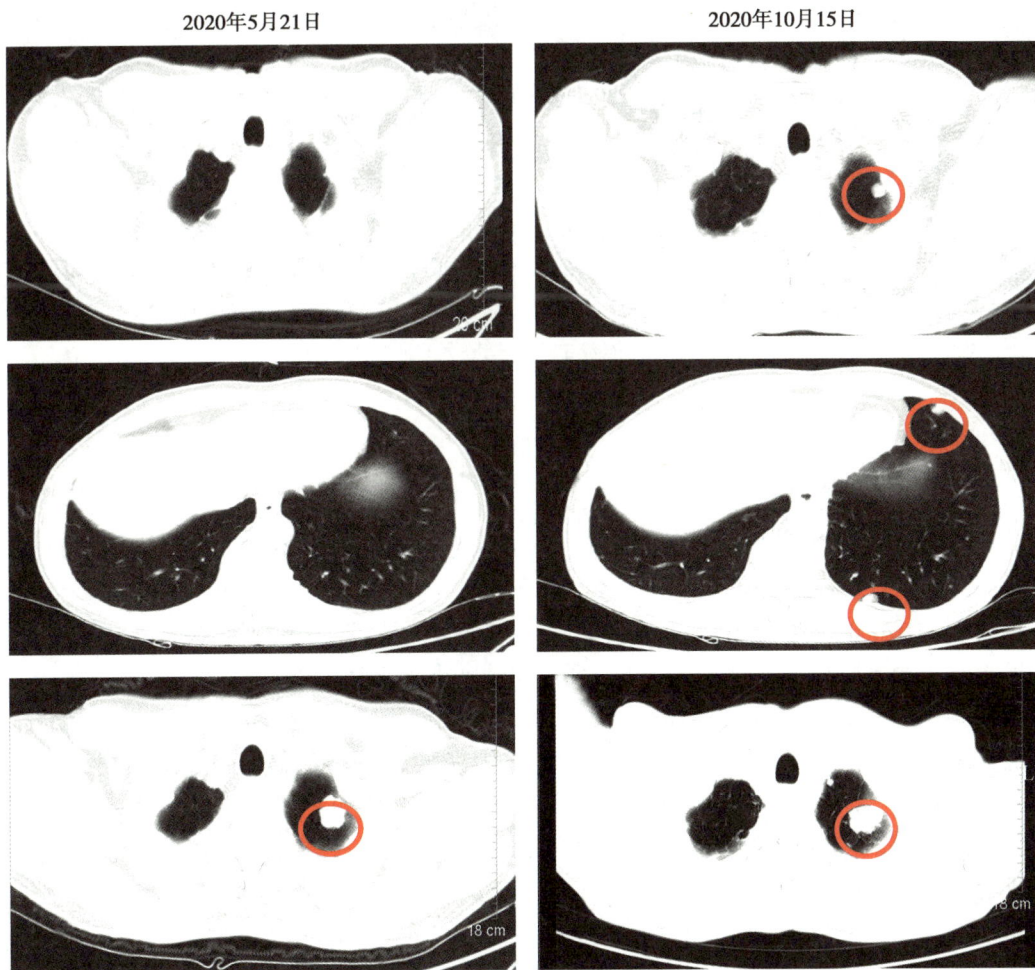

| 2020年5月21日 | 2020年10月15日 |

图 10-3-4　治疗 4 周后,胸部增强 CT 结果

根据 2020 年 CSCO 指南推荐,2020 年 10 月 15 日,开始加用安罗替尼靶向治疗：信迪利单抗 +
安罗替尼,详见表 10-3-1。

表 10-3-1　2020 年食管癌 CSCO 指南推荐用药

分层		I 级推荐	II 级推荐	III 推荐
远处转移 性食管癌 二线治疗	PS=0~2	卡瑞利珠单抗(鳞癌,1A 类证据) 帕博利珠单抗(鳞癌,PD-L1 CPS ≥ 10,1A 类证据) 氟尿嘧啶 + 伊立替康(2A 类证据) 伊立替康 + 替吉奥(2A 类证据) 多西他赛单药(1A 类证据)	纳武利尤单抗(鳞癌,2A 类证据) 安罗替尼(鳞癌,2A 类证据) 阿帕替尼(对食管腺癌和食管胃 交界部腺癌,1A 类证据) (对食管鳞癌,2B 类证据)	多西他赛 + 顺铂 (2B 类证据)

完成 5 周期信迪利单抗 + 安罗替尼治疗后,2021 年 1 月 14 日复查 CT(图 10-3-5)提示：胸中段
食管壁增厚,较前稍减轻,并纵隔、小网膜囊内、胰腺后方多发淋巴结,部分较前增大；肺部病灶较前进
展；评价疗效为：PD(肿瘤进展)。后予加用替吉奥。2021 年 8 月 18 日复查 CT(图 10-3-6)疗效评估
为持续 PD(肺部病灶增多、增大)。

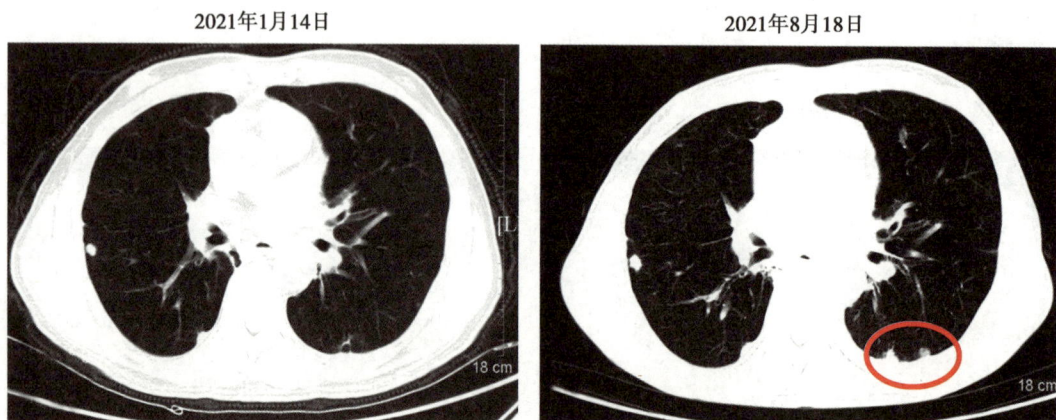

图 10-3-5　治疗前后胸部增强 CT 结果对比

二、病例 2

(一) 经典病例

入院病史：患者,男性,67 岁,因"食管癌术后近 1 个月,颈部切口渗液 2 天"于 2020 年 4 月 20
日就诊。

治疗过程：2020 年 3 月 27 日因"食管癌"在当地医院全麻下行"胸腔镜腹腔镜三切口下胸腔探
查 + 腹腔探查 + 中下段食管癌切除 + 胃食管颈部吻合 + 小肠营养性造瘘术"。

术后病理：①(食管)非角化型鳞状细胞癌(中—低分化),浸润至食管壁外膜层；②送检(食管)切
缘及自检双侧切缘未见癌残留；环周切缘距肿瘤组织大于 1mm；③(部分胃)黏膜慢性炎,未见癌；
④送检(右喉返神经旁、第 2、4 组、第 7 组、左喉返神经旁)淋巴结见癌转移(1/1、1/1、2/2、2/2、1/2),(左
喉返神经旁)并见癌结节形成；(第 1 组)淋巴结未见癌转移(0/5)(图 10-3-6)。

病理分期：$pT_3N_3M_0$ G3H1 IVA 期。

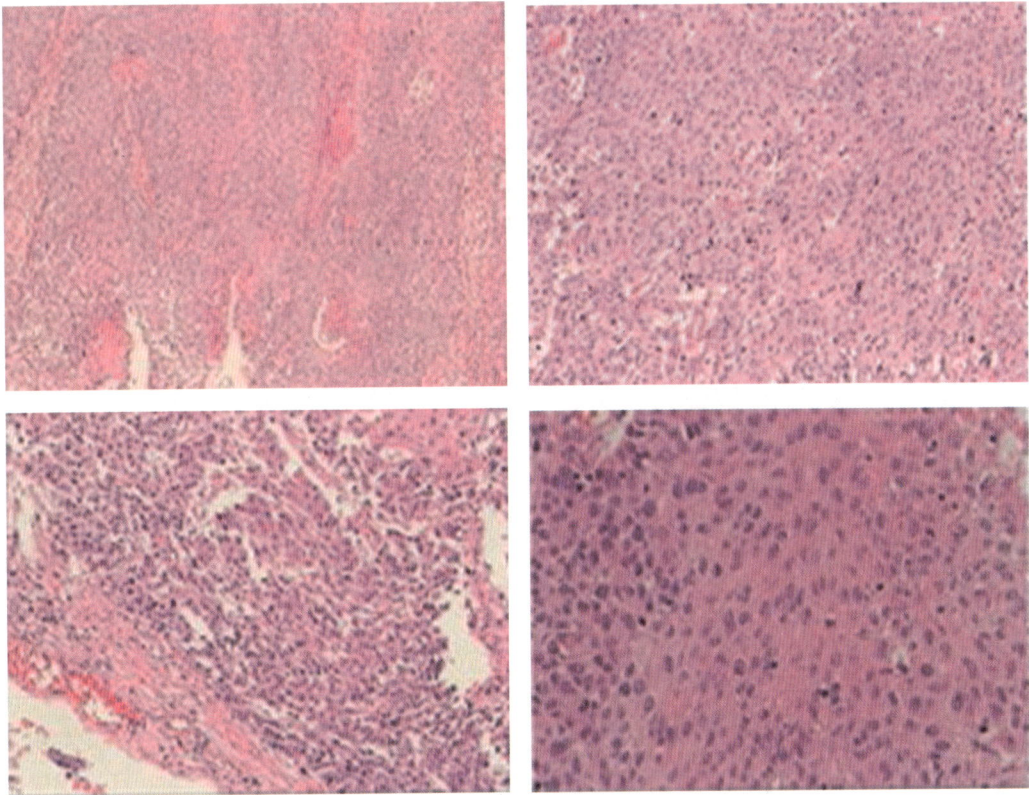

图 10-3-6 癌结节形成 HE 染色结果(×100)

2020 年 4 月 20 日因"颈部切口渗液 2 天"就诊。查体：身高 160cm，体重 47.5kg，颈部切口可见淡绿色分泌物；食管造影(图 10-3-7)：吻合口 - 前胸壁瘘。

诊断：食管癌术后吻合口瘘。

予禁食、局部换药、抗感染等对症治疗及营养支持治疗。2020 年 6 月 11 日行食管支架置入术。

2020 年 6 月 21 日颈部切口愈合。2020 年 7 月 16 日复查胃镜、造影未见明确瘘口，予开始恢复全流食，并逐渐过渡到正常饮食。2020 年 9 月 9 日行支架取出术。吻合口瘘恢复后，根据指南建议，患者有行术后辅助治疗指征，但患者拒绝，食管癌手术后辅助治疗建议见表 10-3-2。

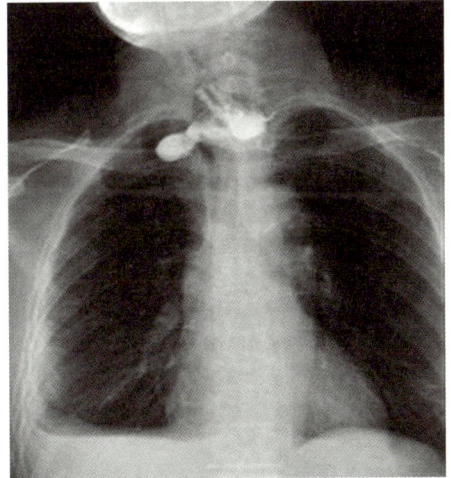

图 10-3-7 食管癌患者食管造影

表 10-3-2 食管癌手术后辅助治疗

手术情况	分层		I 级推荐	II 级推荐	III 级推荐
R$_0$ 切除	YpT$_{1-4a}$N+M$_0$	未接受新辅助化疗 / 同步放化疗	辅助化疗(推荐腺癌，1A 类证据)	辅助放疗(2B 类证据) 辅助化疗(2B 类证据) 辅助化疗 + 放疗(2B 类证据)	

2020 年 9 月 16 日返院复查提示淋巴结转移灶(图 10-3-8)，诊断：食管癌术后复发(rT$_0$N$_1$M$_0$)。

根据指南推荐需行同步放化疗(推荐方案见表 10-3-3)，因患者拒绝行系统治疗。2020 年 9 月 24 日至 2020 年 11 月 4 日行复发病灶放疗，剂量为：60Gy/30F，放疗后复查 CT 见纵隔淋巴结转移灶缩小。

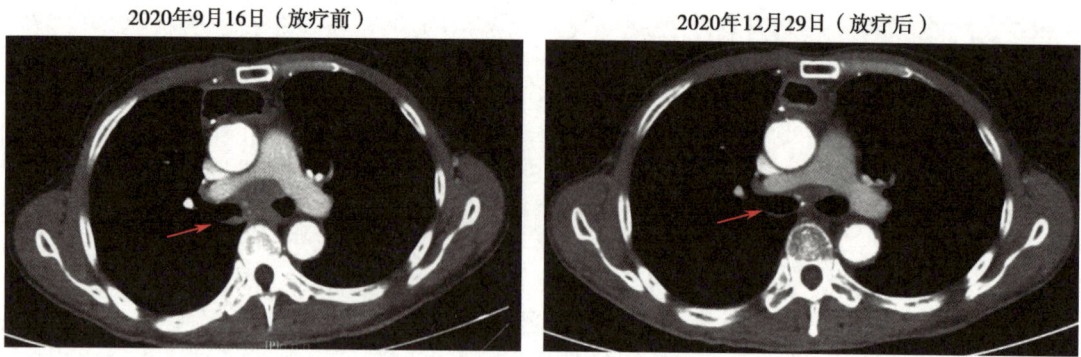

图 10-3-8 放疗前后 CT 结果图

表 10-3-3 局部区域复发食管癌

复发情况	分层一	分层二	Ⅰ级推荐	Ⅱ级推荐	Ⅲ级推荐
局部区域复发	不可手术切除	复发部位未放疗	同步放化疗(2B 类) 化疗 + 放疗(不能耐受同步放化疗,2B 类) 化疗(2B 类)	放疗(不能耐受同步放化疗,3 类)	

2021 年 5 月 14 日复查胸部 CT 及 5-21PET-CT 提示右侧下颈部、右侧锁骨上下窝、右侧腋窝、纵隔内(1R、2R、2L、3P、4L、7 组)及右肺门多发淋巴结转移灶(≥7 枚淋巴结转移:N3,远处淋巴结转移:M1)(图 10-3-9)。诊断食管鳞癌术后复发转移(rT$_0$N$_3$M$_1$,ⅣB 期)。

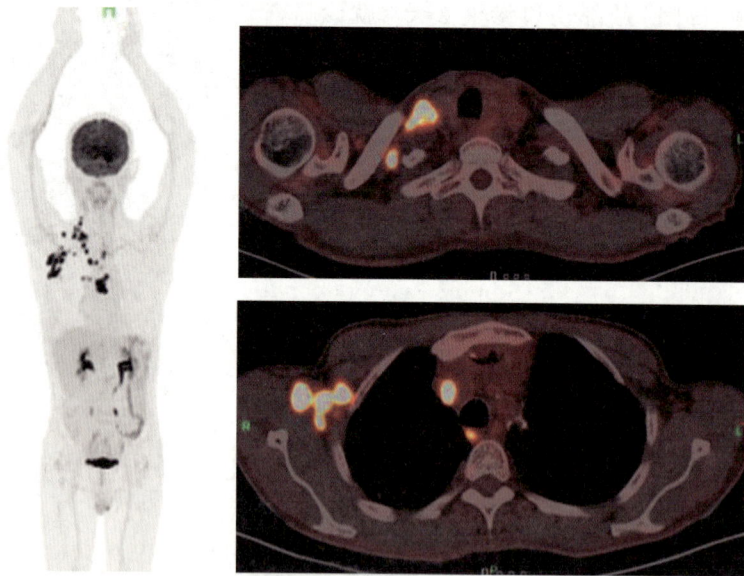

图 10-3-9 食管癌患者胸部 PET-CT

结合患者既往基因检测结果提示 PD-L1 CPS=22%(图 10-3-10),推荐化疗联合免疫治疗。2021 年 5 月 31 日至 2021 年 8 月 28 日行 5 周期免疫联合 TP 方案,具体为:帕博利珠单抗 100mg+ 白蛋白紫杉醇 300mg d1+ 顺铂 30mg d1~3。

标志物	检测结果		可能的临床获益药物（获批/NCCN）
肿瘤突变负荷TMB	突变负荷（Muts/Mb）	在食管癌患者中的排序	暂无
	Non TMB-H:6.27	前71.48%	
微卫星不稳定性MSI	Non MSI-H:13.59%		暂无
PD-L1（22C3）	TPS:20%，CPS:22		帕博利珠单抗

与疗效相关其他免疫治疗标志物检测结果

标志物	检测结果	免疫治疗疗效影响
KRAS	p.G13D	正相关

图 10-3-10　基因检测结果

复发转移后基线外周血淋巴细胞亚群检测结果如下：

××医院检验报告单

姓名：　　　病历号：××××××　　　临床诊断：　　　　标本种类：EDTA-K2 抗凝
性别：　　　科别：放疗科　　　　　申请医生：　　　　标本编号：××××××
年龄：　　　病房：××病房　　　　备注：　　　　　　采集时间：2021 年 5 月 31 日

No.	检验项目	结果	参考区间	单位
1	淋巴细胞绝对计数	895	1 100~3 200	个 /μl
2	CD3 细胞绝对计数	530	955~2 860	个 /μl
3	CD3$^+$/ 淋巴细胞	59.2	50~84	%
4	CD3$^+$CD4$^+$ 细胞绝对计数	230	550~1 440	个 /μl
5	CD3$^+$CD4$^+$ 细胞 / 淋巴细胞	24.73	27~51	%
6	CD3$^+$CD8$^+$ 绝对计数	293	320~1 250	个 /μl
7	CD3$^+$CD8$^+$/ 淋巴细胞	31.49	15~44	%
8	NK 绝对计数	319	150~1 000	个 /μl
9	NK 细胞 / 淋巴细胞	34.24	7~40	%
10	CD3$^-$CD19$^+$ 绝对计数	73	98.71~364.86	个 /μl
11	CD3$^-$CD19$^+$/ 淋巴细胞	7.8	5.72~15.81	%
12	CD4CD45RO	24.23	18~33	%
13	CD4CD45RA	1.73	8.5~20	%
14	CD8$^+$CD28$^+$/ 淋巴细胞	26.88	7.9~16	%
15	CD8$^+$CD28$^-$/ 淋巴细胞	6.77	12~23	%
16	Treg 细胞 /CD4$^+$CD3$^+$ 细胞	7.53	5~10	%

接收者：　　　　　接收时间：××××××　　　　审核者：　　　　审核时间：××××××
检验者：　　　　　检验时间：××××××　　　　检验实验室：××医院检验科流式细胞室

（二）临床问题及诊断思路

1. 临床问题 1

根据患者免疫治疗前基线检验结果，如何判断患者可否从免疫治疗中获益？

患者此时的外周血淋巴细胞亚群中 $CD3^+$ 细胞、$CD4^+T$ 细胞、$CD8^+T$ 细胞、$CD3^-CD19^+$ 细胞的绝对计数低于正常值，这意味着患者目前的总体免疫水平较差，容易并发感染。此时，患者基线的 Treg 细胞占 $CD4^+T$ 细胞的占比未见升高，从 $CD8^+T$ 细胞的亚群来看，具有杀伤作用的 $CD8^+CD28^+T$ 细胞占比高于正常，且抑制性的 $CD8^+CD28^-T$ 细胞占比低于正常值意味着患者目前总体免疫水平较差，但其免疫细胞亚群比例构成有利于免疫系统抗肿瘤作用的发生。

使用免疫治疗 2 周期后，2021 年 8 月 27 日复查增强 CT，详见图 10-3-11。结果：纵隔、右侧腋窝多发淋巴结肿大，较前缩小，评估疗效为 PR（部分缓解）。

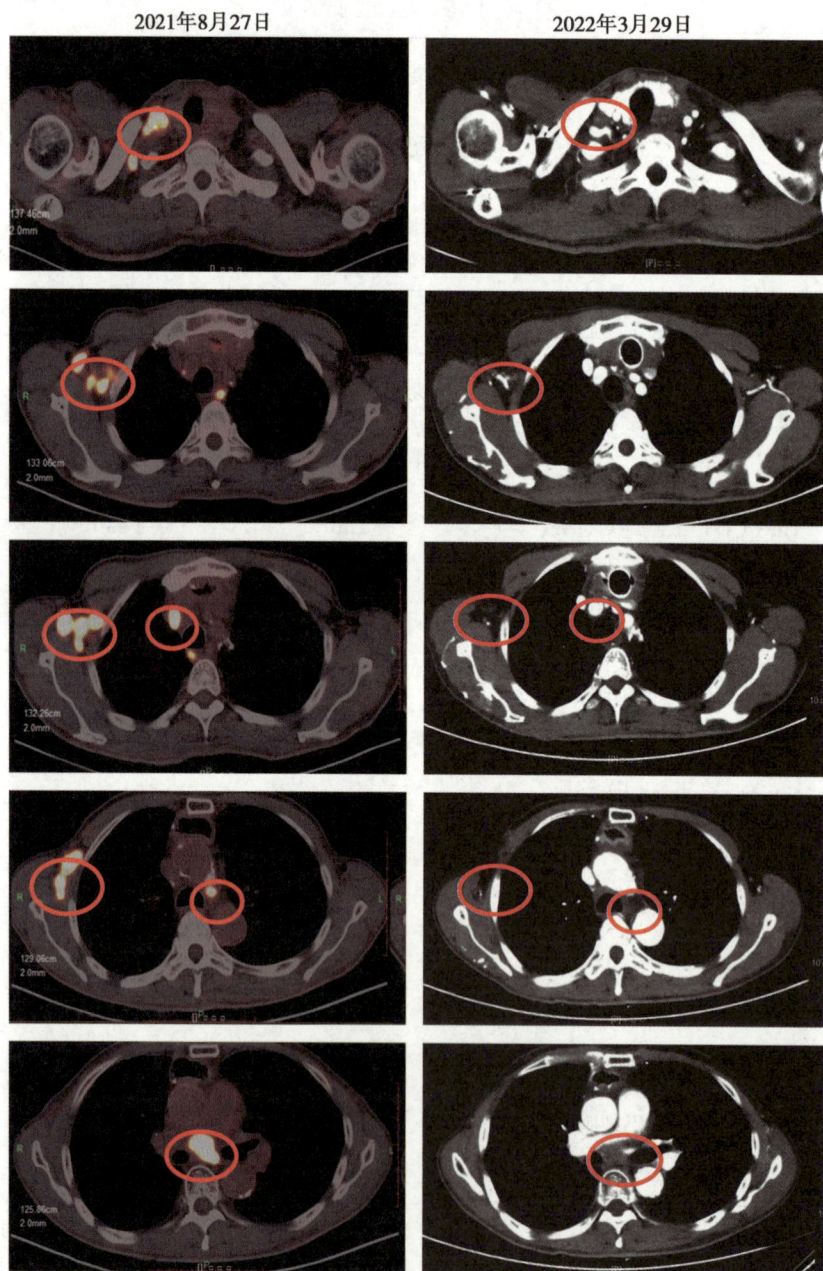

图 10-3-11　食管癌患者增强 CT 结果

2 周期免疫治疗后外周血淋巴细胞亚群检测结果如下：

××医院检验报告单

姓名：　　　　　病历号：×××××　　　临床诊断：　　　　　　标本种类：EDTA-K2 抗凝
性别：　　　　　科别：放疗科　　　　　申请医生：　　　　　　标本编号：×××××
年龄：　　　　　病房：××病房　　　　备注：　　　　　　　　采集时间：2022 年 3 月 29 日

No.	检验项目	结果	参考区间	单位
1	淋巴细胞绝对计数	1 329	1 100~3 200	个 /μl
2	CD3 细胞绝对计数	851	955~2 860	个 /μl
3	CD3$^+$/ 淋巴细胞	64	50~84	%
4	CD3$^+$CD4$^+$ 细胞绝对计数	385	550~1 440	个 /μl
5	CD3$^+$CD4$^+$ 细胞 / 淋巴细胞	29	27~51	%
6	CD3$^+$CD8$^+$ 绝对计数	449	320~1 250	个 /μl
7	CD3$^+$CD8$^+$/ 淋巴细胞	33.8	15~44	%
8	NK 绝对计数	304	150~1 000	个 /μl
9	NK 细胞 / 淋巴细胞	22.9	7~40	%
10	CD3$^-$CD19$^+$ 绝对计数	171	98.71~364.86	个 /μl
11	CD3$^-$CD19$^+$/ 淋巴细胞	12.9	5.72~15.81	%
12	CD4CD45RO	27.9	18~33	%
13	CD4CD45RA	2.63	8.5~20	%
14	CD8$^+$CD28$^+$/ 淋巴细胞	29.45	7.9~16	%
15	CD8$^+$CD28$^-$/ 淋巴细胞	5.14	12~23	%
16	Treg 细胞 /CD4$^+$CD3$^+$ 细胞	13.18	5~10	%

接收者：　　　　　接收时间：×××××　　　　　　审核者：　　　　　审核时间：×××××
检验者：　　　　　检验时间：×××××　　　　　　检验实验室：××医院检验科流式细胞室

2. 临床问题 2

免疫治疗获益的患者免疫细胞亚群有何变化？

诊断思路

经免疫治疗后，该患者的淋巴细胞、CD3$^+$ 细胞、CD4$^+$T 细胞、CD8$^+$T 细胞、CD3$^-$CD19$^+$ 细胞的绝对计数及比例均显著升高，患者总体免疫水平较前升高。其中，CD8$^+$T 细胞升高(293 vs 449 个 /μl，31.49% vs 33.8%)以 CD8$^+$CD28$^+$T 细胞的上升(26.88% vs 29.45%)为主，并较前进一步增加。同时，起免疫抑制作用的 CD8$^+$CD28$^-$T 细胞百分比呈现进一步下降趋势(6.77% vs 5.14%)。这些变化都预示着患者目前的免疫细胞亚群构成有利于抗肿瘤作用的发挥。Treg 细胞占比虽有升高(7.53% vs 13.18%)，但不除外为免疫治疗后反应性增高。结合患者临床疗效评价为 PR(部分缓解)，证实外周淋巴细胞亚群变化与肿瘤变化趋势相一致。

3. 临床问题 3

使用外周血免疫细胞在免疫治疗应用中有何前景？

目前,外周血免疫细胞可用于:

(1)筛选有效人群:目前常见的预测肿瘤免疫治疗疗效的指标包括肿瘤突变负荷、PD-L1 表达、基因表达谱检测等。这些指标的获取方式往往具有侵入性、风险性高、可及性差、可重复性差、异质性强、准确性有限的缺点,而基于血液的分析获得的外周淋巴细胞亚群数据具有微创、易获得、可重复的优点。既往已有研究显示,肿瘤内浸润的 T 细胞会随着时间推移达到终末衰竭状态,失去关键的效应功能。而有效的免疫疗法可以驱动新生的外周免疫反应,产生新生的效应 T 细胞,从而改变外周淋巴细胞亚群的种类及分布。目前,根据外周血淋巴细胞亚群分布特征筛选对免疫治疗有效的患者已成为研究热点。

(2)判断非常规反应:在 PD-1 抗体治疗过程中肿瘤体积或径线一过性增加或者出现新病灶,此后肿瘤才缩小。此现象的出现是由于过量淋巴细胞浸润肿瘤组织所致,出现新病灶则是由于淋巴细胞来不及浸润肿瘤组织导致,这种现象统称为假性进展。而外周淋巴细胞亚群可用于分辨假性进展与真性进展。有学者发现,出现假性进展的患者表现为 Treg 细胞的频率与基线相比显著降低,出现超进展的患者与基线相比则显著增加。

(3)耐药预测、监控、治疗:免疫治疗继发性耐药的发生不容忽视,在既往的临床病例中,临床医生发现发生免疫治疗耐药的患者其外周血中 CD4$^+$T 细胞与 CD8$^+$T 细胞比例减少,Treg 细胞比例增加。

(4)鉴别、监测不良反应:免疫治疗过程中,T 细胞一旦被激活,不仅会攻击体内的癌细胞,还会损伤正常的组织细胞。外周淋巴细胞亚群的变化可帮助尽早鉴定不良反应,避免不良反应恶化。既往已有研究表明活化的 CD4$^+$ 和 CD8$^+$T 细胞和 CD4$^+$/CD8$^+$ 效应记忆 T 细胞可能表明肿瘤反应和不良事件。

肿瘤免疫的影响因素众多,每种肿瘤的短板不一,仅分析单一因素很难准确预测免疫治疗疗效。需要多种因素的综合分析,构建包含多种指标的预测模型,才能更加接近真相。目前已有相关研究通过组织驻留细胞和外周血 T 细胞,或 ctDNA 联合外周血 CD8$^+$T 细胞建立免疫治疗预测模型,更加准确、全面的评估系统有待建立及完善,多维度综合分析势在必行。

(修治平 王 玮)

参考文献

1. Chen DS, Mellman I. Elements of cancer immunity and the cancer-immune set point. Nature, 2017, 541: 321-330.

2. Ribas A, Wolchok JD. Cancer immunotherapy using checkpoint blockade. Science, 2019, 359: 1350.

3. Wei SC, Duffy CR, Allison JP. Fundamental mechanisms of immune checkpoint blockade therapy. Cancer Discovery, 2018, 8: 1069-1086.

4. Hui E, Cheung J, Zhu J, et al. T cell costimulatory receptor CD28 is a primary target for PD-1-mediated inhibition. Science, 2017, 355: 1428-1433.

5. Hegde PS, Karanikas V, Evers S. The where, the when, and the how of immune monitoring for cancer immunotherapies in the era of checkpoint inhibition. Clinical Cancer Research, 2016, 22: 1865-1874.

6. Sautes-Fridman C, Petitprez F, Calderaro J, et al. Tertiary lymphoid structures in the era of cancer immunotherapy. Nature Reviews. Cancer, 2019, 19: 307-332.

7. Topalian SL, Taube JM, Anders RA, et al. Mechanism-driven biomarkers to guide immune checkpoint blockade in cancer therapy. Nature Reviews Cancer, 2016, 16: 275-287.

8. Yarchoan M, Hopkins A, Jaffee EM. Tumor mutational burden and response rate to PD-1 inhibition. The New England Journal of Medicine, 2017, 377: 2500-2501.

9. Hiam-Galvez KJ, Allen BM, Spitzer MH. Systemic immunity in cancer. Nat Rev Cancer, 2021, 21 (6): 345-359.

10. Sanjabi S, Lear S. New cytometry tools for immune monitoring during cancer immunotherapy. Cytometry B Clin Cytom, 2021, 100 (1): 10-18.

11. Yeung C, Kartolo A, Holstead R, et al.(2021) Safety and Clinical Outcomes of Immune Checkpoint Inhibitors in Patients With Cancer and Preexisting Autoimmune Diseases. J Immunother, 2021, 44 (9): 362-370.

12. Ribas A, Chmielowski B, Glaspy JA. Do we need a different set of response assessment criteria for tumor immunotherapy ? Clin Cancer Res, 2009, 15 (23): 7116-7118.

13. Kang Da Hyun, Chung Chaeuk, Sun Pureum, et al. Circulating regulatory T cells predict efficacy and atypical responses in lung cancer patients treated with PD-1/PD-L1 inhibitors. Cancer Immunol Immunother, 2022, 71: 579-588.

14. Reschke Robin, Gussek Philipp, Boldt Andreas, et al. Distinct Immune Signatures Indicative of Treatment Response and Immune-Related Adverse Events in Melanoma Patients under Immune Checkpoint Inhibitor Therapy. Int J Mol Sci, 2021, 22:(15): 8017.

15. Dougan M, Luoma AM, Dougan SK, et al. Understanding and treating the inflammatory adverse events of cancer immunotherapy. Cell, 2021, 184 (6): 1575-1588.

第十一章

流式细胞术在移植免疫中的应用

第一节　组织配型

一、疾病概述

器官移植是各种器官功能衰竭患者最有效的治疗方式,为了避免人体免疫系统对移植器官的天然排斥反应,组织配型成为器官移植前的必查项目。组织配型包括人类白细胞抗原(human leucocyte antigen,HLA)分型、群体反应性抗体筛查(PRA)和补体依赖细胞毒交叉反应(complement dependent cytotoxicity crossmatch,CDC-XM)或流式细胞术交叉反应(flow cytometry cross match,FCXM)。组织配型能评估移植后的免疫风险,帮助临床选择最合适的器官移植等待者,使器官得到最大化的利用,增加移植患者远期移植物的存活率。HLA分型可以提供供受匹配的错配负荷;PRA抗体筛查可以反映受者体内是否存在抗HLA抗原的抗体,通过比对供者HLA抗原信息,确定是否存在抗供者特异性抗体;CDC-XM或FCXM可以检测HLA抗体及非HLA抗体,也可以同时检测依赖补体激活的抗体和非补体依赖的、通过抗体依赖的细胞毒作用(antibody-dependent cell-mediated cytotoxicity,ADCC)产生组织损伤的抗体。

二、经典病例

主诉:患者男,54岁,10年前因心慌胸闷、恶心呕吐、腹痛腹泻及腰背部不适等症状于当地医院就诊,查肾功能示肌酐达800μmol/L以上,遂开始规律行血液透析治疗,入院为求进一步治疗。

现病史:患者规律透析约10年,一般情况可,无特殊不适,无尿。

既往史:既往体健,自述儿时曾患"急性肾炎",治愈;8年前行左前臂动静脉瘘成形术。否认高血压、糖尿病、心脏病等慢性病史;否认其他手术史、外伤史。

治疗经历:查肺部CT、髂血管彩超、HLA配型、群体反应抗体(PRA)、淋巴细胞毒交叉试验、三大常规、血型、输血检查传染病等。

三、临床问题及诊断思路

1. 临床问题 1

依据患者的实验室检查并结合临床表现,综合分析患者的诊断及治疗措施。

患者无尿,且透析将近10年,考虑慢性肾脏病5期,需要进行血液透析,同时完成移植配型并登记等待肾源待行肾移植术。等待期间除透析外需预防高血压、电解质紊乱、消化道症状。

当血肌酐大于 707μmol/L，或者肾小球滤过率（GFR）小于 15ml/min 即可诊断为尿毒症。

诊断思路 2

根据中国人体器官分配与共享计算机系统（COTRS）政策规定，18 岁或以上的肾移植等待者，当符合下述任一条件时，即可开始累积等待时间：①已开始接受血液透析；②肾小球滤过率（GFR）≤20ml/min；③肌酐清除率 ≤20ml/min。故该患者符合条件且有移植意愿，应当加入 COTRS 系统匹配肾源。

2. 临床问题 2

如何为等待者寻找合适的肾源？

根据患者 HLA 基因分型结果寻找匹配度高的供肾；同时需要避免供肾 HLA 基因位点中出现与患者的群体反应抗体阳性位点一致的情况。

诊断思路 1

美国组织相容性和免疫遗传学会（American Society of Histocompatibility and Immunogenetics, ASHI）在 2020 年版标准中明确提出对于器官供者 HLA 分型的要求：①对于潜在活体供肾者必须检测 HLA-A、B（Bw4/Bw6）、DRB1 分型，推荐进行 HLA-C、DRB3/4/5、DQA1、DQB1、DPA1、DPB1 分型，其中 Bw4/Bw6 需要根据 B 位点结果进行分析，并在 HLA 基因分型报告中注明；②对于尸体供者必须检测 HLA-A、B（Bw4/Bw6）、C、DR（DR51/52/53）、DQA1、DQB1、DPB1 基因分型，并在报告中标明抗原型，其中 Bw4/Bw6、DR51/52/53 需要根据 B 和 DR 位点结果进行分析；③所有供者 HLA 分型结果需要上传器官分配系统，以此判断受者和供者 HLA 的相合度。但对于肾源稀缺的现状，寻找到无错配的供肾是十分困难的，且由于免疫抑制药物的发展，术后控制好排斥反应已不再成为难题，但 HLA 抗原匹配度越高，对于移植物长期存活越有利。

诊断思路 2

群体反应抗体（PRA）采用潜在供者人群中有足够代表性的部分个体的细胞组合作为抗原载体，来模拟整个潜在供者人群的抗原谱，检测受者体内是否存在相应抗体。根据阳性反应细胞在总靶细胞组合中所占的比例，来粗略预估受者体内预存的抗体对随机供者产生 AMR 的可能概率，是对可能导致排斥抗体的一种间接的检测方法。PRA 阴性的受者不存在相应抗体，可以接受任意供者，而 PRA 阳性受者则需要避免选择携带有阳性反应抗原的供者。

诊断思路 3

淋巴细胞毒检测是用供者细胞作为靶细胞，检测受者体内是否存在 DSA，是一种最直接而精准的、用于判定受者在接受供者移植物后是否会发生 AMR 的方法。理论上，XM 检测法是在供者组织细胞可获得情况下的最佳的、最直接的检测方法。由于需要用到供者细胞，所以通常在确定了捐献者之后才能进行的检查，淋巴细胞毒检测阳性为移植的禁忌指标。

3. 临床问题 3

临床上常用的组织配型所使用技术有哪些？

　　HLA 分型临床常用的是 SSOP 法,SSOP 法的原理是在微珠上包被基于已知 HLA 序列设计的寡核苷酸探针,再将标记上荧光信号的待检 DNA 片段反向与探针杂交,通过 Luminex 流式细胞点阵仪上检测其红绿激光荧光类型和强度来确定其分型。实验操作相对简便,分析数据时间较短,约 6 小时内完成。该方法可以分析得到中分辨率和高分辨率的检测结果。临床上尽量检测高分辨率的配型结果,指导捐献器官的精准分配和受者免疫风险的评估分层,减小供受者错配负荷和针对供者错配抗原的免疫反应,个体化定制免疫抑制方案至最小有效剂量,从而提高移植后受者的生存质量和长期生存率。

　　群体反应性抗体临床常用的是 HLA 单抗原微球法(single antigen beads,SAB),它通过基因重组技术体外表达各种纯化的 HLA 抗原,每一种 HLA 抗原单独包被于一种微球。由于单一纯化抗原在微球上的密度远高于自然细胞,所以 SAB 具有非常高的敏感性。当血清内抗体与微球表面抗原结合后再用荧光二抗标记,可通过流式点阵仪技术读取到每种微球上的荧光信号(荧光强度在一定程度上可以反映抗体数量),从而可以判定抗体所针对抗原的高分辨型别,其结果与供者 HLA 高分辨型别比对,是判定 DSA 的准确手段。

　　Luminex 流式细胞点阵仪由于单次检测可以读取微珠上的多种信号,并加以分类及统计,仅仅通过一次杂交反应中得到不同序列的反应结果,不再需要对每一种序列或者抗体单独设置一次反应,极大地提高了分析的效率和灵敏度,并且只需要 1 次反应的样本量,具有极高的应用价值。

　　淋巴细胞毒检测可用流式细胞仪检测(flow cytometry,FC):抗原载体细胞和受者血清孵育后清洗,再与荧光素标记的二抗反应,假如受者体内存在针对载体细胞表面抗原的抗体,结合到细胞表面的抗体就可以被荧光二抗标记。FC 实验检出的抗体是所有能与靶细胞表面抗原发生结合反应的抗体,既包括能激活补体的抗体,也包括不能激活补体的抗体。结果的判读根据靶细胞表面是否有荧光二抗的结合及荧光强度决定。

📝 知识点

　　目前,公民器官捐献为器官的唯一合法来源,包括亲属间的活体器官捐献和公民逝世后器官捐献。捐献和移植之前,需要对捐献者和接受者进行筛选和评估,寻找最合适的受者进行移植,其中组织配型为其中最重要的检查之一。如同血型一样,输血前需要先确认血型是否匹配,移植前还需要评估配型是否匹配,其中最关键的就是 HLA,即人类白细胞抗原(human leucocyte antigen,HLA)。另外等待者还需进行群体反应抗体(PRA)筛查,该抗体为针对 HLA 抗原的抗体,移植之前需要判断患者体内是否存有该类抗体,并确定是否会对移植的器官产生免疫反应,从而评估出移植手术的免疫风险。在移植之前最后一步还需要对供受双方进行淋巴细胞毒交叉试验,淋巴细胞毒有经典的补体依赖性细胞毒交叉反应 CDC-XM 和流式细胞术交叉反应 FCXM 两种方法;CDC-XM 的细胞表面抗原的天然、完整,细胞表面包含的同种异体抗原的多样性(HLA 和非 HLA 同种异体抗原),但临床实践检出率很低。FCXM 大大增加了试验的敏感性,但是成本较高,需要具备一定的实验室条件。

（熊 艳　张 涛）

第二节　实体器官移植后的免疫监测

一、疾病概述

器官移植患者术后需要长期规律服用免疫抑制剂,将免疫系统适当的抑制,才能保证移植器官的长期存活。如果免疫抑制不足,可能导致发生移植器官的排斥反应,对移植器官产生不可逆的损伤;如果免疫抑制过度,可能导致患者发生严重的感染、药物中毒、肿瘤等并发症。个体的免疫抑制剂药物浓度不能作为评价免疫抑制强度的单一指标,需要结合临床并进行全面评估才能作出判断。

二、经典病例

主诉:患者男,55 岁,3 个月前因尿毒症行肾移植手术,术后 5 天肌酐恢复正常,1 个月后门诊规律复查,1 周前发现尿量减少,肌酐进行性爬升,入院治疗。

现病史:患者移植术后 3 个月余。

既往史:透析十余年,伴有高血压。

治疗经历:规律服用他克莫司、吗替麦考酚酯、激素。门诊复查他克莫司浓度、霉酚酸浓度、肝肾功能及血尿常规。

检查结果:他克莫司浓度为 5.2ng/ml,肌酐 336μmol/L,尿蛋白 ++,尿量 800ml/d,伴有低热。

三、临床问题及诊断思路

1. 临床问题 1

该患者可疑的诊断是什么? 还需要哪些检查?

根据患者病史及初步检查结果,怀疑肾移植术后急性排斥。需要检查群体反应抗体,淋巴细胞亚群,霉酚酸药物浓度,增加他克莫司服药量后检查药物浓度。

诊断思路

患者出现肌酐升高、尿量减少的临床表现,并且免疫抑制剂药物浓度偏低,肾移植术后半年内,他克莫司血药浓度应当维持在 7~9ng/ml。

> ### 知识点
>
> 他克莫司是移植术后常用的 CNI 类免疫抑制剂,但其治疗窗较窄,且个体变异度大,影响血药浓度的因素较多,波动范围较大,因此移植术后若疏于复查容易出现免疫抑制不足而引起排斥反应,或免疫抑制过度而引起感染或药物毒性。无论药物浓度过低或者过高,都会出现肌酐增高、少尿等症状。

检查结果:群体反应抗体显示二类阳性,并发现 DSA 为 DQ6,荧光值 MFI=8 492,CD4+/CD8+T 细胞比值 1.34,霉酚酸 AUC:32mg·h/L。

2. 临床问题 2

如何判断患者的排斥类型？如何应对？

群体反应抗体中出现 DSA，且荧光值较高，淋巴细胞亚群示免疫功能过强，综合判断为发生抗体介导的排斥反应。需要增加免疫抑制剂的服用剂量，同时进行血浆置换。

诊断思路

DSA 的出现是诊断抗体介导的排斥反应的必要条件，急性的排斥反应同时具有短期内肌酐增高、尿量减少、低热等临床症状。另外，外周血中 CD4$^+$ 和 CD8$^+$ 两类 T 淋巴细胞亚群的相互制约维系着机体免疫系统的平衡，CD4$^+$/CD8$^+$ 的比值常用于评价个体免疫状态，大于 2.1，提示个体的免疫功能过强，移植患者有发生排斥反应的风险。

> ### 知识点
>
> 群体反应抗体检查结果是患者针对 HLA 抗原的抗体谱，需要调取捐献者的 HLA 抗原结果，在患者 PRA 结果中寻找到针对捐献者 HLA 抗原的抗体，即为 DSA，是判断体液排斥反应最重要的指标之一，荧光值的强弱可以反映抗体的强度，再根据病理上的证据即可诊断。

检查结果：患者肾移植术后出现肺部感染，血常规显示三系减少，流式细胞术检测结果、淋巴细胞亚群细分类及功能分别详见表 11-2-1~ 表 11-2-3，相关散点图详见图 11-2-1~ 图 11-2-3：

表 11-2-1　淋巴细胞亚群流式细胞术检测结果

检测项目	结果	单位
总 T 淋巴细胞 CD3$^+$CD19$^-$（百分比）	74.69	%
总 T 淋巴细胞 CD3$^+$CD19$^-$#	49.87	个 /μL
总 B 淋巴细胞 CD3$^-$CD19$^+$（百分比）	16.62	%
总 B 淋巴细胞 CD3$^-$CD19$^+$#	10.61	个 /μL
辅助 / 诱导性 T 淋巴细胞（百分比）	42.93	%
辅助 / 诱导性 T 淋巴细胞绝对计数	24.61	个 /μL
抑制 / 细胞毒性 T 淋巴细胞（百分比）	48.19	%
抑制 / 细胞毒性 T 淋巴细胞绝对计数	27.31	个 /μL
Th/Tc 比值	0.90	-
NK 细胞（百分比）	9.58	%
NK 细胞绝对计数	69	个 /μL

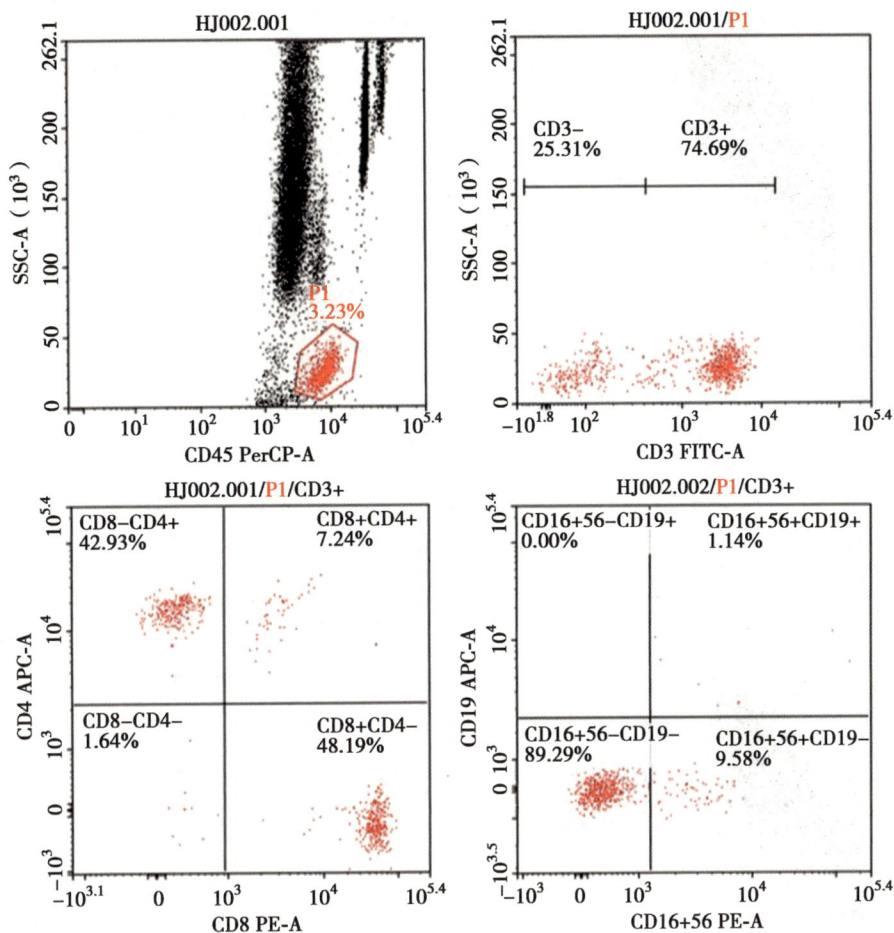

图 11-2-1　流式细胞亚群分析散点图

表 11-2-2　淋巴细胞亚群细分类

项目	结果	单位
Th 细胞表达第二信号受体(百分比)	98.97	%
Ts 细胞表达第二信号受体(百分比)	12.3	%
活化 T 淋巴细胞(百分比)	35.7	%
活化 Ts 细胞(百分比)	53.2	%
纯真 Th 细胞(百分比)	33.6	%
记忆性 Th 细胞(百分比)	66.4	%
调节性 T 淋巴细胞占 CD4$^+$ 细胞的比例	11.4	%
天然调节性 T 细胞占总 Treg 的比例	12.6	%
诱导调节性 T 细胞占总 Treg 的比例	84.6	%

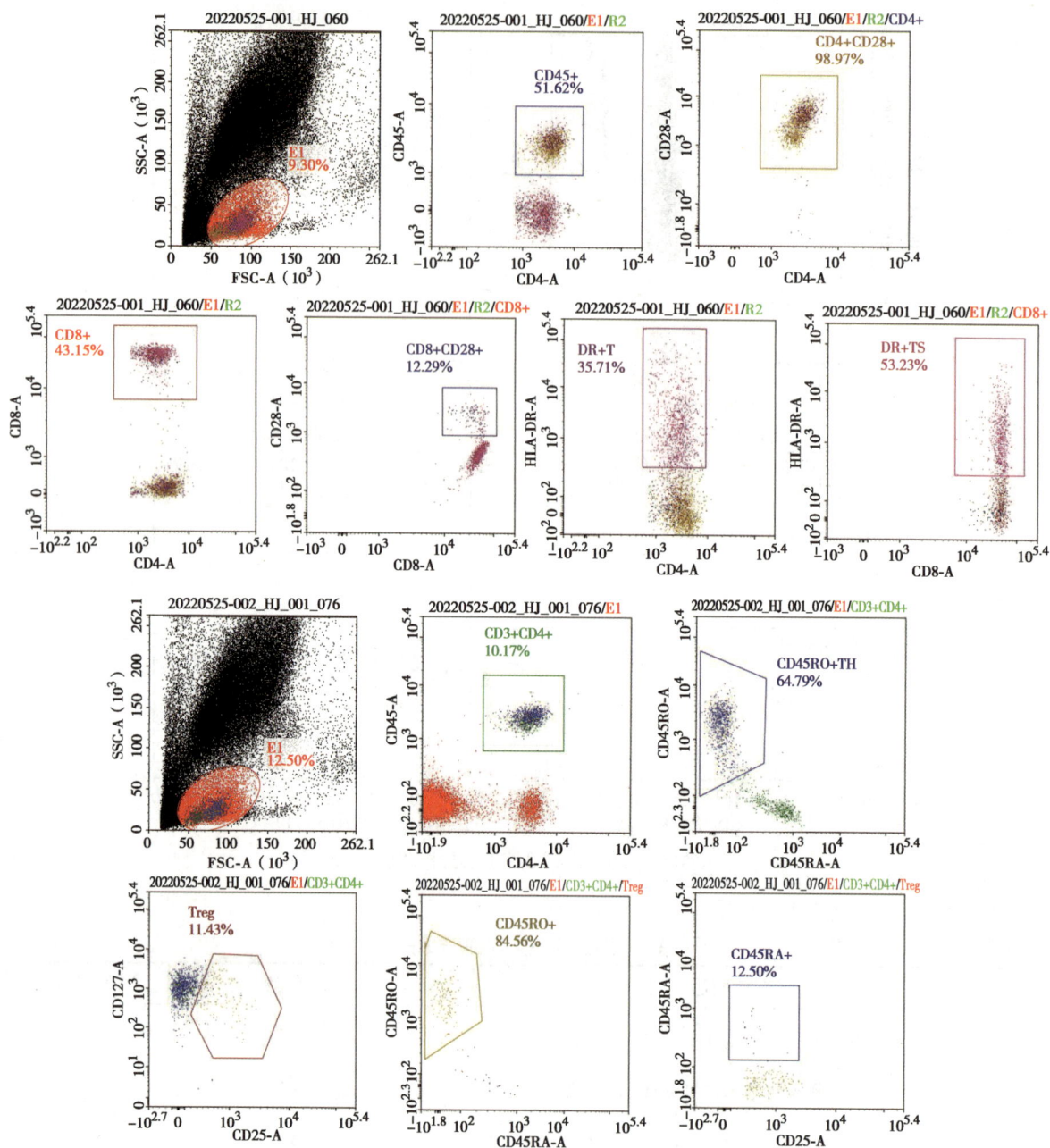

图 11-2-2　淋巴细胞亚群细分类分析散点图

表 11-2-3　淋巴细胞功能

项目	结果	单位
诱导后 γ- 干扰素阳性细胞占总 CD4+T 细胞比例	89.23	%
诱导后 γ- 干扰素阳性细胞占总 CD8+T 细胞比例	63.16	%
诱导后 γ- 干扰素阳性细胞占总 NK 细胞比例	9.09	%

3. 临床问题 3

该患者可能的诊断有哪些?

移植术后肺部感染,免疫抑制状态。

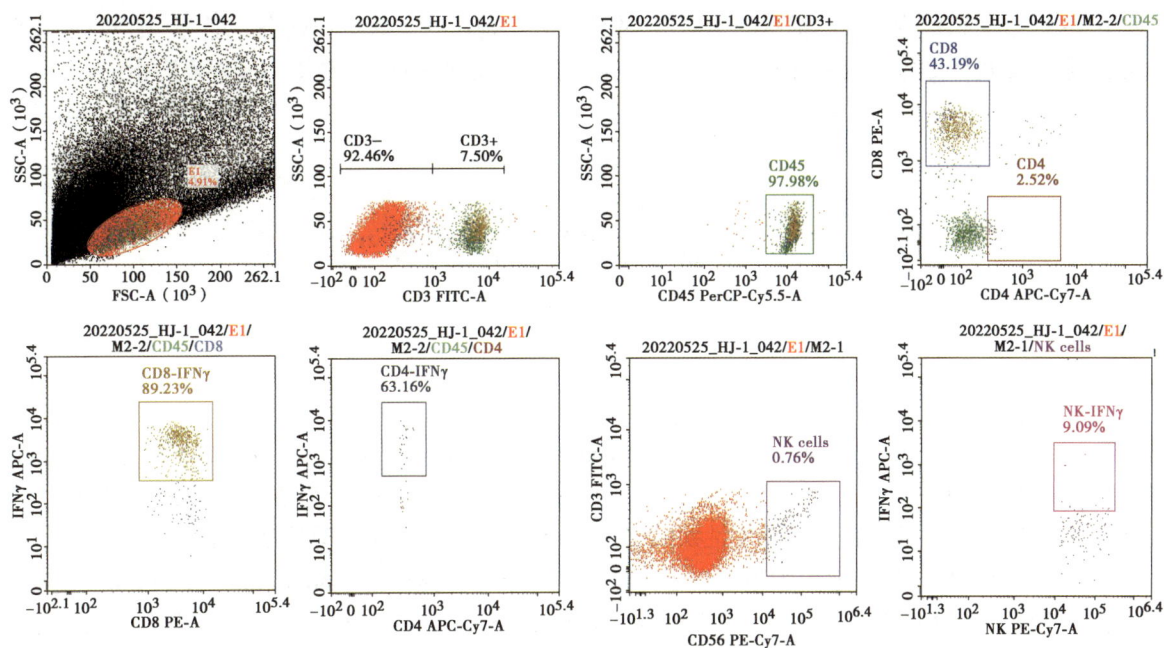

图 11-2-3　淋巴细胞功能分析散点图

诊断思路

　　T 细胞的数量,活化和增殖已经功能情况反映了 T 细胞的免疫状态,该患者 CD4$^+$、CD8$^+$ 数量明显下降,同时 CD8$^+$ 增殖的第二信使通道数量下降,增殖抑制,活化的 T 细胞数量增加,调节性 T 细胞数量下降,CD4$^+$ 和 CD8$^+$ 分泌 γ 干扰素的能力正常,免疫状态抑制,可能处于感染低风险期或者治疗窗口期。

知识点

　　移植受者的免疫状态受到各种因素的多重影响,临床上需要根据多种指标综合判断。常用的有白细胞计数、淋巴细胞亚群绝对值、细胞因子等。

　　IFN-γ 在移植中的不同作用受到广泛关注,它对免疫状态的调控作用取决于其结合的炎症因子、诱导性趋化因子、体内平衡因子和结构性因子的水平和差异,其分泌水平可在很大程度上反映受者的免疫状态。

　　淋巴细胞亚群绝对值和淋巴细胞亚群功能的恢复并不一致,淋巴细胞亚群功能的恢复可能较为滞后,故将淋巴细胞亚群绝对值和功能监测相结合可为移植术后病毒感染的早期预警和个体化治疗方案提供更清晰和精确的参考。

　　CD4$^+$/CD8$^+$ 常用于监测器官移植的排斥反应,若移植后 CD4$^+$/CD8$^+$ 较移植前明显增加,则可能发生排斥反应。目前免疫学监测技术尚未完全满足临床需要,通常需结合多项指标及临床表现进行综合评估。常用的免疫状态评估监测指标:① CNIs、Rap、MPA 浓度;②淋巴细胞亚群绝对值/百分比;③ ImmuoKnow CD4$^+$T 淋巴细胞内 ATP 的浓度;④组织器官浸润细胞的功能特征;⑤机体内细胞因子表达水平。T 淋巴细胞亚群绝对值/百分比的局限性:①仅反映各淋巴细胞占总淋巴细胞比值;②患者处于严重免疫抑制状态时,各淋巴细胞数目均下降,CD4$^+$/CD8$^+$ 比值可显示正常;③不能反映总淋巴细胞绝对数目的多少;④不能反映总 T 淋巴细胞、CD4$^+$、CD8$^+$、B 淋巴细胞、NK 细胞的绝对数目。为弥补上述不足,通过动态检测各淋巴细胞的绝对值,才能较真实地反映患者免疫状态。综上,淋巴细胞亚群的测定,是检测机体细胞免疫和体液免疫功能的重要指标,其中,CD4绝对值是最重要的指标。

(熊艳 张涛)

第三节 造血干细胞移植的免疫监测

一、概述

造血干细胞移植(hematopoietic stem cell transplantations,HSCT)是通过将自体或异体造血干细胞移植到受者体内,重建正常造血和免疫功能的一种治疗手段,主要用于治疗血液系统恶性肿瘤,也可以应用于某些非恶性血液病、自身免疫性疾病、先天性疾病以及实体肿瘤等疾病的治疗。

造血干细胞移植按照造血干细胞来自于自身或他人分为自体移植(autologous HSCT,auto-HSCT)和异体移植,异体移植又分为同基因移植(homogenic HSCT,homo-HSCT)和异基因移植(allogenic HSCT,allo-HSCT),同基因移植仅限于同卵双生的孪生子之间,异基因移植根据供受者的血缘关系分为亲缘HSCT和非血缘HSCT(或称无关供者HSCT);亲缘HSCT又进一步分为亲缘单倍体HSCT和同胞全相合HSCT;根据移植物种类可分为外周血造血干细胞移植、骨髓移植和脐带血造血干细胞移植。

自体HSCT的造血干细胞来源于自身,所以不会发生移植物排斥和移植物抗宿主病(graft-versus-host disease,GVHD),移植并发症少,且无供者来源限制,移植相关死亡率低,移植后生活质量好,但因为缺乏移植物抗肿瘤作用以及移植物中可能混有残留的肿瘤细胞,故复发率高,常用于多发性骨髓瘤、霍奇金淋巴瘤、非霍奇金淋巴瘤以及某些危险程度较低的急性白血病患者。

异基因HSCT的造血干细胞来源于正常供者,无肿瘤细胞污染,且移植物有免疫抗肿瘤效应,故复发率低,长期无病生存率高,但供者来源受限,易发生移植物抗宿主病,移植并发症多,导致移植相关的死亡率高,患者需长期使用免疫抑制剂,长期生存者生活质量可能较差。适用于危险程度中等或较高的急性白血病、慢性粒细胞白血病、骨髓增生异常综合征、重型再生障碍性贫血、阵发性睡眠性血红蛋白尿、地中海贫血、先天性免疫缺陷、自身免疫性疾病和实体肿瘤等患者。

二、经典病例

患者男,27岁,确诊急性B淋巴细胞白血病(Common-B ALL),融合基因阴性,IKZF1缺失突变检测未见缺失,正常核型,化疗后完全缓解。7个月后巩固治疗期间流式细胞术检测微小残留病变(minimal residual disease,MRD)阳性,骨髓白血病细胞比例0.16%,加用hyper-CVAD-A方案强化巩固化疗,为行造血干细胞移植入院治疗。

三、临床问题及诊断思路

1. 临床问题1

该患者是否可以行造血干细胞移植?移植前还需要哪些准备?

对恶性血液病的患者需在完全缓解,最好是MRD转阴后进行造血干细胞移植,移植前的准备包括移植方式选择、HLA配型、供体选择、患者状态评估、造血干细胞动员和采集、患者放化疗预处理等。

该患者入院后复查骨髓涂片及流式细胞术MRD未检出白血病细胞,具备异基因造血干细胞移植适应证,无移植禁忌证。患者胞弟身体健康,与其兄 HLA 10/10 高分辨相合,血型相同均为 B 型、RH+,自愿为其兄行同胞全相合异基因干细胞移植提供外周血干细胞。患者预处理采用 BU/CY+VP-16 方案,具体为 BU 60mg 每 6 小时 1 次,移植前第 7 天至移植前第 4 天;CTX 4 800mg 每日 1 次,移植前第 3 天至移植前第 2 天;VP-16 1 200mg 每日 1 次,移植前第 3 天至移植前第 2 天。供者进行外周血造血干细胞动员。

诊断思路 1

供体造血干细胞动员、采集和回输

外周血造血干细胞动员采用粒细胞集落刺激因子(G-CSF),供者每 12 小时予以(5~10)μg/(kg·d) G-CSF 动员,一般 4~6 天达到高峰,第 3 天起运用流式细胞术监测外周血 CD34+ 细胞数量、预测采集量和采集时机。采用血细胞分离机采集供者外周血干细胞,流式细胞术计数 CD34+ 细胞,共采集 1~3 次,采集的最低目标值为 CD34+ 细胞数 ≥ 2 × 10^6/kg 体重,外周血单个核细胞数(PBMNC)(3~5) × 10^8/kg 体重。骨髓造血干细胞采集的目标值为骨髓 CD34+ 细胞数 ≥ 5 × 10^6/kg 体重,骨髓有核细胞数 (1~3) × 10^8/kg 体重。

本例供者经动员后采集外周血造血干细胞,共回输单个核细胞(MNC)11.77 × 10^8/kg,CD34+ 干细胞 12.5 × 10^6/kg,移植造血干细胞数量符合要求,详见图 11-3-1。

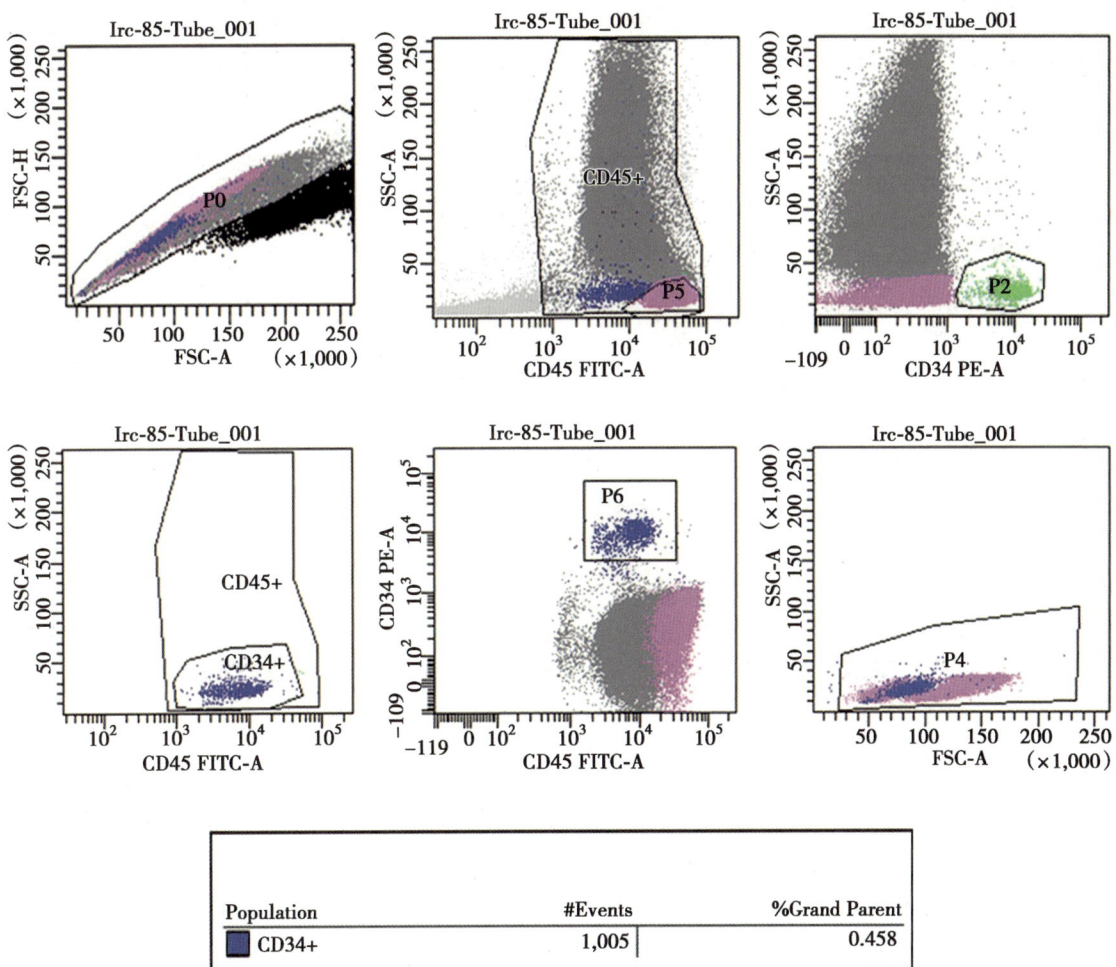

Population	#Events	%Grand Parent
■ CD34+	1,005	0.458

图 11-3-1 流式细胞术 CD34+ 造血干细胞计数散点图

流式细胞术 MRD 检测在造血干细胞移植过程中的应用

MRD 指恶性血液病患者在接受诱导及巩固治疗后获得完全缓解,但仍然残留的少量肿瘤细胞。MRD 是影响造血干细胞移植后无病生存期及总生存期的独立因素,移植前 MRD 阴性患者无病生存期、总生存期均长于 MRD 阳性者,MRD 阴性与更好的预后和更低的复发风险相关。

在治疗过程中 MRD 水平是动态变化的,单个时间点的 MRD 水平对预后的预测能力有限,连续动态检测 MRD 水平有助于更好地判断患者的预后及复发风险,指导治疗方案的选择,帮助判断进行 HSCT 的时机和移植后复发的风险,调整低复发风险患者的治疗强度,对于高复发风险的患者及时进行干预。移植后 1~2 年应每三个月复查,移植后 3~5 年需每年复查。

检测 MRD 的方法有实时定量聚合酶链反应、高通量测序和流式细胞术等,流式细胞术多参数白血病相关免疫表型检测灵敏度为 10^5~10^4,无论是否存在分子生物学异常,具有高敏感度、高特异性、高适应性和高性价比等特点,目前已成为 MRD 的主要检测方法,患者流式细胞术 MRD 检测散点图详见图 11-3-2。

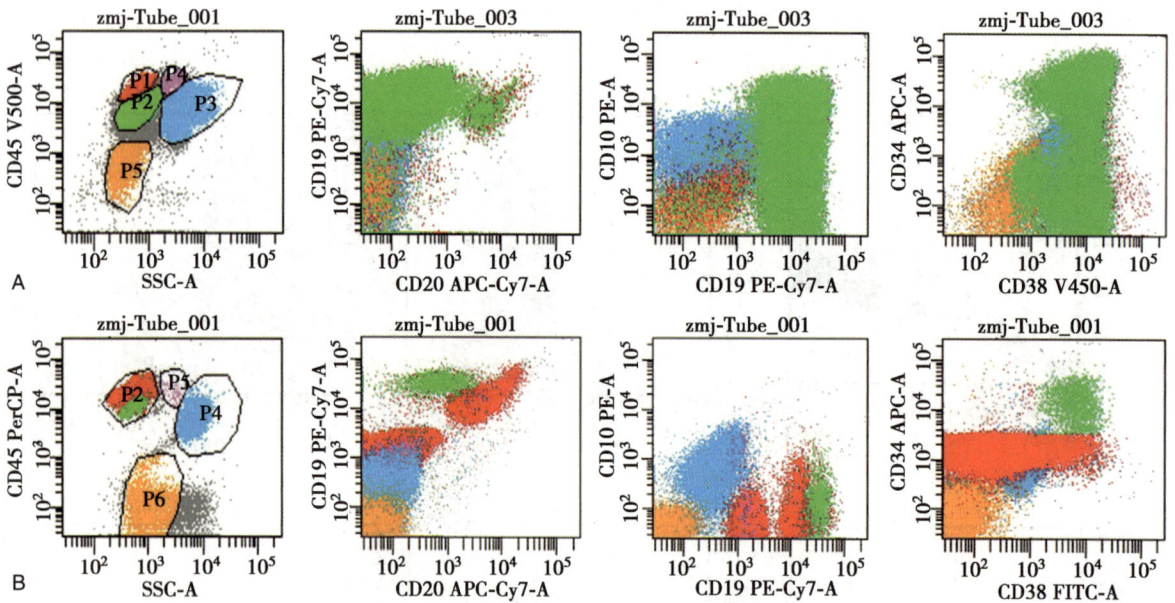

图 11-3-2　流式细胞术 MRD 检测散点图

A. 初诊免疫分型,在 CD45/SSC 散点图中,R2(绿色细胞群)占有核细胞的 70.8%,表达 CD19、CD10、CD38,部分表达 CD34,少量表达 CD20,弱表达 CD45,符合急性 B 淋巴细胞白血病特征;B. 化疗一个疗程后 MRD 检测,R2(绿色细胞群)白血病细胞占 0.8%,表达 CD19、CD34、CD38,少量表达 CD20,弱表达 CD45,不表达 CD10,免疫表型特征与初诊相似

移植后第 4 天该患者白细胞计数:0.61×10^9/L,血小板计数:77×10^9/L,血红蛋白浓度:74g/L;移植后第 5 天白细胞计数:0.18×10^9/L,血小板计数:33×10^9/L,血红蛋白浓度 76g/L;移植第 11 天血小板计数:51×10^9/L,血红蛋白浓度:83g/L,白细胞计数:35.62×10^9/L,粒系造血恢复。移植第 15 天血小板计数:125×10^9/L,恢复正常,血红蛋白浓度:94g/L,白细胞计数:7.15×10^9/L,复查骨髓 MDR 阴性。

2. 临床问题 2

患者血常规指标变化的原因是什么?

因化疗药物的作用,造血干细胞移植后第 1~2 周骨髓造血呈极度抑制,第 3 周出现明显恢复,第 5~6 周骨髓造血恢复正常。该患者的血常规指标的变化提示基本符合粒系和巨核系造血重建规律,骨髓 MRD 阴性提示白血病没有复发。

> **知识点**
>
> 造血重建的定义:包括粒系和巨核系均达重建。移植后粒系重建是指不使用粒细胞刺激因子的情况下,中性粒细胞绝对值>0.5×10^9/L 达 3 天以上,则第 1 天为粒系重建时间,巨核系重建指不输注血小板治疗的情况下,血小板数>20×10^9/L 达 3 天以上,则第 1 天为巨核系重建时间。

3. 临床问题 3

免疫重建的规律和意义是什么?

造血干细胞移植后 2 周左右造血功能开始重建,细胞免疫功能逐渐恢复,淋巴细胞数量从预处理开始经历从减少到增多过程,3 个月后可达移植前水平。免疫重建包括固有免疫重建和获得性免疫重建。患者移植后免疫重建是一个重要预后因素,免疫重建的延迟会增加感染和继发肿瘤的可能。

诊断思路 1

固有免疫的重建

固有免疫也称为天然免疫、非特异性免疫,是机体在种系发育和进化过程中形成的天然免疫防御功能,重建迅速,参与的免疫细胞包括 NK 细胞、DC 及吞噬细胞(包括巨噬细胞和中性粒细胞)等。

NK 细胞:NK 细胞在造血干细胞移植后恢复最为迅速,1~2 个月内恢复至正常水平,其中 $CD56^{bri}CD16^{dim}$ 亚群是早期 NK 恢复中的主要亚群,可产生大量细胞因子,发挥免疫调节作用,而主要发挥细胞毒作用的 $CD56^{dim}CD16^{bri}$ 亚群恢复延后。早期 NK 细胞重建与疾病无进展生存率相关,NK 细胞数较高患者无进展生存率显著高 NK 细胞减少者。

树突状细胞(dendritic cell,DC):与其他天然效应细胞一样,DC 在 HSCT 后恢复较早,尤其是在匹配同胞和非清髓性异基因 HSCT 后。髓样 DC 在移植后早期显著减少,从第 3 个月起恢复至正常水平。浆样 DC 重建要晚于髓样 DC,直至 1 年左右逐渐恢复正常,浆样 DC 数量与 GVHD 的发生密切相关,数量越高 GVHD 发生率越低。

粒细胞、巨噬细胞和单核细胞:供体来源的粒细胞和单核细胞在移植后早期恢复,其中中性粒细胞恢复先于单核细胞和组织巨噬细胞。

患者移植后第 90 天 DC 比值恢复正常,其中髓样 DC(mDC)比例显著高于浆样 DC(pDC),检测结果见表 11-3-1、图 11-3-3:

表 11-3-1　流式细胞术检测树突状细胞亚群

细胞类型	检测结果 /%	参考区间 /%	
DC	0.7	0.32~0.69	WBC 细胞中
髓样 DC	87.4	42.16~74.15	DC 细胞中
浆样 DC	10.4	0~32.56	DC 细胞中

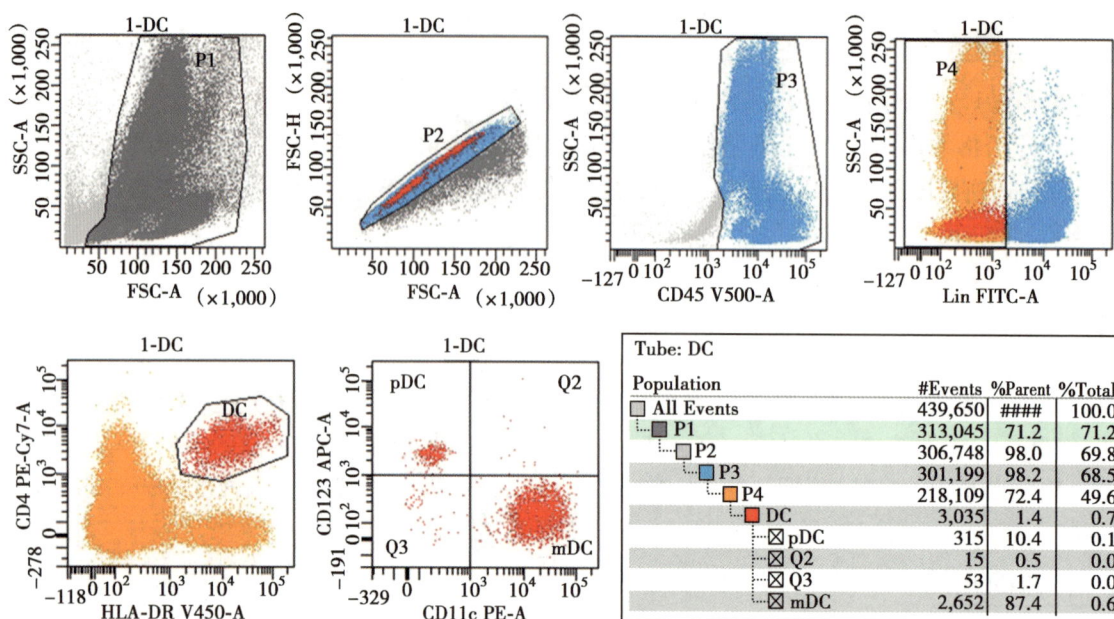

图 11-3-3　流式细胞术检测树突状细胞亚群散点

注：DC 约占有核细胞的 0.7%，其中髓样 DC（mDC）占 87.4%，浆样 DC（pDC）占 10.4%

💡 **诊断思路 2**

获得性免疫的重建

获得性免疫又称适应性免疫、特异性免疫，是经后天感染（病愈或无症状的感染）或人工预防接种（菌苗、疫苗、类毒素、免疫球蛋白等）而使机体获得的抵抗感染能力。以 T 细胞亚群和功能性 B 细胞为主的获得性免疫重建是个缓慢的过程，需要 1 年至数年的时间才能完全恢复。

B 淋巴细胞：造血干细胞移植后 B 细胞的来源：①接受移植的患者在经受大剂量化疗预处理后骨髓、淋巴结或脾脏中残留所致；②移植物中的 B 细胞；③移植物中的造血前体干细胞；④受体残留的干细胞。通常 B 细胞重建先于 T 细胞，在移植后 3 个月开始逐渐增加，6 个月时数量恢复至正常水平，但移植后的 B 细胞多为未分化成熟的 B 细胞，缺乏成熟 B 细胞的功能，B 细胞功能可能需要长达 2 年才能恢复，另外辅助 T 细胞功能受损，抗原提呈过程缺陷，这些均导致体液免疫的缺陷。

T 淋巴细胞：胸腺是人体重要的中枢免疫器官，是 T 淋巴细胞生长、发育和成熟的重要场所。来自骨髓中的前 T 细胞在胸腺中发育形成初始 T 细胞，随血流运输至外周血发挥免疫作用。胸腺初始 T 细胞的输出能力一定程度上反映了机体的免疫水平。目前认为 allo-HSCT 后 T 淋巴细胞重建主要依赖 2 条途径：①非胸腺依赖的外周淋巴细胞扩增，为来自供者移植物中的 T 淋巴细胞，CD8⁺T 淋巴细胞主要依赖此途径重建；②胸腺依赖途径，来自供者造血细胞增殖、分化并经胸腺培育产生，CD4⁺T 淋巴细胞的重建主要依赖该途径。allo-HSCT 后胸腺输出功能在移植后 1 年内仍达不到移植前水平，因此外周血中 CD4⁺T 淋巴细胞恢复缓慢，需移植后 1~2 年才能恢复至正常水平，而 CD8⁺T 淋巴细胞的恢复速度较快，移植后 3~6 个月即可恢复至正常水平，导致 CD4⁺/CD8⁺T 淋巴细胞比值倒置，可以存在 1 年以上。表达 CD45RA 的初始 T 细胞在外周与抗原接触后转记忆 T 细胞，CD4⁺ 初始 T 细胞的恢复需依赖于胸腺，而 CD8⁺ 和 CD4⁺ 记忆 T 细胞可以通过胸腺非依赖途径再生，在移植后早期（3 个月内）恢复的 T 细胞中以 CD8⁺T 细胞为主，CD4⁺T 细胞中也主要为记忆 T 细胞，说明移植后早期 T 细胞数量的恢复主要是通过胸腺非依赖途径再生。另外调节性 T 细胞（CD4⁺CD25ʰⁱᵍʰCD127⁻）在控制异基因免疫应答、诱导移植免疫耐受中发挥重要作用，其与效应性 T 细胞间的失衡可能是导致 GVHD 发生的重要原因。

患者移植后 1 年 T 淋巴细胞亚群精细分型结果显示记忆 T 细胞比例高于初始 T 细胞,恢复速度较快,调节性 T 细胞比例增高,提示具有较好的诱导免疫耐受功能。检测结果见表 11-3-2、图 11-3-4:

表 11-3-2　流式细胞术检测 T 淋巴细胞亚群

细胞类型	检测结果 /%	参考区间 /%	
初始 CD4+T 细胞	45.6	21~51.6	CD4+T 细胞中
中央记忆 CD4+T 细胞	23.6	18.2~49.4	CD4+T 细胞中
效应记忆 CD4+T 细胞	29.2	27.6~55.9	CD4+T 细胞中
调节性 T 细胞	13.4	2.5~8.1	CD4+T 细胞中
初始 CD8+T 细胞	8.0	35.4~53.2	CD8+T 细胞中
中央记忆 CD8+T 细胞	1.6	4.6~6.0	CD8+T 细胞中
效应记忆 CD8+T 细胞	29.5	49.1~56.3	CD8+T 细胞中

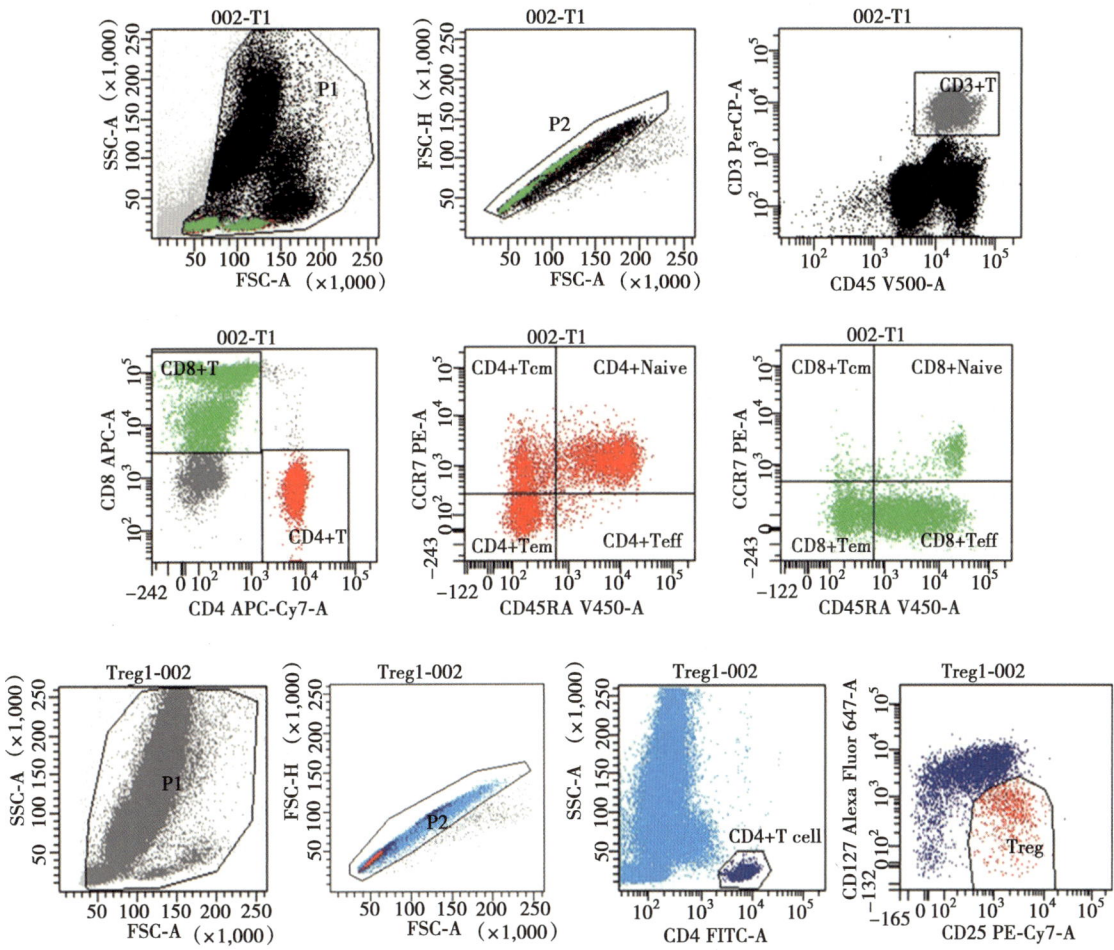

图 11-3-4　流式细胞术检测 T 淋巴细胞亚群散点图

注：Naïve T：初始 T 细胞；Tcm：中央记忆 T 细胞；Tem：效应记忆 T 细胞；Teff：效应 T 细胞

影响免疫重建的因素

免疫重建的过程受到年龄、疾病状态、移植类型(自体 vs 异体)、预处理方案(清髓性 vs 非清髓性)、干细胞的来源、GVHD、供者和受者之间的主要组织相容性复合体(HLA)不相容性、供者移植物去 T 细胞的应用、免疫抑制剂的使用和感染等影响。

年龄:随着年龄的增加,初始 $CD4^+$T 细胞的重建延迟,这可能与胸腺的自然退化有关。

造血干细胞的来源:与骨髓移植相比,外周血干细胞移植后免疫功能重建更快,初始 $CD4^+$T 细胞数量恢复加快,体外增殖反应增强。

造血干细胞的动员:G-CSF 动员的外周血干细胞对免疫重建可能存在不利影响,G-CSF 可提高移植物中 T 细胞和单核细胞含量,并增加这些动员细胞上的活化标记物,一旦活化,单核细胞可通过产生 IL-10 抑制 T 细胞功能,使其向产生 Th2 型细胞因子转变,这可能有利于减少急性移植物抗宿主病(aGVHD),aGVHD 时因产生 Th1 细胞因子引起细胞毒性损伤,然而移植物内含有大量供体 T 细胞可诱导受者发生慢性移植物抗宿主病(cGVHD)。此外 G-CSF 可能通过诱导 Th2 应答和抑制 IL-12 的产生来改变受者对感染的防御应答,降低巨噬细胞活化、免疫球蛋白产生和 CD8 效应 T 细胞的功能。

慢性 GVHD:T、B 细胞的数量及功能均严重受损,和自身胸腺输出功能降低有关。存在慢性 GVHD 的患者,其 B 细胞数量恢复延迟。B 细胞功能的恢复依赖于 T 细胞的重建,移植物去 T 细胞后因 T 细胞重建缓慢而导致 B 细胞功能重建延迟。

干细胞移植类型:自体 HSCT 虽然不会发生 GVHD,但自体造血干细胞暴露于细胞毒性治疗中寿命可能会缩短,并影响其归巢能力。此外,骨髓微环境(包括基质细胞和细胞因子环境)的改变也可能会导致自体移植受者的免疫重建延迟。

预处理方案:非清髓性处理患者的巨细胞病毒感染率较低,在第 30 天和第 90 天巨细胞病毒特异性 T 细胞数量较多。预处理应用抗胸腺球蛋白(ATG)患者初始 $CD4^+$T 细胞恢复慢于未应用 ATG 患者。

诊断思路4

流式细胞术在监测免疫重建中的应用总结

流式细胞术可快速、敏感、定量分析细胞表面的标志,对不同亚群和功能的免疫细胞进行精细分析在免疫功能重建的监测中具有重要作用,患者体内各免疫细胞亚群动态变化也反映了机体状态及病情变化趋势。

T 细胞亚群检测:包括 $CD3^+$、$CD3^+CD4^+$、$CD3^+CD8^+$T 亚群、调节性 T 细胞、T 细胞活化、Th1、Th2、Th17 细胞、初始 T 细胞、记忆性 T 细胞、效应 T 细胞等。

B 细胞检测:$CD3^-CD19^+$B 细胞比例与计数,幼稚 B 细胞。

NK、DC 细胞检测:$CD56^{bri}CD16^{dim}$、$CD56^{bri}CD16^{dim}$ 亚群比例,髓样 DC 和浆样 DC。

细胞因子检测:包括 IL-2、IL-4、IL-6、IFN-γ、IL-10、IL-12、IL-17、IL-18 等。

患者移植后第 40 天出现发热,最高体温 38.5℃,咳嗽、咳痰,肝脾肋下未扪及肿大。实验室检查:中性粒细胞绝对值:10.72×10^9/L,血小板计数:54×10^9/L,白细胞计数:18.48×10^9/L,胸部 CT 提示肺炎。

4. 临床问题4

患者可能的诊断有哪些?需要进一步做哪些检查?

患者异体移植后 40 天,已度过骨髓抑制期,出现肺部感染,可能与服用环孢素抗移植免疫排斥反应引起免疫功能低下有关。需完善支气管镜、肺泡灌洗液二代 DNA 测序,明确感染病原体;检测环孢素血药浓度、肝肾功能、免疫功能。患者血小板下降,需检测骨髓 MRD,评估白血病复发风险。

诊断思路 1

造血干细胞移植可能发生哪些并发症?

造血干细胞移植的并发症主要包括预处理毒性、感染、移植物抗宿主病、植入失败和植入不良、出血性疾病、早期内皮病变(如血栓性微血管病、渗漏综合征、肝小静脉闭塞综合征等),晚期并发症还有甲状腺功能低下、性腺功能低下及继发第二肿瘤等。

预处理毒性:在输注造血干细胞之前,受者因大剂量的放化疗产生毒副作用,包括心、肝、肾的损伤、消化道症状、口唇溃疡,出血性膀胱炎以及神经系统损伤等。放化疗引起骨髓抑制,出现粒细胞减少、血小板减少、感染和出血等。

感染:造血干细胞移植后造血重建前的骨髓抑制期,易并发严重感染,主要包括细菌感染(如肺炎)、病毒感染如巨细胞病毒(cytomegalovirus,CMV)和真菌感染(如曲霉菌等)。CMV 及其导致的 CMV 病是移植患者死亡的重要原因。移植后感染 CMV 患者的 NK 细胞表型更成熟。在移植后早期 NK 细胞迅速分化为以 KIR$^+$NKG2A$^-$NKG2C$^+$CD57$^+$p75/AIRM1$^-$ 表型为特征的成熟阶段,这些 NKG2C$^+$NK 细胞的 IFN-γ 产生能力更强。巨细胞病毒抗原 pp65 在活动性感染时表达于中性粒细胞、单核细胞和血管内皮细胞,检测多形核白细胞中 pp65 抗原表达不仅有助于巨细胞病毒感染的早期诊断,其表达水平的高低还可帮助指导临床预防性用药。HSCT 后革兰氏阴性菌和耐药菌血流感染发生率高,应用的抗菌药物必须是能覆盖铜绿假单胞菌和其他耐药菌的广谱抗菌药物。

知识点

GVHD:包括急性移植物抗宿主病(aGVHD)和慢性移植物抗宿主病(cGVHD),aGVHD 通常发生在移植后的早期,是移植后最主要的并发症和最常见的死亡原因之一,常常会累及到皮肤、胃肠道、肝脏甚至肺等,表现为皮肤斑丘疹、厌食呕吐、腹痛腹泻以及肝功能异常等不适症状。cGVHD 通常在移植后的第一年内发生,但也可能在多年后发生,其特点是纤维化和类似于自身免疫疾病的可变临床特征,影响多个器官系统。移植后 CD4$^+$CD25$^+$ 调节性 T 细胞重建的延迟及其与效应性 T 细胞比例的失衡可能是 GVHD 发生的重要原因之一;移植后 CMV 感染者免疫状态改变,病毒可激活细胞,从而导致 GVHD 的发生;移植后早期的 NK 细胞恢复可促进植入,产生早期移植物抗白血病作用,并抑制 GVHD 的发生,其原理可能是 NK 细胞杀伤受者的抗原提呈细胞,从而削弱 T 细胞的激活,减少 GVHD 反应。

检查结果与治疗措施:痰培养$^+$痰涂片找多数菌及找真菌:阴性,未找到抗酸杆菌涂片。血巨细胞病毒 DNA 和 EB 病毒 DNA 阴性。肺泡灌洗液 NGS:疱疹病毒四型。患者考虑为肺部感染,真菌性肺炎可能性大,不除外合并细菌和病毒感染可能性,予"特治星 + 阿昔洛韦 + 卡泊芬净 + 泊沙康唑"联合抗感染治疗。复查骨髓 MRD 阴性,排除白血病复发。环孢素 A 血药浓度 310.7ng/ml,将服用量由 100mg 口服每 12 小时 1 次减量至 75mg 口服每 12 小时 1 次,治疗第 59 天后再减量至 50mg,患者呼吸道症状轻微,无发热,复查胸部 CT 病灶较前缩小,血小板计数为 122×10^9/L,粒细胞也恢复正常。

患者移植后第 40 天免疫功能检测:淋巴细胞亚群中总 T 细胞和 CD4$^+$T 细胞比值及绝对计数明显降低,CD4$^+$/CD8$^+$ 比值倒置,提示细胞免疫功能低下,B 细胞显著减少,提示体液免疫功能抑制,患者肺部感染与机体免疫功能抑制有关。检测结果见表 11-3-3、图 11-3-5:

表 11-3-3　流式细胞术检测淋巴细胞亚群（T/B/NK）

细胞类型	检测结果	单位	参考区间 /%	
总 T 细胞	71	%	56~86	淋巴细胞中
CD8$^+$T 细胞	40	%	13~39	T 细胞中
CD4$^+$T 细胞	30	%	33~58	T 细胞中
NK 细胞	29	%	5~26	淋巴细胞中
B 细胞	0.1	%	5~22	淋巴细胞中
总 T 细胞绝对值	455	个 /μl	742~2 750	
CD8$^+$T 细胞绝对值	257	个 /μl	220~1 129	
CD4$^+$T 细胞绝对值	194	个 /μl	404~1 612	
NK 细胞绝对值	184	个 /μl	84~724	
B 细胞绝对值	0.5	个 /μl	80~616	
CD4$^+$/CD8$^+$ 比值	0.75		0.9~3.6	

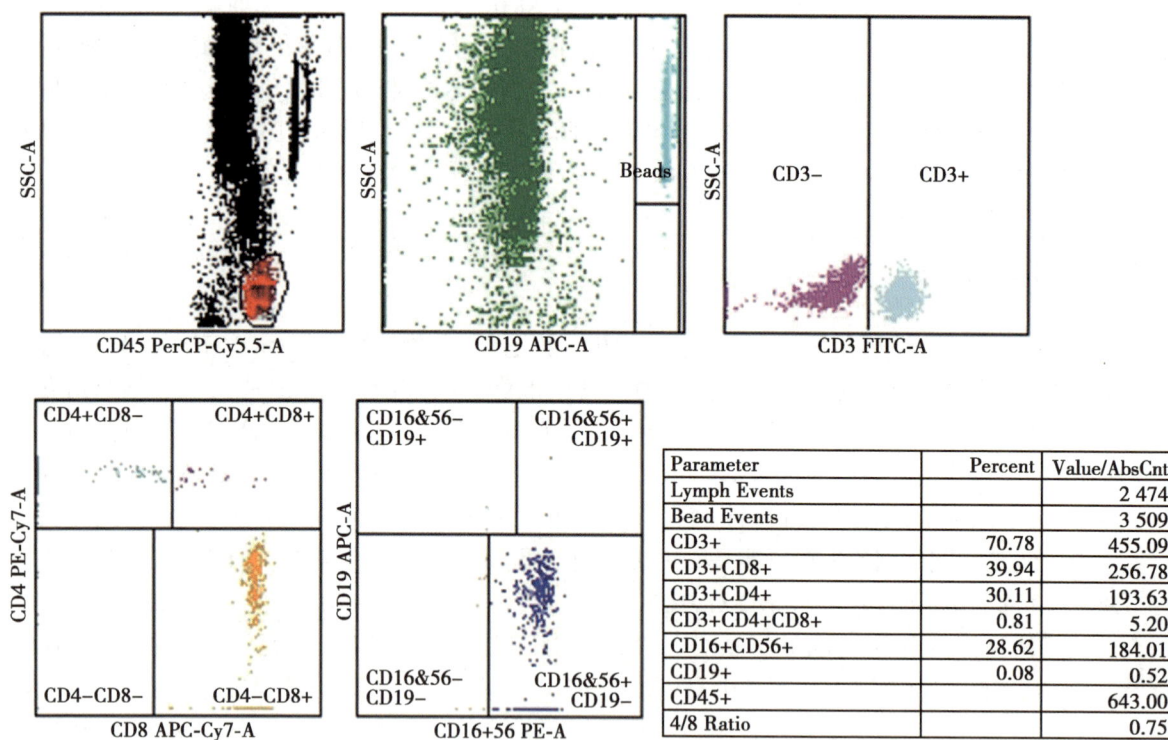

Parameter	Percent	Value/AbsCnt
Lymph Events		2 474
Bead Events		3 509
CD3+	70.78	455.09
CD3+CD8+	39.94	256.78
CD3+CD4+	30.11	193.63
CD3+CD4+CD8+	0.81	5.20
CD16+CD56+	28.62	184.01
CD19+	0.08	0.52
CD45+		643.00
4/8 Ratio		0.75

图 11-3-5　流式细胞术检测淋巴细胞亚群（T/B/NK）散点图

🧠 诊断思路 2

流式细胞术在造血干细胞移植后并发症监测中的应用总结

（1）流式细胞术可用于 GVHD 的检测指标：

T 淋巴细胞亚群：CD3$^+$、CD3$^+$CD4$^+$、CD3$^+$CD8$^+$T 细胞、CD4$^+$/CD8$^+$ 比值；

调节性 T 细胞：CD4$^+$CD25$^+$CD127$^-$。

（2）流式细胞术可用于巨细胞病毒感染的检测指标：

T 淋巴细胞亚群：CD3$^+$、CD3$^+$CD4$^+$、CD3$^+$CD8$^+$T 细胞、CD4$^+$/CD8$^+$ 比值；

NK 细胞：KIR、NKG2A、NKG2C、CD57 的表达；

CMV 特异性 CD8$^+$T 细胞。

📝 **知识点**

环孢素作为一种强效免疫抑制剂，能特异性地抑制辅助 T 淋巴细胞和 B 淋巴细胞的活性，在抑制宿主细胞免疫的同时，对体液免疫亦有抑制作用，适用于预防和治疗造血干细胞移植时发生的 GvHD。但由于环孢素治疗窗口较窄，长期大剂量使用容易引起肝肾功能损伤、动脉性高血压和高血糖，并致免疫力严重低下而发生感染，用药过程中应密切检测血药浓度，及时调整用药剂量。

（肖 平）

—— 参考文献 ——————————

1. 中国医药生物技术协会移植技术分会, 上海市肾脏移植质控中心专家委员会. 肾移植人类白细胞抗原分型和抗体检测专家共识. 中华医学杂志, 2022, 102 (10): 704-716.
2. 张雷, 郑瑾, 薛武军. 重视配型新技术推进精准肾移植. 中华医学杂志, 2022, 102 (10): 683-686.
3. 张倩倩, 谢亚龙, 汪峰, 等. 外周血淋巴细胞亚群绝对值和功能的动态监测在肾移植术后早期病毒感染风险预测中的价值. 器官移植, 2022, 13 (1): 80-87.
4. 陈虹. 器官移植术后患者淋巴细胞亚群检测的临床意义. 实用器官移植电子杂志, 2021, 9 (5): 382.
5. Ayman Saad, Marcos deLima, Sarah Anand. Hematopoietic Cell Transplantation, Version 2. NCCN Clinical Practice Guidelines in Oncology. Journal of the National Comprehensive Cancer Network, 2020, 18 (5): 599-634.

第十二章

流式细胞术在风湿免疫中的应用

第一节　免疫检测在类风湿关节炎诊断及治疗中的应用

一、疾病概述

类风湿关节炎(RA)是一种慢性、高致残性自身免疫病,以关节肿痛为最常见临床表现,病情多反复且逐渐加重,最终导致关节结构破坏,造成残疾,是我国最常见的系统性风湿病。除关节病变外,RA还会累及全身多个器官和系统。

(一) 病因

MHC-Ⅱ抗原、各种炎症介质、细胞因子、趋化因子在RA发病过程中的作用都有很多研究,但其病因和发病机制仍不完全清楚。

1. **环境因素**　未证实有导致本病的直接感染因子,但目前认为一些感染如细菌、支原体和病毒等可能通过感染激活T、B等淋巴细胞,分泌致炎因子,产生自身抗体,影响RA的发病和病情进展,感染因子某些成分也可通过分子模拟导致自身免疫性反应。

2. **遗传易感性**　流行病学调查显示,RA的发病与遗传因素密切相关,家系调查RA现症者的一级亲属患者RA的概率为11%。对孪生子的调查结果显示:单卵双生子同时患RA的概率为12%~30%,而双卵孪生子同时患RA的概率只有4%。许多地区和国家进行研究发现HLA-DR4单倍型与RA的发病相关。许多遗传研究已经确定了与肺纤维化易感性增加相关的变异体,类风湿关节炎相关间质性肺疾病(rheumatoid arthritis associated interstitial lung disease,RA-ILD)与家族性特发性肺纤维化(IPF)以及其他纤维化间质性肺病(ILD)之间存在相似性。黏蛋白5B(mucin 5B,*MUC5B*)启动子变体参与气道清除和细菌宿主防御,是IPF最强的遗传风险因素,在至少50%的患者中观察到。*MUC5B*变体已被证明与RA-ILD、特别是那些具有常见间质性肺炎(UIP)模式的患者以及纤维化超敏性肺炎(HP)相关。此外,一项使用全外显子组测序的研究发现,RA-ILD患者在先前与家族性肺纤维化相关的基因(包括端粒酶逆转录酶(*TERT*)、端粒延长酶调节因子1(*RTEL1*)、多聚A特异性核糖核酸酶(*PARN*)和肺表面活性物质蛋白C基因(*SFTPC*))中存在过多突变。

3. **免疫紊乱**　免疫紊乱是RA主要的发病机制,活化的CD4$^+$T细胞和MHC-Ⅱ型阳性的抗原递呈细胞(antigen presenting cell,APC)浸润关节滑膜。滑膜关节组织的某些特殊成分或体内产生的内源性物质也可能作为自身抗原被APC呈递给活化的CD4$^+$T细胞,启动特异性免疫应答,导致相应的关节症状。调节性T淋巴细胞(regulatory T lymphocyte,Treg)和辅助性T淋巴细胞17(T-helper 17,Th17)的相互作用在RA的发病机制中起着非常重要的作用。通过产生和分泌多种细胞因子,如白细胞介素(IL)-17A、IL-17F和IL-22,已证明Th17细胞可刺激滑膜成纤维细胞和巨噬细胞大量产生促炎介质,如IL-1、IL-6、肿瘤坏死因子α(TNF-α)和前列腺素E2(PGE2),从而恶化滑膜炎症。此外,Th17细胞刺激滑膜基质细胞和固有淋巴细胞分泌粒细胞-单核细胞集落刺激因子(GM-CSF),从而引发和加剧关节炎症。在病程中 T 细胞库的不同 T 细胞克隆因受到体内外不同抗原的刺激而活化增殖,滑膜的巨噬细胞也因抗原而活化,使细胞因子如 TNF-α、IL-1、IL-6、IL-8 等增多,促使滑膜处于慢性炎症状态。TNF-α 进一步破坏关节软骨和骨,结果造成关节畸形。IL-1 是引起 RA 全身性症状如低热、乏力、急性期蛋白合成增多的主要细胞因子,是造成 C 反应蛋白和血沉升高的主要因素。

另外,B 细胞激活分化为浆细胞,分泌大量免疫球蛋白。其中有多种自身抗体如类风湿因子(rheumatoid factor,RF)、抗环瓜氨酸肽(anti-cyclic citrullinated peptide,CCP)抗体等,免疫球蛋白和这些抗体形成的免疫复合物,经补体激活后可以诱发炎症。RA 患者中过量的 Fas 分子或 Fas 分子和 Fas 配体比值的失调都会影响滑膜组织细胞的正常凋亡,使 RA 滑膜炎免疫反应得以持续。

肠道菌群在维持机体免疫稳态方面起重要作用,虽然已有研究表明肠道微生物与 RA 发病相关,但其机制尚未完全明确。个体肠道微生物的组成高度多样性,影响疾病相关的微生物特征识别。研究发现多种产丁酸菌和耗丁酸菌在 RA 患者与健康人群的肠道组成中呈现相反的分布趋势,并且这些丁酸代谢相关物种丰度与抗环瓜氨酸肽抗体(ACPA)、RF 等临床指标呈现强关联性。还有研究发现 RA 患者肠道中丁酸代谢菌群通过影响肠道内丁酸净含量参与 RA 疾病活动、抗体生产和关节变形,在 RA 模型小鼠膳食中添加丁酸盐补充剂,可以显著抑制关节炎的发生,促进滤泡辅助性 T 细胞(T follicular helper cells,Tfh)和 Treg 的平衡,减少自身抗体产生,揭示了肠道内丁酸代谢菌在 RA 发病机制中的关键作用。此外,共生菌群与自身免疫病的发生发展密切相关,扁桃体菌群可能与肠道菌群类似,其微生态失调可导致局部免疫激活并诱发全身免疫反应。类风湿关节炎患者唾液链球菌素(salivaricin)的合成明显减少,由此引起的 Tfh 异常分化和 IL-21 过度表达,可能是患者自身免疫反应异常的诱因之一。

可见,RA 是遗传易感因素、环境因素及免疫系统失调等各种因素综合作用的结果。尤其是免疫系统因素,其在类风湿关节炎的发生中发挥着重要作用。T 细胞受到免疫系统紊乱的影响出现功能失调的状况,同时 B 细胞也受其影响出现免疫球蛋白 G(IgG)的变性,机体受到刺激后出现免疫球蛋白 M(IgM)抗体和 IgG 抗体。此外,RA 发病的危险因素包括吸烟、肥胖、紫外线照射、性激素、药物、肠道、口腔和肺部微生物组的变化、牙周病(牙周炎)和感染。

(二)流行病学

流行病学资料显示,RA 全世界发病率为 0.5%~1.0%,任何年龄段均可发病,且随着社会的发展,其发病率呈不断上升的趋势。流行病学资料显示,RA 发生于任何年龄,其发病率与年龄呈正相关,80% 发病于 35~50 岁,60 岁人群发病率高达 30%~40%,女性患者约 3 倍于男性。报道显示我国成人 RA 患者数大约为 300 万,其中老年患者大约占 24 万;我国 3.1 亿多 60 岁以上老年人群中,每年新增老年 RA 患者可达 14 万。

类风湿关节炎相关间质性肺疾病(RA-ILD)是 RA 常见的严重肺部并发症,见于约 3%~67%RA 患者,是目前 RA 患者的第二大死亡原因。虽然近年来 RA 患者总体死亡率逐渐下降,但合并 ILD 的 RA 患者死亡率仍居高不下。研究报道 RA-ILD 患者诊断后的中位生存时间仅 3 年,死亡风险是无 ILD 的 RA 患者的 2~10 倍。高达 60% 的 RA 患者在高分辨率计算机断层扫描(HRCT)上检测到 ILD,10% 的病例具有临床意义,是 RA 患者死亡的主要原因。尽管 RA 在女性中更为常见,但 RA-ILD 在男性中更为频繁,在一些研究中,男女比例高达 2:1。肺部疾病的发病通常发生在生命的第五到第六个十年。研究中重现的与 RA-ILD 相关的其他风险因素包括吸烟史、RF 或抗环状瓜氨酸(CCP)抗体血清阳性以及 RA 疾病活动。

(三)临床表现

RA 的临床个体差异大,从短暂、轻微的少关节炎到急剧、进行性多关节炎及全身性血管炎表现均可出现,常伴有晨僵。RA多以缓慢隐匿的方式起病,在出现明显关节症状前可有数周的低热,少数患者可有高热、乏力、全身不适、体重下降等症状,以后逐渐出现典型关节症状。少数则急剧起病,在数天内出现多个关节症状。

1. 关节 可分为滑膜炎症状和关节结构破坏的表现,前者经治疗后有一定可逆性,但后者一经出现很难逆转。RA病情和病程有个体差异,从短暂、轻微的少关节炎到急剧进行性多关节炎,常伴有晨僵。

(1)晨僵:早晨起床后关节及其周围僵硬感,称"晨僵"(morning stiffness)。持续时间超过1小时者意义较大。晨僵出现在95%以上的RA患者。它常被作为观察本病活动的指标之一,只是主观性很强。其他病因的关节炎也可出现晨僵,但不如本病明显和持久。

(2)关节痛和压痛:关节痛往往是最早的症状,最常出现的部位为腕、掌指、近端指间关节,其次是足趾、膝、踝、肘、肩等关节。多呈对称性、持续性,但时轻时重,疼痛的关节往往伴有压痛,受累关节的皮肤可出现褐色色素沉着。

(3)关节肿:多因关节腔内积液或关节周围软组织炎症引起,病程较长者可因滑膜慢性炎症后的肥厚而引起肿胀。凡受累的关节均可肿胀,常见的部位与关节痛部位相同,亦多呈对称性。

(4)关节畸形:见于较晚期患者,关节周围肌肉的萎缩、痉挛则使畸形更为加重。最为常见的关节畸形是腕和肘关节强直、掌指关节的半脱位、手指向尺侧偏斜和呈"天鹅颈(swan neck)"样及"纽扣花样(boutonniere)"表现。重症患者关节呈纤维性或骨性强直失去关节功能,致使生活不能自理。

(5)特殊关节

1)颈椎的可动小关节及周围腱鞘受累出现颈痛、活动受限,有时甚至因颈椎半脱位而出现颈椎受压。

2)肩、髋关节其周围有较多肌腱等软组织包围,因此很难发现肿。最常见的症状是局部受限。

3)颞颌关节:出现于1/4的RA患者,早期出现为讲话或咀嚼时疼痛加重,严重者有张口受限。

(6)关节功能障碍:关节肿痛和结构破坏都引起关节的活动障碍。美国风湿病学会将因本病而影响生活的程度分为四级:Ⅰ级:能照常进行日常生活和各项工作;Ⅱ级:可进行一般的日常生活或某种职业工作,但参加其他项目活动受限;Ⅲ级:可进行一般的日常生活,但参加某种职业工作或其他项目活动受限;Ⅳ级:日常生活的自理和参与工作的能力均受限。

2. 关节外表现

(1)类风湿结节:是本病较常见的关节外表现,可见于20%~30%的患者,多位于关节隆突部及受压部位的皮下,如前臂伸面、肘鹰嘴突附近、枕、跟腱等处。其大小不一,结节直径由数毫米至数厘米,质硬、无压痛,对称性分布。此外,几乎所有脏器如心、肺、眼等均可累及。其存在提示有本病的活动。

(2)类风湿血管炎:RA患者系统性血管炎少见,体格检查能观察到的有指甲下或指端出现的小血管炎,少数引起局部组织的缺血性坏死。眼受累多为巩膜炎,严重者因巩膜软化而影响视力。RF阳性的患者可出现亚临床型的血管炎,如无临床表现的皮肤和唇腺活检可有血管壁免疫物质的沉积,亚临床型血管炎的长期预后尚不明确。

(3)肺:肺受累很常见,其中男性多于女性,有时可为首发症状。

1)肺间质病变:是最常见的肺病变,见于约30%的患者,主要表现为活动后气短,肺纤维化,肺功能和肺影像学如肺部高分辨CT有助于早期诊断。

2)结节样改变:肺内出现单个或多个结节,为肺内的类风湿结节表现。结节有时可液化,咳出后形成空洞。

3)Caplan综合征:尘肺患者合并RA时易出现大量肺结节,称之为Caplan综合征,也称类风湿性尘肺病。临床和胸部X线表现均类似肺内的类风湿结节,数量多,较大,可突然出现并伴关节症状加重。病理检查结节中心坏死区内含有粉尘。

4）胸膜炎：见于约10%的患者。为单侧或双侧的少量胸腔积液,偶为大量胸腔积液。胸腔积液呈渗出性,糖含量很低。

5）肺动脉高压：一部分是肺内动脉病变所致的肺动脉高压,另一部分为肺间质病变引起的肺动脉高压。

（4）心脏受累：RA患者可以出现心脏受累,心包炎最常见,多见于RF阳性、有类风湿结节的患者,但多数患者无相关临床表现。通过超声心动图检查约30%的患者出现小量心包积液。

（5）胃肠道：患者可有上腹部不适、胃痛、恶心、食欲缺乏,甚至黑便,多与服用抗风湿药物,尤其是非甾体抗炎药有关,很少由RA本身引起。

（6）肾：本病的血管炎很少累及肾,偶有轻微膜性肾病、肾小球肾炎、肾内小血管炎以及肾脏的淀粉样变等报道。

（7）神经系统：神经受压是RA患者出现神经系统病变的常见原因。如正中神经在腕关节处受压可出现腕管综合征。多数患者随着关节炎症减轻神经症状能逐渐好转,但有时需要手术减压治疗。脊髓受压表现为渐起的双手感觉异常和力量的减弱,腱反射多亢进,病理反射阳性。多发性单神经炎则因小血管炎的缺血性病变所造成。

（8）血液系统：患者的贫血程度通常和病情活动度相关,尤其是和关节的炎症程度相关。RA患者的贫血一般是正细胞正色素性贫血,本病出现小细胞低色素性贫血时,贫血可因病变本身或因服用非甾体抗炎药而造成胃肠道长期少量出血所致；此外,与慢性疾病性贫血的发病机制有关,在患者的炎症得以控制后,贫血也得以改善。在病情活动的RA患者常见血小板增多,与疾病活动度相关,病情缓解后可下降。

Felty综合征是指RA患者伴有脾大、中性粒细胞减少,有的甚至有贫血和血小板减少。RA患者出现Felty综合征时并非都处于关节炎活动期,其中很多患者合并有下肢溃疡、色素沉着,皮下结节,关节畸形,以及发热、乏力、食欲减退和体重下降等全身表现。

（四）诊断指标

RA的诊断主要依靠临床表现、实验室检查及影像学检查。诊断并不困难,但对于不典型及早期RA易出现误诊或漏诊。2010年美国风湿病学会（ACR）和欧洲抗风湿病联盟（EULAR）提出了新的RA分类标准和评分系统,该诊断标准可支持RA的早期诊断。患者按照表中所示标准评分,6分以上可确诊RA,小于6分目前不能确诊RA,但患者有可能在将来满足诊断标准,需要密切观察。新标准纳入了炎症标志物血沉（ESR）、C反应蛋白（CRP）和抗CCP抗体,提高了诊断的敏感性,为早期诊断和早期治疗提供了重要依据,但并不是诊断标准,临床工作中仍应结合不同患者的具体情况,降低误诊率。

1. 血象　有轻至中度贫血。活动期患者血小板可增高。白细胞及分类多正常。

2. 炎性标志物　ESR、CRP常升高,并与疾病活动度相关。

3. 自身抗体　RA新的抗体不断被发现,其中有些抗体诊断的特异性较RF明显提高,且可在疾病早期出现,如抗CCP抗体。

（1）类风湿因子（RF）：类风湿因子（RF）可分为IgM、IgG和IgA型。在常规临床工作中主要检测IgM型RF,它见于约70%的患者血清,其滴度一般与RA的活动性和严重性成比例。此外,RF-IgM在RA患者的肺泡壁及肺小动脉中广泛沉积,但IgG和IgA的沉积程度较低,且RF水平升高与临床阳性和亚临床性RA-ILD均相关。但RF并非RA的特异性抗体,其他感染性疾病、自身免疫性疾病及约5%的正常人也可以出现低滴度的RF,RF阴性者也不能排除RA的诊断。

（2）抗瓜氨酸化蛋白抗体（ACPA）：抗瓜氨酸化蛋白抗体是一类针对含有瓜氨酸化表位自身抗原的抗体统称,包括抗核周因子（APF）抗体、抗角蛋白抗体（AKA）、抗聚丝蛋白抗体（AFA）和抗环状瓜氨酸（CCP）抗体。这组抗体的靶抗原为细胞基质的聚角蛋白微丝蛋白，CCP 是该抗原中主要的成分，因此抗 CCP 抗体在此抗体谱中对 RA 的诊断敏感性和特异性高。这些抗体有助于 RA 的早期诊断和鉴别诊断，尤其是血清 RF 阴性、临床症状不典型的患者。

（3）免疫复合物和补体：70% 的患者血清中出现各种类型的免疫复合物，尤其是活动期和 RF 阳性患者。在急性期和活动期，患者血清补体均有升高，仅少数有血管炎者出现低补体血症。

（4）关节滑液：正常人关节腔内的滑液不超过 3.5ml。在关节炎症时滑液增多，滑液中的白细胞明显增多，达 2 000×10⁶/L~75 000×10⁶/L，且中性粒细胞占优势，其黏度差，含葡萄糖量低（低于血糖）。

（5）关节影像学检查

1）X 线平片：对 RA 诊断、关节病变分期、病变演变的监测均很重要。初诊至少应摄手指及腕关节的 X 线片，早期可见关节周围软组织肿胀影、关节端骨质疏松（Ⅰ期）；进而关节间隙变窄（Ⅱ期）；关节面出现虫蚀样改变（Ⅲ期）；晚期可见关节半脱位和关节破坏后的纤维性和骨性强直（Ⅳ期）。诊断应有骨侵蚀或肯定的局限性或受累关节近旁明显脱钙。

2）其他：包括关节 X 线数码成像、CT、MRI 及关节超声检查，它们对诊断早期 RA 有帮助。MRI 可以显示关节软组织早期病变，如滑膜水肿、骨破坏病变的前期表现骨髓水肿等，较 X 线更敏感。

二、经典病例

患者女，62 岁，患者因多关节肿痛 16 年余，全身散在皮疹 2 个月，发热伴活动后气短喘息入院。多关节肿痛 16 年余，累及双手远端指间关节、掌指关节、双手近端指间关节及双腕关节，伴晨僵，活动后减轻，持续约 1 小时可缓解，未重视，关节肿痛症状加重，渐累及双肘关节、双膝关节、双踝关节，并出现活动后气短，就诊于当地医院，予抗生素治疗无效，于 2022 年 6 月入院就诊，化验类风湿因子、APF、抗 CCP 抗体均为阳性，诊断为"类风湿关节炎伴肺间质纤维化"，予激素、抗感染、抑酸护胃、止痛等对症支持治疗后好转出院。院外规律口服醋酸泼尼松片 15mg/d，症状控制可。2022 年 8 月初无明显诱因出现全身皮疹，主要累及前胸部及颈部，伴瘙痒破溃不伴疼痛，多关节疼痛较前加重，遂自行加量醋酸泼尼松片至 20mg/d，多关节疼痛较前略好转，皮疹未消退，后皮疹渐累及双手掌、双足掌，伴颜面部水肿及唇部多处破损出血，遂就诊于当地医院，考虑皮肤感染，予头孢类抗生素输注 8 天，后皮疹明显消退，瘙痒显著减轻。2022 年 10 月 15 日再次发现全身多处皮疹，伴间断发热，体温 38℃左右，伴咳嗽、干咳为主，少量白痰，无畏寒、寒战，自觉活动后气紧、喘息明显，为进一步诊治。

既往史：患者有高血压病、冠心病病史 5 年，规律口服降压药及尼可地尔，心脏症状无发作。患者否认糖尿病、传染病史，否认输血史，有青霉素药物过敏史，否认食物过敏史。

体格检查：体温：38.5℃，喘息貌，有颜面部红色斑片样红疹，背部、腹部及大腿深侧皮肤可见斑片样皮疹，部分融合成片，压之不褪色，伴抓痕及破溃、结痂，无皮下结节，无黄染，无皮下出血点，左乳下缘可见长约 5cm 左右瘢痕，右下腹可见长约 5cm 左右斜形瘢痕；双肺呼吸音增强，语音传导正常，有双肺喘鸣音，双下肺可闻及湿性啰音，有胸膜摩擦音，心率 120 次/min，律齐，未闻及病理性杂音。腹平软，全腹无压痛及反跳痛，肝脾肋下未触及肿大。脊柱生理弯曲消失，双肘关节屈伸受限，双腕关节肿胀及压痛阳性，双膝关节肿胀阴性，压痛阳性，双踝关节肿胀及压痛阳性，双手远端指间关节可见赫本登结节，双手掌指关节肿胀及压痛阳性，双手近端指间关节肿胀及压痛阳性，双侧"4"字试验不能配合。双下肢肌力及肌张力正常；双下肢无水肿。

辅助检查：全血细胞计数：WBC 7.35×10⁹/L，Hb 137.0g/L，LY 2.45×10⁹/L。ESR 29mm/h。超敏 C 反应蛋白（超敏 CRP）39.57mg/L。降钙素原（PCT）1.05ng/ml。肝素结合蛋白（HBP）77.89ng/ml。血

气分析:二氧化碳分压 31.2mmHg,氧分压 45.0mmHg,氧饱和度 81.2%。外周血淋巴细胞亚群检测:总 T 细胞 1 078.44 个 /μl,总 B 细胞 44.01 个 /μl,NK 细胞 409.42 个 /μl,CD4⁺T 细胞 297.04 个 /μl,CD8⁺T 细胞 758.23 个 /μl;外周血 CD4⁺T 淋巴细胞亚群检测:Th1 细胞 60.03 个 /μl,Th2 细胞 2.94 个 /μl,Th17 细胞 3.89 个 /μl,Treg 细胞 7.99 个 /μl;外周血 T 淋巴细胞因子检测:IL-2 3.67pg/ml,IL-4 5.01pg/ml,IL-6 6.54pg/ml,IL-10 7.84pg/ml,IL-17 20.4pg/ml,IFN-γ 4.46pg/ml,TNF-α 3.92pg/ml。类风湿性关节炎相关自身抗体谱检测:RF-IgG 115.9U/ml,RF-IgM>300U/ml,APF 1:20,抗 CCP 抗体>500U/ml;抗核抗体(ANA)检测:1:1 280H,抗核提取物抗体谱(抗 ENAs)检测呈阴性,抗双链 DNA(ds-DNA)抗体呈阴性,抗中性粒细胞胞质抗体(ANCA)检测呈阴性。结核菌素试验(PPD)、结核感染 T 细胞检测均为阴性。

双手 X 线片和骨盆 X 线片:双手及腕关节类风湿关节炎改变;骨盆骨质未见异常。双膝关节 X 线片:双侧膝关节腔积液伴滑膜增生。胸部 CT 平扫:双肺上叶及左肺下叶外基底段多发实性微结节;双肺肺气肿、肺大疱;双肺间质性改变。肺功能检查:通气功能正常,弥散功能轻度减退。

三、临床问题及诊断思路

1. 临床问题 1

根据病史、临床表现和实验室检查及影像学特征,该患者最可能的诊断是什么?

患者老年女性,以对称性多关节肿痛、皮疹、发热伴活动后喘息为主要临床表现,发病时间长,查体体温 38.5℃,喘息貌,可见全身散在皮疹伴破溃、结痂,多关节肿胀及压痛,化验炎性指标高(包括 ESR、超敏 CRP、PCT、HBP),多种自身抗体(RF、APF、ANA 及抗 CCP 抗体)均阳性,免疫功能检测示 CD4⁺T 细胞数量减少,且 Treg 细胞数量减少为主,细胞因子检测示多种细胞因子均增多,提示存在免疫功能紊乱及感染;血气分析结果提示低氧血症,影像学资料显示双肺间质性改变;最可能的诊断为 RA 伴肺间质纤维化、肺部感染、Ⅰ型呼吸衰竭。

诊断思路 1

患者为老年女性,慢性病程,以对称性多关节肿痛起病,累及双手远端指间关节、掌指关节、双手近端指间关节及双腕关节、双肘关节、双膝关节、双踝关节,伴晨僵,活动后减轻。查体:脊柱生理弯曲消失,双肘关节屈伸受限,双腕关节肿胀及压痛阳性,双膝关节肿胀阴性,压痛阳性,双踝关节肿胀及压痛阳性,双手远端指间关节可见赫本登结节,双手掌指关节肿胀及压痛阳性,双手近端指间关节肿胀及压痛阳性,双侧"4"字试验不能配合。类风湿关节炎以对称性多关节肿痛、晨僵为突出特点,除 RF 阳性外,还会检测到特异性较高的抗 CCP 抗体,关节病变是进展性的,X 线检查能看到关节破坏,晚期可出现特征性的关节畸形。该患者化验多种自身抗体(RF、APF、ANA 及抗 CCP 抗体)均阳性,外周血淋巴细胞亚群检测示 B 细胞、CD4⁺T 细胞数量减少,且 Treg 细胞数量减少为主,外周血 T 淋巴细胞因子检测示 IL-4、IL-10 水平均增多,提示存在免疫功能紊乱;影像学检查示双手及腕关节类风湿关节炎改变,双侧膝关节腔积液伴滑膜增生。目前类风湿关节炎诊断明确。

诊断思路 2

患者以发热伴活动后气喘为主要临床表现,偶有咳嗽、干咳,伴少量白色黏痰。查体:体温 38.5℃,喘息貌,双肺呼吸音增强,有双肺喘鸣音,双下肺可闻及湿性啰音,有胸膜摩擦音。类风湿关节炎合并肺间质病变是最常见的肺部病变,见于约 30% 的患者,主要表现为活动后气短,肺纤维化,肺功能和肺影像学如肺部高分辨 CT 有助于早期诊断。该患者化验炎性指标高(包括 ESR、超敏 CRP、

PCT、HBP)，外周血 T 淋巴细胞因子检测示 IL-6、TNF-α 高，血气分析示低氧血症，胸部 CT 结果显示双肺肺气肿、双肺间质性改变。结合对称性多关节肿痛病史及自身抗体结果，诊断类风湿关节炎伴肺间质纤维化、肺部感染、I 型呼吸衰竭。因自身免疫病患者存在免疫功能低下，且多有口服免疫抑制剂治疗史，易合并有结核感染，故同时完善 PPD、结核感染 T 细胞检测，结果均为阴性，排除该患者合并有结核感染的可能。

诊断思路 3

患者以全身多发皮疹为主要临床表现，查体：有颜面部红色斑片样红疹，背部、腹部及大腿深侧皮肤可见斑片样皮疹，部分融合成片，压之不褪色，伴抓痕及破溃、结痂，无皮下结节，无黄染，无皮下出血点。患者皮疹症状经抗生素治疗效果差，激素治疗有效，基础疾病类风湿关节炎诊断明确，考虑类风湿性血管炎。类风湿性血管炎临床表现为皮肤血管炎损害，局限性可触及紫癜，躯干非特异红斑、血管栓塞、大疱和溃疡，20% 患者发生指（趾）坏疽。侵犯血管不同，病情轻重不一。重者侵及中小动脉，有广泛的系统性损害。血管壁发生炎症后，如为局灶性，可导致血管瘤的形成甚至破裂；如为节段性中等大小血管且全周径受损，则可能发生血管狭窄，最终闭塞，导致血管供血区供血不足、出血或者梗死；若为小血管炎，不仅导致相应组织缺血，还掺杂炎症性变化，常伴 ESR 和 CRP 升高、免疫球蛋白循环免疫复合物阳性率增高、补体低等。而 RA 患者中血管炎的发生率低于 1%，多见于病程在 10 年以上、病情严重、血清学阳性以及有类风湿结节的患者。全身症状和体征有中度发热、乏力、肌痛、关节痛、腹痛和 / 或胃肠道出血、胸膜炎或肺浸润、心包炎、轻度蛋白尿和血尿，视网膜出血以及中枢或周围神经系统受累。该患者有发热、全身散在皮疹、关节痛症状，皮疹累及颜面部、背部、腹部、大腿深侧、双手掌、双足掌，无光过敏、脱发、反复口腔溃疡及泡沫尿，化验抗 ENAs 测定、血管炎系列和抗 ds-DNA 结果均呈阴性，排除合并系统性红斑狼疮及免疫性血管炎可能，结合其他实验室指标结果，确定反复皮疹是由于皮肤感染所致，故而抗生素抗感染及局部对症治疗有效，症状反复出现与机体免疫功能低下有关，ACR/EULAR 2010 年 RA 诊断分类标准见表 12-1-1。

表 12-1-1　ACR/EULAR 2010 年 RA 诊断分类标准

评分内容	分值
关节受累(0~5)	
1 个中 / 大关节	0
2~10 个中 / 大关节	1
1~3 个小关节	2
4~10 个小关节	3
>10 个关节(包含 ≥1 个小关节)	5
血清学(0~3)	
RF 和 CCP 均阴性	0
≥1 项低滴度阳性	2
≥1 项高滴度阳性	3
滑膜炎持续时间(0~1)	
<6 周	0

评分内容	分值
≥6周	1
急性相反应物(0~1)	
CRP 和 ESR 均正常	0
≥1 项异常	1

注：总分在 6 分以上可确诊 RA，小于 6 分目前不能确诊 RA

2. 临床问题 2

外周血淋巴细胞亚群检测对 RA 诊断及治疗有何意义？

流式细胞分析检测外周血淋巴细胞亚群分型，结合患者的临床表现、体征和自身抗体结果、影像学特征，足以诊断大多数 RA；目前发现 RA 患者中存在免疫失衡，并以 Treg 细胞减少引起的 Th17/Treg 细胞失衡为著，免疫失衡可以进一步促进 RA 的发生发展，并与疾病活动有一定的相关性。通过流式细胞分析进行外周血淋巴细胞亚群检测，可以评估患者的免疫功能状态，协助 RA 的诊断与治疗。

诊断思路

该患者化验外周血淋巴细胞亚群检测示 B 细胞、CD4+T 细胞数量减少，尤以 Treg 细胞数量减少为主，提示存在免疫功能紊乱，且处于免疫功能低下状态，从而提高了机体感染的可能。故而，该患者反复出现活动后气短及全身皮疹症状，尽管经抗生素抗感染治疗有效，但在联合使用糖皮质激素抗炎及胸腺肽提高免疫力之后，气短及皮疹症状改善更为显著。

患者外周血淋巴细胞亚群免疫表型分析：①多色流式细胞分析外周血淋巴细胞亚群表型特征（图 12-1-1）：T 细胞免疫表型：CD45、CD4；CD4+T 细胞免疫表型：CD45、CD3、CD4；CD8+T 细胞免疫表型：CD45、CD3、CD8；B 细胞免疫表型：CD45、CD19，NK 细胞免疫表型：CD45、CD16、CD56。②多色流式细胞分析外周血 CD4+T 淋巴细胞亚群表型特征（图 12-1-2）：Th1 细胞表型：CD45、CD3、CD4、IFN-γ；Th2 细胞表型：CD45、CD3、CD4、IL-4；Th17 细胞表型：CD45、CD3、CD4、IL-17；Treg 细胞表型：CD45、CD3、CD4、CD25、Foxp3。提示该患者存在免疫功能紊乱和低下。

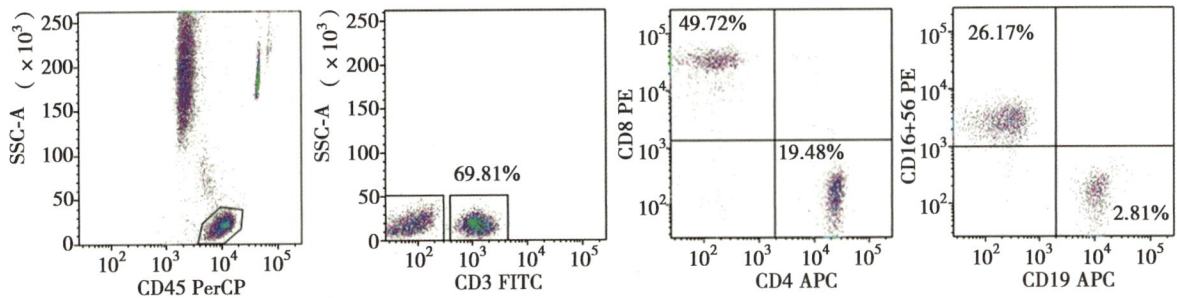

图 12-1-1 多色流式细胞分析外周血淋巴细胞亚群表型特征

注：T 细胞百分比为 69.81%，B 细胞百分比为 2.81%，CD4+T 细胞百分比为 19.48%，CD8+T 细胞百分比为 49.72%，NK 细胞百分比为 26.17%。该百分比为占 CD45+ 细胞的百分比

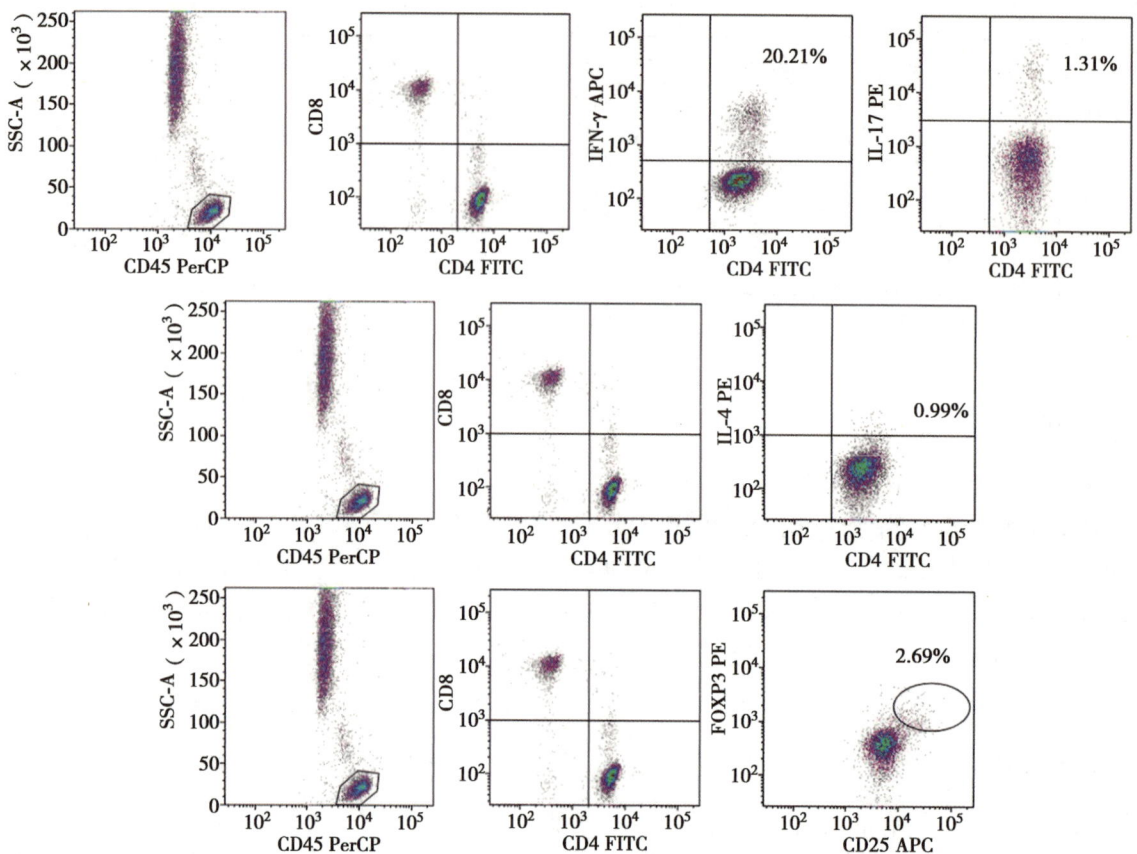

图 12-1-2　多色流式细胞分析外周血 CD4+T 淋巴细胞亚群表型特征

注：Th1 细胞百分比为 20.21%，Th2 细胞百分比为 0.99%，Th17 细胞百分比为 1.31%，
Treg 细胞百分比为 1.31%。该百分比为占 CD4+T 细胞的百分比

📝 知识点：

　　流式细胞术（flow cytometry，FCM），临床上也被称为流式细胞分析，是利用流式细胞仪同时对单个细胞的多个参数进行定性/定量（相对/绝对）分析的生物医学分析技术，检测速度快、通量高、灵敏度高、采集数据量大、节约样本及成本，它促进了人们对人类免疫系统的理解。自身免疫病（AID）是一类以局部或全身性异常炎症免疫反应为特征的疾病，包括 RA、系统性红斑狼疮（systemic lupus erythematosus，SLE）、干燥综合征（Sjögren syndrome，SS）等。虽然 AID 的诊断在很大程度上仍依据临床资料，但流式细胞术和基因测序等实验室工具对确认和分类至关重要。然基因测序费用高昂，而且在资源有限的环境中不易获得。故而，流式细胞术仍然是一种简单而强大的细胞多参数分析工具，尽管它在某些情况下是确诊的，但在其他情况下，可以辅助疾病的诊断及指导治疗。流式细胞术在 AID 诊断中的应用可分为三大类：①外周血淋巴细胞亚群的计数。②细胞内信号分子、转录因子和细胞因子的检测。③适应性和先天性免疫细胞的功能评估。使用多色流式细胞术可以可靠地评估和定量几种表面和细胞内蛋白质的表达。它也是研究细胞信号通路和细胞间相互作用以及测定淋巴细胞增殖的首选技术。

　　RA 中 B 细胞亚群的变化是可变的。B 细胞通过抗体依赖性和抗体非依赖性机制的组合在 RA 的发病机制中发挥着核心作用。后者包括抗原呈递、T 细胞调节、细胞因子产生以及二级和三级淋巴组织的组织。研究发现 IgD⁻CD27⁺ 记忆的比例更高和幼稚 B 细胞数量减少，而一项对大量 RA 患者队列中 B 细胞亚群的单独研究发现 IgD⁻CD27⁺ 记忆数量减少,这与高疾病活动相关。这种差异可能由患者群体、治疗状态和疾病持续时间的差异来解释。尽管炎症滑膜组织中发现的浸润包括 T 细胞、B 细胞和单核细胞,但与其他类型的关节炎相比,大量 B 细胞,特别是 CD38⁺ 浆细胞的存在是 RA 的特征。随后的流式细胞术研究发现,这些浸润的 B 细胞中有许多是 CD27⁺ 记忆细胞。组织学上,在活动性 RA 患者中,滑膜 B 细胞聚集在 T 细胞和滤泡树突状细胞附近。RA 中以组织为基础的 B 细胞的突出对治疗具有重要意义。

外周血 CD4⁺T 淋巴细胞亚群检测可对亚健康人群的免疫功能进行动态监测,临床上辅助诊断自身免疫性疾病、免疫缺陷性疾病、变态反应性疾病、病毒感染、恶性肿瘤等,对治疗效果观察以及病情预后判断等均具有重要意义。其中,Th1/Th2 细胞亚群的检测以 IL-4 和 IFN-γ 为主,可以增强杀伤细胞的细胞毒性作用,激发IV型超敏反应,介导细胞免疫应答;机体 Th1/Th2 细胞平衡状态失调后,与肿瘤免疫逃逸,细菌、病毒等微生物感染有一定关系,并参与变态反应性疾病、自身免疫性疾病和移植排斥反应的发生。Th17 细胞是一种分泌 IL-17 的 T 细胞亚群,主要为对抗细胞外细菌及霉菌的免疫反应,在自身免疫性疾病和机体防御反应中具有重要的意义。Treg 细胞具有免疫抑制特性,在维持机体免疫耐受和免疫应答稳态方面具有非常重要的作用,Treg 的异常与多种自身免疫性疾病有关。

3. 临床问题 3

外周血 T 淋巴细胞因子检测在 RA 诊断及治疗中的意义?

流式细胞分析检测外周血 T 淋巴细胞因子水平,结合患者的临床表现、体征和实验室指标、影像学特征,足以评估 RA 患者的免疫状态;目前发现 RA 患者中存在免疫失衡,并以 Treg 细胞减少引起的 Th17/Treg 细胞失衡为主,多种外周血 T 淋巴细胞因子,如 IL-2、IL-4、IL-6、IL-10、IFN-γ、TNF-α 等,参与免疫细胞功能及免疫状态的调节。通过流式细胞分析进行外周血 T 淋巴细胞因子水平检测,可以评估机体的免疫功能状态,协助 RA 的诊断与治疗。

诊断思路

该患者的外周血 T 淋巴细胞因子检测结果显示 IL-4、IL-10 水平均升高,提示存在免疫功能紊乱;IL-6、TNF-α 水平升高,提示处于感染状态。结合其他实验室指标(炎性指标高、RF 阳性、ANA 阳性、抗 CCP 抗体阳性)和影像学特征(双手及腕关节类风湿关节炎改变、双肺间质性病变),患者类风湿关节炎伴肺间质纤维化、肺部感染、皮肤感染诊断明确,故在糖皮质激素联合免疫抑制剂治疗类风湿关节炎的基础上,同时给予抗感染、增强免疫治疗,以尽快改善病情,从而缓解患者的临床症状。

流式微球分析技术(CBA)检测患者外周血 T 淋巴细胞因子水平,检测结果显示(图 12-1-3),IL-4、IL-6、IL-10、TNF-α 水平升高,提示机体存在免疫功能紊乱,并处于感染状态。

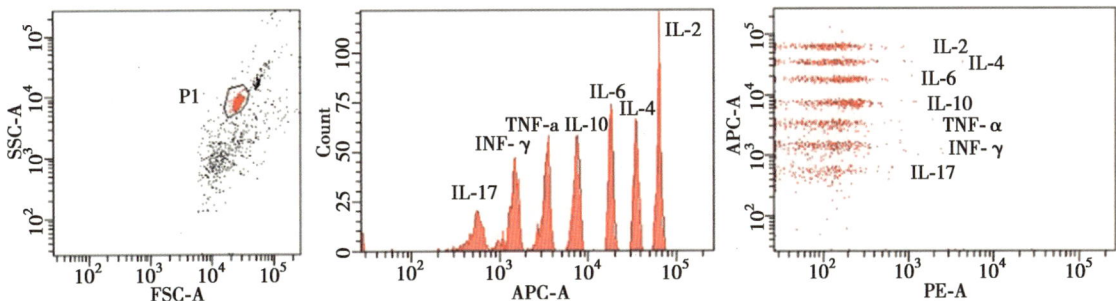

图 12-1-3 CBA 技术检测外周血 T 淋巴细胞因子水平

📝 **知识点:**

RA 早期主要表现为大量 CD4$^+$T 细胞浸润为主的慢性滑膜炎症反应。IL-17 是 RA 早期重要细胞之一,具有强大的促炎效应,大量、广泛表达于 RA 患者关节滑液、滑膜组织、外周血、外周淋巴结等处。CD4$^+$ 调节性 T 细胞(Tregs)是一种独特的 T 细胞亚群,参与维持和调节自身耐受和稳态。Treg 通过不同的机制抑制免疫系统,包括接触依赖性机制,例如通过 CTLA-4,以及非接触依赖性机制,例如释放细胞因子,如 IL-35 或 IL-10。Treg 和 Th17 细胞的相互作用在 RA 的发病机制中起着非常重要的作用。通过产生和分泌多种细胞因子,如 IL-17A、IL-17F 和 IL-22,已证明 Th17 细胞可刺激滑膜成纤维细胞和巨噬细胞大量产生促炎介质,如 IL-1、IL-6、TNF-α 和 PGE2,从而恶化滑膜炎症。此外,Th17 细胞刺激滑膜基质细胞和固有淋巴细胞分泌 GM-CSF,从而引发和加剧关节炎症。研究发现,类风湿关节炎患者的滑膜 Treg 功能有缺陷,不仅不能抑制其他 CD4$^+$T 细胞和单核细胞产生促炎细胞因子,如 TNF-α 和 IFN-γ,也不能抑制 T 效应细胞增殖。将 CD4$^+$CD25$^+$T 细胞过继转移到 RA 小鼠中显示出疾病严重程度的降低,突出了 Treg 在控制关节异常炎症反应中的重要性。此外,RA 症状的严重性以及高水平的 RF 和抗 CCP 抗体与人类中较低数量的活化 Treg 有关。这些结果都证明,Th17/Treg 细胞及相关细胞因子在 RA 发病过程中起着至关重要的作用。

外周血 T 淋巴细胞因子检测可用于判断机体所处的炎症反应及免疫状态,评估感染或非感染炎症的疾病进展、转归和疗效,及时指导治疗。其中,IL-2:由 Th1 细胞分泌,促进 CD4$^+$T 细胞分化并刺激 NK、细胞毒性 T 淋巴细胞(cytotoxic T lymphocyte, *CTL*)、淋巴因子激活杀伤(*LAK*)细胞的活化和增殖,加强抗肿瘤活性。IL-4:由 Th12/ 单核细胞分泌,为一种抗炎性细胞因子,促进体液免疫反应。IL-6:由 Th2 细胞分泌,诱导生产急性相反应蛋白,趋化、活化中性粒细胞,增强局部炎症反应。IL-10:由 Th2 细胞分泌,为重要的抑炎细胞因子,具有免疫抑制效应,降低细胞免疫反应。IL-17:由 Th17 细胞分泌,诱导促炎细胞因子的产生,在许多自身免疫性疾病患者的体内显著升高。IFN-α:由树突 / 浆细胞分泌,是系统性红斑狼疮的特异性因子;IFN-γ:由 Th1 细胞分泌,为促炎性细胞因子,参与机体感染及抗肿瘤免疫调节,抑制 Th2 细胞活性。TNF-α:由单核 / 巨噬 /T 细胞分泌,感染时能激活中性粒细胞和巨噬细胞成熟、活化,导致炎症;引起肿瘤组织的出血性坏死。

2022 年 EULAR 关于 RA 管理建议的推荐意见指出:一旦确诊 RA,应立即开始改善病情抗风湿药(DMARDs)治疗;氨甲蝶呤(MTX)应作为首选治疗方案的一部分;在启用或换用传统合成改善病情抗风湿药(csDMARDs)时,应考虑以不同剂量和给药途径短期应用糖皮质激素(GC),但应在临床可行的情况下尽快减量和停用;如果初始 csDMARDs 治疗未达到治疗目标,并且存在不良预后因素时,应添加一种生物制剂 DMARDs(bDMARDs)或者靶向合成 DMARDs(tsDMARDs),可以考虑 IL-6 受体抑制剂、肿瘤坏死因子(TNF)抑制剂、JAK 抑制剂,但必须考虑相关风险因素。该指南对生物制剂尤其是 JAK 抑制剂的应用风险有了更详细的考量。

综上所述,因 RA 患者处于免疫功能紊乱及低下的状态,易合并多种细菌感染,故而通过流式细胞术检测患者的外周血淋巴细胞亚群及外周血 T 淋巴细胞因子水平,评估机体的免疫状态,可以在指导临床用药的同时,减少药物副作用,从而达到缓解临床症状和改善病情的目的。

四、鉴别诊断

(一)皮肌炎

皮肌炎以对称性近端肌无力为特征,尤以肩胛带肌和骨盆带及颈肌疼痛和僵硬较重,可累及其他器官,常伴有全身反应如发热、皮疹、贫血、血沉明显增快等。皮肤皮疹可出现在肌炎之前、同时或之后,皮疹与肌肉受累程度常不平行。典型皮疹包括:向阳性皮疹、Gottron疹、技工手和甲周病变。其他肺部受累是最常见的肌肉外表现,间质性肺炎(IP)、肋间肌和膈肌受累均可导致呼吸困难。表现为胸闷、气短、咳嗽、咯痰、呼吸困难和发绀等。患者目前有发热症状、皮疹、肺纤维化、呼吸困难,完善血清肌酶、肌电图、肌肉活检检查,结果均未见异常,故而排除皮肌炎可能。

(二) 恶性肿瘤

约有1/4的皮肌炎患者,特别是50岁以上患者,可发生恶性肿瘤,肌炎可先于恶性肿瘤2年左右,或同时或后于肿瘤出现,所患肿瘤多为实体瘤如肺癌、胃癌、乳腺癌、鼻咽癌等,也可出现血液系统肿瘤,如淋巴瘤等。进一步完善肿瘤系列和骨髓穿刺检查,结果均未见异常,排除恶性肿瘤可能。

(三) 系统性红斑狼疮

部分患者以指关节肿痛为首发症状,也可有RF阳性、ESR和CRP增高而被误诊为RA。然而本病的关节病变一般为非侵蚀性,且关节外的系统性症状如蝶形红斑、脱发、皮疹、蛋白尿等较突出。抗核抗体、抗双链DNA抗体等阳性。该患者有发热、皮疹、关节痛症状,无光过敏、脱发、反复口腔溃疡及泡沫尿,化验RF、ANA均为阳性,但抗双链DNA为阴性,且皮疹为全身散在皮疹,抗感染治疗有效,故暂不考虑合并系统性红斑狼疮。

(四) 血管炎

血管炎(vasculitis)是指在病理上以血管壁炎症为特征的一组炎性自身免疫性疾病,分为原发性和继发性。原发性血管炎是指不合并有另一种已明确疾病的系统性血管炎,继发性血管炎是指继发于另一确诊疾病的血管炎,如感染、肿瘤、弥漫性结缔组织病等。病理主要是血管壁及血管周围有炎症细胞浸润伴血管损伤,包括纤维素沉积、胶原纤维变性、内皮细胞及纤维素样坏死。主要表现有:①皮肤表现:皮疹、结节性红斑、紫癜、风团、丘疹、溃疡、坏死等,有时皮肤病变为唯一的临床表现,双膝下明显,以小腿下部及足背部皮损最多。②多系统损害:关节肌肉、肺脏、肾脏、肝脏、神经系统等受累。③活动性肾小球肾炎,多发性单神经炎及不明原因发热等。分类包括变应性白细胞破碎性血管炎(变应性皮肤血管炎、变应性系统性血管炎、过敏性紫癜)、结节性多动脉炎、系统性结节性多动脉炎、良性皮肤型结节性多动脉炎、婴儿结节性多动脉炎、血栓形成性血管炎(血栓闭塞性脉管炎、血栓性静脉炎、附壁血栓性静脉炎、网状青斑性血管炎、血栓性血小板减少性紫癜)、肉芽肿性血管炎、淋巴细胞性血管炎、结节性血管炎、血液成分异常性血管炎(冷球蛋白血症、冷纤维蛋白原血症、高球蛋白血症、巨球蛋白血症)。该患者以反复皮疹为主要临床表现,完善血管炎系列,结果均为阴性,暂不考虑合并血管炎可能。

五、流式细胞术在RA诊疗环节中的应用

传统流式细胞术,也被称为荧光流式细胞术,是基于荧光标记及荧光发射光谱检测的一门综合性技术,定量方式多为定性分析,检测参数类型单一、数目有限,数据分析复杂且缺乏标准化分析流程,不同检测中心间数据重现性差,这些都限制了它在临床检验中进一步的推广及应用。近年来为克服以上问题,流式细胞术不断突破与创新,从定性检测发展为定量检测;从单参数分析、双参数分析发展成为多参数分析;从检测细胞表面抗原到胞内抗原及分泌到胞外的抗原;从检测蛋白表达水平发展为检测蛋白定位、蛋白功能及蛋白翻译后修饰等;从一维定量检测发展为二维定量定位分析,从体外检测发展为体内检测等;这些突破使得流式细胞术可以实现从单细胞水平去认识细胞在生理或病理状态下的免疫表型、分子表型甚至各种复杂的信号通路变化等,因此将更为广泛应用于临床检测。

近年来,以流式细胞术建立的细胞亚型循环水平为代表的定量免疫细胞特征的系统全基因组关联研究揭示了许多关联信号,其中很大一部分与自身免疫疾病相关的遗传信号完全重叠。通过识别与影响基因表达和细胞表面蛋白水平的关联信号的进一步重叠,在一些情况下,也有可能识别致病基

因并推断影响与自身免疫疾病风险相关的免疫细胞特征的候选蛋白。总的来说，这些结果为基因变异如何影响人类免疫系统和自身免疫疾病风险提供了更详细的描述。他们还强调了自身免疫性疾病发病机制中的可药用蛋白；预测现有疗法的疗效和副作用；为其中一些提供新的适应证；优化对自身免疫性疾病的新的、更有效和更安全的治疗方法的研究和开发。

（一）细胞表型（特征性 Marker）

1. T 细胞亚群　T 细胞表面表达多种 CD 分子，如 CD3、CD4、CD8、CDC28、CTLA-4、CD2、CD45、CD40L（CD154）、CD152 等，在 T 细胞识别、活化以及与其他免疫细胞相互作用中发挥重要作用，也是区分和鉴定 T 细胞亚群的主要工具。多种细胞因子可参与 T 细胞的活化、增殖和分化，并通过与 T 细胞表面的相应受体结合发挥作用。

根据人成熟 T 细胞是否表达 CD4 或 CD8 分子，可以将其分成 $CD2^+CD3^+CD4^+CD8^-$ 和 $CD2^+CD3^+CD4^-CD8^-$T 细胞。分别简称为 $CD4^+$T 细胞和 $CD8^+$T 细胞。在外周淋巴组织中 $CD4^+$T 约占 65%，$CD8^+$T 约占 35%。

（1）$CD4^+$T 细胞：$CD4^+$T 细胞能促进 B 细胞、T 细胞和其他免疫细胞的增殖与分化，协调免疫细胞间的相互作用。T 细胞在静止状态不产生细胞因子，活化后才能产生。

1）辅助性 T 细胞：辅助性 T 细胞（helper T lymphocyte，Th）是能辅助 T、B 淋巴细胞应答的功能亚群，以往认为，Th 细胞前体（Th cell precursor，Thp）在抗原刺激下，分化为中间阶段的初始 $CD4^+$T 细胞（Th0）。Th0 可同时产生 Th1 和 Th2 型细胞因子。在不同因素的作用下，Th0 选择性向 Th1 或 Th2 细胞偏移、分化。

Th1 细胞参与细胞免疫及迟发型超敏性炎症反应；Th2 细胞可辅助 B 细胞分化为抗体分泌细胞，与体液免疫应答相关。生理状态下，体内 Th1 和 Th2 细胞可分别产生 Th1 型和 Th2 型细胞因子。Th1 细胞能合成 IL-2、IFN-γ 和淋巴毒素（lymphotoxin，LT）等，但不能合成 IL-4、IL-5 和 IL-13；而 Th2 能合成 IL-4、IL-5、IL-6 和 L-13 等，不能合成 IL-2、IFN-γ 和 LT 等。

Th17 细胞主要产生 IL-17、IL-17F、IL-22 和 IL-21，介导炎性反应、自身免疫性疾病、移植排斥和肿瘤的发生和发展。

2）调节性 T 细胞：调节性 T 细胞（regulatory T cell，Treg）是具有免疫抑制功能，参与多种免疫性疾病的发生的病理过程。根据调节性 T 细胞的表面标志、产生的细胞因子和作用机制的不同，调节性 T 细胞可分为 $CD4^+CD25^+$Treg 细胞、1 型调节性 T 细胞（type 1 T regulatory cells，Tr1）和 Th3 等多种亚型。$CD4^+$ 调节性 T 细胞（Tregs）占 $CD4^+$T 细胞总数的 5%~10%，其特征是高表达 CD4、CD25、FOXP3 和低水平 CD127 的共同表达，具有免疫无能和免疫抑制两大功能特征。Tr1 多在 IL-10 的诱导下生成，该细胞增殖能力强，并具有旁观者抑制效应和免疫记忆力。Th3 主要分泌 TGF-β，对 Th1 和 Th2 都具有抑制作用。

（2）$CD8^+$T 细胞：$CD8^+$T 细胞的功能亚群主要包括杀伤性 T 细胞（Tc）和抑制性 T 细胞（Ts）。根据 $CD8^+$Tc 细胞分泌的细胞因子的不同，可以将 Tc 分成 Tc1 和 Tc2 两个亚群。其中 Tc1 能产生 IL-2、TNF-β、IFN-γ 等细胞因子，主要介导 CTL 细胞的细胞毒活性；而 Tc2 主要产生 IL-4、IL-5 和 IL-10 等，参与对 B 细胞的辅助。

2. B 细胞亚群　B 淋巴细胞是免疫系统的重要组成成分，主要功能是介导体液免疫应答，依靠终末分化细胞—浆细胞分泌抗体发挥强大的免疫效应作用。人外周血的 B 细胞根据 CD19 和 CD27 的表达可分为两个亚群：$CD19^+CD27^-$ B 细胞和 $CD19^+CD27^+$B 细胞。其中，$CD27^-$B 细胞属于初始成熟 B 细胞，$CD27^+$B 细胞被定义为记忆 B 细胞。

记忆 B 细胞产生于生发中心，是初次应答后克隆消除保留下来的高亲和力细胞，当再次遭遇相同抗原时，能迅速活化增殖，并分化为浆细胞发挥免疫效应。记忆 B 细胞产生后，和初始 B 细胞一起参与外周循环。人类记忆 B 细胞占全部外周 B 淋巴细胞的 40%~60%，根据 IgM 和 IgD 表达与否,记忆 B 细胞可进一步分为 IgM 记忆 B 细胞（CD19⁺CD27⁺IgM⁺IgD⁺）和类型转换的记忆 B 细胞（CD19⁺CD27⁺IgM⁻IgD⁻）,两者所占比例各约为 50%。

3. 自然杀伤(NK)细胞　自然杀伤细胞是淋巴细胞的一个亚群,约占外周血淋巴细胞的 10%~15%。常用的 NK 细胞的表型标志是 CD56⁺CD16⁺CD19⁻CD3⁻,既不表达 T 细胞的表型(TCR αβ 或 TCR δγ 或 CD3),又不表达 B 细胞表型(CD19 或 BCR 受体),是能够直接杀伤被病毒感染的自身细胞或者肿瘤细胞的淋巴细胞,因此称为自然杀伤细胞(natural killer cells,NK cell),即 NK 细胞。N 目前常用的 NK 细胞分群是根据人类 NK 细胞表达 CD56 分子的表面密度而将 NK 细胞分为 CD56ᵇʳⁱᵍʰᵗ 和 CD56ᵈⁱᵐ 两个亚群。CD56ᵈⁱᵐ NK 细胞亚群占外周血 NK 细胞的 90%,为终末分化的 NK 细胞亚群,以杀伤功能为主。CD56ᵇʳⁱᵍʰᵗ NK 细胞亚群约占外周血 NK 细胞的 10%,为中间期过渡分化的 NK 细胞亚群,具备对细胞因子的增殖应答能力,以分泌细胞因子为主。

各类细胞亚群之间互相调节、互相制约,它们的失调与感染性疾病以及自身免疫性疾病等密切相关。

（二）细胞因子

细胞因子是由免疫原、丝裂原或其他刺激剂诱导多种细胞产生的低分子量可溶性蛋白质,具有调节固有免疫和适应性免疫、血细胞生成、细胞生长以及损伤组织修复等多种功能。细胞因子分泌是 T 细胞活化的主要表现形式。多种细胞因子可参与 T 细胞增殖和分化过程,其中最重要的是 IL-2。IL-2 与 IL-2 受体结合发挥 T 细胞生长因子的作用。IL-2 受体由 α、β、γ 链组成,静止 T 细胞只表达中等亲和力的 IL-2 受体(βγ 二聚体),激活的 T 细胞可表达高亲和力的 IL-2 受体(αβγ 三聚体)并分泌 IL-2,故 IL-2 可选择性促进经抗原活化的 T 细胞增殖。此外,IL-4、IL-6、IL-7、IL-12、IL-15、IL-18 等细胞因子也在 T 细胞增殖和分化中发挥重要作用。

细胞因子的产生和类风湿关节炎的发生密切相关。TNF-α 和 IL-1 都是类风湿关节炎的致病因子。TNF-α 主要由类风湿关节炎患者滑膜炎性组织的巨噬细胞产生,TNF-α 刺激 IL-1 和 IL-6 的分泌。TNF-α、IL-1 和 IL-6 刺激趋化因子的产生,趋化因子吸引更多的白细胞到达炎性部位。采用胶原诱导的关节炎(collagen-induced arthritis,CIA)模型小鼠的研究发现,TNF-α 特异性单克隆抗体在关节炎发生后可减轻其炎症的强度和关节的损害,抑制骨和软骨的退行性变化和吸收破坏。滑膜组织的细胞表达的 IL-1α 和 IL-1β 刺激关节成纤维细胞表达基质金属蛋白酶,破坏细胞外基质,激活破骨细胞,引起骨吸收破坏。

目前,细胞因子及其相关生物制品得到广泛应用。采用现代生物技术研制开发的重组细胞因子、细胞因子抗体和细胞因子受体拮抗蛋白已获得了广泛的临床应用。例如,重组促红细胞生成素(EPO)成为治疗慢性肾衰竭及抗艾滋病药物引起的重度贫血的生物制剂;重组 γ 干扰素(IFN-γ)可以治疗慢性肉芽肿疾病;重组粒细胞集落刺激因子(G-CSF)用于治疗某些实体肿瘤,粒细胞 - 巨噬细胞集落刺激因子(GM-CSF)则可促进骨髓移植患者白细胞的生成等。在 2022 年欧洲抗风湿病联盟(EULAR)关于 RA 管理建议中明确指出,如果初始 csDMARDs 治疗未达到治疗目标,并且存在不良预后因素时,应添加一种 bDMARDs 或者 tsDMARDs,可以考虑使用 IL-6 受体抑制剂、IL-1 受体拮抗剂、肿瘤坏死因子(TNF)抑制剂(阿达木单抗、赛妥珠单抗、依那西普、戈利木单抗、英夫利昔单抗以及包括 EMA/FDA 批准的 bsDMARDs)、阿巴西普、利妥昔单抗、托珠单抗,JAK 抑制剂等,但必须考虑相关风险因素。该指南对单药治疗、联合治疗、达标治疗策略和维持临床缓解时的逐渐减量提供了指导,并讨论了 b/tsDMARD 的成本和用药顺序问题,同时也肯定了细胞因子及其相关生物制品在 RA 治疗中的积极作用。

六、RA 的诊疗流程

RA 的诊疗流程见图 12-1-4。

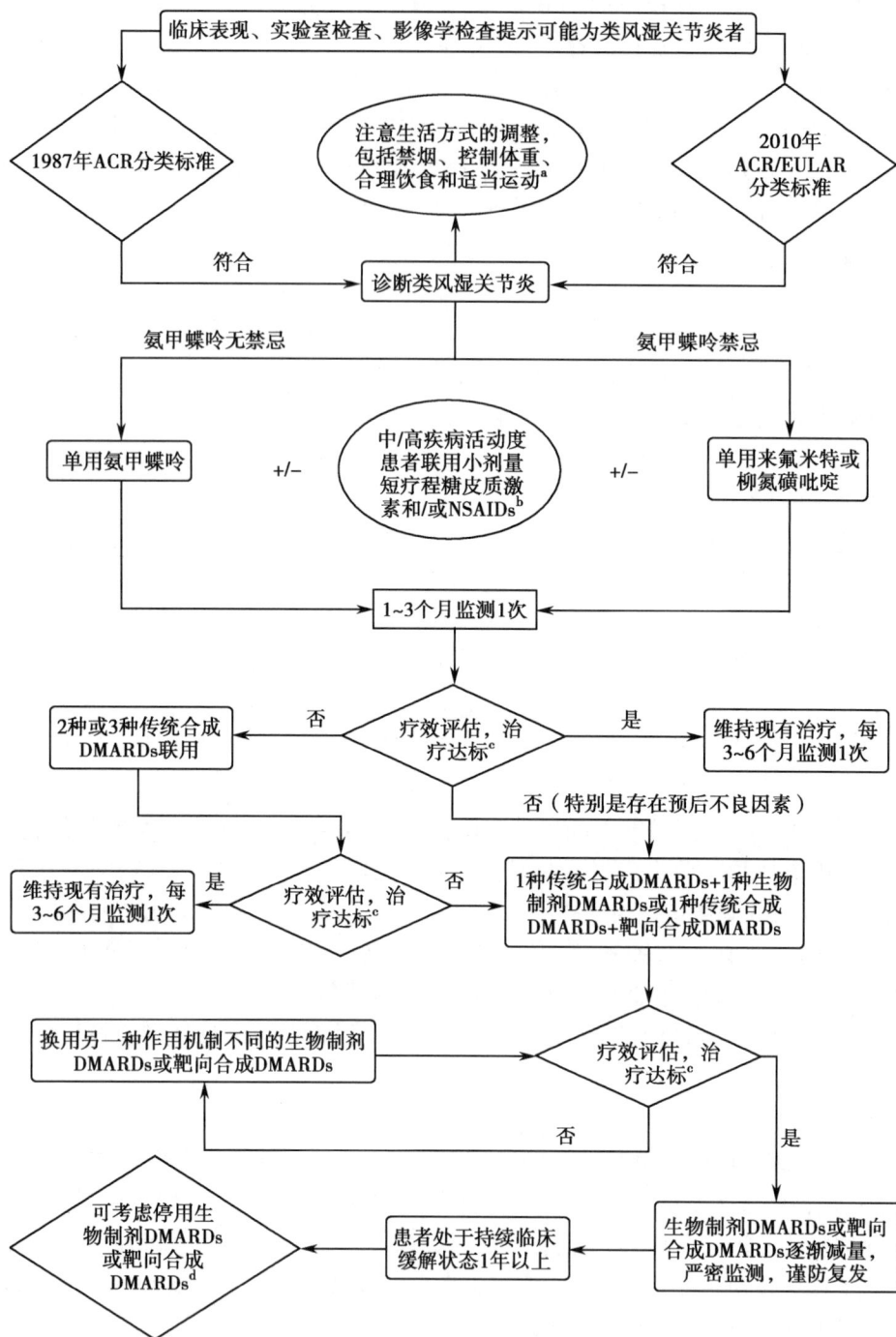

图 12-1-4 RA 的诊疗流程

NSAIDs 为非甾体抗炎药；DMARDs 为改善病情抗风湿药。a.RA 患者在确诊后需要始终进行生活方式的调整；b. 根据症状和病情，短期联用或不联用糖皮质激素或 NSAIDs；c. 评价治疗方式是否具有显著效果，否为效果不显著，即 3 个月内 RA 疾病活动度无显著改善或 6 个月内未达到治疗目标，是为效果显著，即 3 个月内 RA 疾病活动度显著改善且 6 个月内达到治疗目标；d. 医师与患者共同决策是否停用生物制剂 DMARDs 或联合靶向 DMARDs

（尚莉丽　罗　静）

第二节　HLA-B27 的检测和应用

一、强直性脊柱炎疾病概述

(一) 病因

强直性脊柱炎(ankylosing spondylitis, AS)是一种免疫介导的以骨、软骨 - 骨界面以及附着点炎症为特征的慢性关节炎。迄今为止,AS 的确切病因和发病机制仍不清楚,一般认为与遗传、感染、环境和免疫等因素有关。其中,遗传因素在 AS 发病机制中的作用研究最为深入,而人类白细胞抗原(human leucocyte antigen, HLA)之一, HLA-B27 被认为是 AS 的主要诱发因素。HLA-B27 是由 6 号染色体上的 MHC B 基因编码的 MHC-I 表面蛋白,通过向人体防御过程的 T 免疫细胞呈递肽抗原而发挥致病作用。与许多其他 HLA 分子一样,HLA-B27 具有高度的遗传多态性,目前已发现 210 种以上亚型,与 AS 的易感性各不相同。最常见的与 AS 相关的亚型是 HLA-B2705、HLA-B1704、HLA-B2702 和 HLA-B1707。HLA-B2705 分布最广,可见于所有人种,在 HLA-B27 阳性的中国汉族 AS 患者中占 41.1%,而 HLA-B2704 占 54.8%。研究表明,90%~95% 的 AS 患者为 HLA-B27 阳性,而 1%~2% 的 HLA-B27 阳性人群发展为 AS。另外,先天性免疫(肥大细胞、中性粒细胞、巨噬细胞和先天性淋巴细胞等)和适应性免疫(T 辅助细胞、T 调节细胞和 B 细胞等)也在 AS 的发病中起重要作用。

(二) 临床表现

AS 的起病多缓慢而隐匿,男性多见且病情较重,女性发病较缓慢且病情较轻。典型的临床表现为炎性腰背痛,最初可有臀部或腰骶部的单侧或间歇性疼痛,几个月内加重为持续和双侧疼痛。症状多夜间或久坐后加重,活动后可减轻。随疾病进展,慢性进行性炎症会导致骶髂关节和脊柱融合,自下而上发生强直,并伴脊柱活动受限和胸廓活动度减低。此外,跟腱炎、足底筋膜炎、肋间肌肌腱炎和指关节炎可在疾病早期发生,而其他外周关节如膝关节、髋关节和肩关节也可受累。关节外表现包括急性前葡萄膜炎、心脏受累、主动脉瓣病、上叶肺纤维化、慢性前列腺炎、马尾综合征、隐匿性肠道病变和淀粉样蛋白沉积等,这些表现可能在活动性疾病多年后出现。

(三) 流行病学

AS 在中国的患病率约 0.3%,这取决于人群中 HLA-B27 的阳性率。男女之比约 3:1,发病年龄多在 20~30 岁。AS 发病具有家族聚集性,在不同世代的亲属中患病率不同:单卵双胞胎为 63%,第一代亲属为 8.2%,第二代亲属 1.0%,第三代亲属为 0.7%。

(四) 诊断指标

目前,AS 诊断多沿用 1984 年修订的《纽约标准》。该标准基于临床表现和 X 线骶髂关节炎证据而制定。临床标准包括:①腰痛、晨僵病史至少三个月,活动改善,但不能通过休息而缓解;②腰椎额状面和矢状面活动受限;③与相应年龄和性别的正常人相比,胸廓活动度降低。放射学标准:骶髂关节炎分级双侧 ≥ Ⅱ 级或单侧 Ⅲ~ Ⅳ 级骶髂关节炎。AS 的最终诊断需要符合放射学标准和至少一个临床标准。

二、经典病例

患者男,30 岁,主因"间断腰背痛 4 年,加重伴左眼发红、视力下降 1 个月"入院。2017 年无诱因出现腰背部疼痛,晨起及久坐后加重,活动后可缓解。此后上述症状间断发作,不影响日常活动,未重视。2021 年 3 月腰背痛加重,呈持续性,同时出现左眼发红,伴疼痛、视物模糊及视力下降。就诊于当地医院，诊断"葡萄膜炎"，予复方托吡卡胺滴眼液、加替沙星滴眼液、妥布霉素地塞米松滴眼液及地塞米松磷酸钠注射液治疗，效果尚可。患者平素身体健康，既往无肝炎、结核、高血压、糖尿病、冠心病病史，无手术、外伤史。有吸烟、饮酒史，家族中无与患者类似疾病。

体格检查：T 36.3℃，P 80 次/min，R 18 次/min，BP 110/62mmHg。神志清楚，言语流利。左眼结膜充血。双肺呼吸音清，语音传导正常，未闻及干湿性啰音及胸膜摩擦音。心律齐，各瓣膜听诊区未闻及病理性杂音，未闻及心包摩擦音。腹平坦，腹壁柔软，无压痛、反跳痛，肝脾肋下未触及。脊柱生理弯曲存在，各棘突及椎旁肌压痛阴性，前屈、后伸、侧屈旋转无受限，Schober 实验(+)，指地距 30cm，枕墙距 10cm，双侧"4"字试验(−)。四肢肌力肌张力正常，关节无肿胀、压痛阴性。

辅助检查：血常规：白细胞 7.18×10⁹/L，红细胞 5.27×10¹²/L，血红蛋白 142g/L，血小板 281×10⁹/L，淋巴细胞 2.46×10⁹/L，中性粒细胞 3.97×10⁹/L。血沉 13mm/h。C 反应蛋白 26.20mg/L。肝肾功能未见明显异常。结核分枝杆菌抗体(−)，类风湿因子(−)，HLA-B27(+)(图 12-2-1)。骶髂 CT：骶髂关节炎Ⅳ级，双侧骶髂关节间隙变窄、消失，局部可见骨小梁通过。骨盆 X 线：骨盆骨质疏松，双侧骶髂关节炎。腰椎正侧位 X 线：腰椎生理曲度变直，各椎体呈方椎改变，椎小关节间隙消失，前纵韧带钙化。

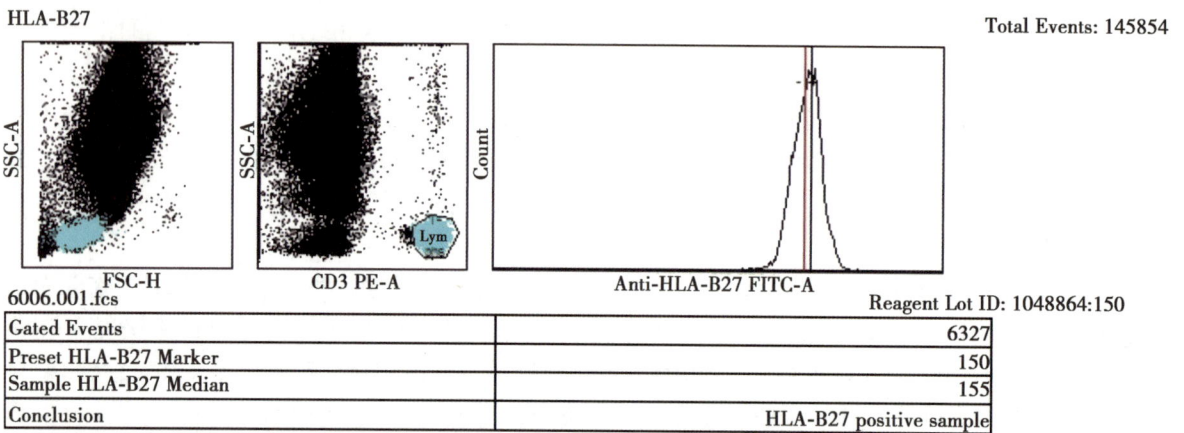

图 12-2-1　HLA-B27 流式分析结果

三、临床问题及诊断思路

1. 临床问题 1

根据病史、临床特征及辅助检查，患者最可能的诊断是什么？

患者青年男性，慢性病程，以炎性腰背痛为主要临床表现，关节外症状为左眼结膜充血。查体可见 Schober 实验(+)，指地距、枕墙距异常。实验室检查 HLA-B27 阳性，骶髂 CT 示骶髂关节炎Ⅳ级，腰椎正侧位 X 线示生理曲度变直，各椎体呈方椎改变，椎小关节间隙变窄，前纵韧带钙化。最可能的诊断为强直性脊柱炎，葡萄膜炎(左眼)。

诊断思路 1

AS 的发病年龄多在 20~30 岁，男性多见。典型的症状为炎性腰背痛，至少持续 3 个月。实验室检查类风湿因子阴性，HLA-B27 阳性，且放射学检查提示存在骶髂关节病变，即可诊断为 AS。

诊断思路 2

AS 以附着点炎为基本病变，骶髂关节为本病最早累及的部位。反复的炎症可导致病变部位新骨形成、关节间隙消失，典型的晚期表现为椎体方形变、韧带钙化、脊柱呈"竹节"样变等。

相关知识点：诊断 AS 的纽约标准见表 12-2-1；骶髂关节 X 线改变分级见表 12-2-2。

表 12-2-1　诊断 AS 的纽约标准（1984 年修订）

标准	主要内容
临床标准	①腰痛、晨僵 3 个月以上，活动改善，休息无改善
	②腰椎额状面和矢状面活动受限
	③胸廓活动度低于相应年龄、性别的正常人
放射学标准	两侧 ≥ Ⅱ 级或单侧 Ⅲ～Ⅳ 级骶髂关节炎
诊断	①肯定 AS：符合放射学标准和 1 项（及以上）临床标准者
	②可能 AS：符合 3 项临床标准，或符合放射学标准而不伴任何临床标准者

表 12-2-2　骶髂关节 X 线改变分级

分级	X 线特征
0 级	正常
Ⅰ 级	疑似改变
Ⅱ 级	轻微异常，局部小区域出现侵蚀或硬化，关节间隙宽度无改变
Ⅲ 级	明显异常，中度或晚期骶髂关节炎，伴有侵蚀、硬化征象、增宽、狭窄或部分关节强直
Ⅳ 级	严重异常，完全性关节强直

2. 临床问题 2

HLA-B27 对 AS 的诊断有何意义？

HLA-B27 属于 Ⅰ 型 MHC，是表达在有核细胞，尤其是淋巴细胞表面的免疫遗传标记抗原，与 AS 的发病密切相关，是 AS 的主要易感因素。尽管 HLA-B27 参与 AS 发病的确切作用机制目前还不清楚，但大多认为与其异常形式的免疫识别有关。AS 患者中约 90% 存在 HLA-B27 阳性，而普通人群中 AS 的发病率为 0.1%~0.2%。

诊断思路 1

HLA-B27 阳性或有 AS 家族史的患者，AS 可能性和危险性增加，即临床上有骶髂关节疼痛症状而无放射学证据时，HLA-B27 阳性者应考虑处于 AS 早期。

诊断思路 2

HLA-B27 阳性并非 AS 诊断标准之一。HLA-B27 阳性的人群中，发生 AS 的占 10%~20%，正常人出现 HLA-B27 阳性概率为 4%~8%，中国约有 10% 的 AS 患者 HLA-B27 呈阴性。

相关知识点：HLA 与部分疾病的相对危险度见表 12-2-3。

表 12-2-3　HLA 与部分疾病的相对危险

疾病	HLA	相对危险度	疾病	HLA	相对危险度
强直性脊柱炎	B27	87.4	胰岛素依赖性糖尿病	DR3/DR4	3.3~6.4
Reiter's 综合征	B27	37.0	干燥综合征	DR3	9.7

疾病	HLA	相对危险度	疾病	HLA	相对危险度
急性前葡萄膜炎	B27	10.4	重症肌无力	DR3	2.5
亚急性甲状腺炎	B35	13.7	系统性红斑狼疮	DR3	5.8
银屑病	Cw6	13.3	多发性硬化症	DR2	4.1
疱疹性皮炎	DR3	15.4	类风湿关节炎	DR4	4.2
乳糜泻	DR3	10.3	天疱疮	DR4	14.4
特发性艾迪生病	DR3	6.3	慢性甲状腺炎	DR5	3.2
突眼性甲状腺肿	DR3	3.7	恶性贫血	DR5	5.4

3. 临床问题 3

AS 如何与其他能引起腰背痛症状的疾病相鉴别?

慢性腰背痛是临床较为常见的症状,各年龄段均可发生,可以由多种原因如外伤、骨折、慢性劳损、妊娠、感染或肿瘤等引起。对青壮年而言,外伤、腰肌劳损和腰椎间盘突出较常见,表现为机械性疼痛,X 线示骶髂关节间隙清。感染性骶髂关节炎多为化脓性细菌所致,急性期表现为全身中毒症状及骶髂关节处疼痛,病变常呈单侧受累,X 线或 CT 表现为显著骨侵蚀、死骨及脓肿形成。髂骨致密性骨炎多见于多次怀孕、分娩史的女性,主要表现为慢性腰骶部疼痛,典型 X 线表现为在髂骨沿骶髂关节之中下 2/3 部位有明显的骨硬化区,呈三角形者尖端向上,密度均匀,不侵犯骶髂关节面。

诊断思路 1

临床上大部分腰背痛属于机械性疼痛,即腰背痛症状于休息后减轻或消失,弯腰、久坐、久站后加重,触诊可有局部压痛点。而 AS 属于炎性腰背痛,诊断标准为:①发病年龄小于 40 岁;②隐匿起病;③活动后症状好转;④休息时加重;⑤夜间痛(起床后好转)。符合上述 5 项中的 4 项,诊断 AS 炎性背痛。

诊断思路 2

骶髂关节 X 线表现对 AS 具有确诊价值。骶髂关节炎在 X 线片上表现为骨缘模糊、骨质侵蚀硬化、关节间隙变窄或强直。

相关知识点:AS 与其他自身免疫性疾病的鉴别见表 12-2-4。

表 12-2-4　AS 与其他自身免疫性疾病的鉴别

	AS	RA	OA
性别分布	男性多于女性	女性多于男性	女性多于男性
发病年龄	20~30 岁	30~50 岁	50~60 岁
家族史	明显	不明显	不明显
HLA-B27	(+)	(−)	(−)
类风湿因子	(−)	(+)	(−)
病理特征	附着点炎	滑膜炎	关节软骨变性

	AS	RA	OA
骶髂关节炎	(+)	(−)	(−)
关节受累	大关节,非对称	小关节,多对称	负重关节
脊柱受累	全部,自下而上	颈椎	腰椎、颈椎
关节炎症状	较少	较多	较少
X线表现	不对称,"竹节"样脊柱,骶髂关节炎	对称性,侵蚀性关节病变	间隙变窄,骨赘,骨硬化,无强直

四、流式细胞术检测 HLA-B27

流式细胞术因操作简单快速、敏感性及特异性高而成为检测 HLA-B27 最常用的方法,已被广泛应用于各个临床实验室。该检测利用定性双色直接免疫荧光法检测红细胞被溶解的全血样本中 HLA-B27 抗原表达,其原理主要是利用荧光标记的抗 HLA-B27 单克隆抗体和淋巴细胞表面 HLA-B27 抗原结合,使细胞具有荧光强度并可用流式细胞仪测定。与传统方法相比,此方法无需分离淋巴细胞,只限定于 CD3$^+$T 淋巴细胞内,排除了其他细胞的干扰,且结果稳定,不同仪器、不同实验室之间可重复性高。

CD3 PE 对侧向散射光的散点图中 T 淋巴细胞设门,T 淋巴细胞数量在 FITC 直方图中显示,并计算 LMF。LMF 值大于或等于判别界值的样本被认为 HLA-B27 阳性(图 12-2-2),小于判别界值的样本被认为 HLA-B27 阴性(图 12-2-3)。值得注意的是,HLA-B27 单克隆抗体不仅可以与已知 HLA-B27 亚型结合,还会与 HLA-B7 发生交叉反应,产生假阳性。少数情况下还与其他 HAL-B 等位基因的产物结合。由于 T 细胞只表达 HLA Ⅰ型抗原,所以通过分析 T 淋巴细胞上的抗 HAL-B27 FITC 平均荧光强度,就能最大限度地减少检测假阳性,将 HLA-B7 或其他交叉反应阳性而 HLA-B27 阴性的样本与确实表达 HLA-B27 的样本区别开。

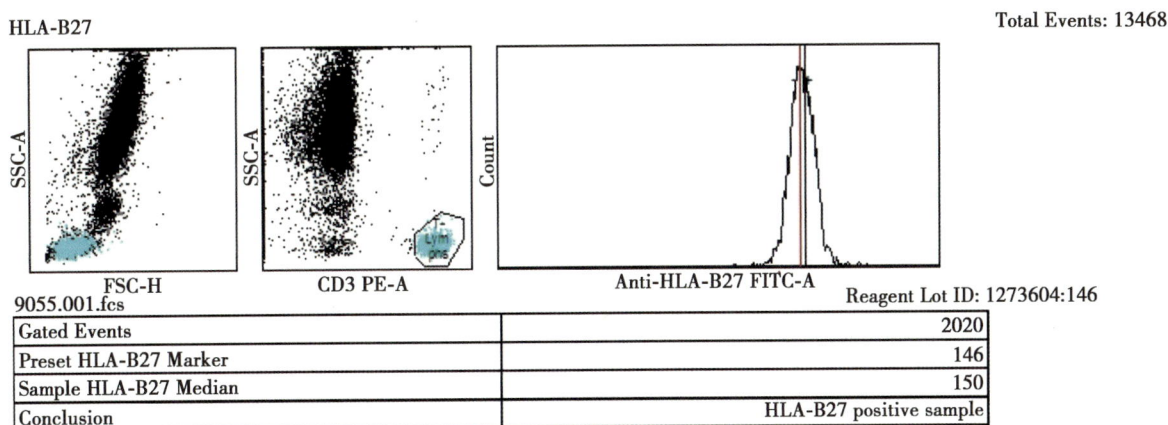

Gated Events	2020
Preset HLA-B27 Marker	146
Sample HLA-B27 Median	150
Conclusion	HLA-B27 positive sample

图 12-2-2　HLA-B27 阳性样本

五、强直性脊柱炎诊断路径

强直性脊柱炎诊断路径见图 12-2-4。

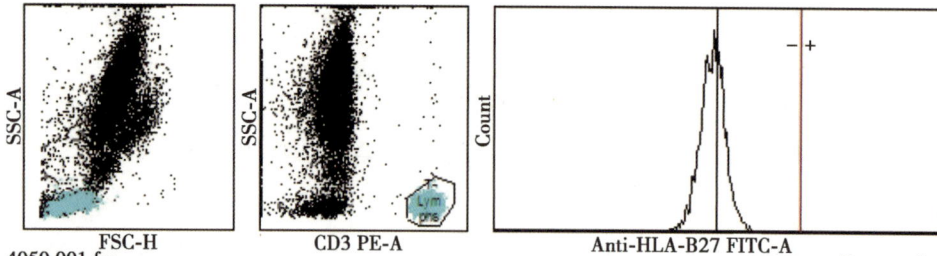

HLA-B27		Total Events: 15466

Gated Events	2006
Preset HLA-B27 Marker	146
Sample HLA-B27 Median	80
Conclusion	HLA-B27 negative sample

Reagent Lot ID: 1273604:146

4050.001.fcs

图 12-2-3　HLA-B27 阴性样本

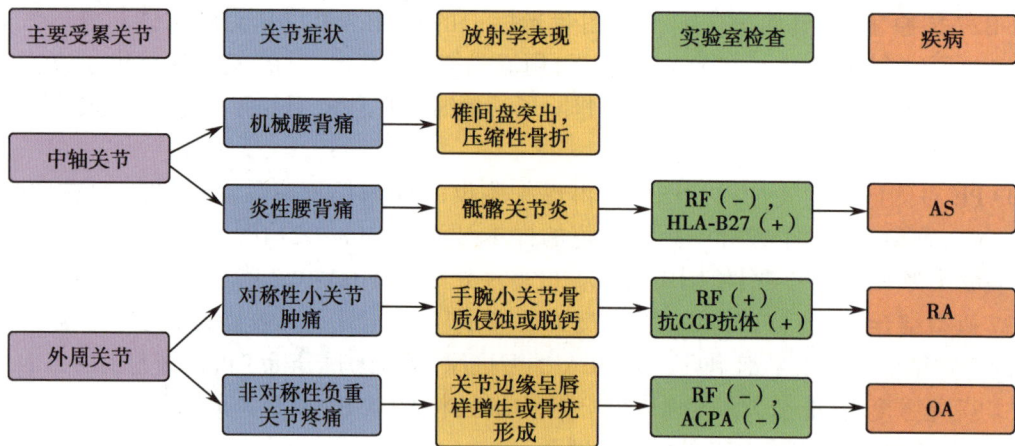

图 12-2-4　强直性脊柱炎诊断路径

（梁朝珺　罗　静）

参考文献

1. 葛均波, 徐永健, 王辰, 等. 内科学. 第 9 版. 北京: 人民卫生出版社, 2020.

2. Lin YJ, Anzaghe M, Schülke S. Update on the Pathomechanism, Diagnosis, and Treatment Options for Rheumatoid Arthritis. Cells, 2020, 9 (4): 880.

3. Qin Y, Gao C, Luo J. Metabolism Characteristics of Th17 and Regulatory T Cells in Autoimmune Diseases. Front Immunol, 2022, 13: 828191.

4. Qin Y, Feng M, Wu Y, et al. Comprehensive analysis of multiple cytokines and blood parameters for the diagnosis of bacterial infections in rheumatoid arthritis. Cytokine, 2020, 136: 155251.

5. 何维, 曹雪涛, 熊思东, 等. 医学免疫学. 第 2 版. 北京: 人民卫生出版社, 2010.

6. 程小艳, 武会娟. 流式细胞术最新进展及临床应用. 中国免疫学杂志, 2019, 35 (10): 1271-1276.

7. Rawat A, Arora K, Shandilya J, et al. Flow Cytometry for Diagnosis of Primary Immune Deficiencies—A Tertiary Center Experience From North India. Front Immunol, 2019, 10: 2111.

8. Orrù V, Steri M, Cucca F, et al. Application of Genetic Studies to Flow Cytometry Data and Its Impact on Therapeutic Intervention for Autoimmune Disease. Front Immunol, 2021, 12: 714461.

9. Wei C, Jenks S, Sanz I. Polychromatic flow cytometry in evaluating rheumatic disease patients. Arthritis Res Ther, 2015, 17 (1): 46.

10. 黄烽, 朱剑, 王玉华, 等. 强直性脊柱炎诊疗规范. 中华内科杂志, 2022, 61 (8): 893-900.

11. Zhu W, He X, Cheng K, et al. Ankylosing spondylitis: etiology, pathogenesis, and treatments. Bone Res, 2019, 7: 22.

12. Ebrahimiadib N, Berijani S, Ghahari M, et al. Ankylosing Spondylitis. J Ophthalmic Vis Res, 2021, 16 (3): 462-469.

第十三章

流式细胞术在生殖免疫中的应用

第一节 复发性流产

（一）疾病概述

2019 年 ESHRE 指南中复发性流产（recurrent miscarriage，RM）定义是连续发生 2 次及以上妊娠 24 周前的临床妊娠丢失。既往我国 RM 定义为与同一配偶发生 3 次或 3 次以上在妊娠 28 周之前的胎儿丢失。但近年由于生育年龄的延迟、计划生育政策的改变，高龄孕妇越来越多，我国专家建议将连续发生 2 次或 2 次以上的 28 周之前的胎儿丢失定义为 RM。流行病学调查显示，RM 的发病率约占育龄女性 2%~5%。年龄和既往流产次数是 RM 的主要危险因素。RM 的病因十分复杂，主要包括：染色体或基因异常、解剖结构异常（包括先天性和获得性）、自身免疫性疾病、血栓前状态（包括遗传性和获得性）、内分泌因素、感染因素、男方因素以及环境心理因素等。另外，排除以上因素的 RSA 称为原因不明复发性流产（Unexplained Recurrent Miscarriage，URM）。

（二）经典病例

患者女，32 岁。患者因中孕死胎一次、早孕稽留流产 3 次，于 2021 年 4 月就诊。女方平素月经规律，5~6d/30d。24 岁与现丈夫初婚，2014 年自然妊娠，产检胎儿超声检查未见异常，孕 22 周因胎动消失至医院检查，发现胎死宫内，行乳酸依沙吖啶注射液引产，引产后检查胎儿外观无异常，胎儿 CMA 未见异常。2015 年 2 月双方于当地医院就诊，行双方染色体检查，女方染色体核型为 46,XX；男方染色体核型为 46,XY。2016 年 1 月至 2021 年 1 月期间与现丈夫自然妊娠 3 次，孕 6 周 B 超均提示可见胎心，孕 7 周至 9 周期间胎心消失，诊断为稽留流产，行清宫术，三次胎儿染色体 CMA 检查均提示为 46,XN。2021 年 4 月双方完善流产相关检查，女方卵巢功能检查：FSH 6.35IU/L，LH 4.63IU/L，AMH 4.73ng/L，狼疮抗凝物为阳性，抗 β2 球蛋白抗体 IgG 阳性，IgA/IgM 阴性。抗心磷脂抗体 IgA/IgG/IgM 抗体和抗磷脂酰丝氨酸 / 凝血酶原 IgG/IgM 抗体为阴性，甲状腺功能检查、甲状腺自身抗体、胰岛素、血糖、抗凝 / 凝血筛查、同型半胱氨酸、25 羟维生素 D、抗核抗体、抗双链 DNA 抗体、抗核抗体谱、C3、C4 等检验均为正常范围，MTHFR 为 CC 型，妇科盆腔 B 超未见生殖系统结构异常，子宫内膜活检提示 CD138 为 1 个 /HPF，男方精液分析及 DNA 碎片未见异常。2021 年 8 月女方复查 LA 为阳性，抗 β2 球蛋白抗体 IgG 阳性，IgA/IgM 阴性。夫妻双方为文员，否认嗜烟嗜酒等不良嗜好，否认工作及生活中接触有毒有害物质。

诊断：①复发性流产；②抗磷脂抗体综合征。

确诊后于孕后 HCG 阳性即给予阿司匹林和肝素治疗，治疗后于 2022 年 10 月足月顺产 1 健康女婴。

（三）临床问题及诊断思路

? **1. 临床问题 1**

根据病史、实验室检测和流式分析结果，患者最可能引起复发性流产的原因是什么？

复发性流产患者的病因复杂，检查项目多，因此找到引起复发性流产的真正病因是避免对患者进行"大包围"式的过度治疗的关键所在。本例患者孕龄期女性，与同一性伴侣连续 3 次孕 7~9 周的稽留流产史，1 次胎龄 ≥ 10 周的胎儿死亡且产检超声检查及引产后胎儿外观无异常，四次胎儿染色体 CMA 检查均提示为 46,XN，两次间隔 12 周的检验均提示血浆中狼疮抗凝物（lupus anticoagulant，LA）阳性，抗 β2 球蛋白抗体 IgG 阳性。而夫妻双方染色体、妇科盆腔 B 超、卵巢功能、甲状腺功能、甲状腺自身抗体、胰岛素、血糖、抗凝 / 凝血筛查、同型半胱氨酸、25 羟维生素 D、抗核抗体、抗双链 DNA 抗体、抗核抗体谱、C3、C4、男方精液等检查未见异常。因此，患者最可能引起复发性流产的原因是抗磷脂抗体综合征（antiphospholipid syndrome，APS）。

? **2. 临床问题 2**

抗磷脂抗体综合征的复发性流产患者是否需要做细胞免疫异常的筛查？

APS 是一种系统性自身免疫疾病是由于抗磷脂抗体（anticardiolipin antibody，ACL）或针对其他磷脂或磷脂复合物或者狼疮抗凝物质（lupus anti-coagulant，LA）等一组以自身抗体所产生的以血栓形成为病理特点和临床表现为主要临床特征，实验室检查为持续性 aPL 阳性的一组综合征。以血栓形成为主要临床表现时称为血栓性 APS（thrombotic APS，TAPS），以病理妊娠为主要临床特征时称为产科 APS（obstetric APS，OAPS）。APS 可以单独发生，称为原发性 APS；也可以与其他自身免疫疾病共同存在，称为继发性 APS。极少数情况下，短时间内发生多部位血栓形成，造成多脏器功能衰竭，称为灾难性 APS。本例患者是以病理妊娠为主要临床特征，未合并其他自身免疫疾病，可以诊断为原发性 APS。

> **📝 知识点**
>
> 抗磷脂抗体综合征是指抗磷脂抗体综合征分为原发性和继发性，其中继发性抗磷脂抗体综合征是指继发于系统性红斑狼疮、类风湿关节炎、系统性硬化症和干燥综合征等结缔组织疾病。有文献表明有复发性流产史的原发性抗磷脂抗体综合征患者的外周血 NK 细胞数量明显高于无复发性流产史的原发性抗磷脂抗体综合征患者，但是因为缺乏良好的循证医学证据，也无法了解NK 升高是原因还是结果，因此目前国内外指南均不推荐对复发性流产患者外周血 NK 细胞数量增高进行诊断和治疗。所以，目前对于抗磷脂抗体综合征患者不需要进行细胞免疫异常的筛查，仅按照抗磷脂抗体综合征进行治疗即可。

? **3. 临床问题 3**

抗磷脂抗体综合征的复发性流产患者如何进行治疗？

复发性流产患者合并典型抗磷脂抗体的标准治疗方案为小剂量阿司匹林或者联合低分子量肝素，必要时加用羟氯喹或糖皮质激素治疗。给药原则和方案遵循《低分子肝素防治自然流产中国专家共识》和《产科抗磷脂综合征诊断与处理专家共识》。建议由有经验的产科医师与风湿免疫专科医师共同管理此类患者。

患者疾病的诊断依据

持续存在的磷脂抗体的检查是诊断 APS 的关键。目前能够有满足临床要求的稳定试剂盒检测的磷脂抗体包括狼疮抗凝物（lupus anticoagulant，LA）、抗心磷脂抗体（anticardiolipin antibody，aCL）、抗β2 球蛋白抗体（anti-β2 glycoprotein Ⅰ antibody，anti-β2 GP Ⅰ Ab）和抗磷脂酰丝氨酸抗体。有专家将满足 APS 国际诊断指南标准（表 13-1-1），即至少具有 1 项病理妊娠的临床标准和 1 项实验室标准，的 APS 称为典型 APS。该患者符合临床标准为"1 次无法解释的形态学正常的胎龄 ≥ 10 周胎儿死亡，经超声检查或对胎儿直接体检表明胎儿形态学正常"及"连续 3 次或 3 次以上无法解释的胎龄 < 10 周的自然流产"，实验室标准为两次间隔 12 周以上的 LA 和均为阳性，并且其他复发性流产相关因素检查均未见异常。本例可以诊断为称为典型原发性 APS。

? 诊断思路 2

患者疾病的鉴别诊断

复发性流产的病因复杂，除了 APS 以外，患者需要进行其他引起流产疾病的检验，以排除其他疾病导致的流产发生。如双方染色体核型、内分泌异常的检测、自身免疫疾病的筛查、妇科盆腔 B 超、子宫内膜炎症标志物 CD138 等检查。

? 诊断思路 3

抗磷脂抗体相关的自身免疫疾病的筛查

由于继发性 APS 可能继发于系统性红斑狼疮、类风湿关节炎、系统性硬化症和干燥综合征等结缔组织疾病，推荐对 RM 患者进行 APS 筛查的同时，进行其他自身免疫性疾病的初步筛查，如抗核抗体（ANA）、抗双链 DNA 抗体、抗核抗体谱（包括抗可提取核抗原抗体及类风湿因子）等，以排除系统性红斑狼疮、类风湿关节炎、系统性硬化症和干燥综合征 SLE、SS、RA 等自身免疫性疾病。不推荐进行抗精子抗体、抗子宫内膜抗体和抗卵巢抗体等检查。

表 13-1-1　2006 年悉尼修订的抗磷脂综合征分类标准

临床标准

1. 血栓形成：
任何器官 / 组织发生的 1 次或 1 次以上动、静脉或小血管血栓形成（浅表静脉血栓不做诊断指标），必须有客观证据（如影像学、组织病理学等），组织病理学如有血栓形成，必须是血栓部位的血管壁无血管炎表现。

2. 病理妊娠：
（1）1 次或多次无法解释的形态学正常的胎龄 ≥ 10 周胎儿死亡，必须经超声检查或对胎儿直接体检表明胎儿形态学正常。
（2）在妊娠 34 周以前，因重度子痫或重度先兆子痫或严重胎盘功能不全所致一次或多次形态正常的新生儿早产。
（3）连续 3 次或 3 次以上无法解释的胎龄 < 10 周的自然流产，需除外母亲生殖系统解剖异常或激素水平异常，或因母亲或父亲染色体异常等因素所致。

实验室标准

1. 血浆中狼疮抗凝物阳性：
依照国际血栓与止血学会（ISTH）狼疮抗凝物 / 磷脂依赖型抗体学术委员会制定的指南进行检测。

2. 抗心磷脂抗体：
采用标准化的酶联免疫吸附法（ELISA）检测血清或者血浆中抗心磷脂抗体：IgG 型 /IgM 型中高效价阳性抗体（IgG 型和 IgM 型分别大于 40 GPL 或 MPL，或大于健康人效价分布的第 99 百分点）。

3. 抗 β2- 糖蛋白 I 抗体：
采用标准化的酶联免疫吸附法（ELISA）检测血清或者血浆抗 β2- 糖蛋白 I 抗体：IgG 型 /IgM 型阳性（效价大于健康人效价分布的第 99 百分点）。

注：1. APS 的诊断：须同时符合至少一项临床指标和一项实验室指标方能诊断 APS。

2. 上述检测均要求间隔 12 周以上，至少 2 次阳性，如果抗磷脂抗体结果阳性与临床表现之间间隔<12 周，或者间隔超过 5 年，则不能诊断。

3. 胎盘功能不全的定义：一般认为胎盘功能不全的特征包括：①异常或不稳定的胎儿监护试验，如非应激试验阴性提示有胎儿低氧血症；②异常的多普勒血流速度波形分析提示胎儿低氧血症，如脐动脉无舒张末期血流；③羊水过少，如羊水指数 ≤5cm；④出生体重在同胎龄平均体重的第 10 个百分位数以下

根据 2022 年中国《复发性流产诊治专家共识》，复发性流产的主要因素包括：

（1）胚胎染色体异常和夫妇双方染色体异常：胚胎染色体异常主要包括胚胎染色体数目异常和染色体结构异常两种情况。胚胎染色体数目异常是最多见的胚胎染色体异常，超过 80% 的流产胚胎组织染色体异常是非整倍体，包括 21 三体、13 三体、18 三体及性染色体非整倍体等。流产胚胎组织的染色体部分的区段性缺失或重复，以及微缺失和微重复等，这些缺失和重复存在临床意义的话，也可以认为是本次的流产原因。夫妇双方染色体异常主要是夫妇双方的染色体结构异常，包括夫妇染色体平衡易位和可能发生不平衡配子的倒位。

（2）基因异常：理论上，与母体的凝血功能、免疫代谢及胚胎的着床、生长发育相关的基因均可能导致复发性流产的发生。但是目前涉及复发性流产相关基因由于人群发生率极低，不推荐患者进行常规筛查。但是，如果患者的病史和家族史提示相关基因异常，则需要进行筛查。

（3）解剖结构异常：子宫先天性解剖结构异常，如纵隔子宫、双角子宫、单角子宫和先天性宫颈功能不全等被认为与复发性流产有关。获得性子宫解剖结构异常，如宫腔粘连、子宫肌瘤、子宫腺肌病和宫颈损伤导致的后天性子宫颈功能不全等也可能导致流产发生。

（4）自身免疫性疾病：APS、系统性红斑狼疮、干燥综合征、类风湿关节炎、系统性硬化症等，包括未分化结缔组织病也有研究认为可能与复发性流产相关。

（5）易栓症：遗传性易栓症是指由抗凝、凝血及纤溶有关的基因突变造成的易栓症，这些基因主要包括抗凝蛋白基因，如蛋白 C、蛋白 S、凝血因子 V 和抗凝血酶的基因变异导致相应的凝血蛋白的缺乏，从而引发易栓症的情况。有报道认为亚甲基四氢叶酸还原酶（methylenetetrahydrofolate reductase，MTHFR）基因突变引起的遗传性高同型半胱氨酸血症（hyperhomocysteinemia，HHcy）也会引发易栓症。获得性易栓症是指高龄、APS、获得性 HHcy 等疾病继发引起的易于血栓形成的疾病。

（6）内分泌因素：主要包括甲状腺功能异常（甲状腺功能减退症、甲状腺功能亢进症及甲状腺自身抗体异常）、高催乳素血症、黄体功能不足和多囊卵巢综合征等。

（7）感染因素：包括伴有菌血症或病毒血症的严重感染、生殖道尤其是子宫内膜的菌群失调、慢性子宫内膜炎等都被认为是复发性流产的原因。妊娠期初次的 TORCH 感染，包括弓形虫、风疹病毒、巨细胞病毒、单纯疱疹病毒及其他可引起不良妊娠结局或胎儿出生缺陷的病原体感染，可能与偶发的流产相关，但与 RSA 的关系不明确。

（8）男方因素：包括遗传学异常、泌尿生殖系统感染、精索静脉曲张、精子 DNA 碎片、社会环境及药物影响等均有文献报道与复发性流产相关。

（9）其他因素：包括环境因素、心理因素及不良生活习惯（如吸烟、酗酒、饮用过量咖啡、滥用药物和吸毒等）。

（10）不明原因复发性流产：是排除性诊断，指筛查排除已知的病因后才能诊断。不明原因复发性流产可能与母胎免疫界面微环境失衡有关，涉及子宫蜕膜间质细胞、滋养细胞与自然杀伤细胞、T 细

胞、巨噬细胞等细胞之间的相互作用异常。因此,国内林其德教授建议将其称为同种免疫型复发性流产。值得注意的是,目前国内外指南在进行该诊断时均未考虑胚胎染色体异常这一重要病因。已经有数篇研究报道,如果加入胚胎染色体异常引发的流产这一病因,不明原因性复发性流产的比例将从原来的 50%~70% 降为 5%~30%。

不明原因性复发性流产的病因可能与免疫功能紊乱有关。林其德教授将免疫性流产分为自身免疫型 RM 及同种免疫型 RM 两种。其中同种免疫型 RM 包括:①固有免疫紊乱:包括自然杀伤细胞数量及活性升高、巨噬细胞功能异常、树突状细胞功能异常、补体系统异常等。②获得性免疫紊乱:包括 T、B 淋巴细胞异常、辅助性 T 淋巴细胞 Th1/Th2 细胞因子异常等。

不明原因复发性流产中,流式细胞术曾经广泛用于同种免疫型 RM 的筛查。但是由于目前临床循证医学数据的缺乏,国内外指南均不推荐患者常规进行封闭抗体筛查,也不推荐外周血淋巴细胞亚群、人类白细胞抗原(human leukocyte antigen,HLA)多态性及细胞因子谱检测。目前流式细胞术在复发性流产患者中筛查主要用于 NK 细胞相关检测、Th1/Th2 细胞因子等相关的科研项目中。

人类自然杀伤(natural killer,NK)细胞是人体的固有免疫细胞,根据表面标志可分为 $CD56^{dim}CD16^+$ 及 $D56^{bright}CD16^-$ 等不同亚群。外周血自然杀伤(peripheral natural killer,pNK)细胞占外周血淋巴细胞的 10%~15%。在非孕妇女的子宫内膜,子宫内膜 NK(uterine NK,uNK)细胞占子宫内膜淋巴细胞的 30%,但是在黄体中期内膜组织和蜕膜组织中 NK 细胞占 70% 左右。不同于 pNK,uNK 与蜕膜 NK(decidual NK,dNK)细胞均具有低杀伤性的特点,参与母胎耐受,通过产生细胞因子和趋化因子调节蜕膜的血管化,外周血 NK 细胞(pNK)和子宫内膜 NK(uNK)CD16 亚群表达 KIR 和 LILRB1 受体的情况见图 13-1-1。

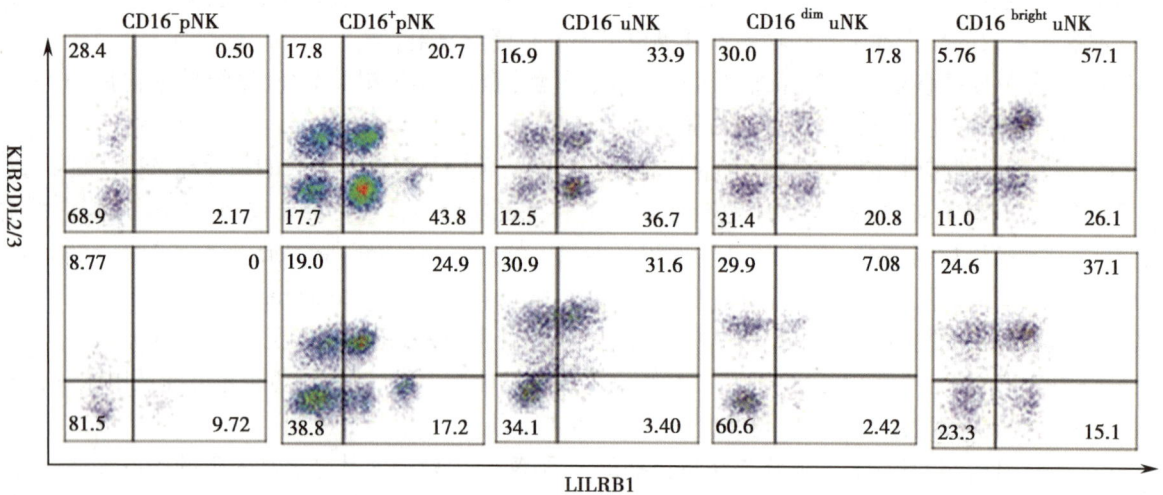

图 13-1-1　外周血 NK 细胞(pNK)和子宫内膜 NK(uNK)CD16 亚群表达 KIR 和 LILRB1 受体的情况

Th1/Th2 细胞与成功的胚胎种植密切相关。在胚胎植入阶段,Th1 细胞在蜕膜处浸润,并通过参与组织重塑和血管生成来调节滋养层的侵袭。Th17 细胞参与中性粒细胞浸润和诱导针对子宫内细胞外微生物的保护性免疫。Th22 细胞还保护滋养层细胞免受病原体和宫内感染的炎症免疫反应。Treg 和 Th2 细胞抑制过度的 Th1 和 Th17 免疫。植入阶段结束时,Th2 和 Th9 细胞成为主导并促进同种异体移植物耐受。

有文献表明流式细胞术可以对外周血及组织微环境的免疫细胞、细胞因子等成分进行检测,从而帮助临床鉴别 RSA 的病因是否与同种免疫紊乱有关,并指导进一步的治疗和监测。但是目前这些研究尚未转化为临床常用的技术方法。

（欧妙娴　王　琼）

第二节　精子检测

（一）疾病概述

未避孕未孕 12 个月内仍未能受孕的不育不孕夫妇中，男性因素占 30%~35%。男性不育症的主要原因之一是精子功能下降。氧化应激或氧化还原敏感会诱发人类精子的线粒体损伤，降低精子活力和受精能力。目前常规精子检测项目主要包括精液体积、浓度、精子总活力、前向运动、存活率、正常精子率等，精子 DNA 碎片（sperm DNA fragmentation，SDF）率为扩展检测。2017 年美国转化医学学会临床实践指南建议在未接受 ART 的原因不明不孕、复发性流产和临床精索静脉曲张患者以及暴露于生活方式危险因素和环境毒物的患者中进行 SDF 检测。

（二）经典病例

患者男，38 岁，因"未避孕 1 年未育"就诊。2020 年 1 月双方初婚，婚后未避孕至 2021 年 6 月未孕。2021 年 6 月女方卵巢功能、排卵检测、妇科盆腔 B 超、输卵管造影等不孕相关检查未见异常。2021 年 6 月男方精液分析：精液体积 1.5ml：浓度 16.5×10⁶/ml，精子总活力 39%，前向运动 18%，存活率 45%，正常精子率 1%，DNA 碎片率 37%。生殖内分泌检查：FSH=5.66IU/L，LH=6.51IU/L，PRL8.6ng/ml，T=1.88ng/ml，生殖道超声：左侧精索静脉曲张（Ⅰ度），染色体核型提示 46，XY，Y 染色体微缺失未见异常。男方自诉嗜烟，5 年前开始汽车修理工作，长期接触汽车尾气和机油等化学物质。

诊断为：①原发不育症；②弱畸形精子症；③精子 DNA 碎片增高；④左侧精索静脉曲张（Ⅰ度）。确诊后予维生素 E、硒、锌等抗氧化及中成药治疗 3 个月，建议患者戒烟限酒，更换工作环境，避免长期暴露于污染环境。2021 年 10 月复查精液结果：精液体积 2.0ml：浓度 17.9×10⁶/ml，精子总活力 62%，前向运动 34%，存活率 65%，正常精子率 4%，DNA 碎片率 13%。与患者夫妻沟通后予监测排卵 + 指导同房，于 2021 年 12 月自然妊娠，2022 年 9 月足月顺产 1 健康男婴。

（三）临床问题及诊断思路

1. 临床问题 1

根据病史、实验室检测和流式分析结果，患者最可能引起不育的原因是什么？

患者为中年男性，婚后未避孕 1 年未孕，女方不孕相关检查未见异常。2021 年 6 月男方精液分析：总活力 39%，前向运动 18%，正常精子率 1%，DNA 碎片率 37%，生殖道超声：左侧精索静脉曲张（Ⅰ度），性激素正常，生活中长期接触化学污染物。因此最可能诊断为由弱畸形精子症和精子 DNA 损伤引起的男性不育症。

2. 临床问题 2

患者精子参数中 DNA 碎片的检测方法？

精子 DNA 碎片（SDF）是指精子在形成过程中受到有害因素（如氧化应激、吸烟、高温、药物等）影响，使完整的精子 DNA 造成损伤所致。SDF 是男性不育诊断检查中的一项重要附加检测。目前评估 SDF 的试验包括：常用的精子染色质结构分析（sperm chromatin structure assay，SCSA）法、碱性彗星法（COMET assay）、精子染色质分散（sperm chromatin dispersion，SCD）检测和末端脱氧核苷酸转移酶介导的 dUTP- 生物素刻痕末端标记（terminal deoxynucleotidyltransferase-mediated dUTP-biotin nick end labeling，TUNEL)法。SCSA 法使用异色吖啶橙（AO)分子,其分别与双链（天然)或单链（受损)DNA 结合后发出绿色和红色荧光,AO 可以穿透整个高度致密的核染色质结构。碱性彗星法则基于 DNA 电泳分离鉴定 SDF,其中受损的 DNA 形成彗星状轮廓,详见图 13-2-1。SCD 检测是去除精子 DNA 连接蛋白后,通过观察到明显的"光环"（分散的 DNA 环)来了解精子 DNA 受损情况,没有或很小的 光环表明 DNA 受损。TUNEL 法的分析基于用 dUTP 标记受损 DNA 游离 3'-OH 缺口,这种方法能 够比较客观地检测到单链和双链 DNA 损伤的精子,详见图 13-2-2。由于精液中每个精子在其 DNA 完整性方面都是独特的,因此采用流式细胞技术同时检测大量精子细胞,可以准确评估精液中精子的 完整性,提高了 SDF 检测的可靠性。

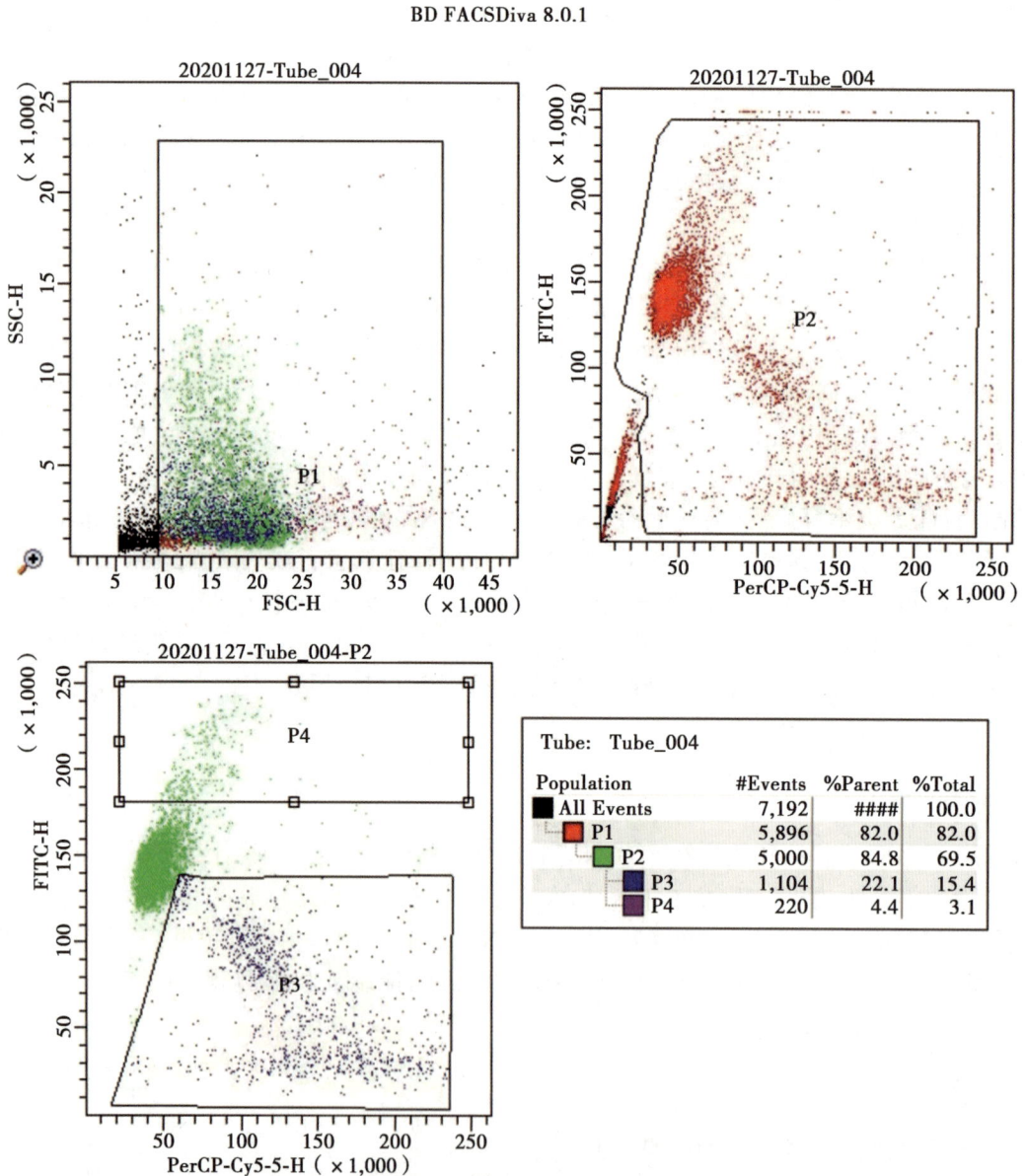

图 13-2-1　SCSA 法显示红色荧光为 DNA 受损精子,P3 区域为显示红色荧光精子的占比
(该结果的图片为广东省人类精子库张欣宗教授提供)

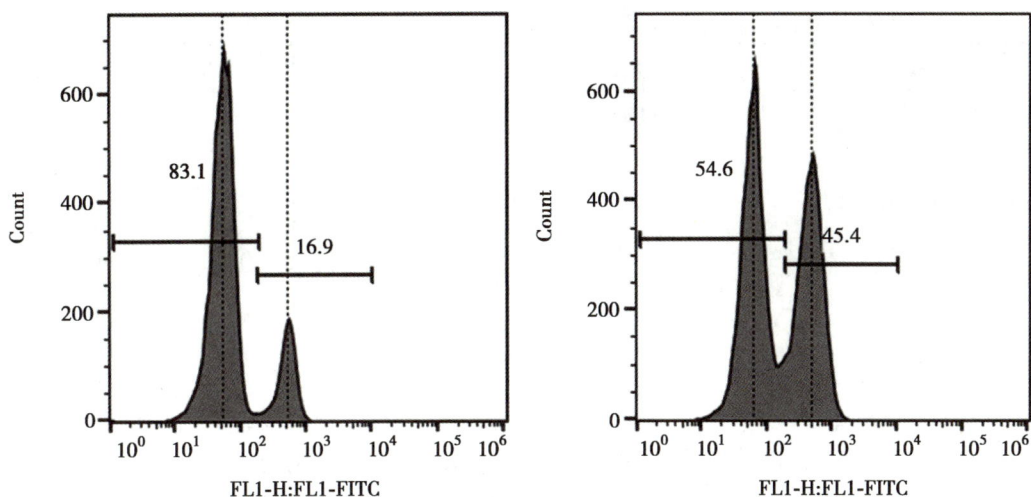

图 13-2-2　TUNEL 法流式检测 SDF 的检测结果（左侧碎片率 16.9%，右侧碎片率 45.4%）

3. 临床问题 3

患者精子参数中 DNA 碎片的分级如何？

患者中年男性，不育病史，初次精液检查中，DFI 为 37%。根据《精子碎片实验室检测与临床应用专家共识》，20% 的参考值（SCSA，TUNEL 和 SCD 法）和碱性彗星法 26% 是区分可育和不育男性的最佳参考值；参考值超过 20%~30%（SCSA、碱性彗星和 SCD 法）表明达到自然怀孕的时间增加，流产风险增加，辅助生殖成功概率低；DFI>30% 时与自然受孕和人工授精的阴性妊娠结局相关，在本病例中，该患者的 DFI 为 37%，明显高于正常值，是引起该夫妻不孕不育的重要因素。

诊断思路 1

患者疾病的诊断思路

结合患者未避孕未育的病史，根据 WHO《人类精子实验室检查与处理手册》（第 6 版）中精液参数值的分布值，精液分析中总活力第 5 百分位为 42%，前向运动为 30%，正常精子率 4%，此患者的精液分析指标低于正常值，可以诊断为"弱畸形精子症"。结合患者的生殖道 B 超及生活环境，可能是由于长期暴露于污染环境引起的生精障碍及精子 DNA 损伤，从而导致不育症。患者精索静脉曲张并不明显，估计与患者的弱畸形精子症关系不大。

诊断思路 2

患者疾病的治疗：

患者为中年男性，女方不孕相关检查未见异常。精液分析提示其多项精液指标，包括 DFI 均异常。根据患者的生活和工作环境，考虑其为不良生活及环境引起的精子异常。因此，该例患者改善生活方式及相应的医疗干预后可以改善并获得很好的效果。

疾病最新分类诊断标准

男性不育症是指主要由以下原因引起：

（1）精液精子质量异常：WHO《人类精子实验室检查与处理手册》（第 6 版）中精液质量参数值见表 13-2-1。

表 13-2-1　WHO《人类精子实验室检查与处理手册》(第 6 版)中精液质量参数值

参数	例数	第 5 个百分位	95% 可信区间
精液体积 /ml	3 586	1.4	1.3~1.5
精子浓度 /(×10⁶/ml)	3 587	16	15.0~18.0
精子总数 /(×10⁶/ 一次射精)	3 584	39	35.0~40.0
总活力 /%	3 488	42	40.0~43.0
前向运动 /%	3 389	30	29.0~31.0
存活率 /%	1 337	54	50.0~56.0
正常形态率 /%	3 335	4	3.9~4.0

(2)生殖道梗阻:由于精液输送管道(如射精管和精囊)梗阻导致精液排出障碍,分为先天性或者获得性梗阻。先天性生殖道梗阻包括先天性双侧输精管缺如(CBAVD),应进行囊性纤维化(CF)基因检查,排除是否存在 CFTR 基因突变。获得性梗阻通常因生殖道损伤或感染引起。

(3)性激素异常导致生精功能低下:如垂体、下丘脑异常引起低促性腺激素减退症,如脑垂体肿瘤;睾丸产生的睾酮等激素异常,如睾丸癌等,相关评估见表 13-2-2。

表 13-2-2　严重生精障碍、梗阻和性腺功能减退的无精子症男性的激素评估

	严重生精细胞障碍	梗阻性无精症	低促性腺激素减退症
LH	或正常	正常	
FSH	高	正常	低
总睾酮	或正常	正常	低

(4)精索静脉曲张:精索静脉曲张的彩色多普勒超声分级见表 13-2-3。

表 13-2-3　精索静脉曲张的彩色多普勒超声分级

0 级	Valsalva 试验蔓状静脉丛血流反流时间小于 1 秒,蔓状静脉丛静脉内径小于 1.5mm
I 级	仅 Valsalva 试验反流阳性,蔓状静脉丛最大内径大于 1.5mm
II 级	深呼吸反流阳性,Valsalva 试验反流加重,蔓状静脉丛迂曲扩张
III 级	平静呼吸反流阳性,Valsalva 试验反流加重,蔓状静脉丛明显扩张

(5)染色体核型异常、Y 染色体微缺失和基因突变:对于原发性不孕、无精子症或严重少精子症(<50 万精子 /ml)、FSH 升高或睾丸萎缩的男性,建议对精子非整倍体试验及 Y 染色体微缺失分析。对患有血管发育不全或特发性梗阻性无精子症的男性进行 CFTR 突变携带者检测(包括 5T 等位基因的评估)。

(6)生活环境污染或服用有损精子生成细胞的药物治疗(如化疗)等因素,导致生精障碍。

> 📝 **知识点**
>
> 　　根据《精子碎片实验室检测与临床应用专家共识》,当 SCSA 法 DFI 达到 20%~25% 时,可能会出现不孕问题,ART 的成功率随着 DNA 链的断裂碎片的增加而下降。然而,高 SDF 并不排除成功受孕的可能性。SDF 检测结果是反映怀孕概率的一个统计值,应该根据具体的临床情况,

并考虑其他混杂因素，调整 Cut-off 值。每个不孕夫妇的可接受参考值可能不同，可能没有绝对的临界值。

Evenson 等人建立的临床参考值是 25% DFI，将男性置于以下统计概率中：①自然怀孕的时间更长；②IUI 怀孕的概率低；③多次流产；④不能怀孕。并建议生活方式的改变以及医疗干预可以降低 DFI 以增加自然怀孕的概率。DFI 大于 25% 的男性夫妇尝试 ICSI，当 DFI 大于 50% 时，可以考虑 TESE 后 ICSI。

虽然目前采用多种方法检测精子 DNA 碎片，但是每种方法均无明确的国际认可的正常值范围。有专家认为 TUNEL 法相对准确、客观，在冷冻精子和严重少弱精患者精液中仍然可用。2020 年美国泌尿协会 (American Urological Association, AUA) 和美国生殖医学会 (American Society of Reproductive Medicine, ASRM) 联合发布的"男性不育的诊断和治疗指南"提出不推荐不育男性进行 SDF 检查，但是推荐复发性流产的男性伴侣进行该项检查，证据级别均为 C 级。精子 DNA 研究小组的成员们在 2021 年发布指南认为 SCSA、SCD 和 TUNEL 法检测精子 DNA 碎片的上限在 20% 左右，碱性彗星法为 26% 时可以较好地区分可育和不育症的男性（B 级证据）；而采用 SCSA、SCD 和碱性彗星法超过 20%~30% 的患者自然妊娠时间延长、流产风险增加以及人工授精和试管婴儿的成功机会下降（B 级证据）。

流式细胞术还可以对精液中精子及白细胞进行计数、精子质膜完整性、精子顶体完整性进行检测，但是这些方法并不是目前临床普遍采用的检测方法。流式细胞仪检测是根据白细胞所表达的共同抗原用结合荧光染料的单克隆抗体 CD45 标记白细胞进行检测，相比于直接镜检、过氧化物酶染色等其他检测手段，流式细胞仪可准确区分白细胞与精细胞，操作简便，结果可靠，且可进一步区分白细胞各亚群。精子的质膜完整性是精子存活的基本条件之一，镜下不动的精子由质膜破裂的死精子和运动能力差的精子组成。通过加入膜不通透性的染料（如伊红、PI 等）即可区分这两类精子，而由于荧光颜色鲜明，易判断，因此，流式细胞仪检测或荧光显微镜下直接观察精子质膜完整性更为精确。PI（碘化丙啶，Propidium Iodide）是一种可对 DNA 染色的细胞核染色试剂，是一种溴化乙啶的类似物，在嵌入双链 DNA 后释放红色荧光。尽管 PI 不能通过活细胞膜，但却能穿过破损的细胞膜而对核染色，只有没有活力的精子才会被碘化丙啶溶液染色。因此用流式细胞仪结合 DNA 荧光染料 PI，可以反映出精子的存活率。精子顶体是精子受精的重要组分。精子受精时发生顶体反应，释放顶体酶，穿入卵细胞进行受精。精子顶端体蛋白（intra-acrosomal protein）是一种在成熟精子的顶体膜上特异性表达的蛋白，该蛋白在几乎所有人类精子样本中都能被检测到，且表达量稳定。利用标记了 FITC 荧光素的顶端体蛋白抗体，特异性地标记在顶体膜上，其荧光强度可反映顶体大小，因此通过测定荧光强度可间接反映顶体结构的完整性。

（王　琼　张欣宗）

参考文献

1. 中华医学会围产医学分会. 产科抗磷脂综合征诊断与处理专家共识. 中华围产医学杂志, 2020, 23 (8): 517-522.
2. 中华医学会妇产科学分会产科学组, 复发性流产诊治专家共识编写组. 复发性流产诊治专家共识 (2022). 中华妇产科杂志, 2022, 57 (9): 653-667.
3. 赵久良, 沈海丽, 柴克霞, 等. 抗磷脂综合征诊疗规范. 中华内科杂志, 2022, 61 (9): 1000-1007.
4. 欧洲抗风湿病联盟 (European League Against Rheumatism, EULAR). 成人抗磷脂综合征管理建议, 2019.
5. Björndahl L, Barratt LRC, Mortimer D, et al. Standards in semen examination: publishing reproducible and reliable data based on high-quality methodology. Human Reproduction (Oxford, England), 2022, 37 (11): 2497-2502.

6. Esteves C S, Zini A, Robert Matthew Coward M R. Best urological practices on testing and management of infertile men with abnormal sperm DNA fragmentation levels: the SFRAG guidelines. Int Braz J Urol, 2021, 47 (6): 1250-1258.

7. Schlegel PN, Sigman M, Collura B, et al. Diagnosis and Treatment of Infertility in Men: AUA/ASRM Guideline PART Ⅱ, Urol, 2021, 205 (1): 44-51.

8. Evenson DP. Sperm chromatin structure assay (SCSA). Methods Mol Biol, 2013, 927: 147-164.

9. 精子碎片实验室检测与临床应用专家共识编写组, 张宁. 精子碎片实验室检测与临床应用专家共识——基于流式细胞精子染色质结构分析. 中华男科学杂志, 2022, 28 (2): 173-182.

10. 李泉水. 浅表器官超声医学. 北京: 人民卫生出版社, 2013.